보청기평가 및 적합 3판

이정학 · 이경원 · 진인기 공저

Hearing Aid Evaluation and Fitting

학지사

머리말

보청기의 전기음향 및 심리음향적 특성, 상담, 선택, 적합, 확인, 청능훈련 등을 체계적으로 다루는 학문은 주로 선진국에서 '청각학(Audiology)'이라는 이름으로 발전하고 있다. '청각학' 하면 보청기 이미지가 떠오르는 만큼, 보청기의 위치는 청각학에서 중요한 부분을 차지하고 있다. 1940년대 제2차 세계대전 중 발생한 수많은 청력손실자에게 보청기와 청능훈련 등을 포함한 적절한 서비스를 제공하기 위한 목적으로 음향학 · 전자공학 · 심리학 · 이과학 · 언어병리학 등을 바탕으로 소수의 전문가가 청각학의 학문적 체계를 갖추기 시작하였다. 이후 산업기술의 발달과 인구의 고령화로 청각학적 서비스의 수요와 학문적 연구의 필요성이 점진적으로 증가하여 현재의 청각학으로 발전해 왔다. 이러한 세계적인 변화에 발맞추어 우리나라에서는 1960년대 후반부터 서울대병원과 연세의료원의 이비인후과, 대구대학교의 특수교육학과 등에서 청각학 분야의 세미나와 연수교육 등이 이루어져 오다가 1997년 한림대학교 서울센터(현 한림국제대학원대학교)에서 국내 최초로 청각학 석사과정이 개설되었다. 그 후 2001년 한림대학교에서 학부과정을 개설한 이래로 세한대학교 · 가야대학교 · 대구가톨릭대학교 · 부산가톨릭대학교 · 우송대학교 · 남부대학교 등에서 학부 또는 대학원 과정을 개설하여 시행하고 있으며, 이미 배출된 졸업생들이 다양한 청각산업 분야(보청기센터, 병의원, 보청기 및 인공와우 제조사 등)와 청각학 관련 기관(대학, 연구소, 행정기관 등)에 종사하고 있다.

보청기 관련 교과목은 국내의 학부 및 대학원뿐만 아니라 국외의 공식적인 청각학 교육과정에서도 핵심적인 역할을 하고 있다. 최근 난청인을 위한 보청기 적합서비스 및 사후관리의 중요성이 국제적으로 부각되어 2015년 국제표준화기구

(International Organization for Standardization: ISO)에서 보청기적합관리(Hearing Aid Fitting Management: HAFM)에 대한 국제표준을 개발하기 위하여 연구팀(Working Group, WG10: 한국, 미국, 독일, 덴마크, 영국, 프랑스, 일본, 중국, 러시아 등 25개국 대표로 구성)을 구성하였다. 이 연구는 우리나라의 국가기술표준원(Korean Agency for Technology and Standards: KATS)과 한림국제대학원대학교가 주도(총괄책임자: 이정학, WG10 Convenor)하여 한국표준(KS I 0562 보청기적합관리)을 2018년에 개발하였고, 그 후 국제표준[ISO 21388: Acoustics-Hearing Aid Fitting Mangement(HAFM); ISO 21388-2: Acoustics-Hearing Aid Fitting Management-Part 2: Tele-services as part of Hearing Aid Fitting Management (tHAFM)]을 2020년과 2024년에 발간하였다. 이러한 국제표준을 기반으로 '보청기적합관리 인증제'를 한국표준협회와 한림국제대학원대학교가 공동으로 개발하여 현재 운영 중이다. 이러한 표준과 인증제는 난청인, 보청기센터 및 제조사 모두에 도움을 주리라 믿는다. 또한 2013년에 한림국제대학원대학교의 청각연구팀이 국가직무능력표준(National Competency Standards: NCS)의 '청각관리' 직무를 주도적으로 개발하였다. 여기에 '보청기적합관리'가 주요 능력단위로 포함되어 있으며, 2017년의 개정을 거쳐 현재도 청각관리 분야에서 중요한 역할을 하고 있다.

2005년에 보청기 교과목을 강의하는 교수와 청각학 전공의 학부 및 대학원생을 위하여 『보청기평가』라는 제목으로 교재를 발간한 후 14년 후인 2019년에 보청기적합의 중요성을 강조하여 『보청기평가 및 적합』이란 제목으로 2판을 발간하였다. 그 후 보청기 제작기술, 소음처리기능, AI 기술의 접목, 적합공식, 청능훈련, 소프트웨어의 개발 등에서 빠른 속도로 수많은 변화와 발전이 있었기에 이를 반영하여 3판을 발간하였다. 대부분의 정보는 선진국의 보청기 관련 전문서적, 국내외의 최신 논문, 국제표준과 한국표준 및 국가직무능력표준 그리고 30여 년 동안의 보청기 관련 강의, 임상 및 연구 경험에서 얻은 것이다. 이러한 정보를 바탕으로 기존의 내용을 재정리하고 보완하였다.

이 책은 총 16장으로 구성되어 있으며, 제1장부터 제7장까지는 보청기와 관련한 기본적인 사항, 즉 소리와 청각손실의 이해, 보청기의 역사와 분류, 기본 구조와 기능, 보청기 특성의 측정, 귀꽂이와 보청기몸체, 실이측정, 증폭시스템 등을 설명하였고, 제8장부터 제13장까지는 응용 부분으로 보청기적합공식, 선택, 적합 확인, 문제점 해결, 상담과 교육 및 청능훈련을 다루었다. 제14장과 제15장은 또 다른 교재가 필요할 정도로 넓은 분야인 특수보청기와 이식형 청각기기에 대해 간단히 소개하였고, 아동의 중요성과 난이도를 고려하여 제16장 '아동의 보청기적합'을 따로 추가하였다. 또한 한림국제대학원대학교와 삼성전자가 공동 개발한 보청기적합공식 HAI-V1(〈부록 1〉 참조)과 국제표준 보청기적합관리 인증제(〈부록 3〉 참조)를 이 책의 마지막 부분에 부록으로 수록하였다.

아직 미비한 점이 많고, 보청기 기술과 관련 분야가 급속히 변화하고 발전하기에 책을 출간하는 것이 항상 두렵다. 하지만 이 책을 집필하면서 무엇보다 먼저 난청인들의 불편을 생각하였고, 후학들이 보청기 분야를 더 잘 이해하여 난청으로 고통받는 사람들에게 더 많은 도움을 줄 수 있을 거라는 믿음으로 집필하였다. 향후 더 좋은 개정판을 위해 독자의 많은 지적과 의견을 기대한다. 이 책을 위해 수고해 주신 학지사 편집진과 대표님, 청각기기 제조사 그리고 청각학 관련 선생님들, 특히 국제표준과 인공와우 관련해서 많은 도움을 주신 오수희 교수님께 감사드린다.

2025년 여름

필자

차례

제1장

소리와 청각손실의 이해

1. 소리의 발생과 전달
2. 소리의 기본 단위
3. 소리의 특성
4. 어음의 특징
5. 난청의 특성

청각손실의 종류, 정도, 형태 등 다양한 청각적 매개변수에 따라 보청기의 전기음향적 특성을 알맞게 조절하기 위해서는 음향 및 심리음향의 단위와 청각손실이 발생했을 때 난청인이 소리 또는 어음을 인지하는 방법에 대한 이해가 필요하다. 이 장에서는 보청기로 인해 나타나는 소리와 전기음향의 특성을 이해하고 난청인을 위한 보청기의 선택, 적합 및 확인, 문제점 해결 등을 위해 필요한 기본적 지식인 소리의 발생과 전달 과정, 소리의 기본 단위 그리고 소리, 어음 및 청각손실의 특성에 대해서 다루었다. 또한 감각신경성 난청이 발생했을 때 소리의 크기, 어음과 잡음 등을 인지하는 방식에 대해서도 살펴보았다.

① 소리의 발생과 전달

공기 입자는 에너지가 전달되면 진동을 하며, 이 진동은 공기의 압력을 변화시키며, 그 변화를 인간의 청각 기관이 감지하여 뇌가 인지하는 것을 '소리'라고 한다. 소리는 기체, 액체, 고체 등의 매질을 통하여 전달되지만, 이 장에서는 청각 기관과 보청기를 이해하기 위해 공기 중에서 발생하고 전달되는 소리에 대해 알아보았다.

1) 소리의 발생

특정한 물체가 공기의 압력을 변화시킴으로써 발생하는 소리의 유형은 크게 세 가지로 분류할 수 있다.

첫째, 물체의 떨림, 즉 진동으로 인해 발생하는 소리다. 말소리의 유성음, 현악기, 음차 또는 소리굽쇠(tuning fork)에서 발생하는 소리, 청력검사기(audiometer)의 수화기 진동판에서 발생하는 순음(pure tone), 주파수변조음(frequency modulation tone) 등이 있다.

둘째, 폭발로 인해 주변에 있는 공기의 압력이 갑자기 변화하여 발생하는 소리다. 음성의 파열음, 물체의 폭발음 등이 있다.

셋째, 마찰, 즉 물체와 물체가 맞닿아 미끄러지면서 발생하는 소리다. 음성의 마찰음, 지면에서 타이어가 미끄러지는 소리, 기계 부품이 맞물려 돌아가는 소리 등이 있다.

2) 소리의 전달

공기 중에서 소리의 전달 과정을 살펴보면, 공기 입자는 처음의 위치로 되돌아오려는 탄성(elasticity)과 운동 상태를 그대로 유지하려는 관성(inertia)을 통해 에너지가 인접한 공기 입자로 전달된다. 이때 에너지를 전달하는 입자는 음파(sound wave)를 형성하며, 음파는 [그림 1-1]과 같이 압축상(compression phase)과 희박상(rarefaction phase)의 교대상을 가지면서 고체, 액체, 기체의 분자를 통해 소리가 전달된다.

소리의 전달 속도는 소리를 전달하는 매질의 밀도가 높고 분자의 움직임이 빠를수록 빨라진다. 공기 중에서 소리의 전달 속도(v)는 다음과 같이 나타낸다.

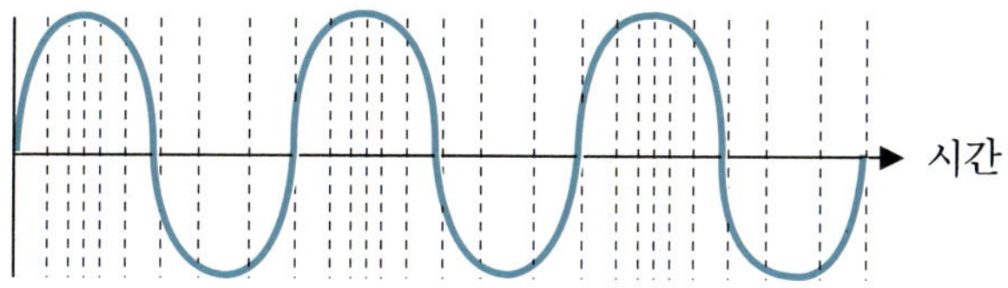

[그림 1-1] 음파의 압축상과 희박상

$$v = 331.5 + (0.6 \times T)$$

[v: 공기 중에서의 소리 속도(단위: m/s), T: 섭씨 온도(°C)]

② 소리의 기본 단위

소리는 발생(production)적인 측면을 물리적으로 표현하는 음향학(acoustics) 그리고 인간의 뇌에서 지각(perception)하는 측면을 나타내는 심리음향학(psychoacoustics) 단위로 구분할 수 있다. 따라서 소리의 기본 단위는 〈표 1-1〉과 같이 주파수(frequency), 강도(intensity) 또는 진폭(amplitude), 시간(time), 복합성(complexity)의 음향학 단위 그리고 음조 또는 음높이(pitch), 음량 또는 음크기(loudness), 장단(duration), 음색 또는 음질(timbre)의 심리음향학 단위로 표현할 수 있다.

표 1-1 소리의 음향학 및 심리음향학 단위

음향학 단위	심리음향학 단위
주파수(frequency)	음조 또는 음높이(pitch)
강도(intensity) 또는 진폭(amplitude)	음량 또는 음크기(loudness)
시간(time)	장단(duration)
복합성(complexity)	음색 또는 음질(timbre)

1) 음향학 단위

소리의 음향학 단위는 주파수, 강도 또는 진폭, 시간, 복합성 등으로 구체적인 내용을 살펴보면 다음과 같다.

(1) 주파수

소리는 눈으로 볼 수는 없으나 [그림 1-2]와 같이 정현파(sine wave)로 표현할 수 있다. 주파수는 단위시간 1초 동안에 발생하는 사이클(cycle) 또는 주기의 수를 의미하며, 단위는 cps(cycle per second) 혹은 Hz(Hertz)로 나타내며, 1사이클은 1개의 압축상과 희박상으로 이루어진다. [그림 1-2]에서 (A)는 1 cps(Hz), (B)는 4cps(Hz)에 해당하는 정현파를 나타낸다.

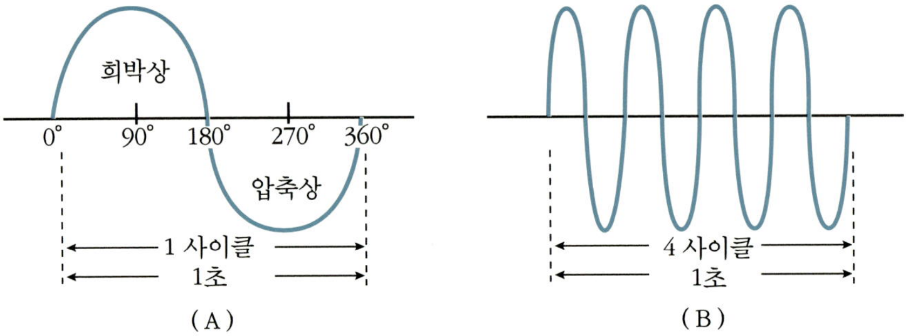

[그림 1-2] 주파수

(A): 1 cps(Hz), (B): 4 cps(Hz)에 해당하는 정현파

주파수 관련 용어 중 대역폭(bandwidth)은 1옥타브밴드(one octave band)와 1/3옥타브밴드(one-third octave band) 그리고 중심주파수(center frequency: fc)를 사용하는데, 용어에 대한 수식은 다음과 같다.

1옥타브밴드

$f_2 = 2f_1$ Hz

(f_1: 낮은 쪽 주파수, f_2: 높은 쪽 주파수)

1/3옥타브밴드

$f_2 = \sqrt[3]{2f_1}$ Hz

(f_1: 낮은 쪽 주파수, f_2: 높은 쪽 주파수)

중심주파수(f_c)

$f_c = \sqrt{f_1 f_2}$

(f_1: 낮은 쪽 주파수, f_2: 높은 쪽 주파수)

(2) 강도 또는 진폭

소리의 강도와 진폭은 각각 힘(power) 또는 압력(pressure)의 단위로 표현한다. 힘은 구면적에서 발생하는 모든 에너지(sound energy over an area of sphere)의 합이며, 강도로 표현한다. 압력은 단위 평면적에 미치는 에너지로서 진폭으로 표현한다. 측정 단위로 힘은 Watt/cm², 압력은 Dyne/cm², Pa, Bar, N/m²를 사용한다.

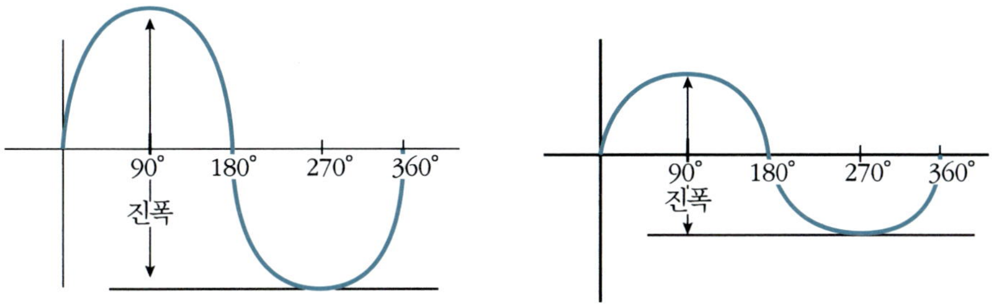

[그림 1-3] 소리의 진폭

(A): 진폭이 크다=소리가 크다, (B): 진폭이 작다=소리가 작다

[그림 1-3]의 (A)와 (B)는 진폭의 변화를 나타낸 것으로, 주파수는 서로 같지만 진폭이 다르다는 것을 의미한다. 앞에서 언급했듯이 소리의 크기를 나타낼 때 구면적 단위인 힘과 평면적 단위인 압력을 구별하여 사용하지만, 두 가지를 혼용하여 사용하는 경우가 많다. 〈표 1-2〉에 소리의 힘과 압력을 표시할 때 사용하는 단위를 구분하였다.

표 1-2 소리의 크기를 나타내는 힘과 압력의 단위

	절대단위	상대단위
힘/강도	Watt/cm²	dB IL, SPL, HL, SL, A, B, C, D, E
압력/진폭	Dyne/cm², Pa, Bar, N/m²	SPL, HL, SL, A, B, C, D, E

힘 또는 압력과 관련하여 청각학에서 주로 사용하는 음향적 단위를 구체적으로 살펴보면 다음과 같다.

① dB IL 또는 SWL

dB IL(Intensity Level) 또는 dB SWL(Sound Power Level)은 소리의 힘을 측정할 때 사용

하는 상대단위로, 두 가지를 혼용하여 사용한다. 기준 힘(Intensity Reference: I_R)과 절대 단위와의 관계를 식으로 나타내면 다음과 같다.

$$I_R = 0 \text{ dB IL (SWL)} = 10^{-16} \text{ Watt/cm}^2 = 10^{-12} \text{ Watt/m}^2$$

측정한 힘(I_O)의 강도 dB IL을 식으로 나타내면 다음과 같다.

$$\text{dB IL} = 10 \log(I_O/I_R)$$

② dB SPL

dB SPL(Sound Pressure Level)은 소리의 압력을 측정할 때 사용하는 상대단위로, 기준 압력(Pressure Reference: P_R)과 절대 단위의 관계를 식으로 나타내면 다음과 같다.

$$P_R = 0 \text{ dB SPL} = 0.0002 \text{ Dyne/cm}^2(\mu \text{ Bar}) = 20 \text{ uPa}(\mu \text{ N/m}^2)$$

측정한 소리의 압력(P_O) dB SPL을 식으로 나타내면 다음과 같다.

$$\text{dB SPL} = 20 \log(P_O/P_R)$$

힘의 단위에서 구면적의 모든 방향에서 발생하는 에너지를 측정하는 것은 불가능하기 때문에 특정 방향의 압력을 구한 다음 구면적 단위로 환산하는데, 힘은 압력의 제곱에 비례하는 것으로 정의한다. 따라서 힘은 측정한 힘(I_O)의 강도 dB IL과 측정한 소리의 압력(P_O) dB SPL을 이용하여 다음과 같이 나타낸다.

$$\text{dB IL} = 10 \log(I_O/I_R) = 10 \log\{(P_O)^2/(P_R)^2\} = 10 \log(P_O/P_R)^2 = 20 \log(P_O/P_R)$$
$$= \text{dB SPL}$$

〈표 1-3〉에서 힘과 압력의 절대단위는 제곱 또는 제곱근의 관계이지만 상대단위는 힘과 압력이 동일하다. 예를 들어, 동일한 출력을 가진 보청기 2대를 동일한 장소에서 동시에 작동하면 힘은 2배가 되며, 압력은 $\sqrt{2}$배가 된다. 그러나 출력은 힘과 압력 모두 3 dB가 증가한다.

표 1-3 힘과 압력의 절대단위와 상대단위의 비교

절대단위		상대단위
힘(Watt/cm²)	압력(Dyne/cm²)	힘(dB IL/SWL) 그리고 압력(dB SPL)
2배	$\sqrt{2}$배	3 dB 증가
4배	2배	6 dB 증가
10배	$\sqrt{10}$배	10 dB 증가
100배	10배	20 dB 증가
10000배	100배	40 dB 증가

③ dB HL

dB HL(Hearing Level)은 청력검사기를 통해 사람이 들을 수 있는 청력의 크기를 표시하는 단위로, 청력손실이 없는 건강한 성인이 한쪽 귀로 겨우 들을 수 있는 최소 가청음압레벨의 평균을 0 dB HL로 결정한다. 그러나 0 dB HL은 출력 변환기(transducer)인 이어폰(earphone)의 종류에 따라 음압레벨은 다르게 나타난다. 〈표 1-4〉에서는 이어폰 및 골진동기의 종류에 따라 1/3옥타브밴드 주파수에서 0 dB HL에 대한 기준 값인 dB SPL을 나타내었다. 그리고 어음청각검사(speech audiometry)에서 사용하는 어음의 기준 음압레벨(reference sound pressure level)은 영어음에서는 19.5 dB SPL로 정하고 있으나, 한국어음의 경우에는 23.44 dB SPL로 보고하여 차이를 나타내고 있다(Han et al., 2011).

표 1-4 1/3옥타브밴드 주파수에서 0 dB HL의 기준 값(ISO 389-1, ISO 389-2, ISO 389-3)

주파수 (Hz)	RETSPL*(Reference: 20 μPa) (dB)			
	Beyer DT-48	TDH-39	ER-3A	골전도
125	47.5	45.0	26.0	-
160	40.5	37.5	22.0	-
200	34.0	31.5	18.0	-
250	28.5	25.5	14.0	67.0
315	23.0	20.0	12.0	64.0
400	18.5	15.0	9.0	61.0
500	14.5	11.5	5.5	58.0
630	11.5	8.5	4.0	52.5
750	9.5	7.5	2.0	48.5

800	9.0	7.0	1.5	47.0
1000	8.0	7.0	0.0	42.5
1250	7.5	6.5	2.0	39.0
1500	7.5	6.5	2.0	36.5
1600	7.5	7.0	2.0	35.5
2000	8.0	9.0	3.0	31.0
2500	7.0	9.5	5.0	29.5
3000	6.0	10.0	3.5	30.0
3150	6.0	10.0	4.0	31.0
4000	5.5	9.5	5.5	35.5
5000	7.0	13.0	5.0	40.0
6000	8.0	15.5	2.0	40.0
6300	9.0	15.0	2.0	40.0
8000	14.5	13.0	0.0	40.0
speech**		19.5		55.0

④ dB SL

dB SL(Sensation Level)은 개인의 청력역치레벨을 0 dB SL로 정하며, 이를 기준으로 소리의 진폭을 표시한 것이다. 예를 들어, 개인의 청력역치레벨이 40 dB HL인 경우 70 dB HL의 소리는 30 dB SL이 된다. 이를 수식으로 표현하면 다음과 같다.

dB SL = 자극음 크기(dB HL) − 청력역치레벨(dB HL)

⑤ 폰

[그림 1-4]는 각 주파수별로 소리의 크기(loudness)가 동일하다고 느끼는 소리의 진폭을 표시한 것으로 동일음량곡선(equal loudness contour) 또는 폰곡선(phon curve)이라고 하며, 측정 단위로는 폰(phon)을 사용한다. 0 폰은 각 주파수에서 1,000 Hz의 0 dB SPL과 같은 크기로 느끼는 진폭을 연결한 곡선을 의미하며, 40 폰은 각 주파수에서 1,000 Hz의 40 dB SPL과 같은 크기의 반응곡선을 의미한다. 이 동일음량곡선은 음레벨측정기(sound level meter: 소음측정기라고도 함)의 여과장치 그리고 보청기에서 증폭시스템의 근거로 사용한다.

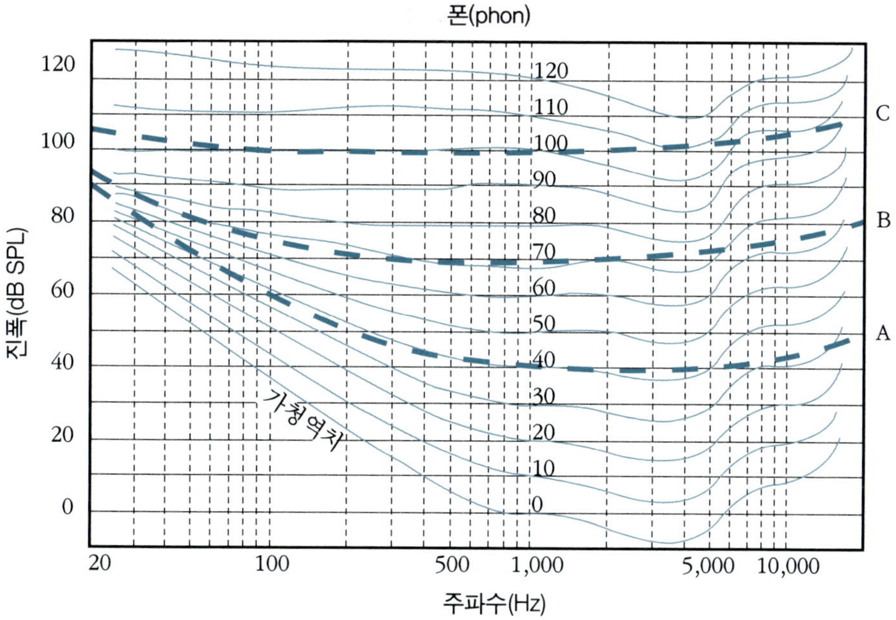

[그림 1-4] 순음에 대한 동일음량곡선(equal loudness contour, ISO 226)과 순음에 대한 가중여과반응

(굵은 점선의 A, B 그리고 C)

⑥ dB A, dB B, dB C

주로 소음을 측정할 때 사용하는 단위로 음레벨측정기(또는 소음계)를 이용하여 소음의 정도를 나타낸다. 음레벨측정기 또는 소음계의 단위는 저주파수 부분에서 둔감한 귀의 생리를 닮은 형태로 반응하도록 소리여과장치를 사용하여 dB A, dB B, dB C 등으로 구분한다. 이들 단위의 특성을 살펴보면 [그림 1-4]에서 dB A는 40 폰곡선, dB B 단위는 70 폰곡선, dB C 단위는 100 폰곡선을 역으로 환산한 형태로 [그림 1-5]와 같이 나타난다. 특히 dB C 단위는 dB B 단위와 비슷하지만, 저주파수에서 좀 더 많은 에너지를 허용하도록 산출하여 거의 수평의 형태로 나타난다. 따라서 큰 소리는 dB C, 중간 정도 크기의 소리는 dB B 그리고 작은 소리는 dB A로 측정하는 것이 타당성이 높다. 그러나 산업체, 청각검사 장소 등의 소음 측정에는 주로 dB A를 사용하며, 실제로 우리의 귀는 120 dB SPL의 소리를 90 dB A 정도로 인지한다.

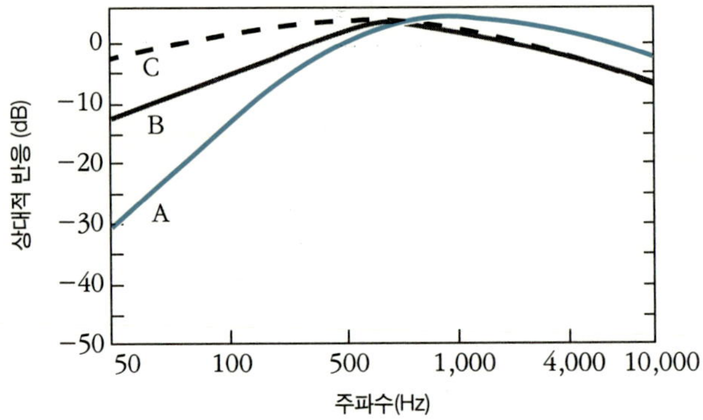

[그림 1-5] 소음 측정에서 사용하는 단위에 따른 주파수별 여과 값

(3) 시간

소리의 특성 중 시간은 두 가지로 생각해 볼 수 있다. 먼저, 정현파에서 시간 또는 길이(length)는 완전한 한 개의 사이클을 발생하는 데 걸리는 시간(time)을 의미하며, 특정 주파수의 시간은 다음과 같이 그 주파수의 역수로 표현할 수 있다.

$t = 1/f$

(t는 한 개의 사이클이 발생하는 데 걸리는 시간, f는 주파수)

그런가 하면, 소리의 길이는 위상(phase)으로도 표현할 수 있다. 이는 소리를 정현파로 표시할 때의 위치, 즉 각도를 의미한다. 두 소리가 만나서 서로 겹쳐졌을 때 같은 위상끼리는 서로 더해지고, 반대가 되는 위상끼리는 큰 진폭에서 작은 진폭을 감하게 된다. 이론적으로 진폭이 같고 양(+)의 위상과 음(-)의 위상이 정확하게 반대가 된다면, 즉 두 소리의 위상이 정확하게 180도를 이룬다면 [그림 1-6]과 같이 소리가 사라지게 된다. 이를 위상상쇄 또는 위상소거(out of phase) 효과라고 한다.

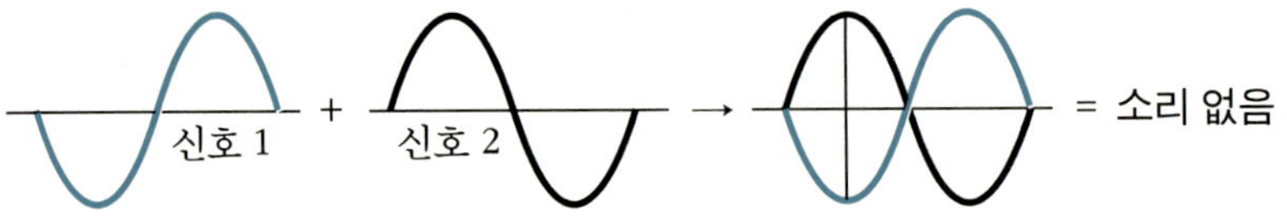

[그림 1-6] 위상상쇄의 효과

(4) 복합성

일반적으로 소리는 주파수와 진폭이 서로 다른 두 개 이상의 소리가 만나서 겹쳐지며, 복잡한 형태의 파형을 이룬다. 이러한 소리의 복합성은 푸리에분석(Fourier analysis) 결과인 스펙트럼을 이용하여 그 특성을 파악할 수 있다.

주파수스펙트럼은 소리의 주파수와 진폭의 관계를 나타낸다. 보통 소리는 일정한 주파수를 가진 단순음(single tone) 또는 순음(pure tone)과 여러 주파수가 혼합된 복합음(complex tone) 그리고 시간에 따라 파형이 일정하게 반복되어 배음(overtone)이 나타나는 규칙음(periodic sound)과 파형이 불규칙하게 나타나 배음이 나타나지 않는 불규칙음(aperiodic sound)으로 나눌 수 있다. 〈표 1-5〉는 주변에서 흔히 볼 수 있는 순음과 복합음 그리고 규칙음과 불규칙음에 대한 예를 나타내었다.

표 1-5 소리의 단순음과 복합음 그리고 규칙음과 불규칙음

소리 구분	규칙음	불규칙음
단순음	순음, 변조음, 피아노	
복합음	유성음	무성음, 소음

2) 심리음향학 단위

사람의 귀로 지각하는 소리의 특성을 표시하는 심리음향학 단위는 음조(또는 음높이), 음량(또는 음크기), 장단 그리고 음색(또는 음질) 등으로 구체적인 내용을 살펴보면 다음과 같다.

(1) 음조(pitch) 또는 음높이

음조 또는 음높이는 사람이 느끼는 소리를 40 dB SL(또는 40 dB HL)에서 1,000 Hz를 기준으로 소리의 높고 낮음 또는 가늘고 굵음을 표현하는 방식이다. 단위로는 멜(mel)을 사용한다. [그림 1-7]의 주파수와 음조 간의 관계를 나타내는 멜의 척도에서 1,000 멜의 두 배가 되는 소리, 즉 2,000 멜은 음향학 단위로 환산했을 때 2,000 Hz보다 높게 나타난다. 또한 1,000 멜의 1/2 수준에 해당하는 소리는 음향학 단위로 환산했을 때 500 Hz보다 낮게 나타난다. 따라서 소리의 주파수와 고저의 관계에서 심리적인 변화가 물리적인 변화보다 빠르게 나타난다고 볼 수 있다.

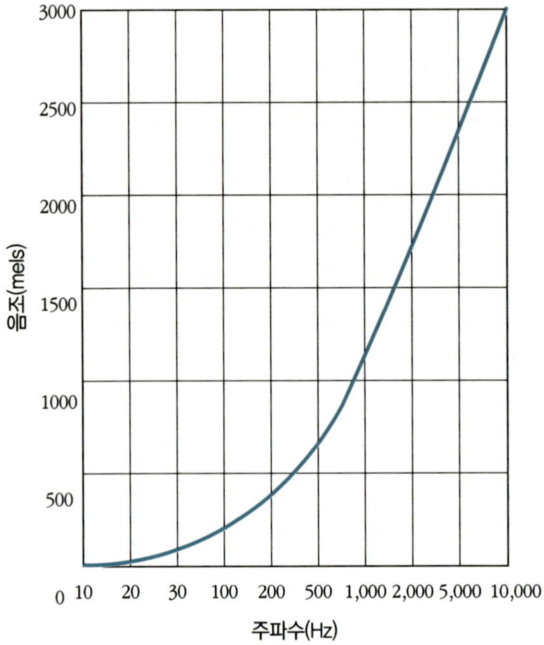

[그림 1-7] 주파수와 음조 간의 관계를 나타내는 멜(mel)의 척도

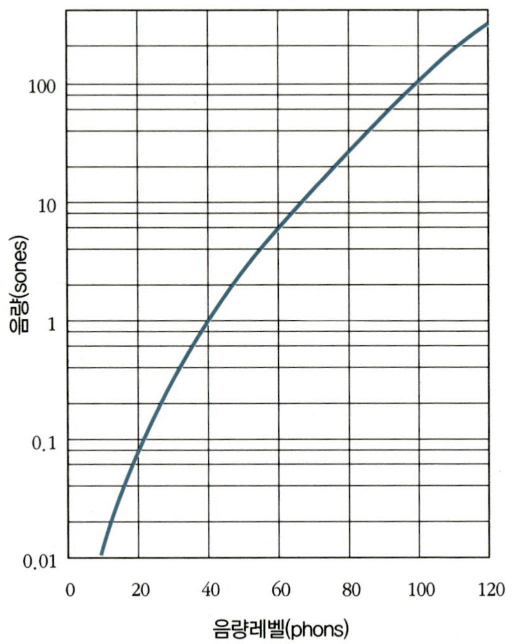

[그림 1-8] 폰(phon)과 손(sone)의 관계를 나타내는 그래프

(2) 음량(loudness) 또는 음크기

인간이 느끼는 소리의 음량(또는 음크기)을 측정하는 기준은 1,000 Hz의 40 dB SL(또는 dB HL)이며, 단위로는 손(sone)을 사용한다. [그림 1-8]의 그래프에서 볼 수 있듯이, 1 손의 두 배가 되는 소리의 크기, 즉 2 손은 음향학인 소리 힘의 2배인 43 dB SPL이 아닌 50 dB SPL에서 느끼며, 0.5 손에 해당하는 소리는 37 dB SPL이 아닌 30 dB SPL에서 느낀다. 즉, 음향학으로는 소리의 크기가 2배가 되면 3 dB이 증가하지만, 심리음향학으로는 10 dB이 증가해야 소리의 크기가 2배가 된다고 느낀다. 따라서 소리의 진폭과 강약의 관계에서는 주파수와 고저의 관계와는 달리 심리적인 변화가 물리적인 변화보다 느리다고 할 수 있다.

음조 또는 음량을 측정할 때, 1,000 Hz를 기준으로 하는 것은 청지각적으로 민감할 뿐만 아니라 언어를 이해하는 데에도 가장 중요한 주파수대역에 포함되기 때문이다.

(3) 음 장단(phonemic length)

심리음향학에 있어서 음의 장단은 말의 길고 짧음을 의미하며, 음의 장단에 따라 말의 뜻이 바뀔 수도 있다. 예를 들어, '밤'을 길게 발음하면 과일의 일종, 짧게 발음하면 낮과 반대의 뜻을 의미한다. 따라서 음의 장단도 일상적인 대화음을 이해하는 데 중요한 역할을 한다고 할 수 있다.

(4) 음색(timbre) 또는 음질

여러 개의 소리가 복합된 음은 독특한 음색(또는 음질)을 갖게 된다. 즉, 같은 어음을 발성하더라도 사람에 따라 발성음의 주파수, 진폭 등 시간에 따른 스펙트로그램(spectrogram)이 다르게 나타난다. 이렇게 사람마다 가지고 있는 음색의 특징 때문에 특정인의 목소리를 다르게 지각하여 구별할 수 있다.

3 소리의 특성

소리는 공기 중, 사람의 발성 기관 그리고 청각 기관에서 주변의 조건에 따라 여러 가지 복잡한 형태로 나타난다. 여기에서는 소리의 물리적인 특성을 소개하고, 소리가 사람의 발성 기관과 청각 기관 주위에서 어떠한 변화를 일으키는지에 대해 간략하게 살펴보았다.

1) 소멸

음레벨측정기가 음원에서 멀어지면 측정되는 소리의 힘 또는 압력이 작아지며, 결국에는 소멸(decay)하여 사라진다. 예를 들어, 음원과 음측정기 사이의 거리가 두 배이면 6 dB이 감소하는데, 이는 압력이 1/2, 힘이 1/4로 줄어들었음을 의미한다. 반대로 거리가 반으로 줄어들면, 압력은 2배 그리고 힘은 4배 증가한다.

2) 변환

소리는 매개체의 종류에 따라 여러 에너지 형태로 나타나는데, 그 종류는 〈표 1-6〉과 같다. 에너지 변환(transduction) 과정에서 소리의 힘 또는 압력은 줄어드는데, 기체에너지에서 밀도가 높은 액체에너지로 변환될 때에는 유체역학의 원리에 의해서 약 30 dB 정도의 손실이 생긴다.

표 1-6 소리가 보청기를 통해 뇌로 전달될 때 에너지의 변환

소리의 위치	소리에너지의 종류
공기 중에서의 소리 발생	음향에너지(acoustic energy)
보청기의 송화기에서 변환된 에너지	전기에너지(electric energy)
보청기의 수화기와 고막의 사이	음향에너지(acoustic energy)
중이의 이소골	기계에너지(mechanical energy)
와우 내의 유체	유체에너지(hydraulic energy)
청신경	전기생리에너지(electrophysiologic energy)

3) 기본 주파수

모든 물체(기체, 액체, 고체)는 발성기관이라고 볼 수 있다. 기본 주파수(fundamental frequency: f_0)는 발성기관이 만들 수 있는 가장 낮은 주파수를 말하며, 각 개인의 기본 주파수 f_0는 발성기관의 구조에 따라 다르게 나타난다. 〈표 1-7〉은 성인 남성, 성인 여성 그리고 아동의 기본 주파수다. 평균적으로 인간이 발성 가능한 범위는 각 개인의 기본 주파수 f_0를 기준으로 보통 2옥타브(octave)까지이다.

표 1-7 성인 남성과 성인 여성 그리고 아동의 기본 주파수

발성기관의 구분	기본 주파수: f_0	참고
성인 남성	80 ~ 150 Hz	bass/baritone/tenor
성인 여성	160 ~ 250 Hz	alto/mezzo soprano/soprano
아동	200 ~ 450 Hz	

4) 고조파

기본 주파수 f_0의 정배수 음을 고조파(harmonic wave) 또는 배음(overtone)이라고 한다. [그림 1-9]는 양쪽이 열려 있거나(A) 한쪽이 열려 있는(B) 관에서 고조파의 움직임을 나타낸 것이다.

[그림 1-9]의 (A)는 양쪽이 열려 있는 관의 고조파로, 기본 주파수에 대한 파장이 관 길이의 2배임을 나타낸 것이다. 즉, $f_1 = v/2L$이 되며, 다음과 같은 등식이 성립한다.

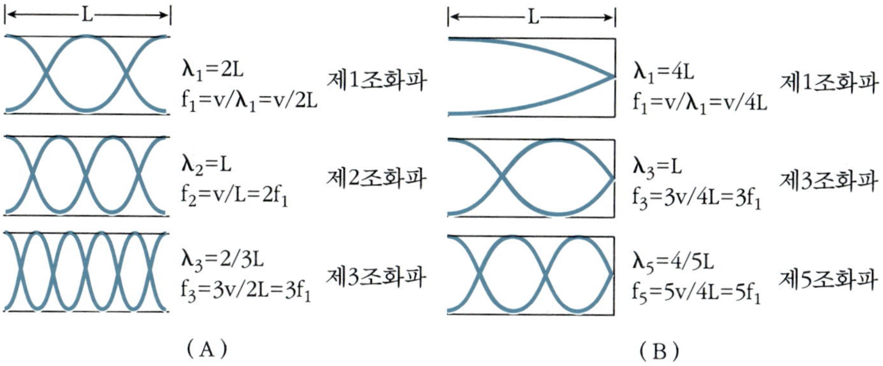

[그림 1-9] 양쪽이 모두 열린 관(A)과 한쪽만 열린 관(B)에서의 고조파(λ은 파장, L은 관의 길이, v는 음의 속도)

$f_n = n(v/2L)(n=1, 2, 3, \cdots\cdots)$
(f는 주파수, v는 공기 중에서 소리의 속도, L은 관의 길이)

[그림 1-9]의 (B)는 사람의 외이도처럼 한쪽이 열려 있는 관의 고조파로, 기본 주파수에 대한 파장이 관 길이의 4배임을 나타낸 것이다. 한쪽 끝이 막혀 있는 관의 파는 홀수 번째 파만이 존재하며, 다음과 같은 등식이 성립한다.

$f_n = n(v/4L)\ (n=1, 3, 5, \cdots\cdots)$
(f는 주파수, v는 공기 중에서 소리의 속도, L은 관의 길이)

5) 공명

소리는 전달 과정에서 여러 기관(성도, 외이, 중이 등)을 지난다. 이때 소리와 소리 간의 간섭으로 인해 특정 주파수 부근의 에너지가 증폭되는데, 이를 공명(resonance) 현상이라고 한다. 공명주파수는 고조파와 같은 개념으로 생각할 수 있다. 따라서 관의 길이와 밀접한 관계가 있으며, 직경과 부피에도 영향을 받는다. 정상적인 인간의 외이도처럼 한쪽이 막힌 관의 공명주파수는 다음과 같이 표현할 수 있다.

$f = v/4L$
(f는 공명주파수, v는 공기 중에서 소리의 속도, L은 관의 길이)

(1) 성도공명

성도의 공명현상은 성도의 길이, 인두, 구강, 비강, 혀의 위치, 입술 모양, 치아 구조 등의 영향을 받는다. 성도 공명주파수는 포먼트주파수(formant frequency: F)라고도 하며, [그림 1-10]과 같이 주변의 주파수에 비해 진폭이 강조된 부분을 의미하며, F_1, F_2, F_3, …… F_n으로 나타낸다. 성도 공명주파수는 규칙음에서도 볼 수 있으며, 언어에서는 주로 모음에서 나타난다.

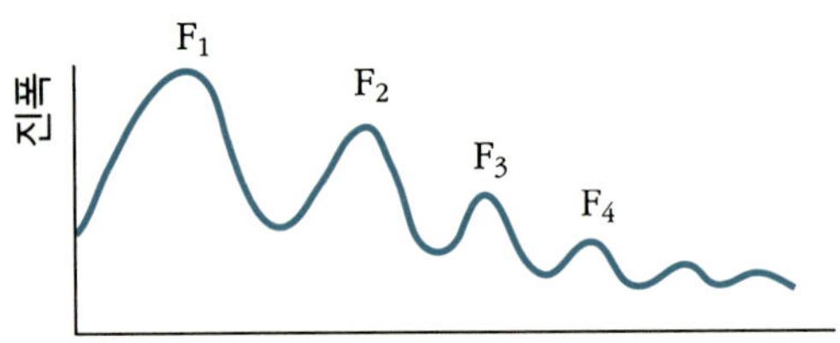

[그림 1-10] 성도 공명주파수

〈표 1-8〉은 주요 모음에 대하여 한국어의 대표적인 F_1과 F_2를 표시한 것이다(Yang, 1996). /u/, /a/, /i/ 등 모음에 대한 성도 공명주파수는 발음이 유사하더라도 특정 국가에서 사용하는 언어, 성별 그리고 나이 등에 따라서 다르게 나타난다(Kent & Read, 2002).

표 1-8 주요 모음 /u/, /a/, /i/의 대략적인 포먼트주파수(Hz)와 남녀를 구분한 한국어의 포먼트주파수(Yang, 1996)

모음	성별	F_1	F_2	F_3
/u/	–	300	900	–
/u/	M	369	981	2,565
/u/	F	422	1,021	3,024
/a/	–	800	1,100	–
/a/	M	738	1,372	2,573
/a/	F	986	1,794	2,957
/i/	–	300	2,500	–
/i/	M	341	2,219	3,047
/i/	F	344	2,814	3,471

(2) 외이공명

귓바퀴를 포함한 외이의 전반적인 공명주파수는 대략 2,000~5,000 Hz 정도이다. 이 중에서 이개강의 공명주파수는 4,000~5,000 Hz 그리고 외이도는 2,000~4,000 Hz 정도이다.

(3) 중이공명

고막(tympanic membrane)과 이소골을 포함한 중이의 공명주파수는 대략 500~2,500 Hz 정도이며, 이 중에서 고막의 공명주파수는 800~1,500 Hz 그리고 이소골의 공명주파수는 1,500~2,000 Hz 정도이다.

6) 중이 증폭

사람의 청각 기관 중에서 중이는 에너지원 없이 중이로 들어온 소리를 증폭한다. 증폭의 원리는 고막과 등골근족판(stapes footplate)의 면적비 그리고 이소골의 지렛대효과이다. 증폭량은 면적비효과로 인한 증폭이 17배 정도, 지렛대효과에 의한 증폭이 1.3배 정도로 전체 증폭음압은 약 22배가 된다. 이를 음압의 단위인 dB SPL로 환산하면, 약 27 dB (20log22)가 증가한다. 따라서 고막 결손 시 500~2,500 Hz 부근에서 약 20~30 dB의 청력손실이 생긴다. 이소골의 결손 시에는 고막 결손보다 많은 40~60 dB의 청력손실이 발생하는데, 이는 중이의 기계에너지가 와우의 유체에너지로 변환되는 과정에서 추가 손실이 발생하기 때문이다.

7) 두영효과

두영효과(head shadow effect)는 한쪽 귀로 들어온 소리가 반대쪽으로 전달될 때 그 에너지가 감소하는 현상을 말한다. [그림 1-11]에서 소리가 머리의 반대쪽으로 넘어갈 때, 저주파수보다 1,500 Hz 이상의 고주파수에서 더 많은 에너지 손실이 일어남을 알 수 있다. 순음의 경우에는 [그림 1-11]의 (B)처럼 1,500 Hz 이상에서 10~20 dB 정도 감소한다. 어음의 경우에는 평균 6 dB의 손실이 발생하며, 이에 따라 단어인지도(word recognition score)가 20~30% 정도 감소한다.

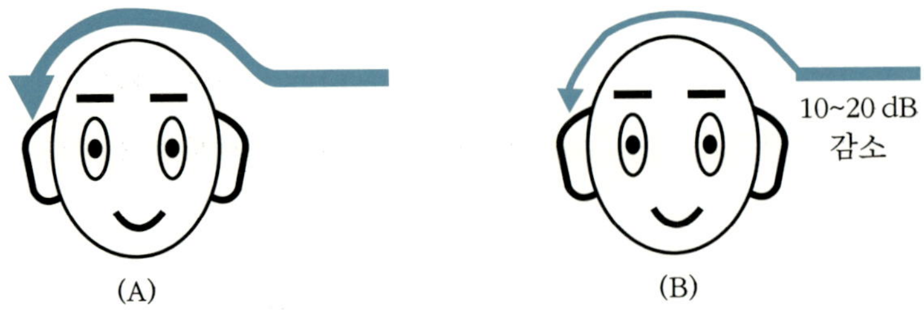

[그림 1-11] 두영 효과

(A)의 1,500 Hz 이하의 주파수는 반대편 귀로 대부분 전달되지만, (B)의 1,500 Hz 이상의 주파수는 10~20 dB 감소

4 어음의 특징

인간이 발성하고 인지하는 어음의 특징은 주파수, 강도, 시간 등으로 표현할 수 있다.

1) 대화음의 크기와 장기평균어음스펙트럼

표 1-9 영어를 사용하는 성인의 대화음의 크기

대화음의 종류	대화음의 강도	
	SPL	HL
속삭임	45 dB	25 dB
성인의 평균 대화음	65±12 dB	45±12 dB
외치는 소리	85 dB	65 dB
고통을 줄 수 있는 소리	140 dB	120 dB
모음의 에너지>자음의 에너지, 남성의 목소리>여성의 목소리		

〈표 1-9〉는 영어를 사용하는 성인의 대화음의 강도를 나타낸 것으로, 대화음의 크기는 53~77 dB SPL 정도이며, 이를 dB HL로 표시하면 33~57 dB HL 정도가 된다. 일반적으로 대화음의 강도는 남성이 여성보다 크며, 모음의 에너지가 자음에 비해 크게 나타난다. 한국어의 경우, 작은(30 percentile), 보통(65 percentile) 그리고 큰(99 percentile) 대화음의 강도(Han & Lee, 2020)를 국제어음시험신호(International Speech Test Signal:

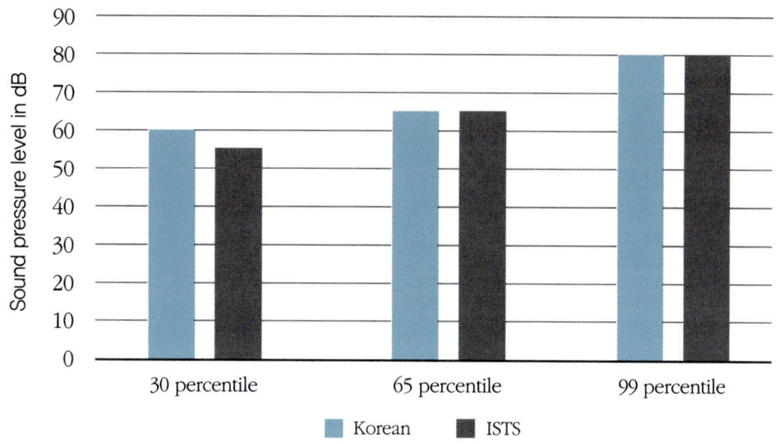

[그림 1-12] 한국어와 국제어음시험신호(International Speech Test Signal: ISTS)(IEC 60118-15, 2012)의 대화음레벨 비교

ISTS)(IEC, 2012)와 비교하면 작은 대화음에서 한국어의 크기가 ISTS에 비해 5 dB 정도 더 크게 나타나는 것을 확인할 수 있다([그림 1-12] 참조).

어음에서 특정한 시간 동안 주파수별 평균적인 진폭을 나타내는 장기평균어음스펙트럼(long-term average speech spectrum)은 각 국가에서 사용하는 언어에 따라 서로 다르게 나타난다. [그림 1-13]은 한국어와 ISTS의 작은, 보통 그리고 큰 대화음에서의 장기평균어음스펙트럼을 비교한 것이며(IEC, 2012), [그림 1-14]는 한국어는 영어에 비해서 저주파수와 고주파수, 즉 모음과 자음의 에너지 차이가 더 크다는 것을 보여 준다(Han & Lee, 2020; 이경원 외, 2008; 진인기, 이재희, 2010).

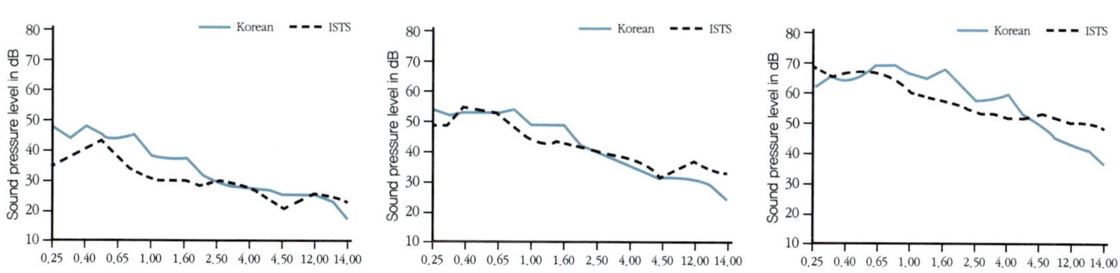

[그림 1-13] 한국어와 국제어음시험신호(International Speech Test Signal: ISTS)의 작은(30 percentile), 보통(65 percentile) 그리고 큰(99 percentile) 대화음의 장기평균어음스펙트럼

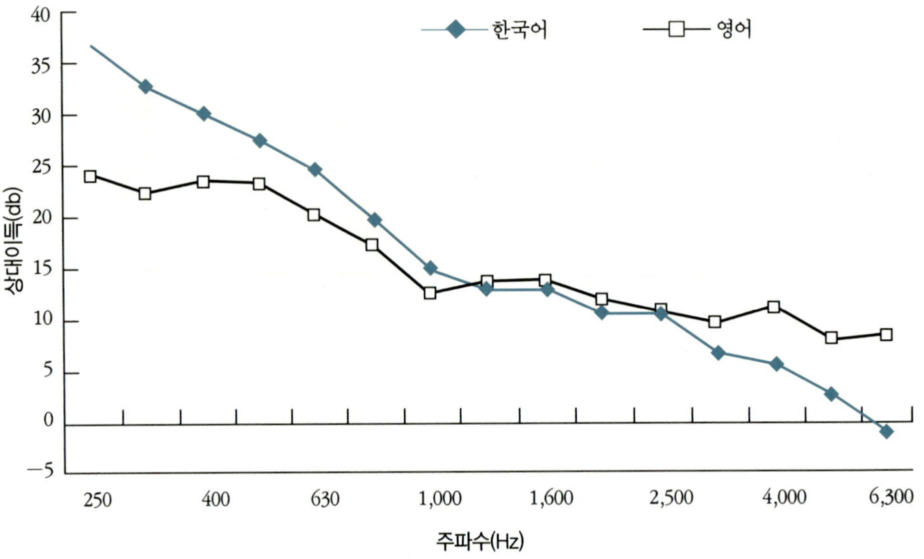

[그림 1-14] 한국어와 영어의 장기평균어음스펙트럼

2) 주파수대역의 에너지 분포와 어음의 인지

소리의 인지와 관련하여 주파수의 특징을 살펴보면 20~20,000 Hz 사이의 주파수를 대부분의 건청인이 들을 수 있는 가청영역(audible range)이라고 하며, 건청인이 인지하지 못하는 20 Hz 이하의 주파수는 초저음파(infrasonic wave), 20,000 Hz 이상은 초음파(ultrasonics wave)라고 한다. 그리고 사람의 의사소통에 필요한 어음영역(speech range)은 주로 100~8,000 Hz 정도이지만 발성 조건에 따라서 주파수대역별 에너지와 어음의 이해에 미치는 영향은 서로 다르게 나타난다. 〈표 1-10〉은 영어의 주파수대역별 에너지의 분포와 어음이해도의 정도를 나타낸 것이다. 영어의 음성 에너지의 대부분은

표 1-10 영어(English)의 각 주파수대역별 에너지와 어음이해도의 분포

주파수범위(Hz)	어음에너지(%)	어음이해도(%)
62.5~125	5	1
125~250	13	1
250~500	42	3
500~1,000	35	35
1,000~2,000	3	35
2,000~4,000	1	13
4,000~8,000	1	12

1,000 Hz 이하의 저주파수에 분포되어 있지만 어음이해도는 저주파수에 비해 1,000 Hz 이상의 고주파수 대역에서 더 많은 영향을 준다.

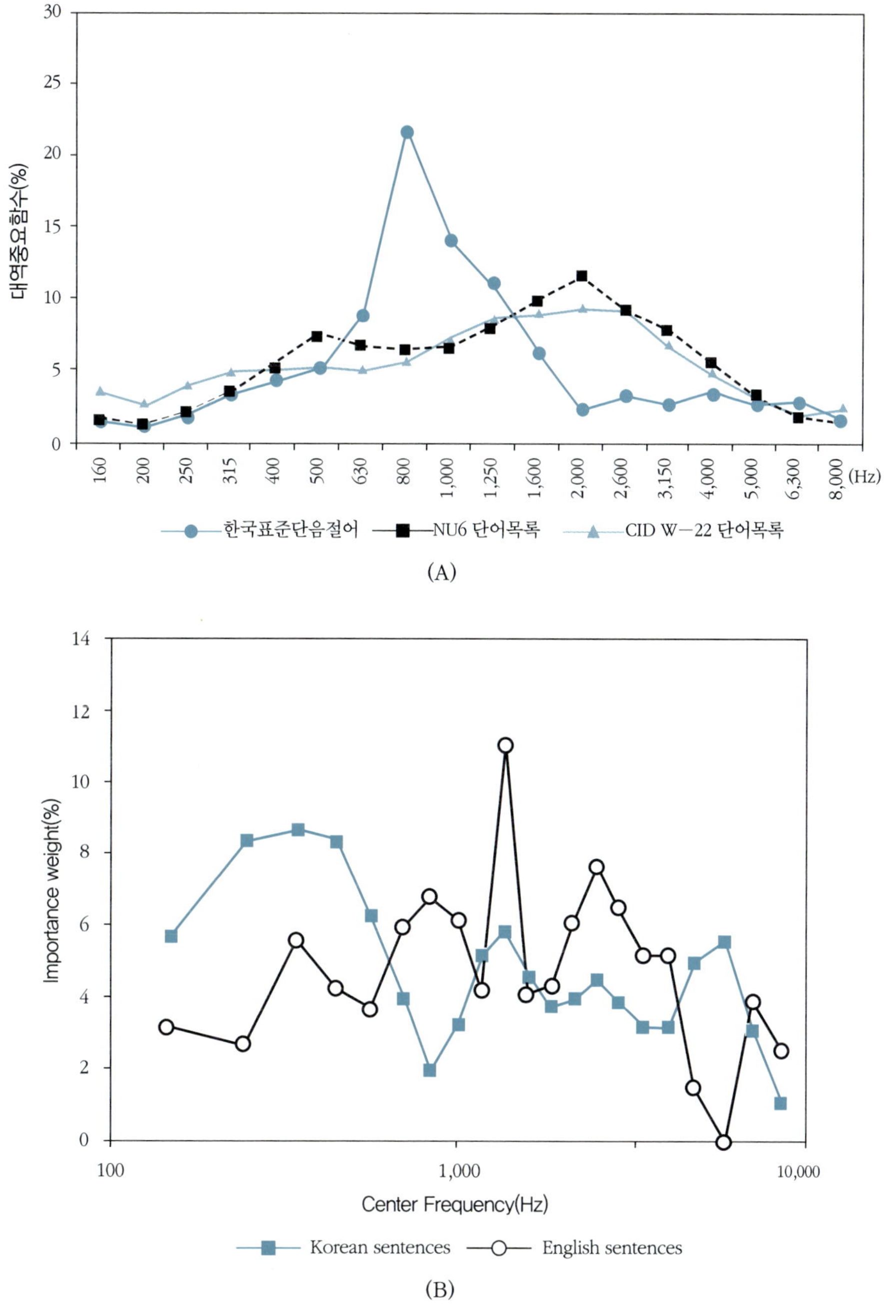

[그림 1-15] 한국어와 영어에 있어서 단음절(A)과 문장(B)의 주파수별 대역중요기능

(A) 출처: 이경원, 김진숙(2012), (B) 출처: Jin et al., (2015), Healy et al., (2013)

단어 및 문장 등에서 주파수대역에 따른 어음이해도에 대한 공헌도를 나타내는 대역중요함수(band importance function)는 각 국가에서 사용하는 언어에 따라서 다르게 나타난다. [그림 1-15]는 한국어와 영어의 대역중요기능을 나타낸 것으로, (A)는 단음절어(이경원, 김진숙, 2012), (B)는 문장(Jin et al., 2015)에 대한 비교 결과를 보여 준다. 단음절어의 경우, 한국어가 영어에 비해 630 Hz에서 1,250 Hz 사이의 주파수 대역이 더 높은 어음명료도에 대한 공헌을 하고 있음을 확인할 수 있다. 문장의 경우, 한국어는 저주파수 대역에 대역중요함수 비중이 높은 반면, 영어는 1,000 Hz와 3,000 Hz 사이의 중주파수 대역에 대역중요함수의 비중이 높은 것을 확인할 수 있다. 또한 Jin 외(2016)의 연구에서도 한국어의 대역중요기능은 단음절어와 문장 모두 영어에 비해 저주파수대역에서 높게 나타나는 것으로 보고하였다.

3) 대화음의 속도

소리의 지속 시간과 관련하여 일반적인 어음(대화음)의 관점에서 살펴보면, 한 음절(syllable)의 발성 시간은 약 0.20초 정도이다. 이 중에서 모음의 길이는 0.15초, 자음의 길이는 0.05초 정도이다. 일반적으로 단음절의 길이가 3 msec 이하이면 주파수, 즉 음의 고저(pitch)를 분간하지 못하며, 10 msec 이상이 되어야 음의 고저를 분간할 수 있다. 또한 두 음절의 길이가 2 msec 이하이면 한 음절로 지각하며, 17 msec 이상이 되어야 두 음절로 지각한다. 보통 성인의 대화음에서 분당 140 단어 정도를 말하는 사람의 대화 속도는 느리다고 할 수 있으며, 분당 185 단어 이상을 말하는 사람의 대화 속도는 빠르다고 할 수 있다. 한국인의 연령에 따른 평균 말속도(speaking rate)는 청년층(20대 기준)이 초당 6.9 음절, 장년층(40~50대 기준)이 초당 5.8 음절, 노년층(60대 기준)이 초당 5.6 음절로 보고하였다. 장년층과 노년층 간에는 차이가 없으나, 청년층은 장년층 및 노년층에 비해 빠른 말속도 특성을 가지고 있다(Kim et al., 2022).

⑤ 난청의 특성

다양한 이유로 달팽이관(cochlea) 내의 유모세포(hair cell)가 손상되어 감각신경성 난청(Sensorineural Hearing Loss: SNHL)이 발생하면 청력역치레벨의 증가에 따른 역동범위

(dynamic range)가 감소한다. 이에 따라 감각신경성 난청인은 소리의 청취 능력(audibility) 및 어음의 이해도가 감소하며, 잡음하에서는 소리의 청취 능력이 더욱 감소한다. 이 장에서는 감각신경성 난청인이 갖는 일반적인 청각적 특징에 대해서 살펴보았다.

1) 소리의 인지

감각신경성 난청이 발생하여 청력역치레벨이 증가하면 작은 소리 또는 어음의 청취가 어려워진다. 그러나 불쾌음량레벨(uncomfortable loudness level)은 청력역치레벨에 비해서 거의 증가하지 않기 때문에 보청기 착용 시 특별한 증폭시스템이 필요하다.

(1) 어음의 청취

유모세포의 손상은 청력역치레벨을 증가시키며, 이로 인해 감각신경성 난청인은 말소리를 포함하여 주변의 소리를 약하게 듣거나 듣지 못하게 된다. [그림 1-16]은 건청인과 감각신경성 난청인이 들을 수 있는 소리의 범위와 주요 어음의 강도 및 주파수 분포를 예로 든 것으로, 점선은 건청인 그리고 굵은 실선은 감각신경성 난청인의 가청영역을 표시한 것이다. 결과적으로 볼 때 난청인은 일반적인 대화음(대략 53~77 dB SPL) 중 에너지가 약한 자음, 특히 대화음의 일부인 'ㅅ[s]' 혹은 'ㅌ[t]' 등의 음소는 잘 듣지 못하며 모음에 대해서도 약한 강도로 듣는다.

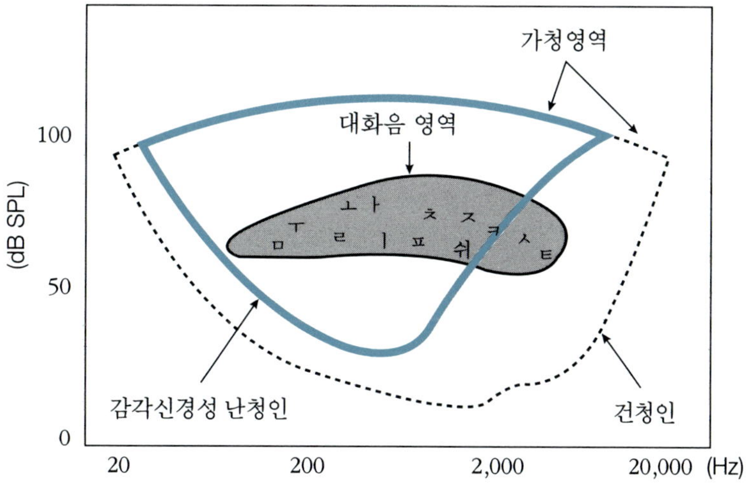

[그림 1-16] 소리의 가청영역

대화음 중 주로 자음이 분포하는 고주파수대역은 저주파수대역에 비해 에너지가 더 약하게 나타난다(이경원 외, 2008; Byrne et al., 1994). 그런데 감각신경성 난청인의 경우 성인의 90%, 아동의 75%는 저주파수에 비해서 고주파수 대역의 청력역치레벨이 더 높게 나타난다(Macrae & Dillon, 1996). 이런 이유로 난청인은 고주파수대역의 정보, 즉 자음의 정보를 놓치게 된다. 대화음의 크기는 저주파수대역의 크기에 의해서 좌우되므로 고주파수에 청력손실이 있는 경우, '소리의 크기는 충분하지만 분명하지 않다.'거나 '웅얼거린다.'라고 느끼게 된다. 이러한 이유로 보청기전문가(Hearing Aid Professional: HAP)는 보청기를 적합할 때, 음성 주파수대역 중 어느 주파수대역의 에너지가 약한지 그리고 어느 주파수대역의 청력손실이 많은지를 감안하여 각 주파수별 이득을 설정하여야 한다.

(2) 감각신경성 난청과 보청기

[그림 1-17]은 [그림 1-16]의 청력을 청력도를 이용하여 대략적으로 나타낸 것이다. 이 그림을 통해 알 수 있는 감각신경성 난청인의 특징은 청력역치레벨의 증가에 따라 작은 에너지의 말소리는 잘 듣지 못하지만 불쾌음량레벨은 청력역치레벨에 비해 크게 증가하지 않아서 큰 소리는 건청인과 비슷한 크기로 인지한다. 따라서 감각신경성 난청인의 가청영역이 건청인에 비해서 줄어든 것을 알 수 있다.

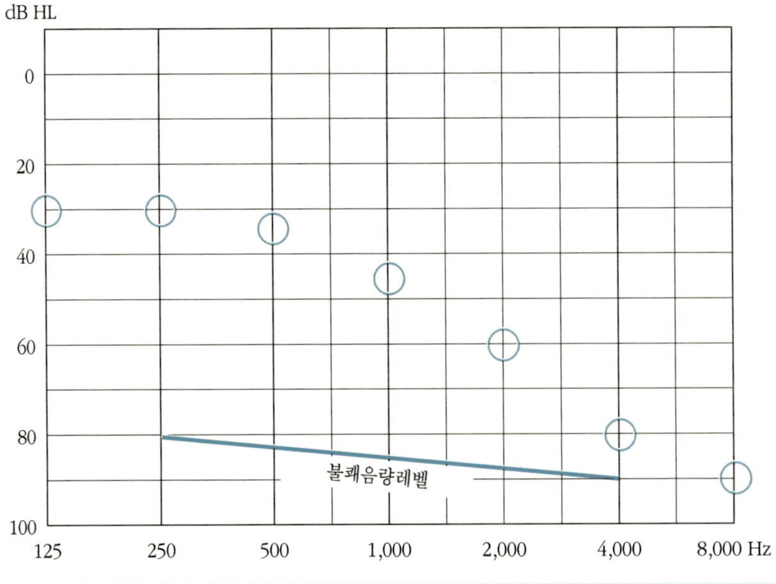

[그림 1-17] 청력역치레벨과 불쾌음량레벨

보청기를 이용하여 불쾌음량레벨과 청력역치레벨의 차이, 즉 역동범위가 좁은 감각신경성 난청인의 청력을 개선하기 위해서는 단순히 소리를 증폭하는 것만으로 청력손실을 보완하기에 충분하지 않다. 그 이유는 감각신경성 난청은 청력역치레벨이 증가하는 만큼 쾌적음량레벨(most comfortable level) 및 불쾌음량레벨이 비례적으로 증가하지 않기 때문이다(박유진, 이경원, 2013; 서옥기 외, 2001; Steinberg & Gardner, 1937). 경도(mild) 또는 중도(moderate) 감각신경성 난청인의 경우, 청력역치레벨이 50 dB HL까지 증가하더라도 불쾌음량레벨은 거의 증가하지 않는다(박유진, 이경원, 2013; Kamm et al., 1978).

[그림 1-18]은 건청인과 역동범위가 좁은 감각신경성 난청인의 음량의 인지 방식을 나타낸 것이다. (A)는 건청인의 역동범위를 나타낸 것으로, (B)의 감각신경성 난청인에 비해 넓은 역동범위를 가지고 있다. 따라서 주변의 모든 소리를 역동범위 안에서 편안하게 들을 수 있다. 그러나 [그림 1-18]의 (B)의 경우처럼 감각신경성 난청으로 인하여 역동범위가 좁아진 경우에는 청력역치레벨이 증가하나 불쾌음량레벨은 건청인과 비슷하거나 오히려 약간 감소한 상태를 보인다. 이 경우, 감각신경성 난청인은 주변에서 들려오는 작은 소리는 전혀 듣지 못하고, 보통의 대화음에 대해서만 아주 약하게 듣거나 잘 듣지 못한다. 그러나 큰 소리에 대해서만 건청인과 같은 수준으로 느끼거나 오히려 더 큰 소리로 느낄 수 있다. 이것을 '누가현상(recruitment)'이라고 한다.

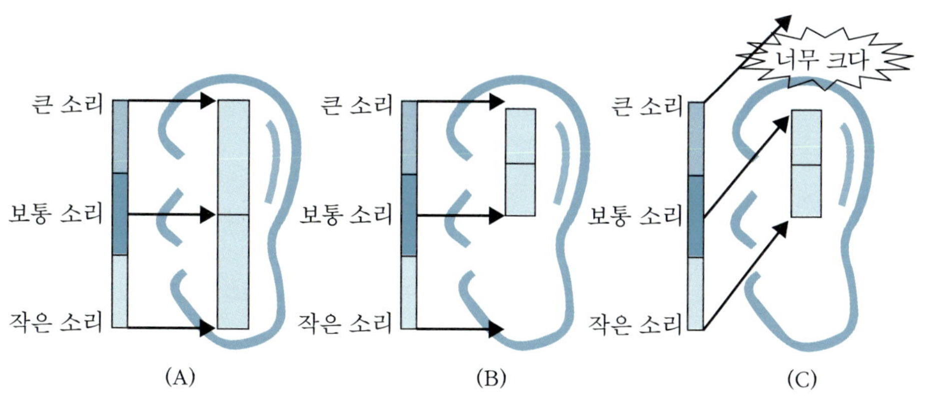

[그림 1-18] 건청인과 감각신경성 난청인이 음량을 인지하는 방식

(A): 건청인, (B): 감각신경성 난청인, (C): 감각신경성 난청인이 선형 증폭시스템을 착용했을 때

[그림 1-18]의 (C)는 감각신경성 난청인이 선형증폭(linear amplification) 방식의 보청기를 이용하여 주변의 소리를 듣는 상태를 나타낸 것이다. 이러한 보청기는 작은 소리,

보통의 대화음, 큰 소리 등 모든 소리에 대해서 똑같은 이득으로 증폭한다. 이 경우, 보청기의 증폭작용으로 난청인은 주변의 작은 소리를 건청인처럼 약하게 들을 수 있으며, 보통의 대화음의 크기에 대해서는 너무 크게 들으며, 큰 소리는 고통을 느낄 정도로 크고 불편하게 듣게 된다. 따라서 선형증폭시스템의 불편한 점을 해결하기 위해 주위의 작은 소리에서 큰 소리를 감각신경성 난청인의 좁은 역동범위 내로 압축하여 들려주는 방법을 생각해야 한다. 이것을 '비선형(non-linear type) 증폭시스템' 혹은 '압축(compression) 증폭시스템'이라 한다.

비선형 증폭시스템은 [그림 1-19]와 같이 보청기로 유입되는 소리에너지의 크기에 따라 이득(gain)을 조절한다. 다시 말해, 주변의 작은 소리에 대해서는 많은 이득을 주어 난청인이 들을 수 있게 하고, 보통의 대화음 수준에 대해서는 중간 정도의 이득을 주어 편안하게 들을 수 있게 한다([그림 1-19] 참조). 그리고 주변의 큰 소리에 대해서는 작은 이득 또는 이득을 감해 주어 외부의 큰 소리를 크지만 불편하지 않게 들을 수 있도록 조절한다(비선형 증폭시스템의 원리와 적용 등에 대해서는 제7장 참조).

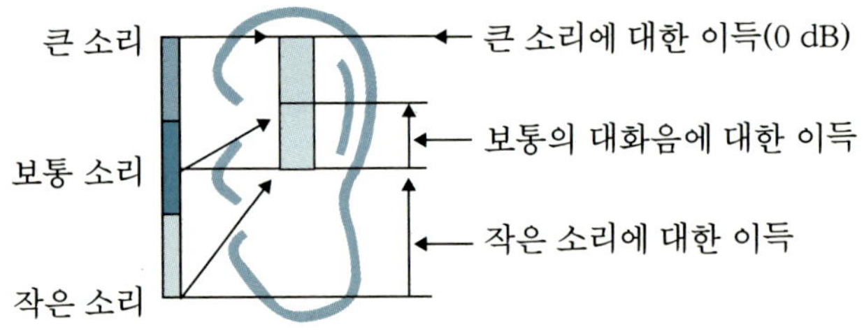

[그림 1-19] 음량에 따른 비선형 보청기의 이득

2) 어음이해 능력의 저하

감각신경성 난청인의 경우, 보청기를 착용하여 청력손실을 보상한다 해도 어음이해도(speech intelligibility)가 현저히 저하되는 현상이 나타날 수 있다. 이는 난청인이 어음이나 주변의 소리에 대한 주파수 및 시간분석 능력이 저하되어 있기 때문이다.

(1) 주파수분석 능력의 저하

어음이해 능력을 저하시키는 요인으로는 에너지가 큰 저주파수 말소리(주로 모음)가 에너지가 작은 고주파수 말소리(주로 자음)의 청취를 방해하는 상향차폐(upward spread of masking)가 있다(Danaher & Pickett, 1975; Martin & Pickett, 1970). 또한 과증폭된 고주파수 소리가 저주파수 소리의 청취를 방해하는 하향차폐(downward spread of masking)도 발생할 수 있다(Skinner, 1980). 말소리의 분별력을 저하하는 또 한 가지 이유는 에너지가 작은 소리보다는 큰 소리에서 더 나쁜 해상도를 갖기 때문이다. 난청인, 특히 고도 혹은 심도난청인은 소리를 좀 더 크게 들으려고 한다. 결과적으로 달팽이관이 부분 혹은 전부가 손상된 경우, 청취음의 강도를 높여 주어야 하기 때문에 말소리 분별력은 저하된다.

(2) 시간분석 능력의 저하

에너지가 큰 소리는 그 소리의 앞에서 발생하는 작은 소리의 청취를 방해[전방차폐(forward spread of masking)]하거나 뒤에서 따라 들어오는 작은 소리의 청취를 방해[후방차폐(backward spread of masking)]한다. 이러한 현상은 주로 정상적인 청각보다 감각신경성 난청을 가진 사람에게서 폭넓게 일어난다(Danaher et al., 1978; Zwicker & Schorn, 1982). 이렇게 에너지가 큰 소리가 에너지가 작은 소리를 차폐하는 현상은 말소리의 인지에 나쁜 영향을 끼친다(Glasberg & Moore, 1989). 실생활에서 주변 잡음은 매우 빠르고 다양하게 변동한다. 이 경우, 건청인은 짧은 시간 내에 잡음 속에서 유용한 정보를 뽑아 낼 수 있는 능력이 있다. 그러나 와우의 손상으로 인한 난청인은 이러한 능력을 부분적으로 상실하게 되며, 노인은 더욱 그러하다(Hygge et al., 1992; Peters et al., 1998). 짧은 시간 간격의 작은 소리가 큰 소리에 의해서 차폐되는 경우, 청력손실이 심할수록 이를 듣는 능력은 더욱 감소한다.

3) 잡음하에서 이해 능력의 저하

난청인이 건청인과 비슷하게 말을 알아듣기 위해서 무엇보다 중요한 요인은 신호대잡음비(Signal-to-Noise Ratio: SNR)라고 할 수 있다(Plomp, 1988). 감각성난청인의 어음분별력을 좋게 하려면 경도·중도 난청에서는 SNR이 4 dB 정도이어야 하며, 심도난청에서는 10 dB 정도이어야 한다(Killion, 1988).

잡음하에서 한국어음의 인지와 관련된 연구에서 이성희 등(2009)은 다화자잡음(babble talker noise), 어음잡음(speech noise), 백색잡음(white noise)하에서 건청인의 이음절어 인지역치, 즉 50% 인지도에 대한 SNR은 -12.4 dB, -13.7 dB, -15.8 dB로 나타났으며, 연령이 증가할수록 더 높은 SNR이 필요하다고 하였다. 그러나 강재훈 등(2015)의 연구에서 다화자잡음하에서 단음절어 인지역치 SNR은 건청군이 -2.13 dB, 경도와 중도의 난청군은 -1.22 dB와 +0.55 dB로 나타났다. 그리고 문장 인지역치 SNR은 건청군이 -2.86 dB, 경도와 중도의 난청군은 -2.31 dB와 -1.85 dB로 보고하여 이성희 외(2009)의 연구와 차이가 있는데, 그 이유는 제시하는 어음의 친숙도와 관계가 있다고 하였다. 나은정, 이경원(2012)의 연구에서 문장 인지역치 SNR은 건청 아동이 -9.73 dB, 인공와우 착용 아동의 +6.64 dB보다 낮게 나타났다. 잡음하에서 어음 인지력이 저하되는 현상은 앞에서 언급한 달팽이관의 주파수적 그리고 시간적 분석 능력의 저하와 관계가 있다. 또한 청력역치가 동일하더라도 말소리 분별을 위한 SNR은 다를 수 있다.

4) 난청과 보청기

전음성 난청인의 경우에는 와우와 청신경계의 기능이 정상이기 때문에 보청기를 통해 청력손실의 양만큼 증폭해 주면 난청을 쉽게 극복할 수 있다. 그러나 앞에서 언급하였듯이 감각신경성 난청인은 청취 능력 및 역동범위의 감소, 어음 이해 능력의 저하, 소음 영향의 증대 등으로 인해 보청기를 착용함에도 불구하고 의사소통 능력의 개선에 많은 어려움이 있다. 따라서 감각신경성 난청인의 경우에는 보청기의 형태, 증폭 방식, 채널 수, 신호처리 방식, 선택사양 등의 보청기 선택과 조절에 있어서 신중을 기해야 한다.

참고문헌

강재훈, 김자희, 최민정, 이경원(2015). 감각신경성 난청의 단음절 및 문장 인지역치에 필요한 신호대잡음비 연구. Audiology and Speech Research, 11(1), 37-44.

나은정, 이경원(2012). 소음 하에서 건청 및 인공와우 착용 아동의 문장인지역치 연구. Audiology and Speech Research, 8, 95-100.

박유진, 이경원(2013). 건청인과 감각신경성 난청 성인의 청력역치레벨에 따른 음량 증가의 변화. Audiology and Speech Research, 9, 25-32.

서옥기, 정명현, 이정학(2001). 청력손실의 종류에 따른 불쾌역치와 역동범위 고찰. 대한청각학회지, 5(2), 111-119.

이경원, 이재희, 이정학(2008). 한국어음을 이용한 다화자잡음의 개발시안. Audiology and Speech Research, 4, 24-27.

이경원, 김진숙(2012). 한국 단음절어의 주파수중요기능 연구. Audiology and Speech Research, 8, 24-33.

이성희, 심현준, 윤상원, 이경원(2009). 배경소음의 유형이 정상인의 어음인지력에 미치는 영향. 대한청각학회지, 52, 307-311.

진인기, 이재희(2010). 화자변수가 건청성인의 어음청각검사 인지도에 미치는 영향. Audiology and Speech Research, 6(1), 19-24.

Byrne, D., Dillon, H., Tran, K., Arlinger, S., Wilbraham, K., Cox, R., et al. (1994). An international comparison of long-term average speech spectra. *Journal of the Acoustical Society of America, 96*(4), 2108-2120.

Danaher, E., M., & Pickett, J. M. (1975). Some masking effects produced by low-frequency vowel formants in persons with sensorineural hearing loss. *Journal of Speech and Hearing Research, 18*(2), 261-271.

Danaher, E. M., Wilson, M. P., & Pickett, J. M. (1978). Backward and forward masking in listeners with severe sensorineural hearing loss. *Audiology, 17*, 324-338.

Glasberg, B., & Moore, B. (1989). Psychoacoustic abilities of subjects with unilateral and bilateral cochlear hearing impairments and their relationship to the ability to understand speech. *Scandinavian Audiology, Supplement, 32*, 1-25.

Han, Y. K., & Lee, K. (2020). A Study on the Korean Conversation Speech Level and Spectrum in Sound-Treated Environment. *Audiology and Speech Research, 16*(2), 133-139.

Han, H., Lee, J., Cho, S., Kim, J., Lee, K., & Cjoi, W. (2011). Reference sound pressure level for Korean speech audiometry. *International Journal of Audiology, 50*, 59-62.

Healy, E. W., Yoho, S. E., & Apoux, F. (2013). Band importance for sentences and words reexamined. *Journal of The Acoustical Society of America, 133*(1), 463-473.

Hygge, S., Ronnberg, J., Larsby, B., & Arlinger, S. (1992). Normal hearing and hearing-impaired subjects' ability to just follow conversation in competing speech, and noise backgrounds. *Journal of Speech and Hearing Research, 35*, 208-215.

International Electrotechnical Commission (IEC). (2012). IEC 60118-15: Electroacoustics—Hearing aids—Part 2: Methods for characterising signal processing in hearing aids with a speech-like signal. Geneva, Switzerland: IEC.

Jin, I., Kates, J. M., Lee, K., & Arehart, K. H. (2015). Derivations of the band-importance function: A cross-procedure comparison (L). *Journal of the Acoustical Society of*

America, *138*(2), 938-941.

Jin, I., Lee, J., Lee, K., & Kim, J. (2016). Band-importance function for the Korean Standard sentence lists for adults. *Journal of Audiology and Otology*, *20*(2), 80-84.

Kamm, C., Dirks, D. D., Mickey, M. R. (1978). Effect of sensorineural hearing loss on loudness discomfort level and most comfortable level judgments. *Journal of Speech, Language, and Hearing Research*, *21*, 668-681.

Kent, R. D., & Read, C. (2002). The Acoustic Analysis of speech. Australia: Singular/Thomoson Learning.

Killion, M. C. (1988). Earmold design: theory and practice. In J. H. Janssen (Ed.), *Hearing aid fitting: theoretical and practical views* (pp. 155-174). Copenhagen: Stougaard Jenssen.

Kim, Y., Lee, S.-M., Choi, M.-K., Jung, S.-M., Sung, J. E., & Lee, Y. (2022). The effects of speakers' age on temporal features of speech among healthy young, middle-aged, and older adults. *Phonetics and Speech Sciences*, *14*(1), 37-47.

Macrae, J. H., & Dillon, H. (1996). Gain, Frequency response and maximum output requirements for hearing aids. *Journal of Rehabilitation Research and Development*, *33*(4), 363-376.

Martin, E. S., & Pickett, J. M. (1970). Sensorineural hearing loss and upward spread of masking. *Journal of Speech, Language and Hearing Research*, *13*, 426-437.

Peters, R. W., Moore, B. C., & Baer, T. (1998). Speech reception thresholds in noise with and without spectral and temporal dips for hearing-impaired and normally-hearing people. *Journal of the Acoustical Society of America*, *103*(1), 577-587.

Plomp, R. (1988). The negative effect of amplitude compression in multichannel hearing aids in the light of the modulation-transfer function. *Journal of the Acoustical Society of America*, *83*(6), 2322-2327.

Skinner, M. W. (1980). Speech intelligibility in noise-induced hearing loss: Effects of high-frequency compensation. *Journal of the American Society of America*, *67*, 306, 317.

Steinberg, J. C., & Gardner, M. B. (1937). The dependance of hearing impairment on sound intensity. *Journal of the Acoustical Society of America*, *9*, 11-23.

Yang, B. (1996). A comparative study of American English and Korean vowels produced by male and female speakers. *Journal of Phonetics*, *24*, 245-261.

Zwicker, E., & Schorn, K. (1982). Temporal resolution in hard-of-hearing patients. *Audiology*, *21*, 474-494.

제2장

보청기의 역사와 분류

보청기의 역사는 전기를 발명하기 전으로 거슬러 올라간다. 인간은 소리를 잘 듣지 못하는 경우에 손을 오므려서 귓바퀴 근처에 갖다 대어 집음 효과를 통해 부족한 청취력을 보완하였으며, 소리를 좀 더 효과적으로 모으기 위하여 음향집음기를 제작하여 사용하였다. 전기가 발명된 후 보청기는 형태나 기술적인 부분에 있어서 기도보청기를 중심으로 크게 발전하였다. 특히 1950년대 초에 상용화된 트랜지스터로 인해 보청기의 크기는 급격하게 작아졌으며 기능 또한 다양해졌다. 이후 집적회로(integrated circuit) 기술이 발전하면서 보청기의 성능과 기능은 더욱 향상되었으며, 크기도 눈에 띄게 작아졌다. 그리고 1990년대 중반 이후에 출시한 디지털보청기는 잡음 감소 및 음향피드백 제어 알고리즘, 방향송화기 등을 통한 신호대잡음비의 개선, 음향피드백의 제어 및 폐쇄효과의 해결을 통한 음질의 개선, 가청 주파수대역의 확장 등을 통하여 음질과 어음 이해력의 개선에 도움을 주고 있다. 그리고 스마트폰 등 다양한 주변 기기와의 연결을 통하여 난청인의 어음을 포함한 소리의 청취 능력을 개선할 수 있게 되어 난청인의 삶의 질 개선에 도움을 주고 있다. 이 장에서는 전기가 발명되기 전과 후, 그리고 트랜지스터, 집적회로 및 디지털신호처리 기술이 상용화된 현재까지 시대별 보청기의 역사와 현재 사용하고 있는 보청기의 종류를 알아보았다.

① 보청기의 역사

일반적으로 보청기의 변천 과정을 시기적으로 구분하면 [그림 2-1]과 같이 음향 시대, 탄소 시대, 진공관 시대, 트랜지스터 시대, 디지털 시대 등으로 구분할 수 있다(Dillon, 2012).

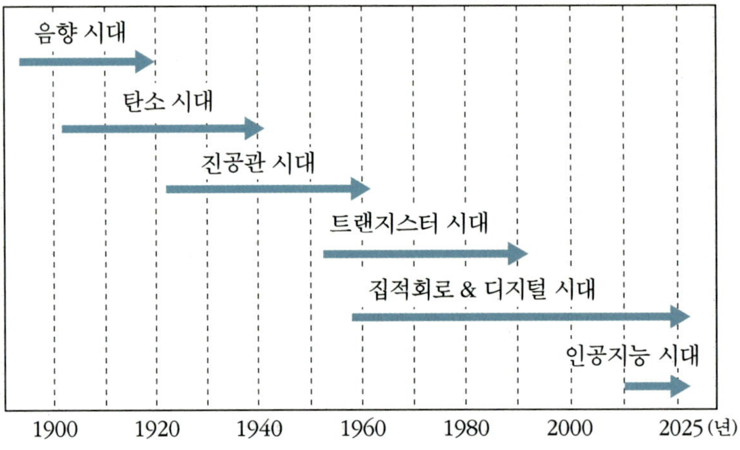

[그림 2-1] 시대의 흐름에 따른 보청기의 변천

1) 음향 시대

전기가 발명되기 이전, 음향 시대에 있어서 최초의 보청기는 '손(hand)'이라고 말할 수 있다. 인간은 멀리서 들려오는 작은 소리가 잘 들리지 않거나 청각손실 등으로 인해 특정한 소리가 잘 들리지 않는 경우에 [그림 2-2]의 (A)와 같이 손을 오므려서 귓바퀴에 댄다. 이렇게 하면 [그림 2-2]의 (B)에서 보는 바와 같이 맨 귀로 듣는 것보다 중간 주파수 혹은 고주파수에서 약 5~15 dB 내외의 이득을 얻을 수 있다(Boer, 1984; Filler et al., 1945).

시대가 흐르면서 인간은 소리를 좀 더 효과적으로 모으기 위해 동물의 뿔 등을 이용하기 시작하였으며, 1600년경에는 청동 등을 이용하여 [그림 2-3]처럼 나팔관(horn)을 직접 제작하여 사용하였다. 또한 많은 소리를 모으기 위해서 집음구의 크기를 넓게 하였으며, 특정 주파수대역의 소리를 증폭하기 위해 나팔관의 길이를 길게 하였다.

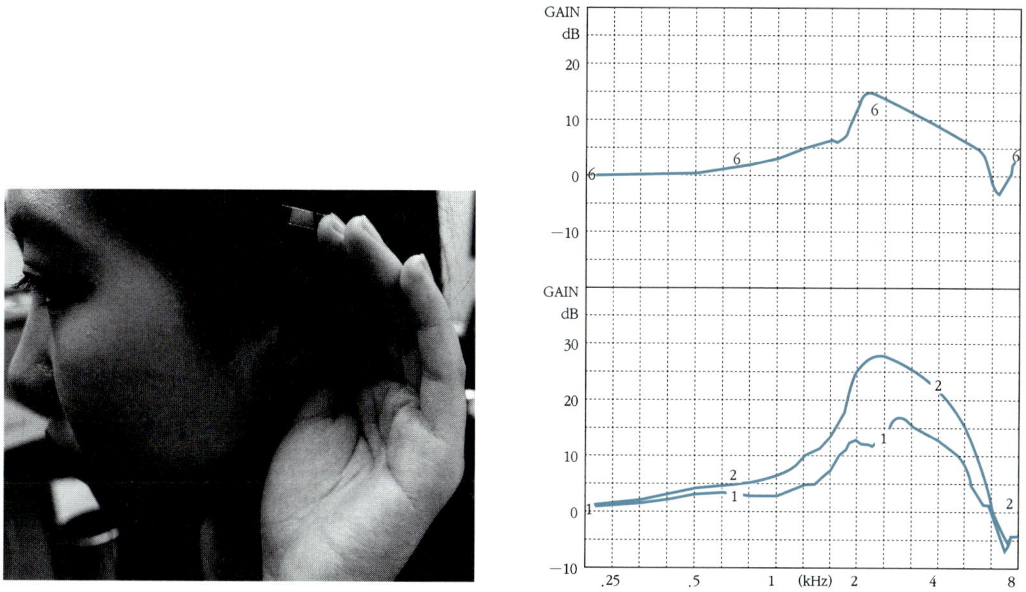

(A) (B)

[그림 2-2] 손을 귓바퀴에 대었을 때의 소리의 증폭 현상

(A): 손을 오므려서 귓바퀴에 갖다 대었을 때, (B)의 위: 실이삽입이득(real-ear insertion gain), (B)의 아래: 외이공명이득(1)과 고막에서의 이득(2)

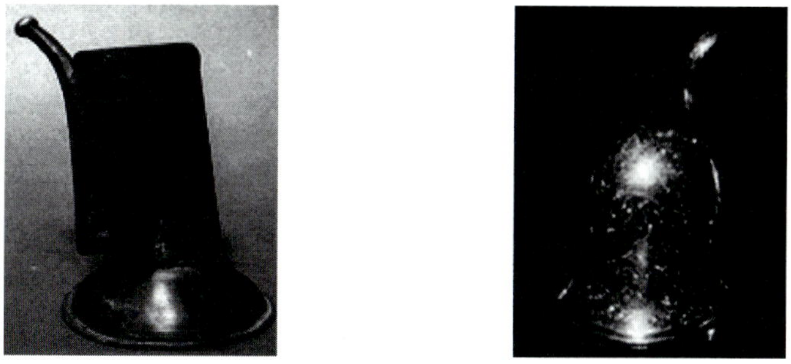

[그림 2-3] 청동 또는 철을 이용하여 제작한 집음기

2) 탄소 시대

1876년에 Alexander Graham Bell이 전화기를 발명한 후, 1878년경에 Blake와 Hughes가 전화기의 원리를 보청기에 응용하였다. 이후 1899년에 Hutchinson이 탄소를 이용한 보청기의 특허를 출원하였고, 1902년에 처음으로 탄소를 이용한 휴대용 보청기가 상업적으로 탄생하였다(Boer, 1984).

탄소를 이용한 보청기는 탄소송화기(carbon microphone), 전지, 자기 수화기(magnetic receiver)로 이루어져 있다. 탄소송화기의 작동 원리는 진동판에 들어온 소리가 진동판을 떨게 하면 진동판의 움직임으로 탄소 알갱이의 밀도를 변화시켜서 탄소 밀도의 높고 낮음에 따라 송화기의 저항이 변하게 된다. 이 저항의 변화는 송화기에 흐르는 전류의 양을 변화시켜 음향에너지를 전기에너지로 만든다. 이 변화된 전류의 흐름이 수화기의 코일로 유도되어 코일 주위의 자기장을 변화시키고, 자기장의 변화가 진동판을 움직여 전기에너지가 다시 음향에너지로 변환된다. 탄소송화기의 음향증폭은 20~30 dB 정도이다. [그림 2-4]는 탄소를 이용한 증폭기의 한 예(Western Electric Model 38-A Carbon hearing aid)를 주파수별 실이삽입이득(Real-Ear Insertion Gain: REIG)으로 나타낸 것이다.

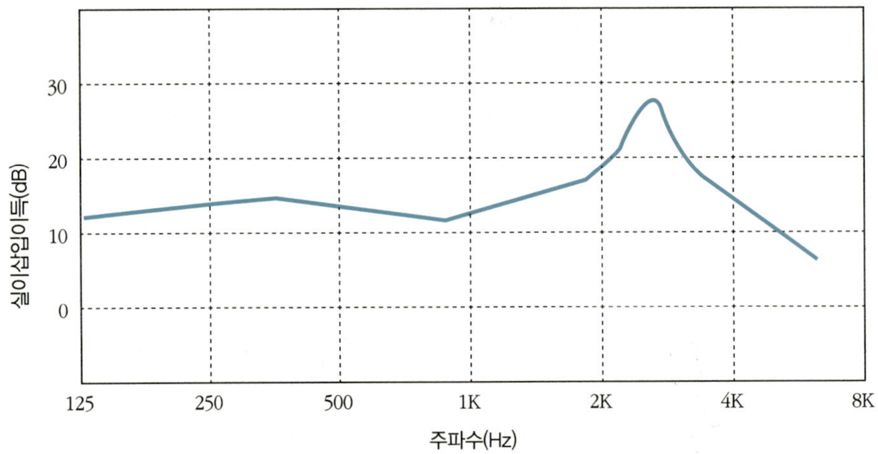

[그림 2-4] 탄소를 이용한 증폭기의 실이삽입이득

3) 진공관 시대

1907년에 3극 진공관이 발명된 후, 1920년에 Hanson이 'Vactuphone'이라는 진공관식 보청기를 제작하였다. 초기에는 선형 증폭 방식의 보청기였지만, 1938년에는 비선형 증폭 방식으로 자동이득조절(automatic gain control) 개념의 진공관식 보청기가 개발되었다. 진공관식 보청기는 송화기에서 나오는 작은 전류를 큰 전류의 흐름으로 바꾸어 준다. 증폭기는 몇 개의 진공관을 직렬 혹은 병렬로 연결하여, 입력된 작은 신호를 에너지가 큰 신호로 증폭한다. 이득은 70 dB 정도이며, 출력은 130 dB SPL 정도까지 가능하다(Dillon, 2012). 진공관의 발명과 아울러 송화기도 개량되었는데, 탄소를 이용한 송화기 대신 자석 주위에 코일을 감은 송화기를 사용하였다. 이러한 진공관식 보청기와 코일을 감은 송화기는 주파수반응곡선(frequency response curve)에 있어서도 탄소보청기에 비해 더 나은 조절 효과가 있으며, 잡음 또한 극히 적었다. 그러나 진공관식 보청기의 문제점은 진공관과 전지로 인해 보청기의 크기가 너무 크고 무겁다는 것이다. 진공관식 보청기에는 보통 두 종류의 전지가 사용되는데, 하나는 진공관의 필라멘트를 가열하는 데 사용되고, 다른 하나는 증폭기 회로를 구동하는 데 사용된다([그림 2-5] 참조).

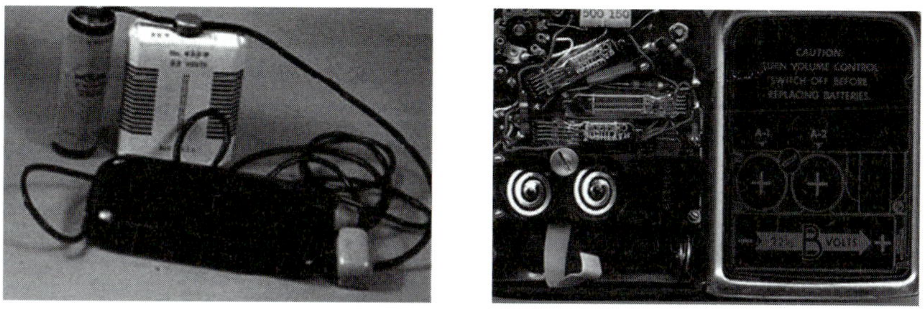

[그림 2-5] 진공관을 이용한 보청기

출처: 리사운드사.

4) 트랜지스터 시대

트랜지스터(transistor) 이론은 1948년에 소개되었으며, 1952년에 레이시온사(Raytheon Company)가 PNP 접합트랜지스터를 만들어 상용화하였으며(Skafte, 1990), 트랜지스터를 처음으로 보청기에 이용한 것은 1953년경이다. 트랜지스터를 이용한 보청기는 낮은 전압으로도 보청기를 작동할 수 있고, 보청기를 귀 근처에 부착할 수 있으므로 보청기와 수화기를 연결하는 선이 필요 없게 되어 진정한 의미의 양이착용(binaural fitting)이 가능해졌다. 또한 증폭기의 크기를 줄일 수 있어서 안경형의 보청기로도 제작이 가능하게 되었다. 이러한 보청기는 이후 귀걸이(behind-the-ear) 보청기로 개발되었고, 1950년대 중 · 후반에는 귓속(in-the-ear) 보청기가 나타나기 시작하였다. 이후 트랜지스터 기술은 더욱 발전하여 집적회로(Integrated Circuit: IC)가 개발되어 더욱 작은 크기의 보청기가 가능해졌다. 그리고 IC 기술이 발전함에 따라 외이도 내에 장착할 수 있는 귓속형의 보청기로 발전하였다.

5) 디지털보청기 시대

디지털신호처리(Digital Signal Processing: DSP) 방식은 입력된 신호를 시간대별 그리고 진폭(amplitude)별로 잘게 나누는 표본화(sampling)와 양자화(quantizing) 과정을 거친 후 부호화(coding)를 통해 '0' 또는 '1'의 숫자 배열로 바꾸어 이를 적절하게 제어한 다음 복호화(decoding) 과정을 거쳐 아날로그 신호로 환원하는 방식이다. 디지털 기술은 1960년대에 벨 연구소(Bell Laboratories)가 연구하기 시작하였으며, 1970년대에는 컴퓨터, 검사장비 등에 많이 응용되었다. 그러나 보청기의 경우에는 1980년대까지 전지의 전압 그리고 회로의 크기 등의 문제점으로 인해 사용되지 못하다가 1990년 중반에 디지털 기술을 귀걸이형, 귓속형 보청기 등에 응용하기 시작하였다.

디지털보청기에서 신호의 변환 과정은 [그림 2-6]과 같다. 먼저, 송화기에 들어온 음향신호는 전기신호로 변환되며, 변환된 신호는 저주파수통과필터(low pass filter)를 거쳐 아날로그-디지털변환기(A/D converter)에서 디지털신호로 변환된다. 변환된 디지털신호는 디지털신호처리장치에서 적절한 신호로 조절되며, 이 신호는 디지털-아날로그변환기(D/A converter)에서 전기신호(analog)로 다시 환원된다. 환원된 전기신호는 저주파수통과필터(low pass filter)를 거쳐 수화기에서 음향신호로 변환된다(디지털보청기의 자세한 원리, 이점 등에 대해서는 제7장 참고).

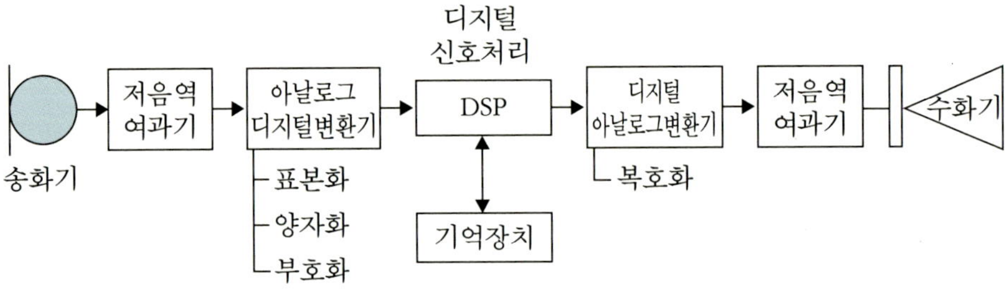

[그림 2-6] 디지털보청기의 원리

6) 인공지능 시대

최근 보청기 기술은 디지털 신호처리의 발전을 넘어, 인공지능(Artificial Intelligence: AI) 기술의 접목을 통해 획기적인 변화를 맞이하고 있다. AI 기반 보청기는 사용자의 청취 환경을 실시간으로 분석하여, 어음과 잡음을 자동으로 구분하고, 상황에 맞는 최적의 증폭 및 신호처리를 제공함으로써 난청인의 어음 이해력과 청취 편의를 크게 향상시킨다(Desai et al., 2024; Tasnim et al., 2024). 예를 들어, AI 알고리즘은 다양한 소음 환경에서 어음 인식률을 높이고, 사용자의 청취 습관과 선호도를 학습하여 맞춤형 청취 경험을 제공한다. 또한 스마트폰 등 외부 기기와의 연동을 통해 원격 적합, 실시간 환경 분석, 자동 조절 등 기존 보청기에서는 기대하기 어려웠던 다양한 기능을 구현할 수 있다. 이러한 AI 기술의 도입은 보청기의 적합성과 사용 만족도를 높이는 데 큰 역할을 하고 있으며, 이를 통해 난청인의 삶의 질 향상에 중요한 기여를 할 것으로 기대한다.

2 보청기의 종류

보청기의 종류는 다양하게 분류할 수 있다. 이 장에서는 현재 사용하고 있는 일반보청기(이식형 보청기는 제외)를 음전도 방식, 신호처리 방식, 조절 방식, 장착 형태 등에 따라 분류하여 살펴보았다(〈표 2-1〉 참조).

1) 음전도 방식

음전도 방식에 따른 보청기는 기도보청기(air conduction hearing aid)와 골도보청기(bone conduction hearing aid)로 구분할 수 있다.

(1) 기도보청기

증폭한 음향신호를 외이도를 통하여 달팽이관에 전달하는 기도보청기는 가장 많이 사용하는 종류이며 형태, 크기 등에 따라서 다음과 같이 분류한다.

① 귀걸이형 보청기

귀걸이형 보청기는 귀걸이(Behind-The-Ear: BTE)보청기(*청각학용어집 참조), 미니귀걸이(mini Behind-The-Ear: mBTE)보청기, 외이도내수화기(Receiver-In-the-Canal: RIC) 보청기 등으로 구분한다.

● BTE 보청기

상자형보다 작은 형태로, 송화기, 수화기, 증폭기, 전지 등 각종 전자 부품과 이어후크(earhook)로 구성된 보청기몸체(hearing aid shell)([그림 2-7]의 B 참조)를 튜브(tube)로 귀꽂이(earmold)에 연결하여 사용한다([그림 2-8] 참조). 수동식 보청기는 전원스위치를 비롯해서 음량조절기(volume control), 음질조절기(tone control), 방향송화기(directional microphone), 전화를 받기 위한 텔레코일(tele-coil), 텔레비전 시청을 위한 음향입력잭(audio input jack) 등이 설치되어 있다. 이에 반해 디지털 보청기는 모양이 수동식 보청기와 비슷하지만 음량 및 음질조절기가 없는 것이 대부분이며, 전기음향의 조절을 위한 개인용 컴퓨터와의 연결은 프로그램 잭, 얇은 필름 형태의 프로그램 커넥터 등의 유선을 사용하거나 무선 노아링크(NOAH link) 등으로 연결한다. BTE 보청기는 경도에서 고·심도 등 다양한 청력손실에 사용한다.

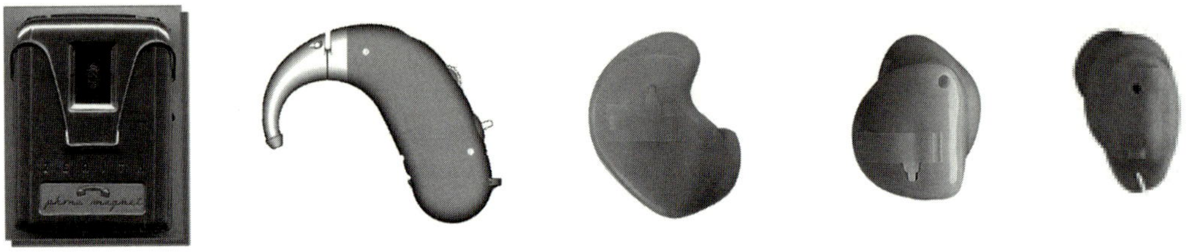

(A) (B) (C) (D) (E)

[그림 2-7] 현재 주로 사용하고 있는 기도보청기의 형태

(A): 상자보청기, (B): 귀걸이형 보청기, (C): 갑개보청기, (D): 외이도보청기, (E): 고막보청기 또는 초소형고막보청기

● mBTE 보청기

최근의 귀걸이형 보청기는 크기는 작아졌음에도 불구하고 소음과 음향피드백의 제어, 방향송화기, 블루투스, 인공지능 등 다양한 기능을 탑재하여 난청인의 일상생활에 많은 도움을 주고 있다. mBTE 보청기는 수화기의 증폭음향을 직경이 가는 튜브와 이어팁을 통해 고막으로 전달한다.

● RIC 보청기

수화기를 외이도 내에 삽입하므로 귓속 보청기와 비슷한 음향특성을 제공한다. 수화기에는 이어팁 또는 귀꽂이(이어몰드)를 부착하여 사용한다([그림 2-8] 참조). RIC 보청기는 음향피드백제어 기술의 발전으로 환기구의 크기를 극대화한 이어팁을 사용할 수 있

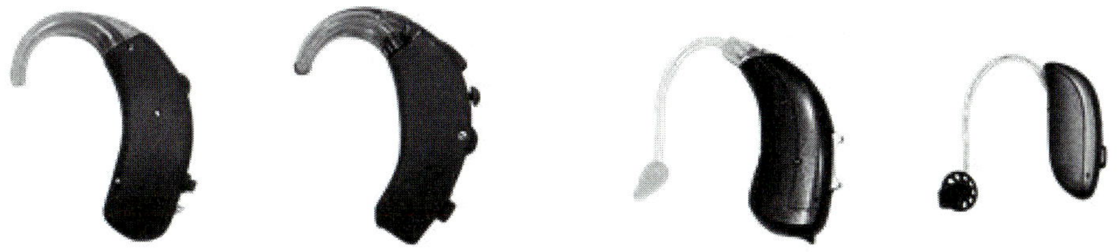

좌: 수동식 BTE, 우: 디지털 BTE　　　좌: mBTE, 우: RIC

[그림 2-8] 귀걸이형 보청기

어서 본인의 목소리가 울리는 폐쇄효과의 해결에 효과적이다.

② 귓속형 보청기

귓속형 보청기는 모든 전자 부품이 보청기몸체 안에 내장되어 있으며 착용위치와 보이는 정도에 따라 귓속(In-The-Ear: ITE)보청기, 외이도(In-The-Canal: ITC)보청기, 고막(Completely In-the-Canal: CIC)보청기 또는 초소형고막(Invisible In-the-Canal: IIC)보청기 등으로 구분한다.

• ITE 및 ITC 보청기

[그림 2-7]의 (C)와 (D)는 ITE 보청기와 ITC 보청기다. ITC 보청기는 갑개(concha)의 일부(half-concha type)만 사용하지만, ITE 보청기는 갑개의 모든 부분(full-concha type)

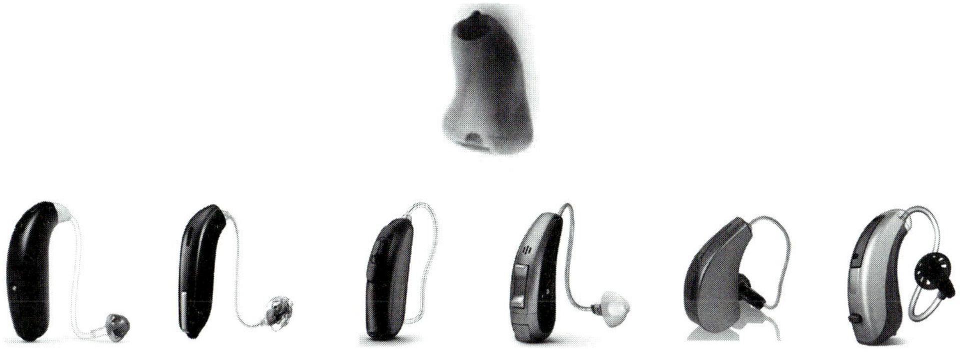

(A)　(B)　(C)　(D)　(E)　(F)

[그림 2-9] 개방적합 보청기의 종류

위: 고막보청기, 아래: 각 제조사에서 출시한 귀걸이형의 개방적합 보청기, (A): Beltone, (B): Oticon, (C): Phonak, (D): Siemens(Signia), (E): Starkey, (F): Widex

을 사용하며, 환기구 직경을 극대화하면 개방적합 보청기라고도 한다([그림 2-9] 참조). 일반적으로 ITE 보청기의 이득과 출력은 ITC 보청기에 비해서 높다.

• CIC 및 IIC 보청기

[그림 2-7]의 (E)는 CIC 또는 IIC 보청기로, 기도보청기 중 가장 작은 형태이다. 외이도 내에 깊숙이 삽입되므로 다른 사람의 눈에 잘 띄지 않아 미용적으로 우수하지만 귀에 넣고 빼기가 어려워서 보청기의 바깥쪽 면판(face plate)에 손잡이(removal handle)를 달아서 사용한다. CIC 보청기는 외이도 내에 깊숙이 삽입됨으로 인해 여러 가지 전기음향적인 장점을 갖는다. 이를 살펴보면, 첫째, 고주파수에서 더 높은 음압을 얻을 수 있고, 둘째, 폐쇄효과(occlusion effect)를 줄일 수 있으며, 셋째, 다른 형태의 보청기에 비해 더 낮은 이득을 사용하므로 음향피드백이 적으며, 넷째, 외이도 내에 깊숙이 삽입하므로 ITC 보청기에 비해 5~10 dB의 이득 증가 효과가 있다. 따라서 적은 이득으로도 고도의 난청인이 사용할 수 있다. 그리고 보청기의 면판이 제2굴곡부 부근에 위치하는 IIC 고막보청기는 미용적인 측면은 물론 폐쇄효과를 효과적으로 해결할 수 있다(이경원, 박진현, 2016).

③ 상자형 보청기

[그림 2-7]의 (A)와 같이 상자형 보청기(box type, body worn type 또는 pocket type hearing aid)는 기도보청기 중에서 가장 큰 형태이다. 이 보청기는 허리띠 혹은 주머니 등에 부착하며, 두 줄 혹은 세 줄로 된 전선을 수화기에 연결하여 사용한다. 수화기에는 보통 개개인의 외이도에 알맞게 제작한 귀꽂이(earmold)를 부착하여 귀에 꽂는다. 상자형 보청기는 송화기와 수화기가 멀리 떨어져 있어 음향피드백(acoustic feedback)이 잘 발생하지 않으며, 높은 이득과 출력을 얻을 수 있다. 그러나 송화기의 위치가 옷속에 있으면 소음이 발생할 수 있다. 이 보청기는 난청인의 손놀림이 둔하거나 심도(profound) 혹은 농(deaf)에 가까운 청력손실이 있는 경우에 주로 사용한다. 보청기전문가가 고객과 초기 상담시 또는 의료인이 병원이나 요양원에서 보청기를 착용하지 않은 난청환자와 대화 시 사용하면 편리하다.

④ 안경형 기도보청기

안경형(eyeglasses type) 기도보청기는 안경테 속에 송화기, 증폭기, 수화기, 전지 등의 부품을 내장하고 있다. 이 보청기의 수화기에 귀꽂이(earmold)를 부착하여 고막에 소리를 전달한다.

⑤ 이어폰 보청기

[그림 2-10]의 (A)는 애플사 제품(AirPods Pro 2)으로 청취보조기능을 제공하며, 2024년 9월에 FDA 승인을 받아 보청기로 분류되었다(Associated Press, 2024). 이 제품은 의사의 처방전 없이 구입 가능하며, 경도 난청인이 사용할 수 있는 다기능 무선 이어폰이다. 삼성사의 무선 이어폰 Galaxy Buds Pro([그림2-10]의 (B) 참조)도 청취보조기능과 음량조절 등 유사한 기능이 있으나 아직 FDA 승인 없이 이어폰 증폭기로 판매하고 있다.

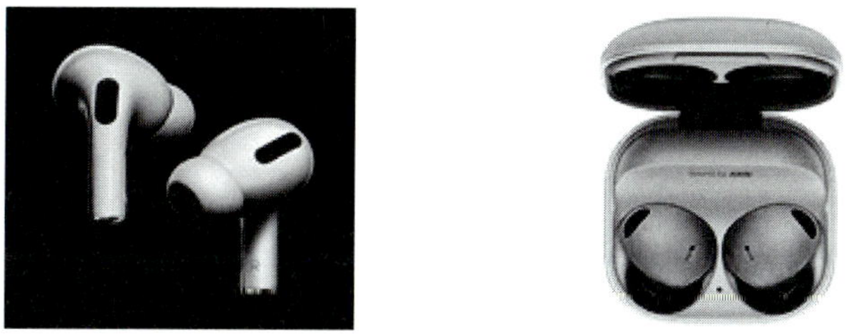

(A) (B)

[그림 2-10] 청취보조기능을 가진 무선 이어폰

(A): 애플사 AirPods Pro 2, (B) 삼성사: Galaxy Buds Pro

(2) 골도보청기

골도보청기는 증폭 원리가 기도보청기와 같지만 출력음압을 전달할 때 수화기 대신 골진동기(bone vibrator)를 사용한다. 골진동기에서 발생한 진동은 유양돌기(mastoid) 등에 부착하여 두개골(skull)을 통해 와우에 전달된다. 종류는 안경형(eyeglasses type)([그림 2-11]의 (A) 참조), 머리띠형(hair band type)([그림 2-11]의 (B) 참조)이 있다. 이외에도 골도보청기는 골진동기를 두개에 이식하여 진동을 달팽이관에 전달하는 골도이식기(Bone Conduction Implantable Device: BCID)가 있다(자세한 사항은 제15장 '이식형 청각기기' 참조).

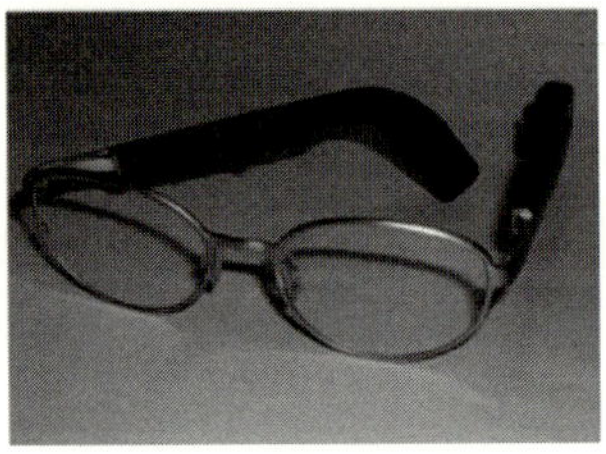

(A)

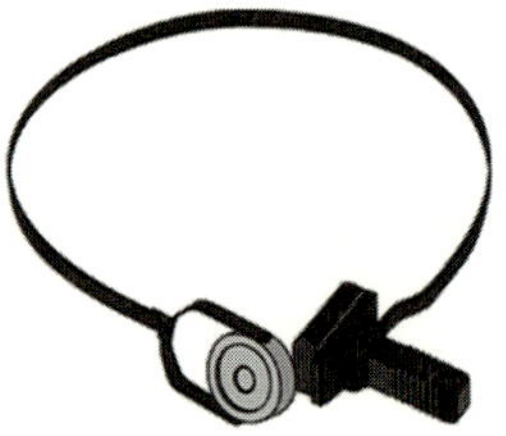

(B)

[그림 2-11] 골도보청기

(A): 안경형, (B): 머리띠형 골도보청기

① 안경형 골도보청기

안경형 골도보청기는 안경형 기도보청기와 마찬가지로 송화기, 증폭기, 전지 등의 부품을 안경테 속에 내장하지만 다른 점은 수화기 대신 골진동기를 사용한다는 점이다. 안경형 골도보청기는 전음성난청 또는 경중도 이하의 청각손실에 효과적이다.

② 머리띠형 골도보청기

머리띠형 골도보청기의 경우에는 외이도가 막혀 있거나, 이개(pinna)가 없어서 안경형 보청기를 사용할 수 없는 경우에 효과적이다. 또한 골도이식기를 이식하기 전에 수술 후 골도이식기의 효과를 미리 알아보기 위해 사용하기도 한다.

표 2-1 일반(비이식) 보청기의 형태, 명칭 및 특징

형태	명칭(약어)	특징
귀걸이형	귀걸이보청기 (BTE)	• 귀걸이형 보청기 중 가장 크고 이득과 출력이 가장 높음 • 수화기에서 발생한 소리를 이어훅, 튜브 및 이어몰드를 통하여 고막으로 전달 • 방향송화기의 내장이 쉬움
	미니 귀걸이보청기 (mBTE)	• 본체와 돔팁(이어팁)을 가는 튜브로 연결하여 소리를 고막으로 전달
	외이도내 수화기보청기 (RIC)	• 본체와 외이도 내에 있는 수화기를 가는 튜브전선으로 연결하여 소리를 고막으로 전달 • 외이도를 최대한 개방할 수 있어서 폐쇄효과 해결에 효과적임 (*이어팁에 따라 개방 정도가 달라짐)

귓속형	귓속보청기 (ITE)	• 귓속형 보청기 중 가장 크고 이득과 출력이 가장 높음 • 방향송화기의 설치가 가능함 • 환기구 직경이 크면 개방적합 ITE 보청기라고도 함
	외이도보청기 (ITC)	• 크기, 이득 및 출력이 ITE 보청기와 CIC 보청기의 중간임 • 방향송화기의 설치가 가능함 • 환기구 직경이 크면 개방적합 ITC 보청기라고도 함
	고막보청기 (CIC)	• 고막 가까이에 삽입함 • 송화기와 수화기의 거리가 가까워서 음향피드백이 잘 발생함 • 고막 가까이에 삽입하여 약한 이득과 출력을 보상할 수 있음
	초소형 고막보청기 (IIC)	• CIC 보청기의 일종으로 크기가 가장 작음 • CIC와 비슷한 전기음향적 특성을 가짐 • 폐쇄효과의 해결이 용이함
상자형	상자보청기	• 기도보청기 중 가장 크고 이득과 출력이 가장 높음 • 신체의 특정 부위(주머니, 목, 벨트 등)에 착용 • 수화기에서 발생한 소리를 연결선과 이어팁 또는 귀꽂이를 이용하여 고막으로 전달
안경형	안경형 기도보청기	• 안경테 속에 송화기, 증폭기, 수화기, 전지 등의 부품을 내장 • 수화기에 귀꽂이(earmold)를 부착하여 고막에 소리를 전달
	안경형 골도보청기	• 송화기, 증폭기, 전지 등의 부품을 안경테 속에 내장 • 수화기 대신 골진동기를 사용 • 전음성난청 또는 경중도 이하의 청력손실에 효과적임
머리띠형	머리띠형 골도보청기	• 외이도가 막혀 있거나, 이개가 없을 때 효과적임 • 골도이식기를 수술 전후에 효과예측 가능함
이어폰형	이어폰보청기	• 의사의 처방전 없이 구입가능 • 경도 난청인의 보청기 대용으로 사용

2) 신호처리 방식

보청기는 신호처리 방식에 따라 아날로그보청기(analog hearing aid)와 디지털보청기(digital hearing aid)로 구분한다.

(1) 아날로그보청기

아날로그보청기는 입력신호의 변환 과정 없이 증폭하여 수화기로 전달하는 방식으로, 수동식 보청기(conventional hearing aid)와 프로그램식 보청기(programmable hearing aid)가 있다. 프로그램식 아날로그보청기는 신호가 아날로그 체계이지만 조절방식은 컴퓨터의 소프트웨어를 이용한다.

(2) 디지털보청기

디지털보청기는 입력된 아날로그 전기신호를 2진수인 '0' 또는 '1'의 숫자로 변환하여 처리한 다음, 다시 아날로그신호로 변환하여 수화기로 전달하는 방식이다. 요즘 개발되는 대부분의 보청기가 이에 속하며, 아날로그방식에 비해 전기음향의 조절, 채널의 구성, 잡음 및 음향피드백의 제어, 주변 음향기기와의 연결 등 장점이 많다(자세한 설명은 제7장 '증폭시스템' 참조).

3) 조절 방식

(1) 비프로그램식 보청기

주로 1990년대 중반 이전에 사용하던 보청기로 최대출력(maximum power output), 이득(gain), 저음역(low tone control) 및 고음역(high tone control), 압축역치(compression threshold) 및 압축비율(compression ratio) 등 전기음향적 요소를 수동식으로 조절하는 보청기다.

(2) 프로그램식 보청기

1990년대 중반 이후에 출시한 보청기로, 비프로그램식 보청기에서 수동식으로 조절하던 전기음향적 요소를 보청기와 연결한 컴퓨터의 소프트웨어에 의해서 조절하는 보청기다.

4) 장착 형태

보청기는 장착 형태에 따라 다음과 같이 구분한다.

(1) 단측착용

단측(monaural)착용은 양쪽 귀에 청력손실이 있을 때 한쪽에만 보청기를 착용하는 형태이다.

(2) 양측착용

양측(binaural)착용은 양쪽 귀에 청력손실이 있을 때 양쪽 모두 보청기를 착용하는 형태이다.

(3) Y-코드

Y-코드(cord)는 한 개의 보청기에 2개의 수화기를 연결하여 사용하는 형태로, 주로 상자보청기에서 많이 이용한다.

(4) 크로스보청기

크로스보청기(Contralateral Routing Of Signal: CROS)는 한쪽 귀는 청력손실이 심하나, 다른 한쪽 귀의 청력이 정상 혹은 미도의 난청일 때 사용한다. 청력손실이 심한 쪽에서 들어오는 소리를 송화기를 통해 반대쪽 귀의 수화기로 전달하여 듣게 된다. 이때 좋은 쪽 귀로 들어오는 소리는 개방(Ipsilateral Routing Of Signal: IROS)형의 환기구를 통해서 듣는다. IROS 환기구는 주로 저주파수 소리 전달에 용이하며, 폐쇄감을 줄이고 환기 효과를 개선하기 위한 목적으로 사용할 수 있다.

(5) 바이크로스보성기

바이크로스보청기(Bi-Contralateral Routing Of Signal: Bi-CROS)는 한쪽 귀는 청력손실이 심하고, 다른 쪽 귀의 청력이 경도 또는 중도의 난청인이 사용한다. 청력손실이 심한 쪽에서 들어오는 소리는 크로스보청기와 마찬가지로 송화기를 통해 반대쪽 귀의 수화기로 전달하여 듣게 된다. 그러나 반대쪽은 해당 귀의 증폭기를 통해서 듣게 된다.

5) 기타

보청기는 상기에서 살펴본 것 이외에도 신호대잡음비(Signal-to-Noise Ratio: SNR)를 효과적으로 개선하기 위한 FM보청기, 적외선보청기 등 특수 보청기, 집단(group) 또는 개인의 보청기에서 부수적으로 사용할 수 있는 청취보조기기(Assistive Listening Devices: ALD)가 있다. 그리고 착용을 위해 수술이 필요한 인공와우(cochlear implant), 인공뇌간(auditory brainstem implant), 인공중이(middle ear implant), 골도이식기(bone conduction implantable device) 등의 이식형 청각기기(hearing implant devices)가 있다(특수 보청기와 청취보조기기는 제14장, 이식형 청각기기는 제15장 참조).

참고문헌

이경원(2014). 비선형 보청기의 전기음향적 조절에 따른 역동범위, 신호대잡음비 및 자모음비의 변화와 적합. Audiology and Speech Research, 10, 190-197.

이경원, 박진현(2016). 고막보청기와 초소형고막보청기의 폐쇄효과 비교. 2016 한국청각언어재활학회 학술대회: 서울, 83-84.

Associated Press. (2024, October). Apple AirPods Pro's new hearing aid feature could help people face a problem they'd rather ignore. AP News.

Boer, B. (1984). Performance of hearing aids from the pre-electronic era. *Audiological Acoustics*, *23*, 34-55.

Desai, N., Beukes, E. W., Manchaiah, V., Mahomed-Asmail, F., & Swanepoel, D. W. (2024). Consumer perspectives on improving hearing aids: A qualitative study. *American Journal of Audiology*, *33*(3), 728-739.

Dillon, H. (2012). *Hearing aids* (2nd Edition). Sydney: Boomerang Press.

Filler, A. S., Ross, D. A., & Wiener, F. M. (1945). *The pressure distribution in the auditory canal in a progressive sound field* (Report No. PNR 5). Cambridge, MA: Harvard University, Psycho-Acoustic Laboratory. in Dillon, H. (2012). Hearing aids. Boomerang Press; Sydney.

Skafte, M. D. (1990). Commemorative 50 years of hearing health care 1940-1990. *Hearing Instrument*, *41*(9, part 2), 8-127.

Tasnim, N. Z., Ni, A., Lobarinas, E., & Kehtarnavaz, N. (2024). A review of machine learning approaches for the personalization of amplification in hearing aids. *Sensors*, *24*(5), 1546.

제3장

보청기의 기본 구조와 기능

보청기는 난청인이 잘 듣지 못하는 일상의 대화음 또는 주변의 다양한 소리를 전기·전자 부품을 이용하여 들을 수 있도록 하는 전자기기이다. 최근의 보청기는 트랜지스터 및 집적회로 기술의 발전으로 형태, 기능, 용도 등에서 다양하게 변화하였다. 특히 디지털 기술과 인공지능(Artificial Intelligence: AI)의 접목으로 인해 보청기는 어음의 청취, 잡음과 음향피드백의 효과적인 제어, 다양한 주변 음향기기와의 연결 등 과거에 비해 급격한 기술적인 향상을 가져왔지만 대부분의 보청기는 신호처리방식이나 형태에 관계없이 구조가 거의 비슷하다. 이 장에서는 기도보청기의 이해에 필요한 기초적인 전기·전자 지식과 송화기, 증폭기, 수화기 등 각종 부품의 작동 원리와 기능에 대해서 살펴보았다.

① 기초 전기 · 전자 공학

보청기는 전기 · 전자 부품으로 구성된 전자기기의 일종이다. 따라서 보청기의 기본 구조와 작동 원리를 이해하기 위해 전기 · 전자 분야에서 사용하는 기본 소자의 종류, 작동 원리 및 이들 소자가 보청기의 어떠한 부분에 적용되고 있는지에 대한 지식이 필요하다.

1) 수동소자

전류(ampere)와 전압(volt)에 대한 이해는 전기 · 전자 분야에서 가장 기본적인 지식이다. 전류 또는 전압을 조절하기 위한 수동소자로는 저항기(resistor), 축전기 또는 커패시터(capacitor), 유도자 또는 인덕터(inductor)가 있다. [그림 3-1]에 보청기에서 사용하는 수동소자와 기호를 나타냈다.

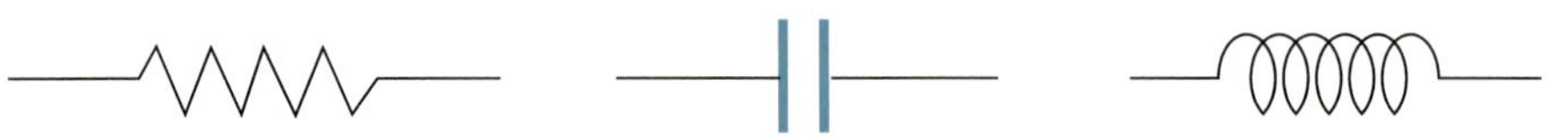

(A) (B) (C)

[그림 3-1] 보청기에서 사용하는 수동소자와 기호

(A): 저항기(resistor), (B): 커패시터(capacitor), (C): 인덕터(inductor)

(1) 저항과 저항기

전기회로에 인가된 전압에 의해 발생하는 전류의 양을 제한하고, 방해하는 힘을 저항(resistance)이라고 하며, 단위는 옴(ohm: Ω)을 사용한다. 저항은 값이 작을수록 전류가 잘 흐르는 성질을 이용하여 전자회로 내의 전류를 조절하거나 전지 대신 대체 전원으로 사용한다. 특정한 저항 값을 가진 저항기로는 탄소합성저항기, 권선저항기, 칩저항기(chip resistor), 가변저항기 등이 있다. 저항은 회로의 구성상 그 사용 범위가 광범위하지만 보청기에서 볼 수 있는 저항기의 역할은 전류 또는 전압을 조절하여 이득, 출력음압 레벨 등을 조절한다. 또한 커패시터 등과의 조합으로 필터를 구성하여 음질조절기(tone control)로 사용한다([그림 3-2] 참조).

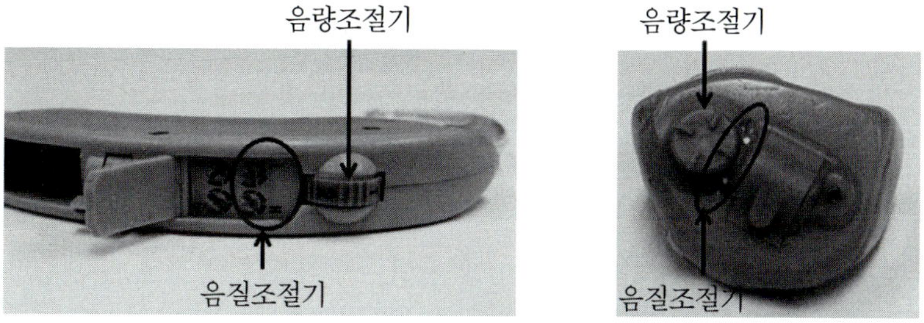

[그림 3-2] 음량조절기 및 음질조절기

(A): 귀걸이형 보청기, (B): 귓속형 보청기

(2) 정전용량과 축전기

정전용량(capacitance)은 [그림 3-3]과 같이 공기, 종이 등과 같은 절연체 양쪽에 두 개의 병렬로 구성된 금속 도체판 사이에 축적된 전하의 양을 말하며, 단위는 패럿(Farad: F)을 사용한다. 정전용량 값을 가진 축전기(condenser)는 주파수가 높은 교류 신호는 잘 흐르게 하지만, 주파수가 낮은 직류 신호는 잘 흐르지 못하게 하는 특성이 있다. 보청기에서는 주로 전하의 축적량이 아주 작은 세라믹 축전기(ceramic condenser) 등을 사용하며, 디지털보청기의 경우에는 집적회로(integrated circuit)에 포함되어 있어 눈으로 확인할 수는 없다. 커패시터는 가청영역보다 높은 주파수 또는 불필요한 신호를 제거하거나, 저항 등과 직렬 혹은 병렬로 구성하여 특정 주파수를 통과하게 하는 필터의 역할을 한다. 보청기에서 커패시터의 역할은 송화기에 들어온 음성신호에서 불필요한 신호를 제거한 후 증폭기로 전달하거나, 대역통과필터(band pass filter)를 이용한 채널의 구성, 음질조절기 등의 용도로 사용한다.

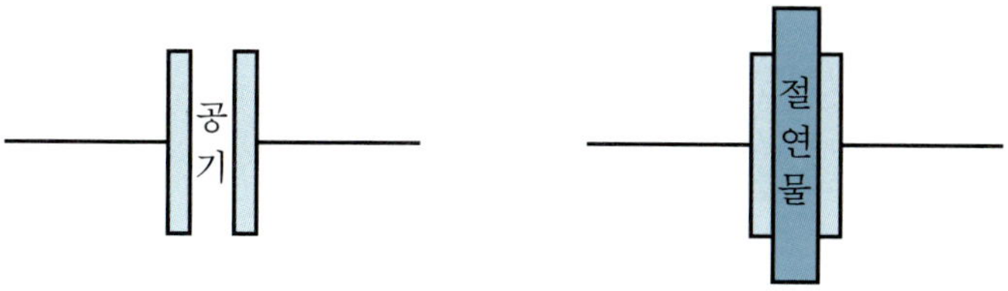

[그림 3-3] 커패시터의 구조

(3) 유도용량과 유도자

코일에 흐르는 전류의 양이 증가 혹은 감소하면 특정 지점에서는 전류의 방향과 반대로 힘이 작용한다. 이런 현상의 결과로 코일 주위에 형성되는 자기장의 양을 유도용량(inductance)이라고 하며, 단위는 헨리(henry: H)를 사용한다. 유도자의 특징으로 교류 전류가 흐르는 1차 코일 주변에 또 다른 2차 코일을 접근하면 1차 코일의 전압이 2차 코일에 유기되어 전류가 흐른다. [그림 3-4]의 (A)에서 코일 1과 코일 2는 전기적으로 절연되어 있으며, 코일 1에 있는 스위치(S)를 열고 닫을 때, 코일 2에 전압이 유기되어 검류계(G)의 지침이 유도전류에 따라 움직이게 된다. 또 다른 특징으로 주파수가 낮은 직류는 잘 흐르게 하지만 주파수가 높은 교류는 잘 흐르지 못하게 하는 특성이 있다. 특히 완전한 직류전원은 자속(magnetic flux)의 변화가 없기 때문에 어떠한 유도전압도 발생하지 않는다. 보청기에서는 자성체 주위에 코일이 감긴 텔레코일(tele-coil) 등으로 사용한다([그림 3-4]의 (B) 참조). 이 텔레코일은 전화기의 수화기 등의 코일에 형성되는 자기장을 감지하여 음성신호로 바꾸어 주는 역할을 하며, A/m의 단위를 사용한다.

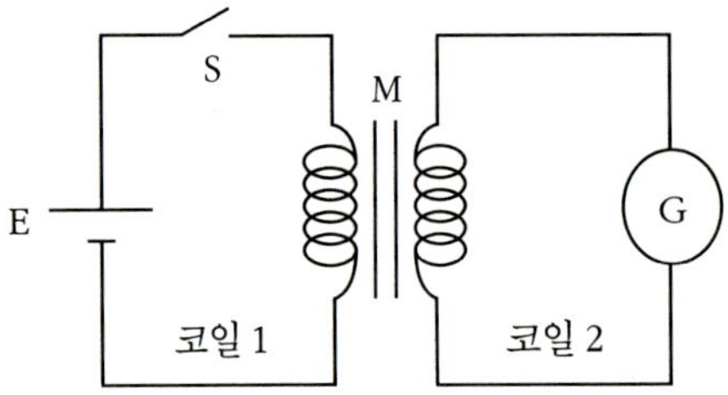

(A)

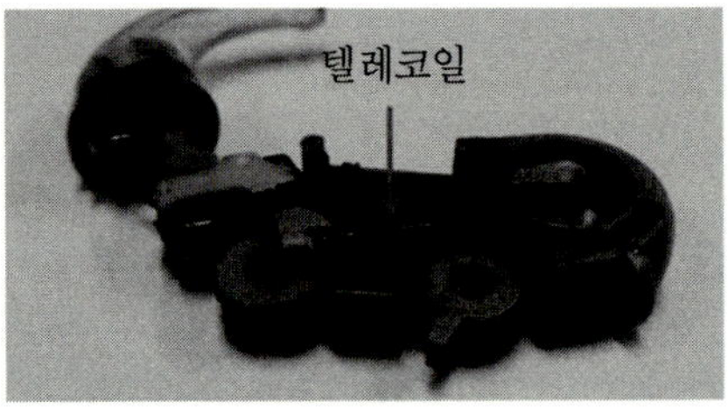

(B)

[그림 3-4] 전압의 유도 원리(A)와 귀걸이 보청기를 분해했을 때 볼 수 있는 텔레코일(B)

2) 능동소자

전기 · 전자 부품 중 능동소자는 다이오드(diode), 트랜지스터(transistor), 집적회로(Integrated Circuit: IC) 등으로 필요한 전류 신호의 특성을 바꾸거나 증폭 등의 역할을 한다.

(1) 다이오드

다이오드는 [그림 3-5]의 (A)와 같이 가전자가 3개인 P형 물질과 가전자가 5개인 N형 물질의 반도체를 접합한 것으로 전류를 한쪽 방향으로만 흐르게 한다[(B)는 다이오드의 형태를 나타낸 것임]. 이러한 특성을 이용하여 교류를 직류로 바꾸거나 전압을 일정하게 유지하는 데 이용한다. 또한 보청기를 포함한 전자기기 등에서 전기신호를 음성신호로 분리해 내거나 귀환회로(feedback circuit)를 이용하여 신호의 감시와 조절 등에 이용한다.

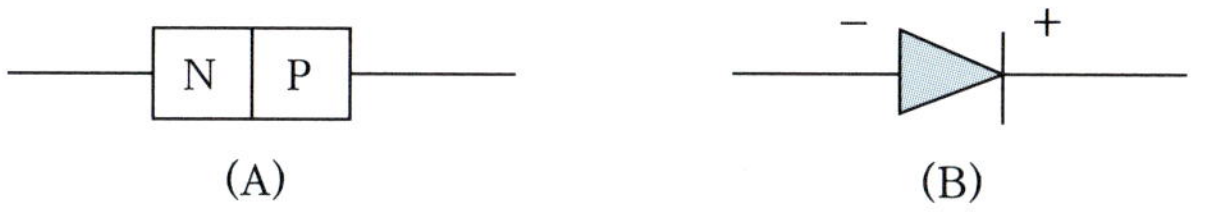

[그림 3-5] PN접합형 다이오드의 표시(A)와 기호(B)

(2) 트랜지스터

증폭기의 가장 기본적인 요소인 트랜지스터는 1948년에 벨전화연구소가 최초로 소개하였으며, 1960년대부터 진공관 대신에 본격적으로 사용하기 시작하였다. 트랜지스터는 P형과 N형의 두 가지 종류의 반도체를 [그림 3-6]의 (A) 및 (B)처럼 샌드위치 형태로 결합하여 사용한다. 여기서 베이스(Base: B)는 자유전자(free electron) 혹은 정공(hole)이 통과할 수 있도록 충분히 얇게 만들어져 있다.

트랜지스터는 증폭작용을 하는 가장 중요한 소자다. [그림 3-6]의 (C)에서 입력 측으로 들어온 미약한 신호는 가변저항 R_1을 통하여 트랜지스터의 베이스로 전해진다. 이때 가변저항 R_2가 형성한 에미터(Emitter: E) 측의 전압에 의해 증폭된 신호가 컬렉터(Collector: C) 측에 모이게 된다. 증폭의 양은 트랜지스터의 특성 혹은 가변저항 R_1 혹은 R_2에 의해 결정된다. 보청기의 증폭기에는 적은 내부잡음을 갖는 양극성트랜지스터(bipolar transistor) 또는 아주 미세한 전압에도 동작하는 금속산화물 반도체(Complementary Metal Oxide Semiconductor: CMOS)형 트랜지스터 등을 사용한다.

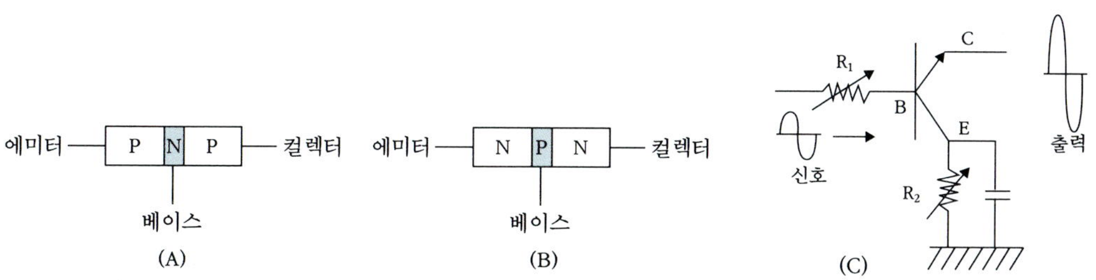

[그림 3-6] PNP형(A) 및 NPN형(B) 트랜지스터와 신호의 증폭 원리(C)

(3) 집적회로

오늘날 전자공학의 모든 분야에서 사용하는 집적회로(Integrated Circuit: IC)는 [그림 3-7]의 (A)처럼 실리콘웨이퍼(silicon wafer) 위에 수백 혹은 수백만 개의 트랜지스터를 포함한 다이오드, 저항, 축전기 등의 전기 · 전자 부품을 내장하고 있다. 일반적으로 집적 기술이 발전함에 따라 부품의 수는 증가하지만, 크기는 그다지 커지지 않는다. 그리고 이미 구성된 IC 주변에 저항이나 축전기 등을 추가하여 보청기에서 필요한 복합적인 기능을 수행할 수 있도록 한 것을 하이브리드(hybrid) IC라고 한다. 이러한 집적 기술로 인해 오늘날의 증폭기는 외이도 내에 장착할 수 있을 정도로 크기가 작으면서도 난청인의 청각손실과 청취 환경에 맞도록 다양한 기능을 가진 보청기의 개발을 가능하게 하였다.

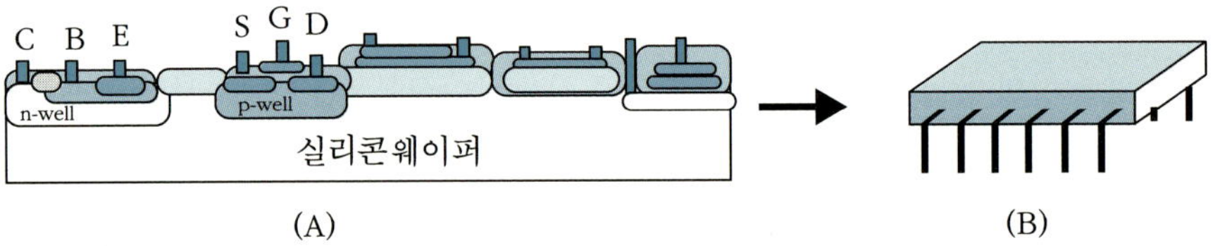

[그림 3-7] 집적회로

트랜지스터 등의 부품이 실리콘웨이퍼 상에 집적된 모습(A)과 집적회로(IC) 또는 하이브리드 IC(hybrid IC)의 실제 모습(B)

3) 전압법칙

전기회로를 이해하기 위해서는 앞에서 언급한 기본적인 전기 · 전자 부품 이외에 전기회로를 해석하기 위한 기초적인 전기법칙을 이해하여야 한다. [그림 3-8]은 인가된 전압(V)에 의해 저항(R)에 흐르는 전류(I)를 나타낸 것이다. 여기서는 기본적인 전기회로를 이해하기 위해 전압, 전류 및 저항의 관계를 설명한 옴의 법칙(Ohm's law)에 대해서 알아보기로 한다.

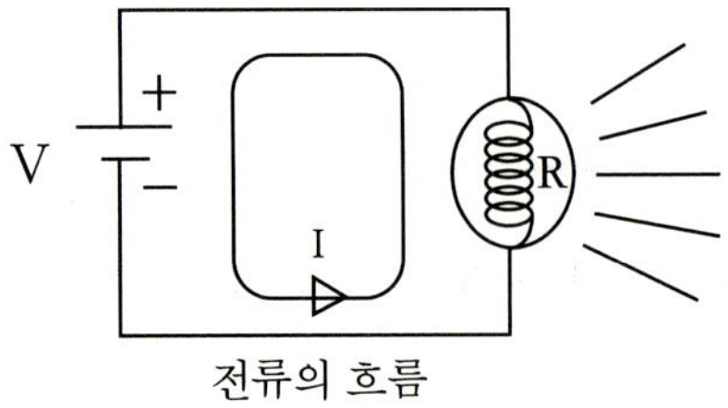

[그림 3-8] 전압(V), 전류(I) 그리고 저항(R)의 관계

(1) 전류(I)

도체(conductor) 내의 다수의 전자가 외부의 힘에 의하여 임의의 방향으로 흐르는 현상을 전류(current, I)라 하며, 단위로는 암페어(Ampere: A)를 사용한다. 전류의 세기는 저항의 크기에 반비례하고, 전압의 크기에 비례한다.

(2) 전압(V)

[그림 3-8]에서 (+) 단자와 (-) 단자 사이에 전구(lamp)를 연결하면, (+) 단자에서 (-) 단자로 전류가 흐르게 된다. 이는 전구에 전류를 흐르게 하는 전기의 압력이 작용하기 때문이며, 전기의 압력, 즉 전압(Volt: V)이 가해지면 도체 내의 자유전자가 이동하여 전류가 흐른다. 이와 같이 전류를 흐르게 하는 힘을 기전력(electromotive force) 또는 전압이라고 하며, 단위로는 볼트(Volt: V)를 사용한다.

(3) 저항(R)

저항은 전기회로에 인가된 전압에 의해 발생하는 전류의 양을 제한하기도 하고, 저항을 통과하는 전류에 의해 대체 전원으로도 사용할 수 있다. 단위로는 옴(ohm: Ω)을 사용한다.

(4) 옴의 법칙

전압과 전류, 저항의 관계를 표시한 것을 옴의 법칙이라고 한다. 전압은 저항과 전류의 곱에 비례하며, 다음과 같이 표현할 수 있다.

$$V = I \times R$$

(V는 전압, I는 전류, R은 저항)

(5) 전력(P)

어떠한 기기에 전원을 인가하여 전류가 흐르면 기기는 부하를 받아 일을 하게 된다. 이때 기기가 하는 일은 전압과 전류의 곱에 비례한다. 여기서 전기가 1초 동안 하는 일을 전력(power)이라고 하며, 단위는 와트(Watt: W)를 사용한다.

1 W는 1초 동안 1 V의 전압으로 1 A의 전류가 흐를 때의 전력이다. 일반적으로 전압이 V[V]이고, 전류가 I[A]일 때, 전력 P[W]는 다음과 같이 표시된다.

$$P = IV = I(IR) = I^2R$$

(P는 전력, I는 전류, V는 전압, R은 저항)

2 보청기의 기본 구조와 기능

난청인에게 보청기를 착용시키고, 이로 인해 발생하는 보청기의 물리 및 전기음향적인 문제점을 해결하기 위해서는 기본적인 보청기의 구조와 기능을 이해하는 것이 필수적이다. 여기서는 보청기의 기본 구조와 각 부품의 기능을 살펴보기로 한다.

1) 기본 구조

대부분의 기도보청기는 신호처리 방식이나 형태에 관계없이 [그림 3-9]와 같이 거의 비슷한 구조로 되어 있다. 주요 부품은 송화기(microphone), 증폭기(amplifier) 및 수화기(receiver)로 구성되어 있다. [그림 3-9]에서 신호의 변환 과정을 살펴보면 보청기로 유입된 음향신호는 송화기에서 전기신호로 변환된다. 변환된 전기신호는 증폭기에서 전지의 에너지를 이용하여 난청인이 들을 수 있는 진폭이 큰 신호로 증폭한 다음 수화기에서 음향신호로 다시 변환하여 고막으로 전달한다. 보청기의 주요 부품 중 송화기와 수화기는 에너지의 성질을 바꾸어 주는 변환기(transducer)의 역할을 담당한다.

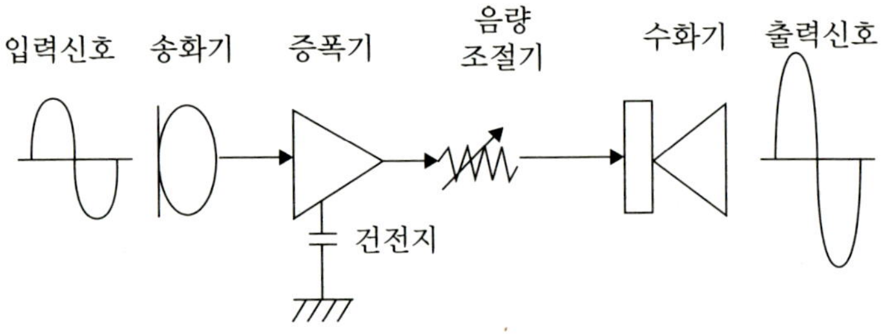

[그림 3-9] 보청기의 기본 구조와 신호의 흐름

2) 주요 부품의 기능

보청기에는 주요 부품인 기본 증폭기, 송화기, 수화기를 비롯하여 수화기의 음량을 난청인의 청취 환경에 알맞도록 조절해 주는 음량조절기(volume control), 보청기의 에너지원이 되어 음향을 증폭하는 전지, 전화기 등 코일에서 발생하는 자기장의 흐름을 음향신호로 바꾸어 주는 텔레코일, 보청기의 전원을 차단 혹은 연결해 주는 스위치(switch), 주파수반응(frequency response)의 형태를 조절하는 음질조절기 등이 있다.

(1) 송화기

송화기는 보청기로 유입된 음향에너지를 전기에너지로 바꾸어 준다. 이상적인 송화기는 입력음성신호의 파형과 출력전기신호의 파형이 같아야 한다. 그리고 송화기는 입력신호가 2배가 되면 출력신호도 2배가 되는 선형적인 특성을 갖는다. 입력음압과 출력음압의 관계를 송화기 감도라고 하는데, 보통 보청기 송화기의 감도는 16 mV/pascal 정도이며, 이때 70 dB SPL의 음압은 대략 1 mV의 전압으로 변환된다.

① 작동 원리

보청기의 송화기는 1980년대 초반 이후에 반영구적 전자석인 일렉트릿(electret) 송화기가 개발되어 주로 사용되고 있다(Killion & Carlson, 1974). [그림 3-10]은 일렉트릿 송화기의 구조와 원리를 나타낸 것이다. 음향은 송화기의 음입구(sound inlet)로 들어가서 진동판(diaphragm)이라고 하는 아주 얇고 잘 움직이는 금속판에 닿게 되며, 음압의 파동은 진동판을 위아래로 움직이게 한다. 송화기 내의 공간은 등판(backplate)이라고 하는 금속판으로 분리되어 있으며, 이 등판은 테프론(teflon)이라는 물질로 얇게 코팅되어 있다. 이것을 일렉트릿이라고 한다. 등판 주변에는 공기 통로(air path)를 통해 들어온 공기가 있어 진동판을 잘 움직이게 한다.

진동판이 어느 한쪽으로 움직이면 일렉트릿의 한쪽에는 전하(electric charge)가 모이며, 다른 한쪽은 부족하게 된다. 이 전하는 진동판과 등판 위의 반대 극성의 전하를 잡아당기게 된다. 진동판이 아래로 내려가서 진동판과 일렉트릿이 가까워지면 진동판에 많은 전하가 유기되어 음향에너지가 전기에너지로 바뀌게 된다. 송화기의 남은 공간에 트랜지스터를 내장하는 경우가 있는데, 이것을 전치증폭기(preamplifier)라고 한다. 이것은 신호가 주 증폭기(main amplifier)로 들어가기 전에 보다 큰 전류로 변환하기 위

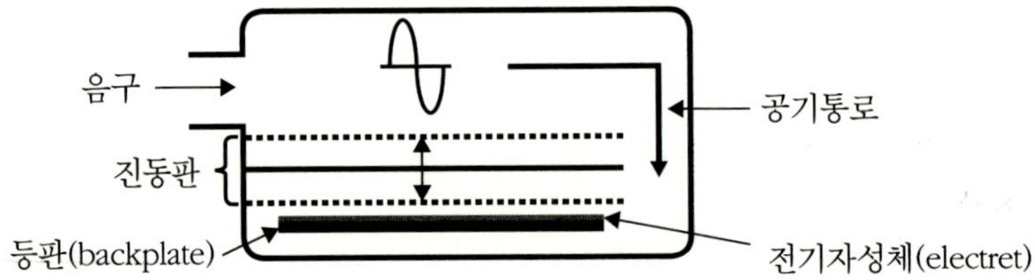

[그림 3-10] 마이크로폰의 구조

함이다. 일반적으로 한 개의 음입구로 구성된 송화기를 전방향송화기(omnidirectional microphone 또는 nondirectional microphone)라고 하며, 음구가 2개 이상으로 신호대잡음비(Signal-to-Noise Ratio: SNR)를 향상하기 위한 송화기를 방향송화기(directional microphone) 또는 지향성송화기라고 한다(Valente et al., 1995).

② 주파수반응

송화기의 음성에 대한 주파수반응(frequency response)은 일반적으로 수평의 형태를 나타낸다. 그러나 청각손실의 형태에 따라 각 주파수별 이득을 적절하게 조절해야 하는데, 첫째가 저주파수대역의 이득을 조절하는 것이다. 이 역할은 송화기 내에 있는 진동판의 앞뒤 공기량을 조절해 주는 공기 통로의 크기에 의해서 결정된다. 공기 통로가 많이 열려 있으면 더 넓은 주파수대역에서 더 많은 감쇄가 일어난다. 다른 하나는 공명주파수의 조절이다. 공명은 송화기의 음구의 크기와 진동판의 용적에 의해 결정된다. 이것을 헬름홀츠(Helmholtz) 공명이라고 한다. 이 공명주파수는 보통 2~5 kHz에서 약 5 dB 정도 높게 나타난다. [그림 3-11]은 송화기에 의한 세 가지의 서로 다른 주파수반응곡선을 나타낸 것으로, 대략적으로 (A)의 수평형(flat sloping)은 수평형 청각손실에, (B)의 경사형(mid sloping)은 일반적인 경사형 청각손실에, (C)의 급추형(sharply sloping)은 고음급추형의 청각손실에 적용할 수 있는 주파수반응곡선이다.

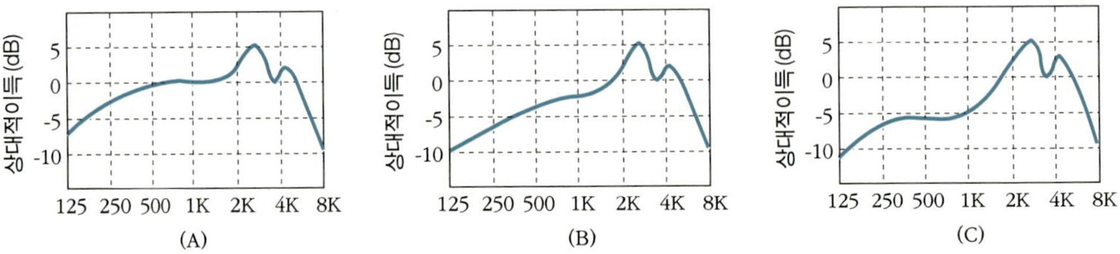

[그림 3-11] 마이크로폰의 주파수반응곡선

(2) 증폭기

증폭기(amplifier)는 송화기에서 전기신호로 바뀐 진폭이 작은 신호를 전지의 에너지원을 이용하여 진폭이 큰 신호로 변환하는 역할을 한다. 증폭기는 전기신호의 전압 또는 전류를 크게 하며, 때때로 전압과 전류를 동시에 증폭하기도 한다. 증폭기는 1개의 트랜지스터 혹은 수백만 개의 트랜지스터와 저항, 축전기 등이 결합한 IC로 구성된다.

① 기본증폭기와 정점절단

기본증폭기는 선형증폭기라고도 하며, 신호를 특정한 최대음압(maximum sound pressure)까지만 증폭할 수 있다. 증폭기로 입력된 작은 신호는 출력음압레벨이 최대점에 도달하기 전까지는 입력음압레벨과 출력음압레벨이 같은 비율로 증가하는 선형적인 증폭(linear amplification) 특성을 갖는다. [그림 3-12]에서 (A)는 음량조절기의 조절에 의한 선형증폭기의 이득 변화를 나타낸 것이다. 음량조절기를 올리면 작은 소리(50 dB SPL), 보통의 대화음(65 dB SPL), 큰 소리에 대한 이득(80 dB SPL)이 동시에 증가한다. 그러나 출력음압이 어느 정도의 레벨에 도달하면 입력음압레벨이 증가하더라도 출력음압레벨은 더 이상 증가하지 않는다. 이 지점을 보청기의 포화음압레벨(Saturation Sound Pressure Level: SSPL)이라고 하며 포화음압레벨은 사실상 최대출력(Maximum Power Output: MPO)을 의미한다. 기본 증폭기의 경우, 높은 입력음압레벨 또는 이득에 의해 출력음압레벨이 포화가 되면 정점절단(peak clipping)에 의한 출력음압에 왜곡(distortion)이 발생한다.

[그림 3-12]의 (B)와 (C)는 입력신호의 크기에 따라 출력음압레벨이 증폭된 상태를 나타낸 것이다. 그림에서 (B)는 입력음압레벨이 낮은 경우로, 포화되기 전의 출력파형의 모양을 입력파형과 비교하였을 때, 비례적으로 커진 모습이다. 그러나 (C)는 입력음압레벨이 높은 신호의 경우로, 출력음압레벨이 포화점 이상으로 커지게 되어 최대점 이상이 잘려 나간 모습이다. 따라서 출력파형과 입력파형을 비교하였을 때 주파수에는 변함이 없지만, 형태는 서로 달라진 모습을 보인다. 이것은 증폭된 출력음압레벨이 보청기의 최대출력보다 클 경우에 정점절단에 의해 출력이 제한되고, 왜곡이 발생함을 의미한다.

출력압축(output compression) 방식으로 출력을 결정하는 증폭기를 제외한 모든 선형증폭 방식의 증폭기는 큰 소리를 입력 시 출력신호에 왜곡이 발생한다. 이러한 출력신호의 왜곡은 음의 질적 저하를 초래하고(Agnew, 1997; Crain & Tasell, 1994; Kates &

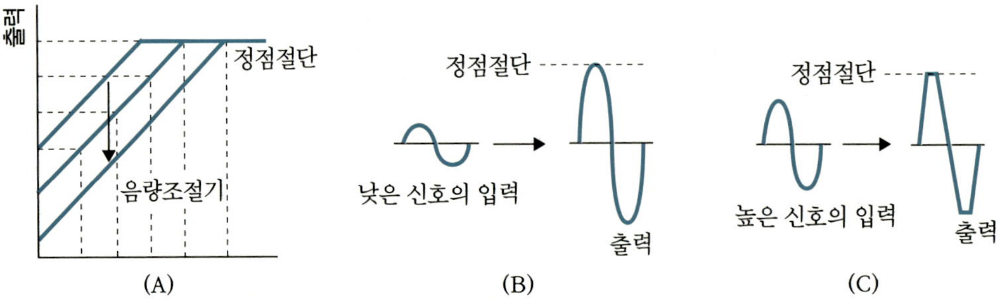

[그림 3-12] 특정 이득에서 높은 입력신호레벨에 의한 정점절단과 증폭음의 왜곡

(A): 선형증폭 특성, (B): 낮은 입력레벨, (C): 높은 입력레벨에 의한 정점절단과 증폭음의 왜곡

Kozma-Spytek, 1994), 어음의 분별력을 저해하는 요소로 작용한다(Crain & Tasell, 1994; Jirsa & Norris, 1982). 그리고 총고조파왜곡(total harmonics distortion)이 10% 이상일 경우에는 보청기가 출력하는 음질에 악영향을 미칠 수 있다(Lawson & Chial, 1982).

② 출력증폭기

보청기는 신호의 처리 과정상 여러 개의 증폭기로 이루어져 있다. 그중에서 맨 마지막에 있는 증폭기가 출력신호를 증폭하는 가장 중요한 역할을 한다. 따라서 출력증폭기는 다른 어떠한 증폭기보다 많은 에너지를 필요로 하며, 전지 소비의 상당한 부분을 차지한다. 정점절단은 출력증폭기 이전의 다른 증폭기에서도 발생하며, 주로 출력증폭기의 특성에 의해서 좌우된다. 보청기에서 출력증폭기는 A급 증폭기, B급 증폭기, D급 증폭기 등으로 나뉜다.

- A급(class A) 증폭기: [그림 3-13]의 A급 증폭기(A)는 가장 간단한 형태의 증폭기이며, 동작 원리는 그림의 (A)에서 볼 수 있듯이 입력 측에 신호가 없어도 증폭기에는 항상 일정한 전류가 흐르게 된다. 이때 입력 측에 신호가 들어오면, 그림의 (B) 그리고 (C)와 같이 양(positive)의 신호가 증폭기에 흐르고 있던 전류에 더해져서 큰 에너지의 출력신호로 변환된다. 출력신호 중 양의 신호는 증폭기의 전류에 의해 증가하지만, 음(negative)의 신호는 오히려 감소한다. 따라서 증폭 효율은 50% 이하로 떨어지며, 극히 낮은 왜곡을 갖는 증폭기의 구현이 사실상 힘들어진다. 따라서 현재는 A급 증폭기의 사용빈도수가 점차 감소하고 있다.

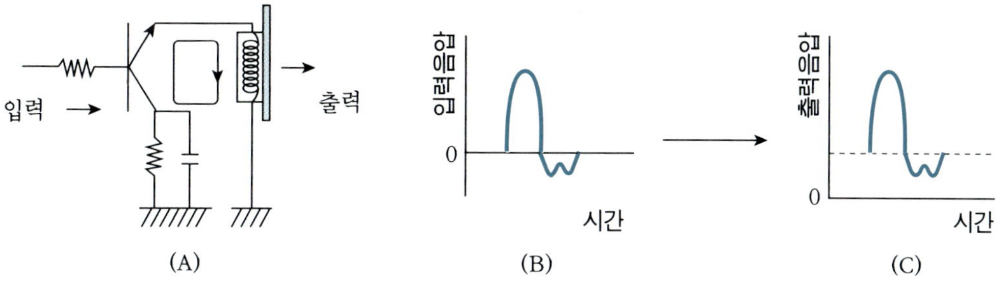

[그림 3-13] A급 증폭기의 구조도(A)와 증폭 원리(B)와 (C)

- B급(class B) 증폭기: B급 증폭기는 [그림 3-14]와 같이 두 개의 증폭기로 구성된다. 증폭기 T_1은 입력된 신호의 파형 중 양(+)의 신호를 증폭하며, 증폭기 T_2는 역위상이 된 음(-)의 신호를 증폭한다. 따라서 두 개의 신호가 수화기의 진동판을 움직이게 되는데, 양의 신호가 진동판을 밀게(push) 되면, 음의 신호는 진동판을 당긴(pull)다. 이런 이유로 B급 증폭기를 푸쉬풀(push-pull) 증폭기라고도 한다. 이 증폭기의 결과 출력에 진폭이 큰 파형, 즉 고출력의 신호를 얻을 수 있으므로 고출력용 보청기에 사용한다. 이론적으로 신호음에 대한 증폭 효율은 79% 정도이다. 그러나 B급 증폭기를 만들기 위해서는 용량이 큰 축전기가 필요하므로 보청기를 작게 만드는 데 어려움이 있다.

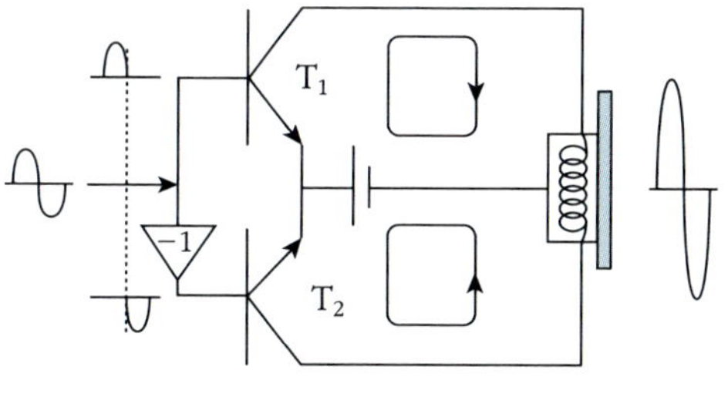

[그림 3-14] B급 증폭기의 작동 원리

- D급(class D) 증폭기: 보청기에 사용되는 D급 증폭기는 1980년대 후반에 소개된 것으로, 증폭 원리는 [그림 3-15]와 같다. 그림에서 입력된 신호는 100 kHz대의 펄스 신호(pulse signal)에 의해 변조(modulation)되며, 이때 펄스신호의 전압은 항상 최대전압을 유지한다(보청기의 경우 1.3 V). 펄스의 세기는 펄스 간의 간격과 비례한다. 즉, 신호의 세기가 커지면 펄스 간의 간격이 넓어지고, 신호의 세기가 약해지면

펄스 간의 간격이 좁아진다. 음(-)의 신호에서는 반대현상이 일어난다. 이 신호가 수화기로 들어가게 되면, 100 kHz대의 높은 펄스신호, 즉 1초에 100,000번씩 빠르게 진동하는 주파수에 의해서는 진동판이 움직이지 않고, 음성신호의 영역에서만 진동하여 음성이 재생된다. 이러한 이유로 D급 증폭기를 스위칭 증폭기(switching amplifier)라고도 한다. D급 증폭기는 100 kHz대의 주파수를 운반자(carrier)로 사용하여 증폭하기 때문에 잡음에 의한 영향을 덜 받게 되며, 왜곡 또한 극히 낮게 되어 음질이 양호하다. D급 증폭기는 양(+)과 음(-)의 신호 모두를 증폭하며, 증폭 효율은 이론적으로 100%에 가까워 선형 증폭기 중 전지의 소모가 가장 적은 편이다.

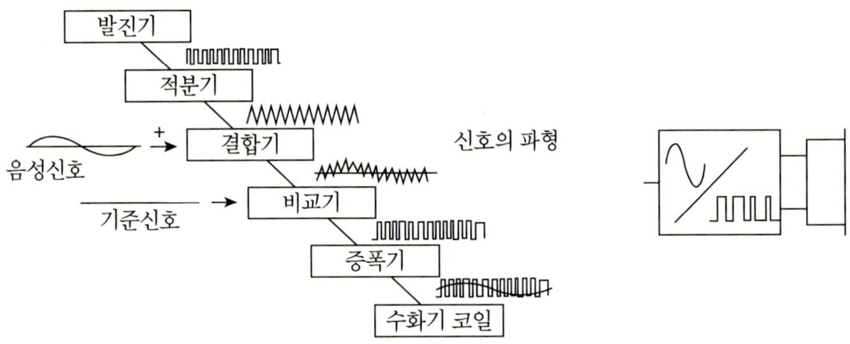

(A) (B)

[그림 3-15] D급 증폭기의 작동 원리

(3) 음질조절기

음질조절기(tone controller)는 전축(오디오 시스템) 등의 이퀄라이저(equalizer)를 떠올리면 이해가 쉽다. 음질조절기의 저음(bass) 혹은 고음(treble)의 스위치를 조작하면, 음질(tonal quality) 혹은 음색(timbre) 등이 변하게 된다. 이러한 변화는 전자적 소자인 필터(filter)에 의해 생기게 되는데, 필터는 그 통과 주파수의 특성에 따라 [그림 3-16]과 같이 저주파수통과필터(low pass filter)와 고주파수통과필터(high pass filter)로 분류할 수 있다. [그림 3-16]에서 저주파수통과필터(A)는 저주파수를 주로 증폭함에 따라 고주파수에 비해 저수파수 음을, 고주파수통과필터(B)는 고주파수를 주로 증폭함에 따라 저주파수에 비해 고주파수 음을 강조한다. 보청기에서는 보통 (-)자형 드라이버(screw driver) 혹은 소프트웨어에 의해 음질 혹은 음색을 조절할 수 있으며, 1개 혹은 그 이상의 음질조절기를 내장하고 있다. 디지털회로에서는 이러한 필터의 설계 및 조절이 아날로그 또는 비프로그램(non-programmable) 보청기에 비해 훨씬 자유롭다.

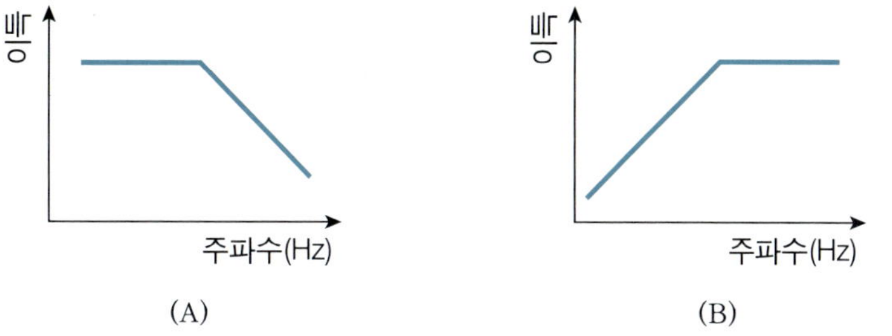

[그림 3-16] 필터

(A): 저주파수대역통과필터, (B): 고주파수대역통과필터

① 저주파수조절기

[그림 3-17]의 (A)는 저주파수조절기(low cut)에 의해 저음영역을 조절한 모습을 나타낸다. 저주파수조절기의 조절에 따라 저음영역의 이득이 감소되어 상대적으로 고음영역을 강조한 모습이다. 이때 저음영역의 이득이 감소함에 따라 전체적인 소리는 날카로운 음의 성질을 띠게 된다.

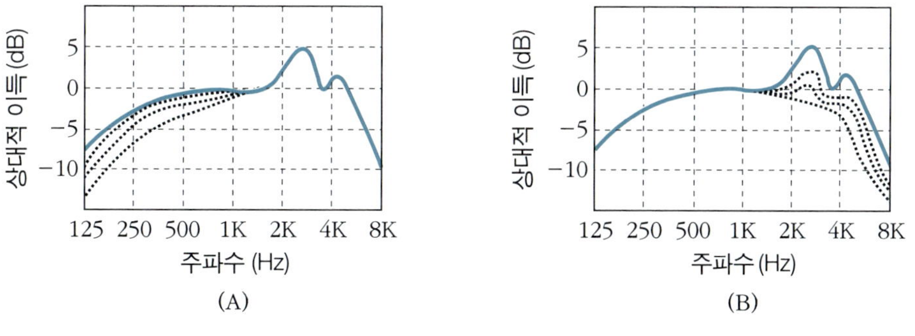

[그림 3-17] 음질조절기

(A): 저주파수조절기, (B): 고주파수조절기

② 고주파수조절기

[그림 3-17]의 (B)는 고주파수조절기(high cut)에 의해 고음영역을 조절한 모습을 나타낸다. 고주파수조절기의 조절에 따라 고음영역의 이득이 감소되어 상대적으로 저음

영역을 강조한 모습이다. 이때 고음영역의 이득이 감소함에 따라 전체적인 소리는 부드러운 음의 성질을 띠게 된다.

(4) 수화기

수화기는 송화기와 비슷한 구조를 가지고 있지만, 신호의 흐름상 송화기의 역으로 볼 수 있다.

① 수화기의 동작 원리

[그림 3-18]은 수화기의 구조를 나타낸 것으로, 증폭기에서 증폭한 음(-) 또는 양(+)의 전기신호가 코일로 들어오면 코일이 감긴 철편의 극성이 신호의 종류에 따라 N 또는 S극으로 전환된다. 이 극성의 변화에 따라 진동판을 위로 밀거나 아래로 잡아당겨 진동판을 움직인다. 이러한 진동판의 움직임이 주변의 공기를 진동하여 전기신호를 음향신호로 바꾼다. 수화기에 있어서 중요한 것은 넓은 범위의 주파수를 재생하고, 에너지 소비를 적게 하며, 수화기의 용적을 줄이는 것이다. 수화기는 증폭기와의 임피던스정합(impedance matching)에 의해 정점절단이 발생하며, 더 큰 출력을 얻기 위해서 큰 진동판을 사용하거나 더 큰 전기적인 에너지를 필요로 한다.

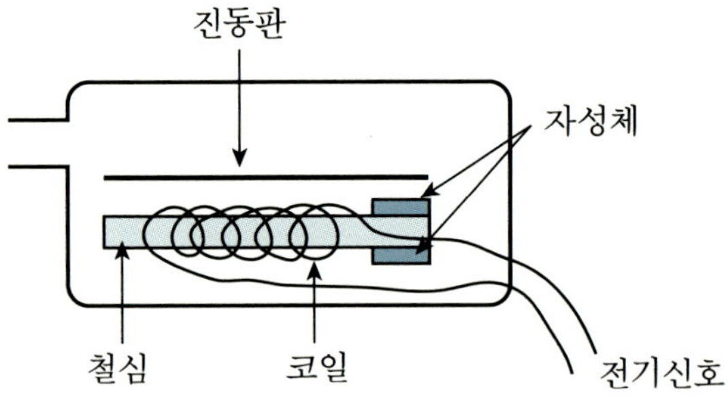

[그림 3-18] 수화기의 구조

② 수화기의 주파수반응

[그림 3-19]는 귓속형 보청기(ITC 또는 ITE)의 주파수반응(frequency response)을 나타낸 것이다. 그림에서 2개의 정점(peak)을 볼 수 있는데, 하나는 3 kHz 부근에서, 나머지 하나는 5 kHz 부근에서 볼 수 있다. 3 kHz 부근에서 볼 수 있는 정점은 수화기 구조에 따른 기계적 공명에 의한 것이다. 그리고 이 정점은 귀걸이보청기에 비해 약간 높은

주파수에서 발생한다. 그 이유는 귓속보청기의 수화기가 귀걸이보청기에 비해 크기가 작고, 진동판이 약간 두껍기 때문이다. 보통 수화기를 제작할 때에는 공명주파수를 의식적으로 2.5~3 kHz에서 나타나게 한다. 그 이유는 외이질환이 없는 성인의 외이공명(canal resonance) 주파수가 3 kHz 부근에서 일어나기 때문이다.

수화기의 공명주파수는 보청기를 착용할 때 사라지는 외이도의 자연공명 주파수를 되살려 주는 역할을 한다. 다른 형태의 주파수반응곡선을 표현하기 위해서는 수화기의 형태를 바꾸거나 증폭기의 임피던스(impedance)를 달리하면 서로 다른 주파수반응곡선을 얻을 수 있다. 부드러운 주파수반응곡선을 만들기 위해서는 튜브(tube)와 필터를 사용할 수 있다. 수화기의 주파수반응 범위를 8 kHz 혹은 그 이상으로 하면 좋은 음질의 재생이 가능하다(Killion & Tillman, 1982).

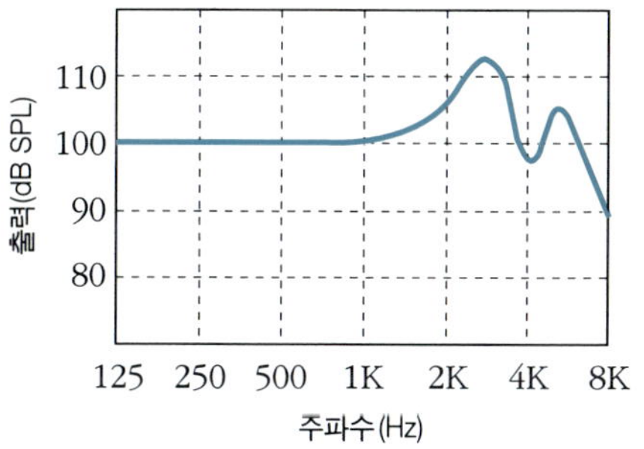

[그림 3-19] 수화기의 주파수반응곡선

(5) 음향필터

수화기에서 형성되는 원래의 주파수반응곡선은 많은 골과 마루를 형성하는데, 이는 증폭된 음의 질적인 저하를 초래한다(Jerger & Thelin, 1968). 이러한 문제점을 보완하기 위해서는 적절한 음향적 저항, 즉 음향필터(acoustic filter)를 설치하는데 음향필터는 촘촘한 그물망으로 구성되어 있으며, 수화기의 튜브나 송화기의 음구에 삽입하여 사용한다.

[그림 3-20]은 음향필터를 송화기 쪽(A)에, 그리고 수화기의 튜브(B)에 삽입했을 때의 이득과 최대출력의 변화를 나타낸 것이다. 그림의 (A)에서 송화기 쪽에 음향필터를 삽입하게 되면, 평균대화음의 강도, 특히 고주파수 쪽의 이득에 영향을 주지만 최대출력에는 영향을 주지 않는다. 그러나 (B)처럼 수화기 쪽에 음향필터를 삽입하게 되면 고주파수 쪽의 이득과 최대출력 모두에 영향을 준다.

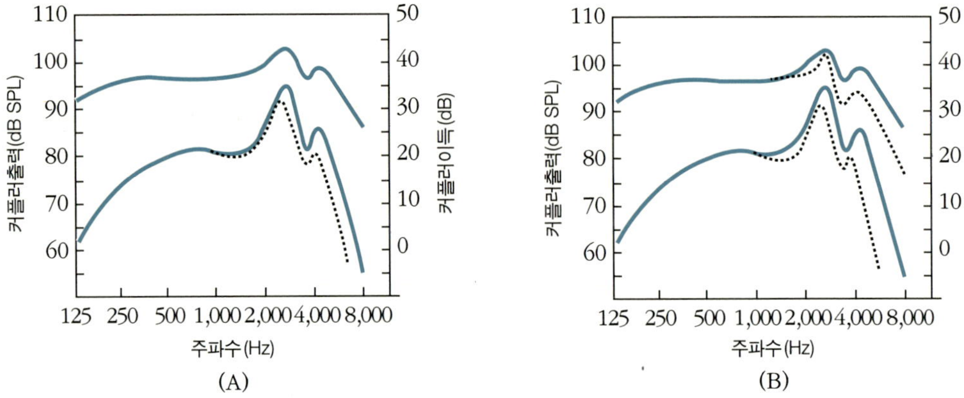

[그림 3-20] 음향필터의 삽입효과

(A): 음향필터를 마이크로폰 쪽에 삽입했을 때 이득이 줄어든 모습, (B): 음향필터를 수화기 쪽에 삽입했을 때 이득과 최대출력이 줄어든 모습

(6) 텔레코일

텔레코일(tele-coil)은 자기장의 세기를 전류로 바꾸어 주는 작은 코일로 이루어졌다. 이것은 자기장의 자속을 감지하여 전기신호로 바꾸어 주며, 이를 다시 원래의 신호와 같은 파형의 음향신호로 바꾸어 준다. 텔레코일의 효과를 높이기 위해 철의 일종인 페라이트(ferrite)라고 하는 작은 철심에 코일을 감아서 만든다. 페라이트는 자기장의 흐름을 쉽게 감지하여 받아들인다. 텔레코일은 모든 보청기에 장착하는 것은 아니다. 주로 귀걸이보청기에 장착하며([그림 3-4]의 (B) 참조), 가끔은 갑개보청기 혹은 외이도보청기에 선택적으로 부착한다. 텔레코일을 사용할 경우, 보청기 착용인은 전화기 또는 스피커에서 나오는 소리를 그 주변의 소음과 관계없이 잘 들을 수 있다. 보통 귀걸이보청기에서 'M'은 송화기, 'T'는 텔레코일, 'O'는 전원 끔을 의미하며, 'MT'는 전화기 등의 음성과 전기자기장을 동시에 증폭하는 스위치를 의미한다([그림 3-21] 참조).

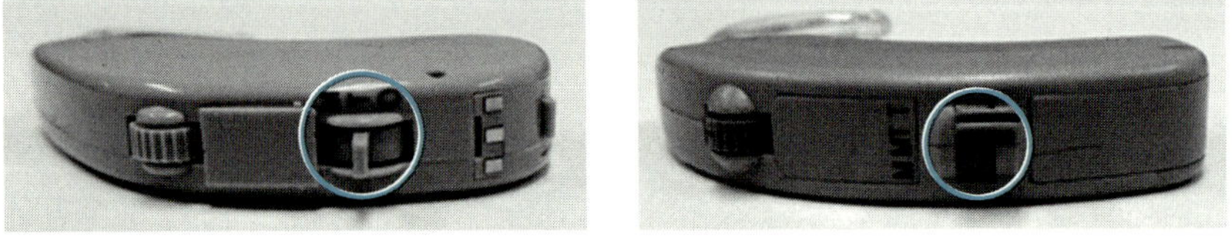

[그림 3-21] MTO 스위치

(7) 음향입력잭

음향입력잭(audio input jack)은 음향을 발생하는 장치에서 전기신호를 전선을 통해 보청기로 직접 연결한 다음 음향을 청취하는 방법이다. 이러한 기기에는 녹음기, 휴대용 송화기, FM청취시스템을 연결하여 사용한다. 음향입력잭은 신호를 보청기로 전달할 때, 잡음 혹은 음의 반향 없이 깨끗한 음을 보청기로 전달할 수 있다. [그림 3-22]는 음향입력잭의 형태를 나타낸 것이다.

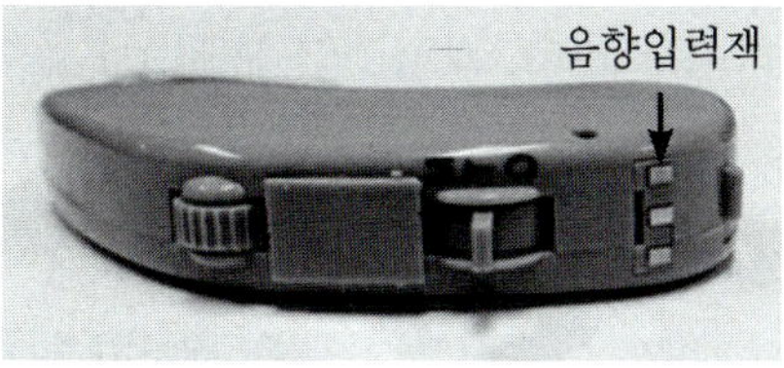

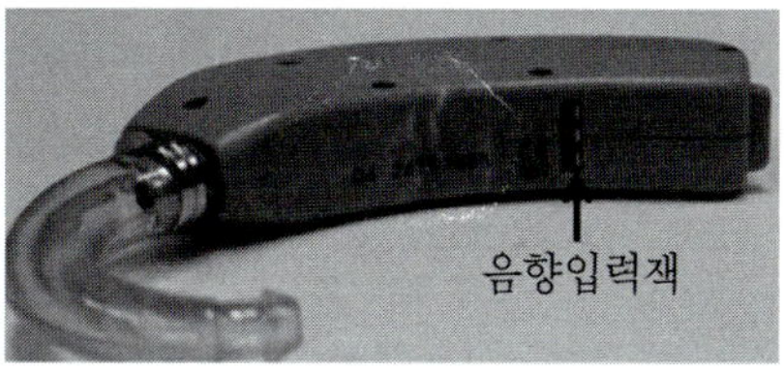

[그림 3-22] 제품에 따른 음향입력잭과 위치

(8) 전지

전지(battery)는 보청기로 들어온 음향신호를 증폭하는 에너지원이 된다. 이러한 전지는 전압(V), 용량(충전용량, Ah), 전류(I), 임피던스(Z), 그리고 크기(size)를 특징으로 한다. [그림 3-23]에서 (A)의 좌측은 아연공기전지(zinc-air battery), 우측은 아연수은전지(Zn-HgO battery)의 구조를 나타낸 것이다. (B)는 아연공기전지와 아연수은전지의 수명을 비교한 것이다.

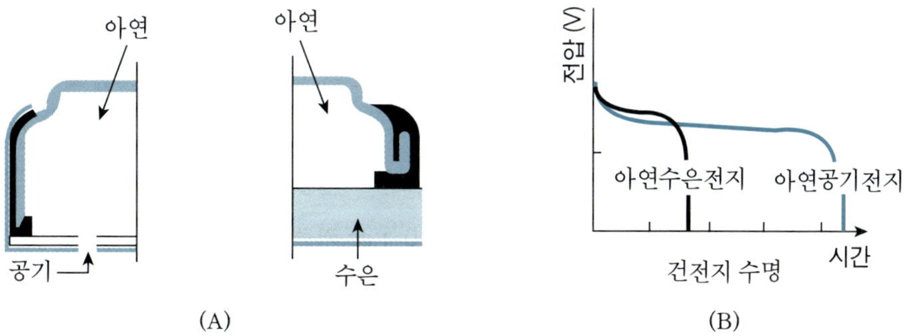

[그림 3-23] 아연공기전지와 아연수은전지의 구조(A)와 수명 비교(B)

① 작동 원리

보청기는 주로 아연공기전지를 사용한다. 이 전지는 두 가지 이온 물질로 구성되어 있는데, 그 구성물질은 양이온의 아연과 음이온의 산소(흔히 공기)이다. 아연이 공기 중의 산소와 결합하면 기전력(전압)이 발생하는데, 보청기는 이 에너지를 이용한다. 전지는 공기 중의 산소를 이용하기 때문에 전지를 사용하지 않을 경우에는 공기가 통할 수 있는 작은 구멍을 테이프 등으로 붙여 놓아 자연적으로 방전되는 것을 막아야 한다. 전지의 산화가 많이 진행되면 전압은 급속하게 떨어지게 되며, 이때 보청기는 이득이 약해지거나 음이 왜곡되며, 잡음 혹은 음향피드백이 발생하기도 한다. 보청기는 보통 1.1 V 이상에서 작동하지만 요즈음에는 0.9 V의 낮은 전압에서도 안정적으로 작동하는 보청기를 출시하고 있다. 최근에는 전지 교체에 대한 불편함을 없애고 지속 가능성과 사용자 편의성을 제공하기 위해 충전식 전지가 보급되고 있다. 주로 리튬이온 전지와 충전기를 사용하고 제조사 및 제품에 따라 차이는 있지만 완전 충전 시 보청기를 하루 정도 사용하며 전지 평균 수명은 6년 정도이다. 일부 제품은 무선 충전기에 보청기를 올려놓기만 하면 빠른 충전 기능을 제공한다.

② 용량과 크기

전지의 크기는 보청기의 크기를 결정하고, 용량은 보청기의 사용 시간과 밀접한 관계가 있다. [그림 3-24]는 보청기에서 주로 사용하는 전지의 종류와 모양을 나타낸 것으로, 전지의 크기가 크면 용량 또한 크다고 볼 수 있다. 그리고 전지에 부여하는 명칭에 따라 크기가 달라지며, 번호 대신 색상으로 표기하기도 한다([그림 3-24]의 위).

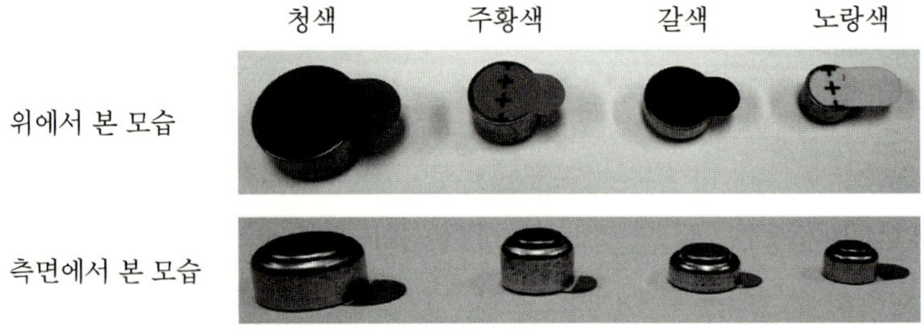

[그림 3-24] 보청기에서 사용하는 전지의 종류

왼쪽부터 차례대로 675 A, 13 A, 312 A, 10 A

③ 전지의 용량과 사용 시간

보청기의 사용 시간은 전지의 용량을 보청기 사용 시 소비하는 전류로 나눈 값이다. 예를 들어, 10 A형 전지의 용량이 70 mAh이고, 보청기 사용 시 소모하는 전류가 0.7 mA라고 하면, 전지 총 사용 시간(h)은 다음과 같다.

전지 사용 시간 = 전지 용량/보청기의 소비 전류
= 70(mAh)/0.7(mA)=100(h)

따라서 하루에 보청기를 14시간 사용한다면 전지 사용일수는 다음과 같다.

총 사용 시간/하루 보청기 착용 시간
= 100(h)/(보청기 착용 시간/일)
= 100(h)/14(h/일)
= 약 7.1일

참고문헌

Agnew, J. (1997). Sound quality evaluation of anti-saturation circuitry in a hearing aid. *Scandinavian Audiology*, *26*(1), 15-22.

Crain, T. R., & Tasell, D. (1994). Effect of peak clipping on speech recognition threshold. *Ear & Hearing*, *15*(6), 443-453.

Jerger, J., & Thelin, J. (1968). Effects of electroacoustic characteristic of hearing aids on speech understanding. *Bulletin of Prosthetics Research*, *9*, 159-197.

Jirsa, R., & Norris, T. (1982). Effects of intermodulation distortion on speech intelligibility. *Ear & Hearing*, *3*(5), 251-256.

Kates, J., & Kozma-Spytek, L. (1994). Quality ratings for frequency-shaped peak-clipped speech. *Journal of the Acoustical Society of America*, *99*(5), 3138-3148.

Killion, M., & Carlson, E. V. (1974). A sub-miniature electret-condensor microphone. *Journal of the Audio Engineering Society*, *22*, 237-243.

Killion, M. C., & Tillman, T. W. (1982). Evaluation of high-fidelity hearing aids. *Journal of*

Speech and Hearing Research, *25*(1), 15-25.

Lawson, G. D., & Chial, M. R. (1982). Magnitude estimation of degraded speech quality by normal-and impaired-hearing listeners. *Journal of the Acoustical Society of America*, *72*, 1781-1787.

Valente, M., Fabry, D. A., & Potts, L. (1995). Recognition of speech in noise with hearing aids using dual microphones. *Journal of American Academy of Audiology*, *6*(6), 440-449.

제4장

보청기 성능평가

1. 심리음향적 확인
2. 전기음향적 특성의 측정

보청기의 성능평가는 심리음향적 확인, 전기음향적(electro-acoustic) 측정, 품질관리, 조절(또는 적합) 및 이상 유무 확인 등을 위해 필요하다. 1970년 이후 유럽과 미국에서는 보청기의 전기음향적인 측정에 대한 표준안을 마련하고 이를 지속적으로 수정 및 보완해서 개정판을 마련하여 고시하고 있다. 현재 보청기의 전기음향적 측정 관련 국제표준은 스위스의 제네바에 본부를 두고 있는 국제전기기술위원회(International Electrotechnical Commission: IEC)에서 주관하고 있다. 이 장에서는 경험이 많은 보청기전문가(Hearing Aid Professional: HAP)가 주관적으로 검사하는 심리음향적 확인(psychoacoustic check)과 음향커플러(acoustic coupler)를 통한 전기음향적 측정에 대해 IEC와 미국국가표준협회(American National Standards Institute: ANSI)의 표준을 중심으로 살펴보았다.

1 심리음향적 확인

심리음향적 확인을 위해서는 [그림 4-1]과 같은 장치인 청음기(stethoscope)가 필요하다. 귓속형 또는 귀걸이형 보청기의 수화기 쪽을 집음구에 연결하고 귀꽂이를 양쪽 귀에 꽂으면, 보청기에서 나오는 소리를 들을 수 있다. 보청기를 청음기에 연결할 때 귓속형 보청기는 집음구, 귀걸이형 보청기는 집음구를 제거한 뒤 이어훅(earhook)을 음전도관에 직접 꽂아 사용한다. 전지는 새것으로 교체해야 하며, 확인 내용은 다음과 같다.

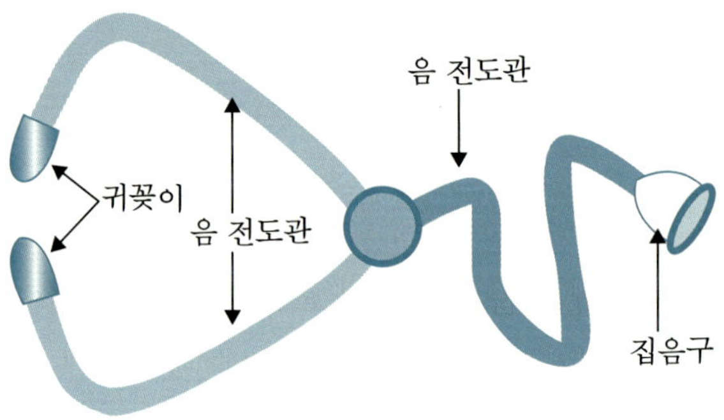

[그림 4-1] 보청기의 증폭음을 듣기 위한 청음기

- **신호음의 증폭 여부**: 청음기를 통해 들리는 어음 또는 주변의 소리가 증폭되는지를 확인한다. 음이 왜곡(distortion)되거나 일반적으로 들리는 보청기의 소리와 다를 경우, 이를 청지각을 통해서 감지한다. 또한 음량조절기(volume control)를 움직일 때 발생하는 잡음이 없는지도 확인한다. 보통 경험이 풍부한 보청기전문가(Hearing Aid Professional: HAP)는 음의 이상 유무를 쉽게 알아낼 수 있다.
- **음의 끊김**: 보청기를 청음기에 연결한 후 음량조절기를 듣기에 적당한 음량으로 조절한 다음 보청기외형을 돌려 가며 살짝 눌러 본다. 이때 음의 단속(intermittence) 현상 혹은 잡음이 없는지 확인한다.
- **내부 음향피드백(internal acoustic feedback)**: 음량조절기를 최대로 한 다음, [그림 4-2]처럼 손가락으로 음향환기구(vent)와 수화기의 튜브를 동시에 막은 후 귀에 가까이 대고 소리를 들어 본다. 이때 송화기 쪽에 있는 손가락이 송화기에 너무 가까이 있거나 보청기를 귀에 너무 가까이 갖다 대면 그 자체만으로도 음향피드백이

발생할 우려가 있으므로 주의해야 한다. 내부 음향피드백을 검사할 때에는 미세한 음향피드백도 함께 찾아내야 한다. 그 이유는 보청기를 삽입한 실제 귓속은 외이도 공간이 작기 때문에 음압이 증가하는데, 이때 발생한 음향피드백으로 인해 소리가 날카롭게 되거나 어음의 분별이 어렵기 때문이다.

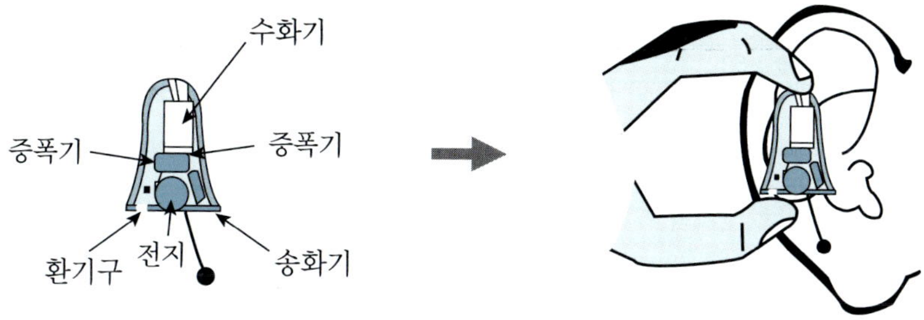

[그림 4-2] 내부 음향피드백의 확인 방법

- 내부 잡음(internal noise): 검사하는 장소의 주위를 조용하게 한 다음, 보청기의 볼륨을 최대로 올리고 보청기 자체에서 발생하는 잡음이 얼마나 큰지 검사한다. 이때 주의하여야 할 것은 보청기에서 들리는 잡음이 검사 장소 주변의 팬, 냉장고, 컴퓨터 등의 모터 소리가 아닌지 확인하여야 한다. 특히 광역동범위압축(Wide Dynamic Range Compression: WDRC) 방식의 보청기는 큰 소리가 입력될 때보다 작은 소리가 입력될 때 이득이 높기 때문에 보청기 내부의 잡음과 주위의 잡음을 혼동할 수 있으므로 주의하여야 한다. 보청기의 내부 잡음 측정 시 이러한 혼동을 방지하기 위해서는 송화기의 음입구를 막고 검사하는 것이 효과적이다.
- 링 6음 검사(Ling 6 test): 말소리의 다양한 주파수를 대표하는 여섯 가지 소리 [/m/, /u/, /a/, /i/, /s/, /sh/]를 이용하여 보청기의 특성을 검사한다. 그러나 링 6음 검사의 소리는 검사자의 청각 특성에 따라서 다르게 인지될 수 있으므로 많은 경험이 필요하다.

② 전기음향적 특성의 측정

보청기의 전기음향적 특성을 측정하기 위한 기반은 1980년대 중반에 마련하였다(Lybarger, 1985; Kasten & Franks, 1986). 이러한 특성을 정확히 측정하려면 적절한 측정기기와 표준화된 절차 및 방법이 필요하다. 이를 위해 본 장에서는 국제전기기술위원회(International Electrotechnical Commission: IEC)에서 발간한 표준 IEC 60118-0(IEC, 2022a; 국가기술표준원, 2022a 참조), IEC 60118-15(IEC, 2012; 국가기술표준원, 2022b 참조), IEC 60318-5(IEC, 2006; 국가기술표준원, 2022c 참조) 및 IEC 60318-8(IEC, 2022b)과 미국국가표준협회(American National Standard Institute: ANSI)의 ANSI S3.22(ANSI, 2009), ANSI S3.42(ANSI, 2012)를 참고하여 살펴보았다. 특히 IEC 60118-0:2022는 폐지된 2개의 표준(IEC 60118-0:2015, IEC 60118-7:2005)을 통합하여 개정한 표준이다. 현재 우리나라에서 사용 중인 국가표준 KS C IEC 60118-0(국가기술표준원, 2022a)은 폐지된 IEC 60118-0:2015를 일치(IDT) 단계로 부합화해서 발간했기 때문에 개정이 필요하다.

1) 측정기기의 구성

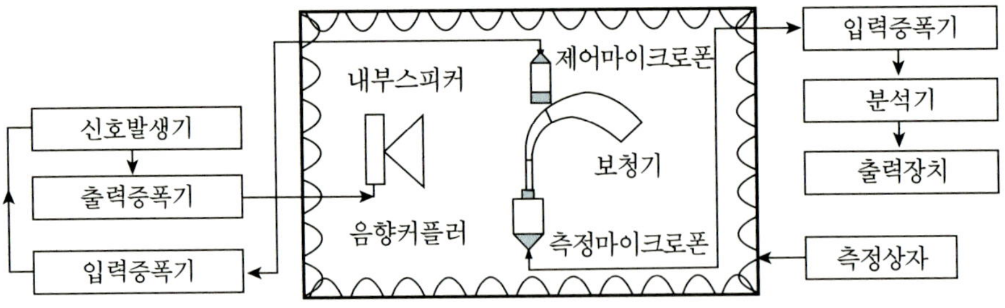

[그림 4-3] 보청기 특성 측정기의 구조

보청기의 특성 측정기는 그 형태가 다양하지만 [그림 4-3]과 같이 신호발생기(signal generator), 내부스피커(internal speaker), 측정상자(test box), 음향커플러(acoustic coupler), 제어송화기(control microphone), 측정송화기(measuring microphone), 출력장치(모니터 또는 프린터) 등으로 구성되어 있다. 참고로 [그림 4-4]는 국내에서 수입하여 사용하고 있는 특성 측정기를 나타낸다.

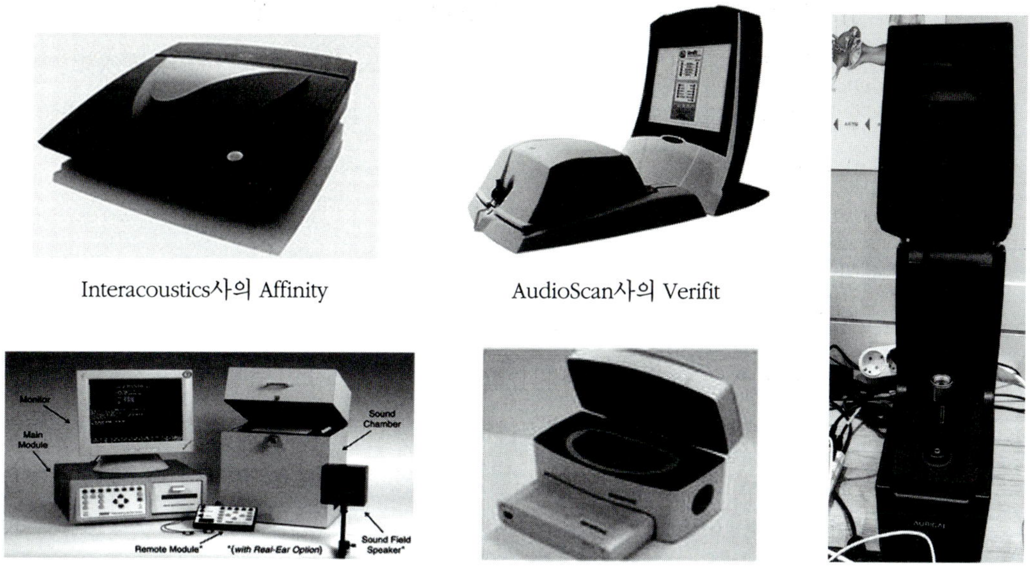

Interacoustics사의 Affinity　AudioScan사의 Verifit

Frye Electronics사의 Fonix　Signia사의 Unity　NATUS사의 Aurical

[그림 4-4] 현재 사용 중인 보청기의 특성 측정기

(1) 신호발생기

신호발생기에서는 특성을 측정하기 위한 다양한 강도의 시험음(test tone)을 발생한다. 시험음은 50~90 dB SPL의 강도로 순음(pure tone) 또는 주파수 범위(125~8,000 Hz)를 순차적으로 변하게 하는 스위프음(sweep tone)(ANSI, 2009; IEC, 2022a), 백색잡음(white noise), 협대역잡음(narrow-band noise), 어음과 비슷한 스펙트럼을 가진 어음잡음(speech noise) 또는 국제어음시험신호(International Speech Test Signal: ISTS)(ANSI, 2012; Holube et al., 2010; IEC, 2006) 등 여러 가지 형태의 잡음을 활용한다.

(2) 내부스피커

내부스피커는 측정상자 안에 있으며, 신호발생기에서 생성한 신호 또는 잡음을 보청기의 송화기로 전달한다.

(3) 측정상자

측정상자는 순음 또는 잡음을 보청기 쪽으로 전달하는 내부스피커, 음향커플러, 측정송화기, 제어송화기 등을 내장한다. 주변 소음, 기계 진동, 전기 또는 자기장 등은 보청기의 특성 측정 결과에 영향을 줄 수 있기 때문에 측정상자 외부의 잡음을 어느 정도 차단할 수 있으며, 내부에서 발생한 소리를 흡수하여 소리의 반사를 줄일 수 있어야 한다. IEC(2022a)에 따르면 Type 1 측정상자(anechoic chamber 20×20×20 mm)를 사용할 때 보청기 특성 측정 결과 값의 오차허용범위는 200~6,300 Hz 범위에서는 0.5 dB 이내이며, 그 이상의 주파수에서는 0.7 dB 이내이다.

(4) 제어송화기

제어송화기는 측정상자의 내부스피커에서 보청기의 송화기에 이르는 음압을 측정하며, 만약 제어송화기에 입력된 신호의 음압이 높거나 낮으면 음압레벨에 대한 정보를 신호발생기로 피드백(feedback)하여 측정에 필요한 음압을 알맞게 조절한다. 모든 측정에 있어서 측정상자 내의 송화기는 주기적으로 교정(calibration)을 실시해야 한다. 특성측정기의 전체적인 교정은 2년에 한 번 정도가 적당하지만 측정기의 소프트웨어에 의한 단순보정(leveling)은 측정할 때마다 실시하는 것이 바람직하다.

(5) 측정송화기

측정송화기는 보청기에서 증폭된 소리를 전기신호로 바꾼 다음, 분석기로 보내는 역할을 한다. 측정송화기는 온도, 습도, 외부 충격 등에 매우 민감하므로 주의해야 한다.

(6) 음향커플러

음향커플러는 보청기의 수화기와 측정송화기를 연결하는 장치로, 커플러, 모의귀(ear-simulator), 인체모형 등이 있다.

① 커플러

커플러의 용적 2 cc는 성인이 보청기를 착용하고 난 후의 외이도 용적에 근거를 두었다(Romanow, 1942). Nielson과 Rasmussen(1984)은 성인의 외이도 용적이 2 cc보다 작다고 보고하였다. 그러나 2 cc 커플러는 보청기 제조사 또는 전문적으로 적합하는 보청기 센터에서 보청기의 특성 측정 및 품질관리에 효과적이어서 현재까지 많이 사용하고 있다. 주로 사용하는 커플러는 [그림 4-5]와 같이 다양한 형태가 있으며(B&K: Type 4946; GRAS: RA0038; FRYE: HA-1, HA-2 등), [그림 4-6]은 특성 측정 시 커플러와 보청기를 연결한 모습이다. 최근 개정된 국제표준(IEC, 2022a)에 의하면 보청기의 전기음향적 특성을 측정하기 위한 커플러 사용법에 대한 주요 내용은 다음과 같다.

- 측정 주파수범위가 8,000 Hz 이하면 IEC 60318-5(IEC, 2006)에 따른 2 cc 커플러(오차범위 0.07 cc 이내)(예: B&K Type 4946, GRAS, RA0038)를 사용해야 한다.
- 귓속형과 RIC 보청기는 커플러에 연결하기 위하여 고무찰흙(putty)을 사용하고, 귀걸이형 보청기는 길이 25 mm, 내경 2.0 mm 튜브를 사용한다.
- 귓속형 보청기를 연결할 때는 [그림 4-6]의 (A)와 같이 환기구(vent)도 측정 결과에 영향을 주므로 고무찰흙 등을 이용하여 막는다.
- 측정 주파수범위가 16,000 Hz까지면 IEC 60318-8(IEC, 2022b)에 따른 고주파수용 0.4 cc 커플러(예: GRAS RA0252 high frequency coupler)를 사용해야 한다.
- 측정결과 보고서에 사용한 커플러의 종류와 관련 표준번호를 명시해야 한다.

(A)

(B)

(C)

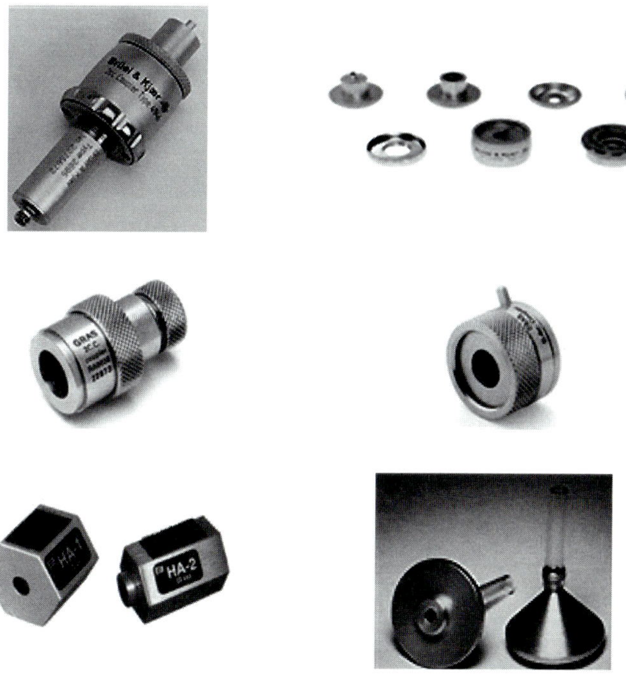

[그림 4-5] (좌) 2 cc 커플러, (우) 보청기 등 기기의 부착을 위한 어댑터

(A) B&K, (B) GRAS, (C) Frye

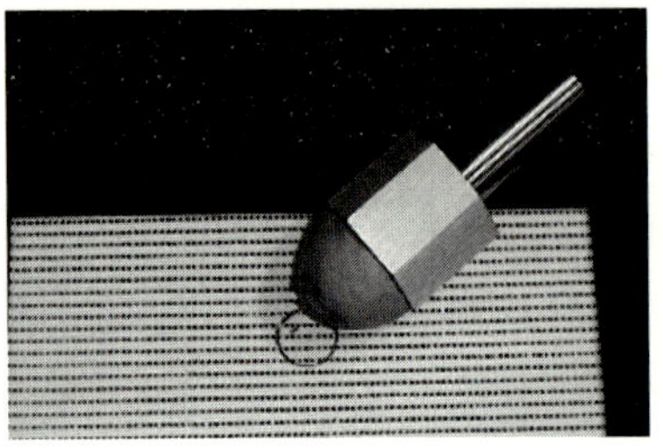

(A)

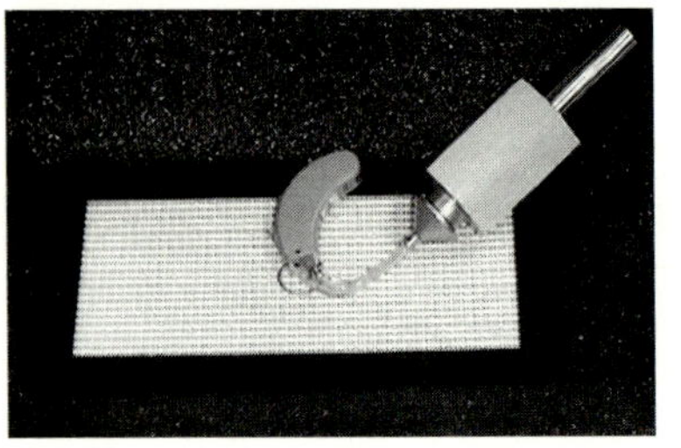

(B)

[그림 4-6] 특성 측정 시 보청기와 커플러를 연결한 모습

(A): 귓속형 보청기를 연결하는 HA-1 커플러, (B): 튜브를 사용하는 귀걸이형의 보청기를 연결하는 HA-2 커플러

② 모의귀

고막으로 음파가 들어오면 고막이 진동함에 따라 외이도의 용적이 변화하게 되며, 이에 따라 임피던스(impedance) 또한 변화한다. 모의귀(ear simulator)는 각 개인에 대한 귀의 특성, 몸과 머리에 의한 회절효과 등은 고려하지 않았지만 기능과 임피던스가 인간의 귀와 흡사하다. [그림 4-7]은 즈위슬로키 모의귀로 한쪽 귀의 특성을 나타낸다. 가운데 공간 V는 0.6 cc의 용적을 갖고 있으며, 주변에는 작은 튜브로 연결한 0.10~0.22 cc의 4개의 부수적인 공간이 있으며, 그중 3개의 공간은 음향필터가 설치되어 있다. 따라서 저주파수가 커플러로 들어오면 총 용적은 1.3 cc로 작용하며, 주파수가 증가함에 따라 튜브를 통과하는 음향의 임피던스는 증가하여 효과적으로 닫히게 된다. 그러므로 고주파수의 경우에 전체 용적은 1.3 cc에서 0.6 cc로 줄어들게 된다. 국제표준(IEC, 2022a; IEC, 2022b)에 부합하는 또 다른 모의귀로는 Bruel & Kjaer사의 Type 4152와 4157([그림 4-8]의 (A) 참조), GRAS사의 43AC([그림 4-8]의 (B) 참조) 등이 있다.

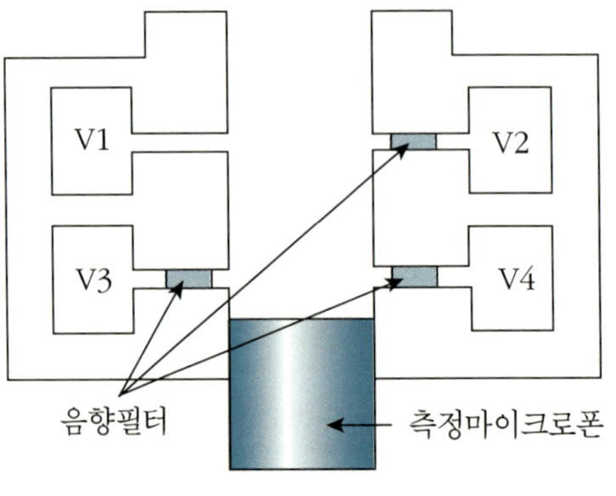

[그림 4-7] 사지형(4-branch type) 즈위슬로키 모의귀(ear-simulator)의 간단한 구조

출처: Dillon (2012).

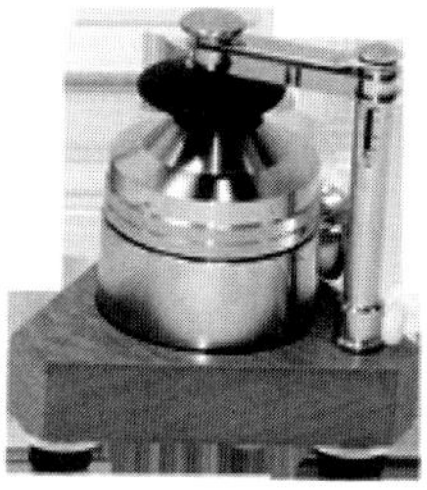

(A)

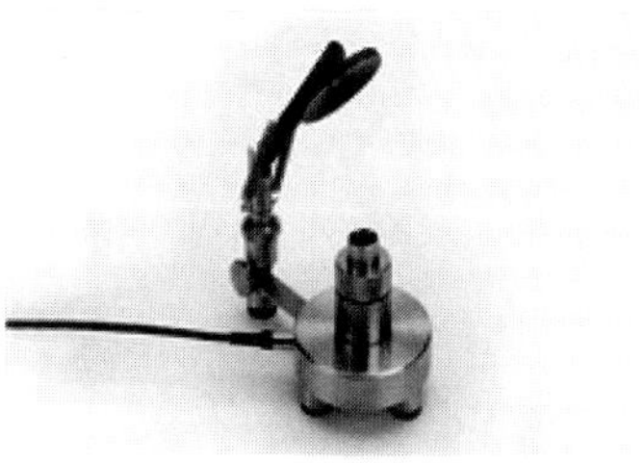

(B)

[그림 4-8] 다른 형태의 모의귀

(A) Bruel & Kjaer사의 Type 4152와 4157, (B) GRAS사의 43AC

③ 인체모형

KEMAR(Knowles Electronics Manikin for Acoustic Research, Knowles Electronics)은 Burkhard와 Sachs(1975)가 음향 연구를 위해 개발한 인체모형이다([그림 4-9] 참조). KEMAR에서 보청기 측정은 실제 인간의 귀에서 반응하는 음향의 변화와 매우 유사하다. 평균치이기 때문에 형태나 기능이 특이한 각각의 귀에 대한 음향반응을 정확히 예측하는 것은 어렵지만, 몸통, 머리, 귓바퀴, 외이도, 송화기의 위치, 커플러의 특성 등에 따른 음향의 변화를 밝히는 데 기여하였다. KEMAR와 유사한 인체모형으로 IEC 60318-4(IEC, 2010; 국가기술표준원, 2022d 참조)를 준수하는 B&K Type 4128-C HATS(Human Head and Torso Simulator, Bruel & Kjaer), HMS II.3(Head Acoustics), GRAS 45BC 등이 개발되었다.

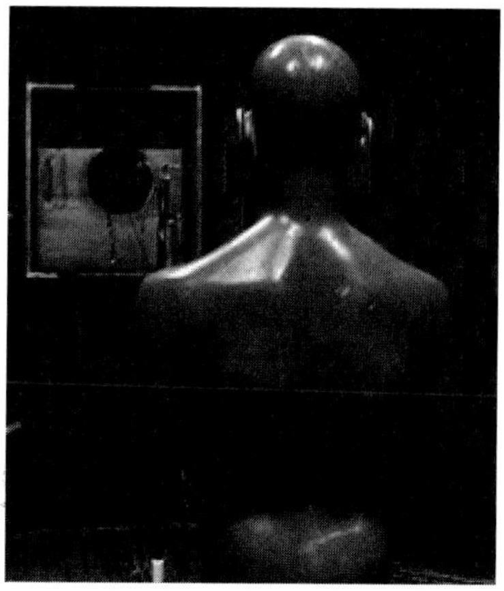

[그림 4-9] KEMAR 시스템

2) 측정의 절차와 방법

보청기의 특성 측정에 대한 절차와 방법은 IEC 60118-0(IEC, 2022a; 국가기술표준원, 2022a 참조)에 명시되어 있으며, 대부분의 국가(한국, 유럽, 미국, 일본 등)에서는 자국의 실정을 고려하여 이 표준을 부합화(일치 또는 일부 수정)해서 사용하고 있다.

(1) 측정 준비

보청기의 전기음향적인 특성을 측정하기 위해서 먼저 잡음 감소(noise reduction), 음향피드백제어시스템(anti-feedback system) 등 모든 기능을 제거한 상태(off)에서 커플러와 연결한다. 이때 조절송화기(control microphone, ANSI에서는 reference microphone)는 귀걸이형 또는 귓속형 보청기의 송화기 가까이에 두고 보청기 송화기로 유입되는 음압을 확인한다([그림 4-10] 참조).

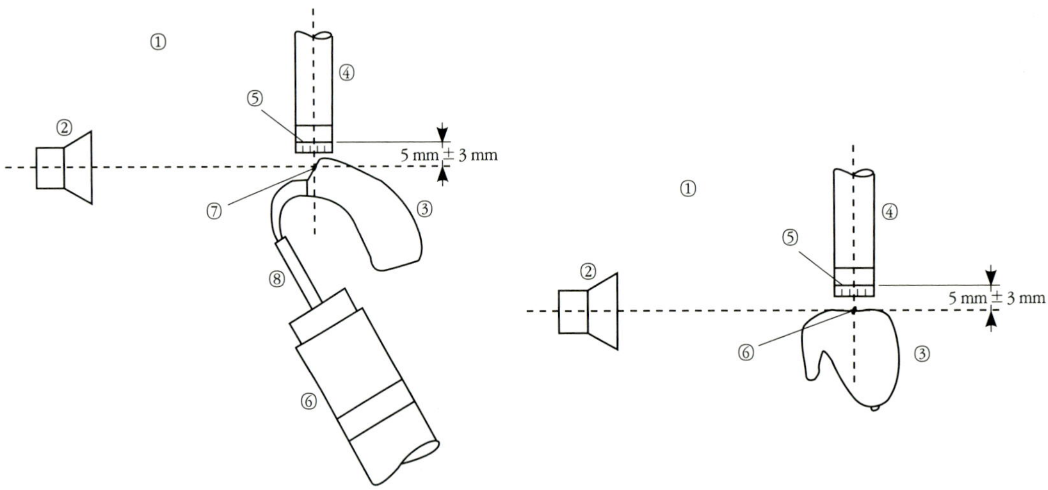

① 시험 공간(test space)
② 음원(sound source)
③ 보청기(hearing aid)
④ 제어마이크로폰(control microphone)
⑤ 소음계의 진동판(diaphragm)
⑥ 음향커플러(acoustic coupler)
⑦ 보청기의 기준점(reference point of hearing aid)
⑧ 튜브(tubing)

(A)

① 시험 공간(test space)
② 음원(sound source)
③ 보청기(hearing aid)
④ 제어마이크로폰(control microphone)
⑤ 소음계의 진동판(diaphragm)
⑥ 보청기의 기준점(reference point of hearing aid)

(B)

[그림 4-10] 보청기의 특성 측정 시 귀걸이보청기(A)와 귓속보청기(B)의 배치도

(2) 측정 내용과 방법

① 출력음압레벨90 주파수반응곡선

보청기의 출력음압레벨90 주파수반응곡선(output sound pressure level frequency response curve for input SPL 90 dB, OSPL90 frequency response curve)은 음량조절기를 최대에 두고 200 Hz에서 5,000 Hz까지 순음(스위프음)을 90 dB SPL의 음압레벨로 일정하게 제시하여 나타난 음향커플러의 음압레벨을 가로 축에 대수함수로 표현한 주파수, 세로 축에 데시벨로 표현한 그래프로 나타낸다([그림 4-11] 참조). 그리고 고주파수평균 출력음압레벨90(high frequency average OSPL90, HFA OSPL90)은 1,000 Hz, 1,600 Hz, 2,500 Hz의 평균 음압으로 나타낸다. 측정 결과, 최대출력은 제조사에서 제시한 값에서 3 dB를 초과해서는 안 되며, HFA OSPL90은 ±4 dB 이내이어야 한다.

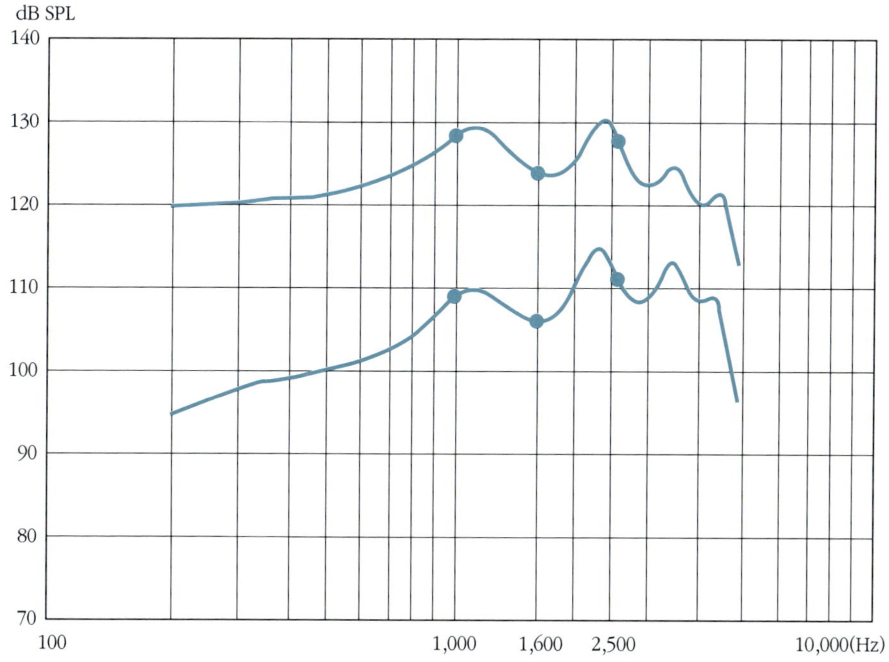

[그림 4-11] 출력음압레벨90(위)과 기본주파수반응곡선(아래)의 예

② 최대 음향이득반응곡선

보청기의 최대 음향이득반응곡선(full-on acoustic gain response curve)은 음량조절기를 최대에 두고 200 Hz에서 5,000 Hz까지 순음(스위프음)을 50 dB 음압레벨로 일정하게

제시하여 나타난 음향커플러 음압레벨을 가로 축에 대수함수로 표현한 주파수, 세로축에 데시벨로 표현한 그래프로 나타낸다([그림 4-11] 참조). 특정 주파수에서의 최대 음향이득은 음향커플러의 음압레벨에서 50 dB을 뺀 값으로 구하며, 이 측정에서는 최대이득(Full-On Gain: FOG)과 고주파수평균 최대이득(HFA FOG)을 구한다. 고주파수평균 최대이득의 허용오차는 제조사에서 제시한 값과 ±5 dB 이내, 최대 이득은 3 dB을 초과하지 않아야 한다.

③ 기준시험이득 설정에서 기본주파수반응곡선

기본주파수반응곡선(basic frequency response curve at reference test gain setting)은 음량조절기를 기준시험이득(Reference Test Gain: RTG)이 나타나는 기준시험설정(Reference Test Setting: RTS)으로 조절한 상태에서 200 Hz에서 5,000 Hz까지의 순음(스위프음)을 60 dB의 음압레벨로 일정하게 제시하여 음향커플러의 음압레벨을 측정한다. 기준시험이득이 입력음압레벨 60 dB에 대한 이득보다 작을 경우에는 음량조절기를 최대의 위치로 조절한다.

④ 기준시험이득

보청기에서 최대출력과 최대이득을 제외한 모든 측정에서 음량조절기를 기준시험이득으로 조절하는 이유는 대화음레벨의 범위(55~77 dB SPL) 중 상위 값인 77 dB의 입력음압레벨로 인해 출력음압레벨이 포화가 되어 정점절단에 의한 왜곡이 발생하는 것을 방지하거나(제3장 '기본 증폭기와 정점절단' 참조) 실제 사용자가 보청기를 사용할 때의 음량조절기의 위치를 고려했기 때문이다. 따라서 기준시험이득은 고주파수평균 출력음압레벨90(HFA OSPL90)에서 77 dB의 음압레벨을 뺀 값(±1.5 dB)으로 산출한다.

⑤ 대역폭 또는 주파수범위

대역폭(bandwidth) 또는 주파수범위(frequency range)는 [그림 4-12]에서 구한 60 dB의 입력음압레벨에 대한 고주파수평균 출력음압레벨에서 20 dB을 뺀 주파수반응곡선에서 가장 낮은 주파수(f_1)와 가장 높은 주파수(f_2)를 구하여 f_1에서 f_2까지로 결정한다. 만약 200 Hz 이하 또는 5,000 Hz 이상에 있어 f_1과 f_2를 결정할 수 없다면, 부등호를 사용하여 '<200 Hz', '>5,000 Hz' 등으로 나타낼 수 있다.

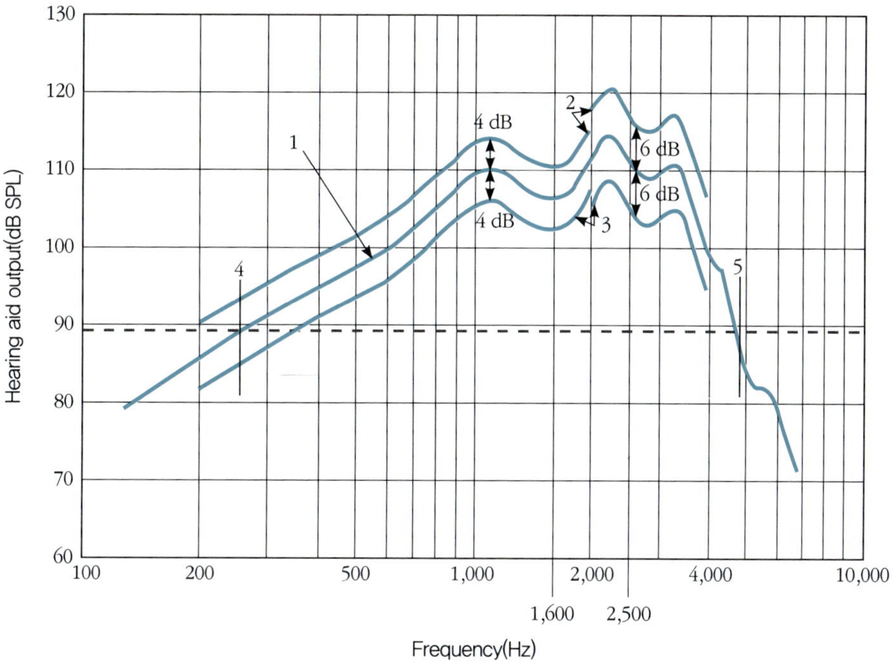

[그림 4-12] 기본주파수반응곡선(1)과 허용오차(2, 3) 및 대역폭(또는 주파수범위)(4, 5)의 예

⑥ 소비전류

소비전류(battery current)는 기준시험설정에서 1 kHz, 65 dB의 음압레벨을 제시하고 전류를 측정한다. 소비전류의 허용오차는 +20%를 초과해서는 안 된다.

⑦ 전고조파왜곡

전고조파왜곡(total harmonic distortion)은 기준시험설정에서 〈표 4-1〉에 제시한 각각의 주파수와 음압레벨에서 측정하고 실제로 사용한 주파수를 명시한다. 만일 어떤 왜곡 검사 주파수와 제2고조파 사이에서 명시한 주파수반응이 12 dB 이상 상승하면, 그 주파수에서의 왜곡 측정은 생략한다. 그리고 잡음이나 윙윙거리는 소리 등의 소음으로 인해 오류가 발생할 수 있으므로 전고조파왜곡을 측정할 때 주의가 필요하다. 고조파왜곡의 허용오차는 퍼센트로 환산했을 때 +3%를 초과해서는 안 된다.

표 4-1 왜곡의 검사 주파수와 입력음압레벨

왜곡 검사 주파수(Hz)	입력음압레벨(dB SPL)
500	70
800	70
1,600	65

⑧ 등가입력잡음

등가입력잡음(equivalent input noise)은 기준시험설정에서 측정하며, 50 dB의 입력음압레벨에서 고주파수평균 출력음압을 결정하고 입력 음원의 스위치를 끈다. 주파수범위가 200 Hz에서 5,000 Hz이고, 적어도 0.5초의 평균 시간을 사용한 총 지속적인 출력잡음의 음압레벨을 측정한다. 등가입력잡음레벨은 다음의 식에 따라 계산한다. 만약 보청기를 측정하는 동안에 확장 기능이 활성화되면, 이 조건을 제조사가 언급하여야 한다. 등가입력잡음의 허용오차는 +3 dB을 초과해서는 안 된다.

등가입력잡음 = (총 출력잡음 SPL) − (50 dB 입력 SPL의 HFA 이득)

(SPL: Sound Pressure Level, HFA: High Frequency Average)

보청기에 텔레코일을 내장한 경우에는 추가적으로 다음의 사항을 측정한다.

⑨ 등가시험루프감도

등가시험루프감도(Equivalent Test Loop Sensitivity: ETLS)는 기준시험설정에서 보청기의 스위치를 'T'에 두고 31.6 mA/m의 자기장을 입력하여 측정한다. 등가시험루프감도는 다음의 식으로 구하며, 허용오차는 ±4 dB을 초과해서는 안 된다.

ETLS = HFA SPLI − (RTG + 60 dB)

(ETLS: Equivalent Test Loop Sensitivity, HFA: High Frequency Average, SPLI: SPL in a magnetic field, RTG: Reference Test Gain)

앞의 식에서 SPLI는 기준시험설정에서 스위치를 'T'에 두고 −30 dB re 1A/m(=31.6 mA/m)의 사인교대자기장(sinusoidal alternating magnetic field)을 제시했을 때 음향커플러에서 생성되는 음압레벨이다.

⑩ 유도픽업코일의 최대 고주파수평균 자기음향감도레벨

유도픽업코일의 최대 고주파수평균 자기음향감도레벨[maximum HFA Magneto-Acoustical Sensitivity Level(HFA MASL) of induction pick-up coil]은 기준시험설정에서 자기장을 1 A/m(=10 mA/m)의 경우에 -40 dB로 조절한 후 측정한다. 1 A/m(=1 mA/m)의 경우에는 -60 dB의 자기력에 대한 고주파수평균 출력음압레벨로 표현한 최대 고주파수평균 자기음향감도레벨은 다음의 식으로 계산한다. 고주파수평균 자기음향감도레벨의 허용오차는 ±6 dB 이상을 벗어나서는 안 된다.

MASL = D − 20 (dB)

(MASL: Magneto−Acoustical Sensitivity Level, D: 최대 픽업 감도로 유도된 보청기의 고주파수평균 출력음압레벨)

측정에 사용하는 보청기가 비선형(또는 자동이득조절 방식)인 경우에는 다음의 사항에 대해서 추가적으로 분석한다. 추가적인 측정은 기본적으로 2,000 Hz에서 수행하며, 250 Hz, 500 Hz, 1,000 Hz, 4,000 Hz 중 하나 이상의 주파수에서 측정할 수 있다.

⑪ 시속상태 입출력 특성

지속상태 입출력 특성(steady state input-output characteristics)은 음량조절기를 RTS로 조절한 후 입력음압레벨을 50 dB에서 90 dB의 5 dB 이내의 간격으로 제시하여 측정한다. 선택한 측정 주파수에서 입력음압레벨에 대한 음향커플러의 음압레벨을 측정한 후 입력음압레벨에 대한 출력음압레벨의 그래프를 기록한다([그림 4-13] 참조). 그래프는 가로축과 세로축의 간격이 같은 선형 dB의 척도를 사용한다. 50 dB과 90 dB의 입력음압레벨에서 최대 편차는 ±5 dB을 벗어나서는 안 된다. 각 간격의 시간은 출력신호가 안정 상태에 도달할 수 있도록 충분히 길어야 한다.

⑫ 역동자동이득조절 특성: 압축시간과 해제시간

압축시간과 해제시간은 기준시험설정에서 55 dB과 90 dB의 입력음압레벨을 번갈아 제시하여 측정한다. 각 시간의 간격은 출력신호가 안정 상태에 도달할 수 있도록 충분히 길어야 한다. 압축시간은 입력음압레벨이 55 dB에서 90 dB로 바뀔 때 출력음압레벨이 3 dB 이내로 안정되는 지점에서의 시간을 측정하여 결정한다. 해제시간은 입력음압레벨이 90 dB에서 55 dB로 바뀔 때 출력음압레벨이 4 dB 이내로 안정되는 지점에서의 시간을 측정하여 결정한다([그림 4-13] 참조). 압축시간과 해제시간의 허용오차는 ±5ms를 초과하거나 명시한 값의 ±50%를 초과해서는 안 된다.

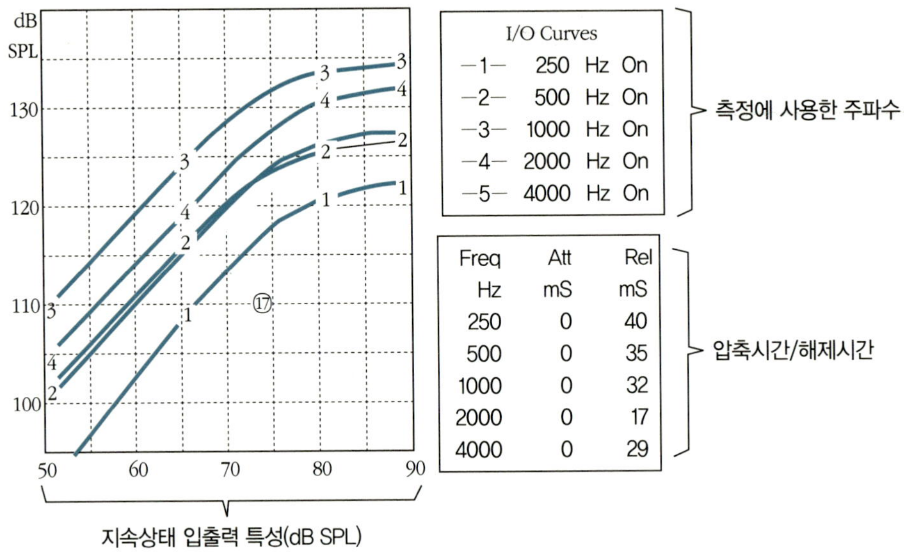

[그림 4-13] 지속상태 입출력 특성과 역동자동이득조절 특성 측정의 예

(3) 국제어음시험신호의 활용

국제어음시험신호(International Speech Test Signal: ISTS)는 비선형 보청기의 특성 측정 시 추정삽입이득(estimated insertion gain)을 얻기 위하여 개발한 어음과 유사한 시험신호이다(국가기술표준원, 2022c; ANSI, 2012; IEC, 2012). 이는 ISTS를 이용하여 보청기 특성의 측정 및 분석 절차에 대한 내용을 포함하고 있다. 이 표준의 용도는 보청기 사용자의 추정삽입이득, 즉 실이삽입이득(Real-Ear Insertion Gain: REIG)의 추정치를 구하는 것이다. 또한 보청기 생산, 공급 및 배송을 위해 2 cc 커플러이득을 통한 보청기의 전기음향적 특성을 확인할 수 있다. 이 신호의 특성과 활용 방법은 다음과 같다.

① ISTS 특성

ISTS는 여성 화자들이 녹음한 아랍어, 영어, 프랑스어, 독일어, 북경어 및 스페인어의 음원을 이용하여 제작하였다(Holube et al., 2010). 이 신호는 다화자잡음과 같은 형태로 대역폭이 100 Hz에서 16,000 Hz, 총 길이(duration)는 60초로 저작권을 가진 유럽

보청기제조사협회(European hearing instrument manufacturers association)에서 16 또는 24비트의 웨이브(wave) 형태의 파일을 무료로 제공하고 있다. 1/3 옥타브 주파수대역별 ISTS의 30번째(30th percentile), 65번째(65th percentile), 99번째(99th percentile)의 백분위(percentile)별 스펙트럼 및 장기평균어음스펙트럼(long-term average speech spectrum)은 [그림 4-14]와 같다. 그리고 특성 측정 시 제시하는 ISTS의 음압레벨은 65 dB과 80 dB은 필수적이며, 55 dB의 음압레벨은 경우에 따라 선택할 수 있다.

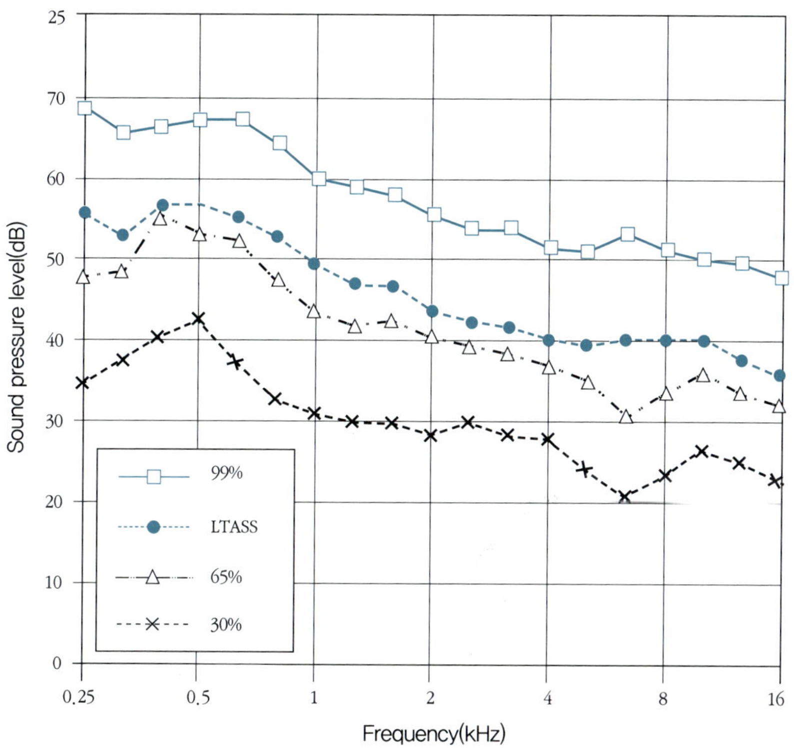

[그림 4-14] 옥타브주파수대역별 국제음성시험신호(ISTS)의 30번째(30th percentile), 65번째(65th percentile), 99번째(99th percentile)의 백분위별 장기평균어음스펙트럼의 음압레벨 및 스펙트럼

② 음향커플러의 연결

추정삽입이득의 측정에는 폐쇄모의귀(occluded ear simulator)를 연결한다. 그러나 폐쇄모의귀가 없으면 2 cc 커플러와 〈표 4-2〉의 권장 교정 값을 사용한다.

표 4-2 cc 커플러를 사용하여 측정한 경우에 추정삽입이득을 구하기 위한 1/3옥타브밴드별 권장 교정 값

주파수(kHz)	0.25	0.315	0.40	0.50	0.63	0.80	1.0	1.25
커플러 수정 값	4	4	4	4.2	4.3	4.5	5.2	6.1
주파수(kHz)	1.60	2.0	2.50	3.15	4.0	5.0	6.30	
커플러 수정 값	6.6	8	9.3	10.5	12.2	13.6	14.7	

③ 측정 시 보청기의 설정

특성 측정 시 보청기의 전기음향적 조절은 IEC 60118-15(2012)에서 제시한 표준 청력도 중 한 개 또는 실제 사용자의 청력도를 적용한다. 그리고 잡음감소 알고리즘(noise reduction algorithm), 음향피드백감소 시스템(feedback suppression system), 잔향소거(echo cancellation) 등의 기능은 실제 사용자를 고려하여 설정한 그대로 두고 측정한다. 음향환기구는 막아야 하며(closed venting), 방향송화기의 경우에는 전방향(omni-directional) 모드로 설정하고 측정한다.

④ 측정 방법

ISTS의 총 길이는 60초로, 앞부분의 15초는 보청기의 여러 가지 기능을 안정화하는 데 사용하며, 실제 측정은 뒷부분의 45초를 사용한다. 필요한 경우에는 원래 신호를 배수만큼 늘려서 사용할 수 있다.

- 시험상자는 200~8,000 Hz의 대역에서 보정(leveling) 또는 균등화(equalization)를 실시한다.
- 보청기의 입력 측에서 변형하지 않는 원래의 ISTS 음압레벨이 전체적으로 65 dB이 되도록 설정한다.
- 추정이득의 측정 시 사용하는 ISTS 또는 2 cc 커플러이득의 측정 시 사용하는 다른 형태의 신호(non-ISTS)를 전체적으로 65 dB SPL이 되도록 설정한다.
- 처음 15초를 제외하고 마지막 45초 동안의 폐쇄귀모의기 또는 2 cc 커플러의 평균적인 음압을 기록한다.
- ISTS가 전체적으로 80 dB의 음압레벨이 되도록 설정하여 앞의 과정을 반복한다.
- 필요하다면 ISTS를 55 dB의 음압레벨이 되도록 설정하여 앞의 과정을 반복한다. 그러나 이 경우에는 측정시스템에서 발생하는 소음에 영향을 받을 수 있으므로 주

의해야 한다.

- 추정삽입이득을 구할 때 2 cc 커플러를 사용한 경우에는 2 cc 커플러의 음압레벨에 〈표 4-2〉의 커플러 교정 값을 더해서 구할 수 있다.

[그림 4-15]는 IEC 60118-15(IEC, 2012)의 절차에 따라 보청기의 특성을 측정한 결과의 예를 보여 준다.

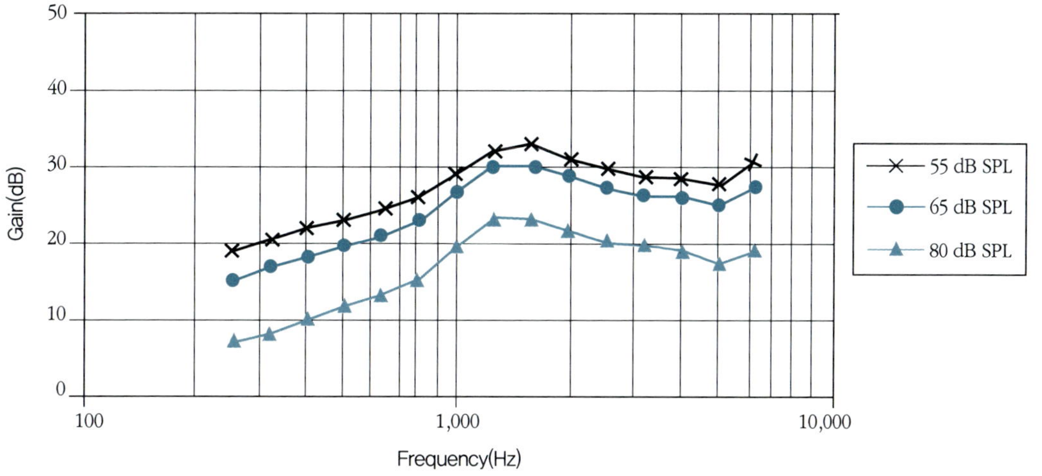

[그림 4-15] IEC 60118-15(2012)의 절차에 따라 보청기의 특성을 측정한 결과(예)

3) 표준의 개정

IEC 또는 ISO, 한국표준(KS) 등은 5년 내외의 시간 간격으로 꾸준히 확인 또는 개정되고 있다. 개정 내용은 용어, 장비의 규격 및 측정 환경, 측정 절차, 허용오차 등이 있으며, 개정 이유는 실제 수요자의 사용 환경을 고려한 학문적인 연구, 측정기기 및 제품의 특성 발전 등이 있다. 특히 보청기 특성의 측정과 관련하여 KS 표준은 IEC 표준을 그대로 번역하여 사용하기 때문에 한국 난청인의 올바른 보청기 착용 및 조절을 위해 한국인의 신체, 심리음향 및 어음의 특성을 고려하여 표준을 개정하는 것이 필요하다. ISTS 대한 한 연구 보고(Lee & Jin, 2018)는 한국어음의 음향학적 특징과 다르기 때문에 한국어음에 기반한 신호음을 적용하면 더 정확한 평가를 할 수 있다고 주장한다. 따라서 후속 연구를 통해서 국가표준을 지속적으로 개정하는 것이 중요하다.

참고문헌

국가기술표준원(2022a). 전기음향-보청기-제0부: 보청기의 성능 특성 측정(KS C IEC 60118-0:2022; IEC 60118-0:2022 일치). 서울: 한국표준협회.

국가기술표준원(2022b). 전기음향-보청기-제15부: 어음 유사 신호로 보청기의 신호처리를 특성화하는 방법(KS C IEC 60118-15:2022; IEC 60118-15:2012 일치). 서울: 한국표준협회.

국가기술표준원(2022c). 전기음향-인간의 머리와 귀 모의기-제5부: 보청기와 귀삽입을 통해 귀에 연결하는 이어폰 측정용 2 cm^3 커플러(KS C IEC 60318-5:2022; IEC 60318-5:2006 일치). 서울: 한국표준협회.

국가기술표준원(2022d). 전기음향-인간의 머리와 귀 모의기-제4부: 귀 삽입을 통해 귀에 연결하는 이어폰 측정용 폐쇄귀 모의기(KS C IEC 60318-4:2022; IEC 60318-4:2010 일치). 서울: 한국표준협회.

American National Standards Institute (ANSI). (2009). Specification of hearing aid characteristics. ANSI S3.22. New York, NY: Acoustical Society of America.

American National Standards Institute (ANSI). (2012). Testing hearing aids with a broadband noise signal. ANSI S3.42. New York, NY: Acoustical Society of America.

Burkhard, M. D., & Sachs, R. M. (1975). Anthropometric manikin for acoustic research. *Journal of the Acoustical Society of America*, *58*, 214-222.

Holube, I., Fredelake, S., Vlaming, M., & Kollmeier, B. (2010). Development and analysis of an international speech test signal (ISTS). *International Journal of Audiology*, *49*, 891-903.

International Electrotechnical Commission (IEC). (2022a). IEC 60118-0 (Ed. 4)- Electroacoustics-Hearing aids-Part 0: Measurement of the performance characteristics of hearing aids. Geneva, Switzerland: IEC.

International Electrotechnical Commission (IEC). (2010). IEC 60318-4-Electroacoustics -Simulators of human head and ear-Part 4: Occluded-ear simulator for the measurement of earphones coupled to the ear by means of ear inserts. Geneva, Switzerland: IEC.

International Electrotechnical Commission (IEC). (2006). IEC 60318-5-Electroacoustics -Simulators of human head and ear-Part 5: 2 cm^3 coupler for the measurement of hearing aids and earphones coupled to the ear by means of ear inserts. Geneva, Switzerland: IEC.

International Electrotechnical Commission (IEC). (2022b). IEC 60318-8-Electroacoustics -Simulators of human head and ear-Part 8: Acoustic coupler for high-frequency measurements of hearing aids and earphones coupled to the ear by means of ear inserts. Geneva, Switzerland: IEC.

International Electrotechnical Commission (IEC). (2012). IEC 60118-15-Electroacoustics-Hearing aids-Part 15: Methods for characterizing signal processing in hearing aids with a speech-like signal. Geneva, Switzerland: IEC.

Kasten, R. N., & Franks, J. R. (1986). Electroacoustic characteristics of hearing aids. In w. Hodgson(ed.), *Hearing Aid Assessment and Audiologic Habilitation* (pp. 38-70). Baltimore, MD: Williams & Wilkins.

Lee, K. J., & Jin, I. K. (2018). A Comparison of Acoustical Characteristics between International Speech Test Signal and Korean Speech Stimuli. *Commun Sci Disord, 23*(1), 169-179.

Lybarger, S. (1985). The physical and electroacoustic characteristics of hearing aids. In J. Katz(ed.), *Handbook of Audiology* (pp. 849-884). Baltimore, MD: Williams & Wilkins.

Nielsen, H. B., & Rasmussen, S. B. (1984). New aspects in Hearing aid fittings. *Hearing Instrument, 35*, 18-21.

Romanow, F. F. (1942). Method of measuring the performance of hearing aids. *Journal of the Acoustical Society of America, 13*(1), 294-304.

제5장

귀꽂이와 보청기몸체

1. 귀꽂이
2. 보청기몸체
3. 귀꽂이와 보청기몸체의 재질
4. 환기구, 음향필터 그리고 음도관

귀꽂이(earmold)와 보청기몸체(hearing aid shell)는 증폭한 소리를 고막으로 전달하는 장치이다. 일반적으로 난청 유형, 청력 손실 정도, 귀의 형태 등에 따라 귀꽂이와 보청기몸체의 설계가 달라진다. 그리고 귀꽂이 또는 보청기몸체에 설치하는 환기구(vent), 음향필터(acoustic filter)는 형태와 종류에 따라 난청인의 고막에 제공하는 음향의 특성에 변화를 줄 수 있다. 이 장에서는 귀꽂이와 보청기몸체 그리고 환기구, 음향필터 및 음도관(sound bore)의 특성에 대해서 알아보았다.

① 귀꽂이

1) 귀꽂이의 역할

귀꽂이(earmold)는 귀걸이보청기의 이어후크(ear hook)와 연결하여 보청기의 착용을 쉽게 하고 수화기에서 나온 증폭 음향을 고막으로 전달하는 역할을 한다. 귀꽂이의 형태는 난청인의 청각손실의 종류, 정도 및 형태, 외이 및 외이도의 형태, 미용 및 심리음향적 특성 등에 따라 달라진다. 그리고 귀꽂이의 삽입 상태, 귀꽂이튜브(earmold tube), 환기구(vent), 음향필터(acoustic filter), 음도관(sound bore) 등의 형태와 종류에 따라 고막 근처의 주파수반응에 영향을 준다.

2) 귀꽂이의 형태

귀꽂이는 크게 폐쇄형(occluded type)과 개방형(non-occluded type)으로 나눌 수 있다([그림 5-1] 참조). [그림 5-1]의 (A)는 폐쇄형 귀꽂이로서 환기구가 있는 형태이며, 갑개(concha)의 모든 부분을 사용하는 완전갑개(full concha)의 형태이다. 폐쇄형 귀꽂이는 필요에 따라 외부의 공기가 통하게 하거나 주파수반응을 조절할 수 있는 환기구를 설치할 수 있다. 그리고 (B)는 외이도의 일부만을 막는 개방형 귀꽂이로 크로스(Contralateral Routing Of Signal: CROS)형 혹은 Jenssen형 귀꽂이라 부른다. 개방형 귀꽂이는 환기구를 극대화하여 폐쇄효과를 줄일 수 있다.

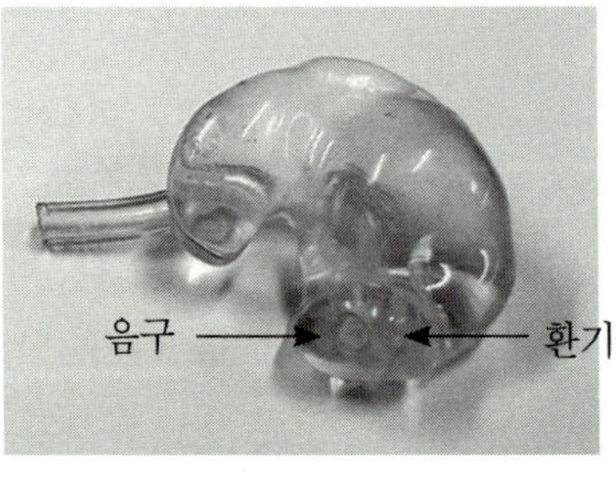

(A)

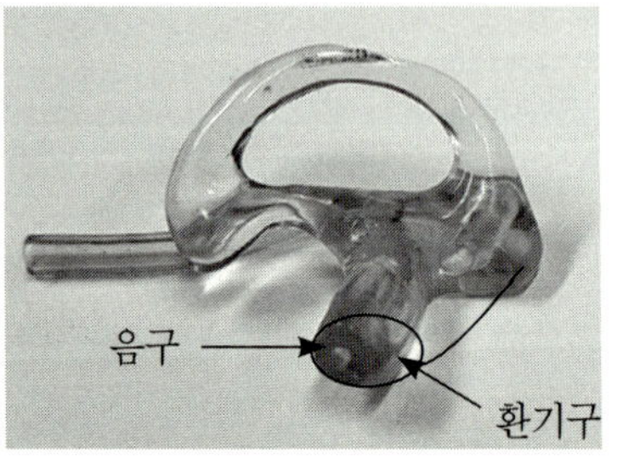

(B)

[그림 5-1] 귀꽂이의 종류

(A): 폐쇄형 귀꽂이, (B): 개방형 귀꽂이

귀꽂이는 갑개를 채우는 부위와 외이도에 삽입하는 깊이에 따라서 그 형태가 달라진다. 외이도 중 고막으로부터 1/3~1/2에 해당하는 길이는 골부로서 약 0.2 mm 두께의 피부로 싸여 있으며(Alvord & Farmer, 1997), 외부 자극에 대해 대단히 민감하다. 그리고 나머지 부분은 연골부로 두꺼운 피부 층으로 싸여 있으며, 외부 자극에 대해 덜 민감한 부분이다. 또한 외이도는 제1 굴곡부와 제2 굴곡부로 나뉜다. 제1 굴곡부는 외이도가 시작되는 부분으로 그 안쪽은 연골부와 만나게 되며, 제2 굴곡부는 연골부와 골부가 연결되는 지점에 위치한다. 외이도의 제1 굴곡부와 제2 굴곡부는 서로 다른 방향을 가르키지만, 입구와 제2 굴곡부 이후의 외이도는 평형을 이룬다([그림 5-2]의(A)에서 a와 b). 따라서 첫 번째와 두 번째 굴곡부는 비슷한 형태로 휘어져 있다(Pirzanski, 1998). [그림 5-2]의 (B)는 골격(skeleton)형 귀꽂이의 각부 명칭과 모양을 나타낸 것이다. 귀꽂이는 주로 연골부에 꼭 맞게 삽입하며, 귀꽂이의 음구는 연골부 또는 경골부의 일부에 위치한다.

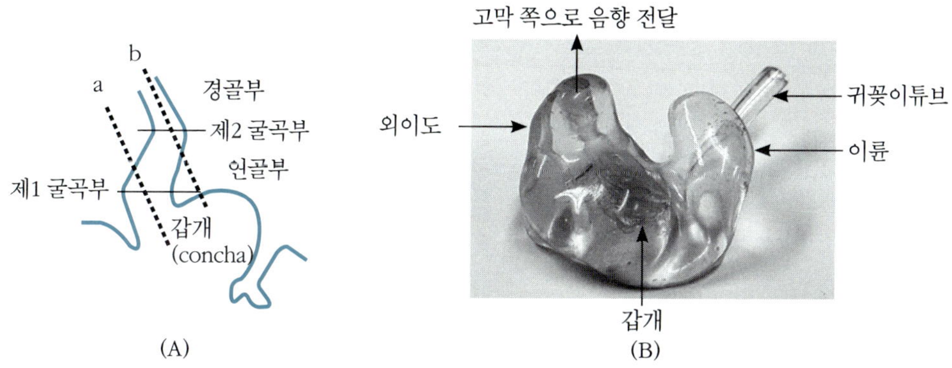

[그림 5-2] 외이 및 외이도의 형태(A)와 귀꽂이의 구조(B)

(1) 폐쇄형 귀꽂이

[그림 5-3]은 흔히 사용하고 있는 폐쇄형 귀꽂이의 종류를 나타낸 것이다. 그림에서 (A)~(C) 형태는 귀꽂이를 이륜(helix)에 고정할 수 있도록 제작하여 안전하게 착용할 수 있도록 하였다. 이것은 귀꽂이가 올바른 부위에 장착됨에 따라 음향피드백(acoustic feedback)의 발생 또는 구강을 움직였을 때 귀꽂이의 움직임을 줄일 수 있는 이점이 있다(Meredith et al., 1989; Kuk, 1990). 그러나 이륜 부위의 압박감으로 인해 통증이나 불편을 초래하면 보청기전문가(Hearing Aid Professional: HAP)가 상황에 따라 이륜에 해당하는 부위를 제거하여 사용할 수도 있다. 이런 경우에는 반대로 귀꽂이를 제대로 장착하

지 못하거나 귀꽂이가 움직여서 음향피드백을 발생할 우려가 있다. 귀꽂이의 형태별 특징을 살펴보면 다음과 같다.

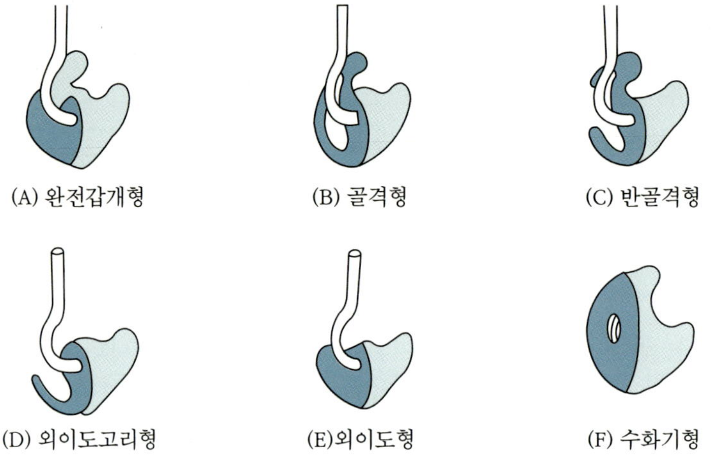

[그림 5-3] 폐쇄형 귀꽂이의 종류

- 완전갑개형(full concha type): 수화기형([그림 5-3]의 F)과 비슷한 형태이지만 외부로 돌출되는 부분이 약간 적다([그림 5-3]의 A).
- 골격형(skeleton)과 반골격형(semi-skeleton type): 갑개의 가운데 부분을 제거한 모양으로, 착용감이 좋으며 미용적인 효과도 있다. 외이도형으로 쉽게 변형할 수 있다([그림 5-3]의 B와 C).
- 외이도고리형(canal lock type): 외이도만으로는 보청기를 잡아 주는 힘이 약할 때 사용되며, 외관상으로 완전갑개형보다 보기가 좋다([그림 5-3]의 D).
- 외이도형(canal type): 귓본(ear impression)에서 외이도만을 이용하여 만든 귀꽂이다. 외관상 보기가 좋으며, 비교적 낮은 이득의 보청기에 사용한다([그림 5-3]의 E).
- 수화기형(receiver type): 갑개 부분을 모두 채운 형태로, 고 · 심도 혹은 농에 가까운 청력손실에 효과적이다. 주로 상자보청기에 사용하며, 귀꽂이의 바깥쪽에 O형 고리(O ring)를 부착하여 보청기의 수화기를 끼워서 고정할 수 있게 한다. 이 형태는 연결고리 대신에 튜브를 삽입하여 귀걸이보청기에 사용할 수도 있다. 표준형(standard type) 귀꽂이라고도 한다([그림 5-3]의 F).

(2) 개방형 귀꽂이

[그림 5-4]의 (A)는 개방형(non-occluded type) 혹은 크로스형 귀꽂이의 한 형태이다. 크로스보청기 등과 같이 보청기의 이득이 낮거나 난청인이 고주파수의 청력손실이 있을 때, 폐쇄효과를 줄이기 위한 귀꽂이로 사용한다. 갑개 부분이 없는 귀꽂이는 외이도 고리에 의해 고정되며, 말을 하거나 음식을 씹을 때 그리고 고개를 돌릴 때, 귀꽂이의 움직임을 방지하는 데 효과적이다. 그러나 과도하게 움직이는 귓바퀴를 가진 사람에게는 외이도형의 귀꽂이가 적당하다(Juneau, 1983). 최근에 출시하고 있는 개방적합(open fitting) 보청기에서는 귀꽂이 대신 기공이 크게 뚫려 있는 이어팁(ear tip)을 사용하여 폐쇄효과를 효과적으로 해결하고 있다([그림 5-4]의 (B) 참조).

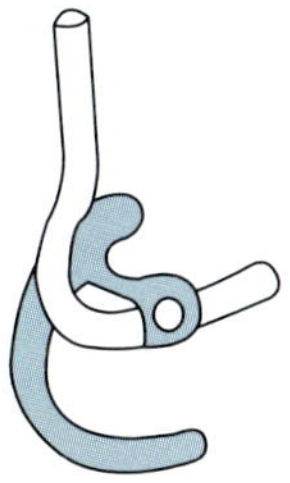

(A)

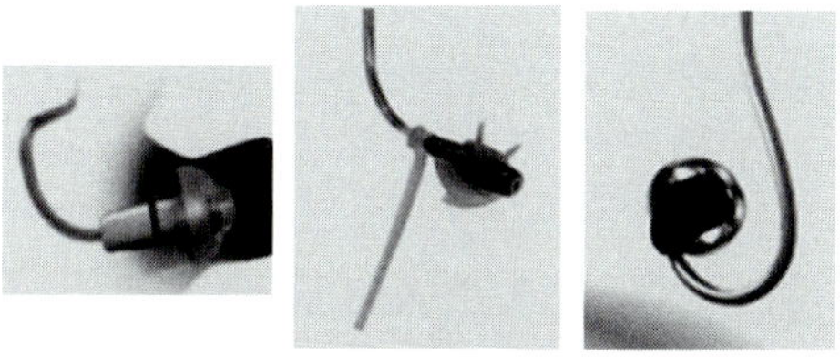

(B)

[그림 5-4] 개방형 귀꽂이(A)와 귀걸이형 개방적합 보청기에 사용하는 이어팁(B)의 형태

② 보청기몸체

1) 보청기몸체의 역할

보청기몸체(hearing aid shell)는 고막보청기, 외이도보청기, 귓속보청기 등의 귓속형 보청기에 전자 부품을 내장하고, 보청기를 외이도에 안전하게 삽입할 수 있도록 한다. 보청기몸체에는 귀꽂이와 마찬가지로 환기구, 음향필터를 설치할 수 있으며, 이 또한 고막 부근의 주파수반응에 영향을 준다. 귀꽂이와 다른 점은 보청기몸체에는 이어후크 및 귀꽂이튜브가 없어서 수화기에서 발생한 증폭 음향이 짧은 수화기튜브(receiver tube)를 통해서 곧바로 고막으로 전달된다.

2) 보청기몸체의 종류

귓속형 보청기는 송화기, 증폭기, 수화기 및 음도관 그리고 모든 조절기를 보청기몸체에 내장하고 있다. 일반적으로 보청기몸체의 크기가 작을수록 수화기의 음구 부분이 고막 가까이에 위치한다. [그림 5-5]는 귓속(ITE), 외이도(ITC), 고막(CIC) 및 초소형고막(IIC) 보청기의 실제 모습을 나타낸 것이다.

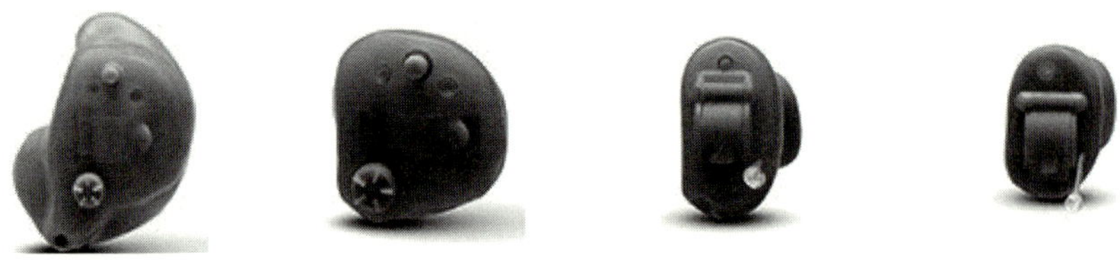

(A) (B) (C) (D)

[그림 5-5] 귓속형 보청기의 종류

(A): 귓속보청기(ITE), (B): 외이도보청기(ITC), (C): 고막보청기(CIC), (D): 초소형고막보청기(IIC)

③ 귀꽂이와 보청기몸체의 재질

귀꽂이와 보청기몸체의 재질은 귀꽂이의 사용 목적과 보청기 착용자의 상태에 따라 다양하다. 일반적으로는 단단한 경질형(hard type)과 부드러운 연질형(soft type)의 귀꽂이로 분류되며, 경질형 귀꽂이에는 플라스틱과 아크릴을 주로 사용한다.

보통 한 가지 재료를 사용하지만, 두 가지 이상의 재료로 구성하는 것도 가능하다. 가장 흔한 구성으로는 외이도의 가는 부분에는 연질형의 재료를 사용하고, 외이도의 바깥 부분에는 경질형의 재료를 덧붙여서 사용하기도 한다. 그러나 두 가지 물질이 결합된 부위가 쉽게 깨질 수도 있다. 연질형은 음향피드백 예방에 효과적이며, 착용감이 좋다. 이에 비해 경질형은 내구성이 뛰어나다.

몇몇 보청기 착용자의 피부는 귀꽂이의 재질(otoplastic)에 대한 알레르기 반응을 일으키기도 하며, 재료와는 관계없이 오랜 기간 막혀 있음으로 인해 피부에 좋지 않은 반응을 일으키기도 한다. 귀꽂이를 제작할 때 초기의 혼합액(monomer)이 경화되지 못해 알레르기 반응이 발생할 수도 있다.

귀꽂이에 사용되는 재료의 명칭은 제조사마다 조금씩 다르며, 다음에서 분류한 재질

외에도 용도에 따라 여러 가지 재질을 사용한다.

- 투명 합성수지(lucite): 아크릴 계열의 경질형 물질로, 가장 많이 사용하고 있다. 색상은 투명, 베이지색, 갈색 등이 있으며, 파스텔 계열 귀꽂이의 제작도 가능하다. 외부 충격에 강하며 환기구, 귀꽂이 형태 등의 변경이 손쉽다. 찬 성질을 가지고 있으며, 피부와의 마찰이 적어서 고심도 이하의 난청인 또는 난청 노인에게 적합하다.
- 자외선수지(ultra-violet resin): 경질형의 물질로 자극성이 아주 적은 재질이다. 따라서 귀꽂이를 깊숙이 삽입할 경우에 효과적이며 색상도 다양하다.
- 폴리에틸렌(polyethylene): 연질형과 경질형의 중간 형태(semi-hard)로, 초저자극성의 물질이다. 물에 뜰 정도로 가볍다.
- 연질 아크릴(soft acrylic): 연질형과 경질형의 중간 형태로 플라스틱 재질이다. 플라스틱 재질 자체로 귀꽂이를 만들거나 투명수지와 결합하여 외이도의 안쪽 부분만 부드럽게 만드는 데 사용한다.
- 연질 자외선수지(soft ultra-violet resin): 연질 아크릴보다 피부에 덜 민감하며, 귀꽂이를 깊숙이 삽입할 경우에 효과적이다. 주로 수화기형 귀꽂이에 사용한다.
- 폴리염화비닐(polyvinyl chloride: PVC): 실리콘보다 약간 딱딱하며, 비닐이나 PVC처럼 체온과 같이 더운 온도에서 부드러워지는 특징을 가지고 있다.
- 실리콘(silicone): 의료용 실리콘 재질은 초저자극성과 부드러움 때문에 널리 사용하며, 색상을 다양하게 제작할 수 있다. 날카로운 물체에 의해 잘 찢어지지만, 환기구, 귀꽂이 형태 등의 변경이 어렵다. 또한 더운 성질을 가지고 있으며, 피부와의 마찰이 커서 고심도 난청인 또는 난청 아동에게 적합하다.

4 환기구, 음향필터 그리고 음도관

귀꽂이 혹은 귓속형 보청기에 설치한 환기구, 음향필터는 증폭 음향을 변화시켜 고막 근처의 주파수반응에 영향을 준다. [그림 5-6]에서 환기구는 대개 1,000 Hz 이하의 저주파수 대역, 음향필터는 500 Hz 이상의 주파수 대역에 영향을 준다.

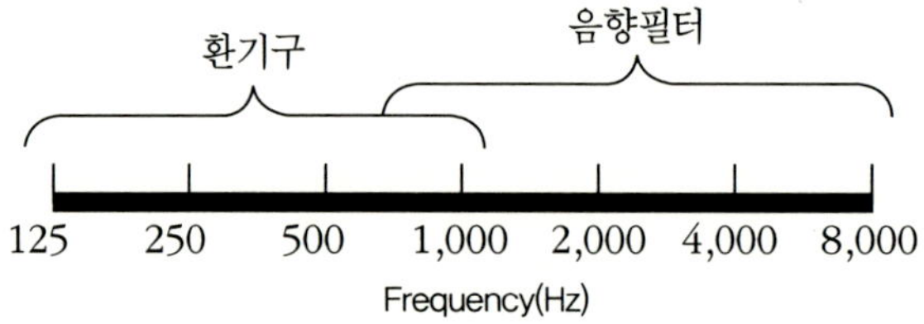

[그림 5-6] 환기구, 음향필터가 영향을 주는 주파수 대역

1) 환기구

환기구는 귀꽂이 또는 보청기몸체에 설치하는 것으로, 직경 또는 길이에 따라 고막과 수화기 팁 사이에 발생한 압력 또는 음압을 조절하는 역할을 한다. 환기구의 역할 및 종류에 대해서 살펴보면 다음과 같다.

(1) 환기구의 역할

환기구는 보청기의 착용으로 인한 기압 또는 음향적인 폐쇄효과를 해결할 수 있다.

① 압력의 조절

환기구는 고막과 이어팁 사이의 압력을 조절하거나 외부의 공기를 유입 및 순환하게 하여 외이도 내에 습기가 차는 것을 막아 주어 외이도와 중이의 건강을 유지하는 데 도움을 준다. 특히 고막에 천공이 있는 사람이 보청기를 착용할 경우에 환기구를 설치하면 고막 천공이 더 커지는 것을 예방할 수 있다(Alvord et al., 1989). 그러나 환기구의 직경이 2 mm 이하인 경우에는 외이도 내의 가려움증과 습기를 제거하기에 어려움이 있다는 보고도 있다(MacKenzie et al., 1989).

② 음향의 조절

보청기를 통해 증폭된 소리 또는 외이도 내에서 재생성된 음압의 일부를 환기구를 통해 배출하여 고막 부근의 주파수반응을 조절할 수 있다. 환기구는 직경이 수 mm 이하이지만 음향임피던스(acoustic impedance)가 낮은 1,000 Hz 이하의 저주파수 음압을 배출하여 폐쇄효과(occlusion effect)로 인해 본인 목소리가 울리는 현상을 해결하는 데 효과적이다(김민희 외, 2004; 이상연 외, 2005; 이수현, 이경원, 2013).

RIC 보청기에서 사용하는 이어팁은 환기구의 직경을 극대화할 수 있어서 폐쇄효과를 줄이는 데 더욱 효과적이다. 이 외에도 환기구에 의한 주파수반응의 영향을 살펴보면 난청인의 앞 또는 보청기를 착용했을 때 귀 쪽에서 발생하는 소리는 결합된 음압이 증가하나, 뒤쪽에서 들어오는 소리는 위상상쇄(phase cancellation) 현상으로 저주파수대역에서 음압이 감소하기 때문에 환기구는 방향송화기와 비슷한 역할을 한다. 또한 증폭기에서 발생하는 저주파수대역의 잡음을 환기구를 통하여 외이도 밖으로 배출할 수 있다.

(2) 환기구와 울림현상

울림현상은 난청인이 귓속형 보청기 또는 이어몰드를 외이도 내에 착용한 상태에서 말을 할 때 폐쇄효과로 인해 본인의 목소리가 울려서 들리거나 왕왕거림, 코맹맹이 소리, 불쾌감, 답답함 등으로 표현한다. 폐쇄효과가 발생하면 증폭음질에 좋지 않은 영향을 주며, 단어인지도가 저하될 수 있어서 보청기의 적응에 실패하는 원인이 될 수 있다(Dillon, 1999, 2001).

울림현상의 발생 이유는 말을 할 때 성도(vocal tract)의 울림이 턱관절을 포함한 두개골을 울리게 되며, 이 진동이 외이도 부근에 전달된 후 재생성되어 착용한 보청기로 인해 외부로 배출되지 못하여 고막 부근의 음압이 증가하기 때문이다. 이러한 현상은 특히 '이[i]' 또는 '우[u]'와 같은 폐쇄모음에서 잘 나타난다. 그 이유는, 첫째, '이[i]', '우[u]' 등의 모음은 제1포먼트가 300 Hz 전후로 음압이 인체기관을 통해 잘 전달되며, 둘째, 고막으로 전달되는 음압의 양이 입술, 치아 등이 닫히는 '이' 또는 '우'에 비해서 입모양이 벌어지는 '아[a]'보다 크기 때문이다. 이러한 울림현상의 해결책은 귀꽂이 혹은 보청기몸체에 환기구를 설치하여 외이도를 열어 주는 것이다(김민희 외, 2004; 이상연 외, 2005; Bryant et al., 1991).

울림현상을 줄이기 위한 또 다른 방법은 [그림 5-7]과 같이 귀꽂이 혹은 보청기몸체, 특히 수화기 쪽을 외이도에 꽉 차게 제작하면 연골부의 진동을 줄일 수 있어서 울림현상을 해결하는 데 효과적이다(이소예, 이경원, 2010; Dillon, 2012). [그림 5-8]에서 (A)는 이/ee/ 발성 시 골부의 길이에 따른 실이삽입이득(Real Ear Insertion Gain: REIG)의 변화를 나타낸 것으로, 골부의 길이가 가장 길 때(BL8) 800~1,000 Hz의 실이삽입이득이 가장 낮게 나타나 울림현상의 해결에 효과적임을 알 수 있다(이수현, 이경원, 2013). 그리고

(B)는 고막보청기(CIC)와 초소형고막보청기(IIC)를 착용했을 때 실이삽입이득을 나타낸 것으로, 고막 근처까지 깊숙이 삽입하는 초소형고막보청기가 고막보청기에 비해 1,500 Hz 이하의 주파수에서 실이삽입이득이 낮게 나타나 울림현상의 해결이 용이함을 알 수 있다(이경원, 박진현, 2016).

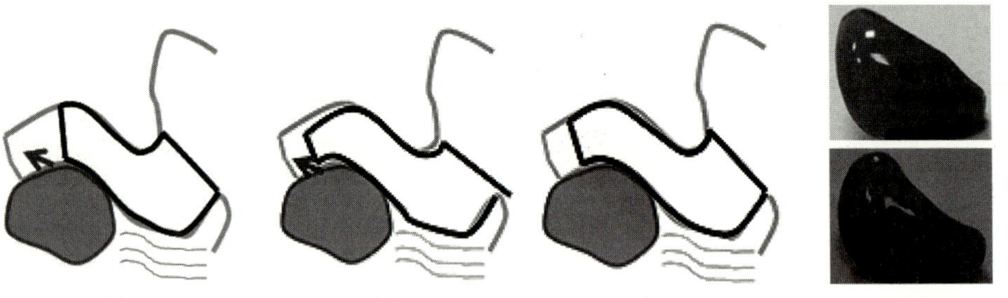

(A) (B) (C) (D)

[그림 5-7] 울림현상의 해결을 위한 귓속형 보청기몸체의 제작

(A): 골부의 길이가 짧은 경우 생성된 음향이 고막 쪽으로 전달됨, (B): 골부의 길이가 길지만 외이도와의 틈으로 재생성된 음향이 고막 쪽으로 전달됨, (C): 골부의 길이가 길고 외이도와의 틈이 없어서 재생성된 음향이 고막 쪽으로 전달되는 양이 적음, (D): 울림현상 해결을 위한 보청기의 제작 사례로서 위쪽에 비해 아래쪽의 보청기는 골부의 길이가 길고 외이도와 밀착되어서 울림현상의 해결이 용이함.

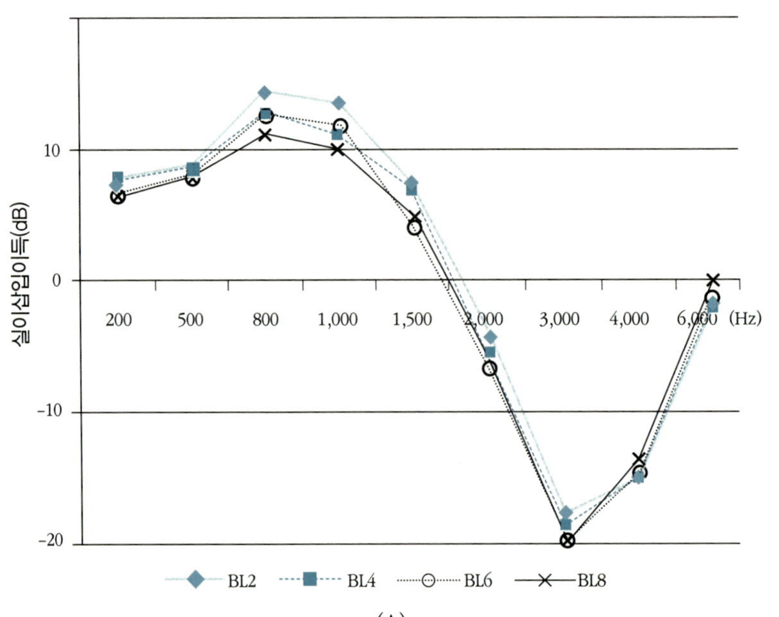

(A)

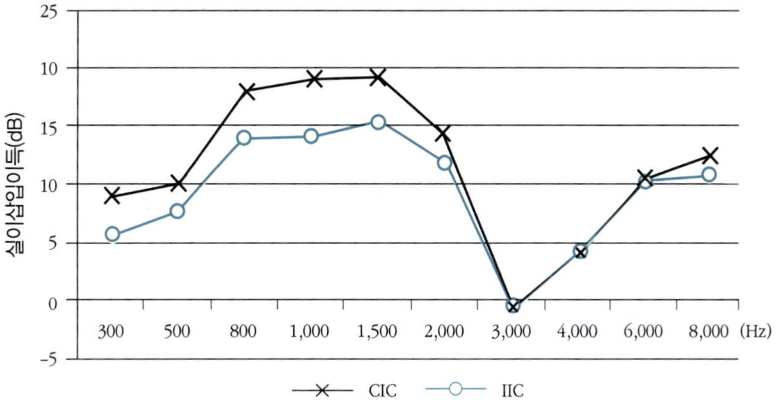

(B)

[그림 5-8] '이/ee/' 발성 시 골부의 길이에 따른 실이삽입이득의 변화

(A): 골부의 길이가 가장 길 때(BL8) 800~1,000 Hz 부근의 실이삽입이득이 가장 낮게 나타난다(이수현, 이경원, 2013). (B): 고막보청기(CIC)와 초소형고막보청기(IIC) 착용에 따른 실이삽입이득의 변화(이경원, 박진현, 2016)를 나타낸 것이다.

(3) 환기구와 음향피드백

음향피드백은 환기구 혹은 외이도와 보청기의 틈 사이로 새어 나온 음향이 보청기의 송화기로 다시 들어가 증폭함에 따라 발생한다. 환기구가 있는 보청기에서 음향피드백이 발생하기 직전의 3,000 Hz에 대한 실이삽입이득을 살펴보면, 귀걸이형 보청기는 환기구가 없을 때 41 dB 정도이지만, 2 mm의 환기구에서는 36 dB 정도로 낮아진다. 외이도보청기는 환기구가 없을 때에는 31 dB 정도이지만 1.5 mm의 환기구에서는 28 dB 정도로 낮아진다(Dillon, 2012). 음향피드백은 환기구의 직경이 클수록 낮은 이득에서 발생하며, 저주파수대역보다는 고주파수대역에서, 귀걸이보청기보다는 송화기와 수화기의 거리가 짧은 고막보청기에서 쉽게 발생한다.

(4) 귀꽂이 환기구의 종류

[그림 5-9]는 세 가지 형태의 귀꽂이 환기구로 (A)와 (B)는 내부환기구(internal vent), (C)는 외부환기구(external vent)이다. (A)는 수평환기구(parallel vent)로 외이도가 충분히 넓을 때 사용하고, (B)의 대각환기구(Y vent)는 외이도가 작은 경우에 제한적으로 사용한다. 그러나 대각환기구의 경우에는 고주파수대의 이득이 감소하거나 음향피드백이 발생할 우려가 있다(Cox, 1979). (C)의 외부환기구는 (B)의 경우보다 외이도가 더 작아서 내부환기구를 설치할 수 없을 때 사용한다.

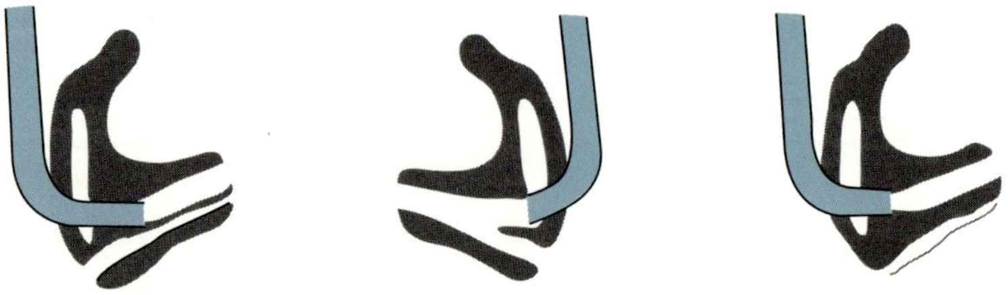

[그림 5-9] 귀꽂이 환기구

(A): 수평환기구, (B): 대각환기구, (C): 외부환기구

(5) 환기구와 청력손실

〈표 5-1〉은 청력손실에 따른 환기구의 크기(직경)를 나타낸 것이다. 환기구의 크기를 결정할 때 기준이 되는 주파수는 주로 1,000 Hz를 기준으로 한다. 1,000 Hz의 청력역치레벨이 30 dB HL 이하인 경우에는 직경의 크기를 극대화한 2 mm 이상의 IROS(Ipsilateral Routing Of Signal) 환기구를 사용하며, 30~60 dB HL인 경우에는 직경이 1.0~2.0 mm 정도의 일반적인 환기구를 사용한다. 그러나 청력손실이 61 dB HL 이상인 경우에는 환기구의 직경이 1 mm 이하인 기압환기구(pressure vent)를 사용하거나 환기구를 설치하지 않을 수도 있다. 직경이 작은 기압조절환기구는 고막 근처의 주파수반응을 조절하기에는 무리가 있으나 중이강과 외이도 부근의 기압을 조절하여 폐쇄효과를 줄이는 데 도움을 줄 수 있다.

난청인에게 맞는 적절한 환기구의 직경을 정확하게 예측하기는 어렵다. 그러므로 우선 직경을 크게 한 다음 플라스틱 등의 재질을 환기구에 삽입하여 보청기전문가가 그 직경을 달리하면서 주파수반응곡선을 변화할 수 있도록 [그림 5-10]과 같이 고안한 것이 선택환기구(Select-A-Vent: SAV)이다. 이 환기구는 내부직경이 큰 것과 작은 것으로 나뉘는데, 환기구가 짧으면 음향적 변화는 작은 직경에 의해 더 많은 영향을 받는다(Cox, 1979). 요즈음에는 동일한 외부직경에 내부직경이 서로 다른 4~6개의 환기구 세트를 사용한다.

표 5-1 1,000 Hz의 기도 청력역치레벨에 따라 필요한 환기구

기도 청력역치레벨	필요한 환기구의 직경
30 dB HL 이하	2 mm 이상(IROS 환기구)
31~60 dB HL	1.0~2.0 mm
61 dB HL 이상	1 mm 이하(기압조절환기구)

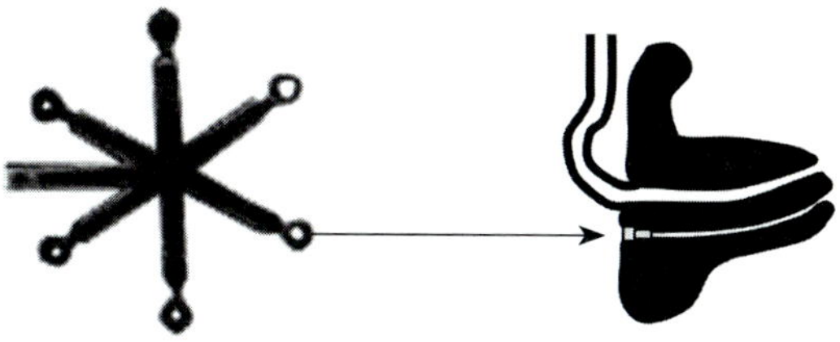

(A) (B)

[그림 5-10] 가변환기구의 실제 모습(A)과 가변환기구를 삽입한 모습(B)

2) 음향필터

음향필터는 음도관의 공명과 일치하는 주파수 또는 음향피드백이 주로 발생하는 고주파수의 이득과 출력을 감소시키는 데 사용한다. 음향필터는 진동의 진달이 아닌 공기 분자의 흐름으로 인해 공명이 발생할 경우에 효과적이다. 귓속형 보청기의 경우에도 사용할 수 있지만, 귀지와 습기로 인해 음향필터를 자주 교체해야 할 경우가 생긴다. 또한 음향피드백이 발생할 경우에 고주파수의 이득을 감소시키기 위해 송화기의 튜브에 삽입하기도 한다. 송화기의 음구는 수화기의 음구보다 작기 때문에 제조사에서 미리 제작해 둔 가는 철사 천으로 직조한 음향필터를 삽입하기도 한다. 음향저항의 크기를 옴(Ohm: Ω)으로 나타내는 음향필터의 종류는 Knowles 사를 기준으로 회색 330 Ω, 흰색 680 Ω, 갈색 1,000 Ω, 초록색 1,500 Ω, 적색 2,200 Ω, 오렌지색 3,300 Ω, 노란색 4,700 Ω 등이 있다. 또한 적당한 밀도의 스펀지를 음향필터로 사용할 수도 있다.

음향필터의 삽입 위치에 따라 이득의 변화가 생기는데, 음향필터의 위치가 수화기에서 멀어지면, 1,000 Hz, 3,000 Hz 그리고 5,000 Hz의 음향이득이 줄어들며, 수화기 쪽으로 가까워지면, 2,000 Hz의 이득이 줄어들게 된다. [그림 5-11]의 (B)는 귀걸이형 보청기의 각 부에 음향필터를 삽입하였을 때의 출력 변화를 나타낸 것이다(Dillon, 2012).

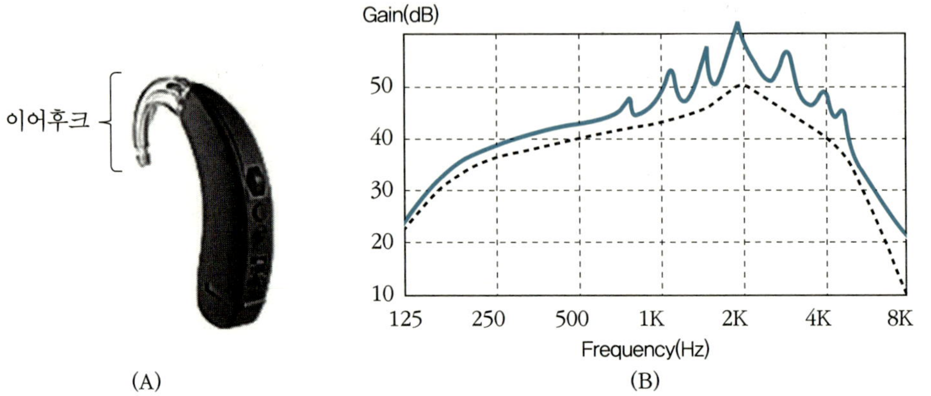

[그림 5-11] 이어후크(A) 그리고 이어후크에 음향필터를 삽입했을 때 주파수반응의 변화(B)

(B)에서 음향필터를 삽입하기 전(실선)과 후(점선)의 주파수반응곡선

3) 음도관

보청기의 주파수반응곡선에 영향을 줄 수 있는 음도관은 수화기에서 나온 소리가 외이도 내부 공간까지 전달되는 통로를 의미한다. 음도관은 귀걸이형 보청기에서는 수화기튜브, 이어훅, 귀꽂이튜브로 구성되며([그림 5-12] 참조), 귓속형 보청기에서는 수화기튜브만으로 구성된다.

[그림 5-12]의 귀걸이형 보청기에서 수화기튜브의 길이는 8~15 mm 정도이고, 내부직경은 약 1 mm이다. 그리고 이어훅의 길이는 17~25 mm 정도이며, 귀꽂이튜브의 길이는 35~45 mm이다. 일반적으로 귀걸이형 보청기의 수화기부터 귀꽂이튜브 안쪽 끝까지의 총 길이는 65~85 mm 정도가 된다. 귀꽂이튜브의 종류는 일반형, 나팔관형(horn type), 수축형(constriction type)으로 나눌 수 있다. 이러한 종류는 귓속형 보청기의

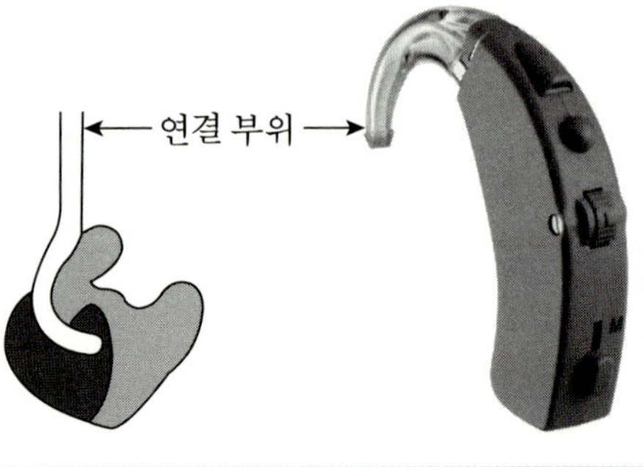

[그림 5-12] 귀걸이형 보청기의 음도관

수화기튜브에도 적용이 가능하다([그림 5-13] 참조). 귓속형 보청기의 경우, 음도관 길이는 귀걸이형 보청기에 비해 훨씬 짧다. 일반적으로 내부직경은 1.5 mm 정도이고, 길이는 5~12 mm 정도가 된다. 귀꽂이튜브는 내부직경과 재질에 따라 보청기의 주파수반응에 영향을 준다. 특히 튜브의 두께는 음향의 누출에 영향을 준다. 따라서 높은 이득을 필요로 하는 보청기의 경우에는 두꺼운 튜브(thick wall tubing)가 바람직하다.

(1) 귀꽂이튜브

① 일반형 귀꽂이튜브

〈표 5-2〉는 귀걸이형 보청기에서 일반적으로 사용하는 귀꽂이튜브의 명칭과 각각의 내부직경 및 외부직경을 나타낸 것이다. 소리가 튜브를 통과할 때 내부직경이 작을수록 고주파수 대역에서 감쇠가 많이 발생한다(Flack et al., 1995). 음향누출이 일어나는 주된 부위는 귀꽂이튜브와 이어훅의 연결 부위라고 볼 수 있는데, 귀꽂이튜브가 두꺼울수록 음향누출이 적어 오래 사용할 수 있다.

표 5-2 귀걸이형 보청기에서 사용하는 귀꽂이튜브의 명칭과 직경(National Association of Earmold Labs)

튜브의 명칭	내부직경(mm)	외부직경(mm)
#9	Ø2.40	Ø4.10
#12 Standard	Ø2.16	Ø3.18
#13 Standard	Ø1.93	Ø2.90
#13 Medium	Ø1.93	Ø3.10
#13 Thick wall	Ø1.93	Ø3.31
#13 Super thick wall	Ø1.93	Ø3.61
#14 Standard	Ø1.70	Ø2.95
#15 Standard	Ø1.50	Ø2.95
#16 Standard	Ø1.35	Ø2.95
#16 thin	Ø1.35	Ø2.20

② 나팔관형 귀꽂이튜브

나팔관형 귀꽂이튜브는 [그림 5-13]과 같이 직경이 (B)와 같은 계단식과 (C)와 같이 점진적으로 증가하는 나팔관 모양의 튜브를 말하며, 음향나팔관이라고도 한다. 음향나팔관은 음향에너지가 수화기에서 외이도 내부 공간으로 전달될 때, 고주파수 에너지를 효과적으로 전달한다. 따라서 고주파수이득과 출력이 증가할 수 있다. 이때 고주파수 출력과 이득에 영향을 주는 것은 나팔관의 음입구(sound inlet)와 음출구(sound outlet)의 직경 그리고 길이에 의해 결정된다. 귀걸이형 보청기의 귀꽂이에 연결된 음향나팔관의 길이는 귓속형 보청기보다 길고 넓어서 고주파수대역의 이득을 훨씬 더 증폭할 수 있는 이점이 있다. 귀걸이형 보청기의 나팔관은 일반적으로 3,000 Hz 이상의 주파수대역에서 뚜렷한 이득과 출력의 증가를 보이지만 귓속형 보청기는 뚜렷한 증가를 보이지 않는다. 귀걸이형 보청기에서도 음향나팔관이 수축되면 고주파수의 이득은 예상했던 것보다 줄어들 수 있다.

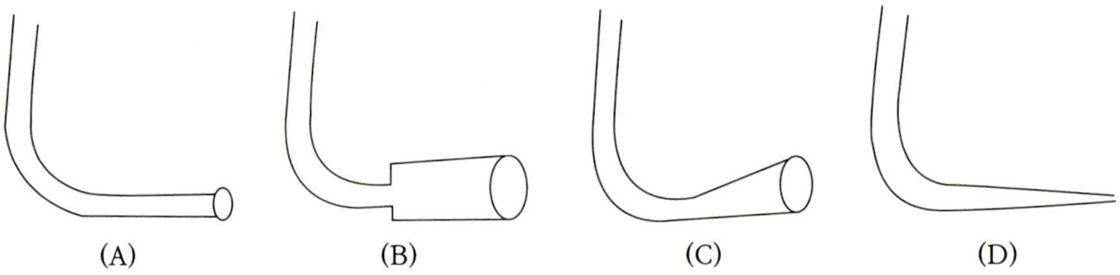

[그림 5-13] 귀꽂이튜브의 종류

(A): 일반형, (B)와 (C): 나팔관형, (D): 수축형

③ 수축형 귀꽂이튜브

[그림 5-13]의 (D)와 같이 튜브의 직경이 점점 감소하는 것을 수축형 귀꽂이튜브라고 한다. 수축형은 고주파수의 출력과 이득이 외이도에 전달될 때 그 효율성이 감소하는 것으로, 나팔관과 상반되는 효과를 갖는다. 수축형은 일반적으로 고주파수의 청력손실이 큰 경우에 과다한 증폭으로 인해 음향피드백이 염려될 때 제한적으로 사용하며, 이를 음향쐐기관이라고도 한다.

참고문헌

김민희, 이정학, 이경원, 조창건(2004). 발성음 '이'에 대한 외이도보청기의 환기구와 음향필터의 삽입이득. 대한청각학회, 8(2), 105-108.

이경원, 박진현(2016). 고막보청기와 초소형고막보청기의 폐쇄효과 비교. 2016 제19차 한국청각언어재활학회 학술대회, 83-84.

이상연, 이경원, 이정학(2005). 고막보청기의 환기구 길이 및 잔여용적에 따른 실이삽입이득의 고찰. 대한청각학회, 9(2), 175-179.

이소예, 이경원(2010). 고막보청기 착용 시 꽉찬적합을 통한 폐쇄효과의 해결: 사례보고. Audiology and Speech Research, 6, 178-181.

이수현, 이경원(2013). 고막보청기의 골부 길이에 따른 폐쇄효과의 음향적 그리고 심리음향적 변화. Audiology and Speech Research, 9, 157-164.

Alvord, L., Doxes, G., & Smith, D. (1989). Hearing aids worn with tympanic membrane perforation. *Journal of American Academy of Audiology*, *8*(2), 100-103.

Alvord, L. S., & Farmer, B. L. (1997). Anatomy and orientation of the human external ear. *Journal of American Academy of Audiology*, *8*(6), 383-390.

Bryant, M. P., Mueller, H. G., & Northern, J. L. (1991). Minimum contact long canal ITE hearing instruments. *Hearing Instrument*, *42*(1), 12-48.

Cox, R. M. (1979). Acoustic aspects of hearing aid-ear canal coupling systems. *Monographs in Contemporary Audiology*, *1*(3), 1-44.

Dillon, H. (1999). NAL-NL1: A new procedure for fitting non-linear hearing aids. *The Hear Journal*, *52*(4), 10-16.

Dillon, H. (2001). Electroacoustic performance and measurement. In H. Dillon (Ed.), *Hearing Aids*. New York: Thieme.

Dillon, H. (2012). *Hearing aid*. New York: Thieme.

Flack, L., White, R., Tweed, J., Gregory, D. W., & Qureshi, M. Y. (1995). An investigation into sound attenuation by earmould tubing. *British Journal of Audiology*, *29*(4), 237-245.

Juneau, R. P. (1983). NAEL: Fitting facts. Part II: Earmould style and selection. *Hearing Instrument*, *34*(6), 9-10.

Kuk, F. K. (1990). Preferred insertion gain of hearing aids in listening and reading-aloud situations. *Journal of Speech and Hearing Research*, *33*(3), 520-529.

MacKenzie, K., Browning, G. G., & McClymont, L. G. (1989). Relationship between earmould venting, comfort and feedback. *British Journal of Audiology*, *23*(4), 335-337.

Meredith, R., Thomas, K. I., Callaghan, D. E., Stephens, S. P. G., & Rayment, A. J. (1989). A comparison of three types of earmoulds in elderly users of post-aural hearing aids. *British Journal of Audiology*, *23*(3), 239-244.

Pirzanski, C. Z. (1998). Diminishing the occlusion effect: Clinician/manufacturer-related factors. *Hearing Journal*, *66*(4), 66-78.

제6장

실이측정

1. 실이측정의 기본 지식
2. REM의 방법과 해석
3. 최근 REM 동향

외이도 내 고막 근처에서 보청기의 음향특성을 직접 구하는 실이측정(Real-Ear Measurement: REM)은 Wiener와 Ross(1946)가 처음 보고한 이래 유럽을 중심으로 많은 연구가 이루어졌다. 그리고 1980년대에 미국에서 부드러운 실리콘 재질의 탐침관(probe tube)과 복잡하고 정교한 실이측정 장치가 개발되어 실제 보청기 착용자를 대상으로 보청기 조절에 널리 사용되면서 각광받기 시작하였다(Muller et al., 1992). 실이측정은 실제 보청기 착용자의 고막 가까이에 탐침관을 삽입하여 보청기를 착용 및 미착용 상태에서 고막 부근의 음압을 각각 측정한 후 음압의 차이, 즉 실이삽입이득(Real-Ear Insertion Gain: REIG)을 구하는 방법으로, 탐침송화기 측정(probe microphone measurement) 혹은 삽입이득측정(insertion gain measurement)이라고도 한다. 이 장에서는 실이측정 과정에서 요구되는 기본 지식, 실이측정의 수행 및 결과의 해석 방법에 대해 알아보았다.

1 실이측정의 기본 지식

실이측정(Real-Ear Measurement: REM)의 특징, 한계, 측정에 영향을 미치는 요인, 사용하는 용어 및 측정 내용, 실이측정기의 구성은 다음과 같다.

1) REM의 특징

REM은 다음과 같은 특징이 있다.

첫째, 보청기의 전기음향적 조절에 사용할 수 있다. REM은 청력역치 등 청력검사 데이터를 실이측정기에 입력하고 보청기적합공식(hearing aid fitting formula)을 선택한 후 산출된 목표이득(target gain)에 실이삽입이득(Real-Ear Insertion Gain: REIG)을 맞추는 과정으로 짧은 시간 내에 보청기의 조절을 수행할 수 있다.

둘째, 보청기 착용을 위한 상담과정에서도 사용할 수 있다. 난청인에게 평가용 보청기를 직접 착용시켜 보청기 착용 전후의 이득을 비교하여 설명함으로써 빠르게 보청기의 착용효과를 이해할 수 있게 한다. 또한 조절하기 까다로운 청각손실인 경우에 주파수반응곡선, 출력 등을 효과적으로 조절할 수 있다.

셋째, REM은 시각적인 효과 때문에 난청인에게 깊은 인상을 남게 할 수 있다. 컴퓨터 장치로 정밀하게 진행되는 과정 때문에 보청기와 함께 보청기전문가(hearing aid professional)에 대한 신뢰도를 높일 수 있다.

넷째, 객관적인 방법으로 실제 귀에서 보청기의 특성을 정확하게 반영할 수 있다. 특히 기능이득(functional gain)을 측정하는 방법과는 달리 피검자가 응답하지 않아도 되므로 유·소아 또는 검사를 진행하기 어려운 피검자에게 시행할 수 있다.

2) REM의 한계

REM은 앞에서 기술한 장점이 있는 반면에 몇 가지 한계점도 존재한다. 고도 난청에서 실리콘 재질의 탐침관으로 인해 보청기와 외이도 사이에 미세한 공간이 생기는데, 이때 보청기의 높은 이득으로 인해 음향피드백(acoustic feedback)을 유발하기 쉽다. 그리고 고막보청기의 경우에는 송화기와 수화기의 거리가 짧기 때문에 음향피드백을 유발하기 쉬우며, 탐침관이 고막 앞에서 수화기 팁과 적당한 거리(대략 5 mm)를 두어야 하지만 고막과 수화기튜브의 끝이 가까워 적당한 거리의 형성이 실제적으로 어렵다. 특히 초소형고막보청기(invisible in-the-canal)처럼 보청기의 면판(face plate)이 외이도 내에 위치하는 경우에는 면판 부근의 압력이 크게 작용하여 탐침관이 수축되어 음향의 전달을 어렵게 할 우려가 있다([그림 6-1]의 (B) 참조). [그림 6-2]는 증폭역치레벨(aided threshold level) 및 비증폭역치레벨(unaided threshold level)(A)과 기능이득(B)의 관계를 나타낸 것이다. 기능이득은 비증폭역치에서 증폭역치를 뺀 값이며 이론적으로 REIG와

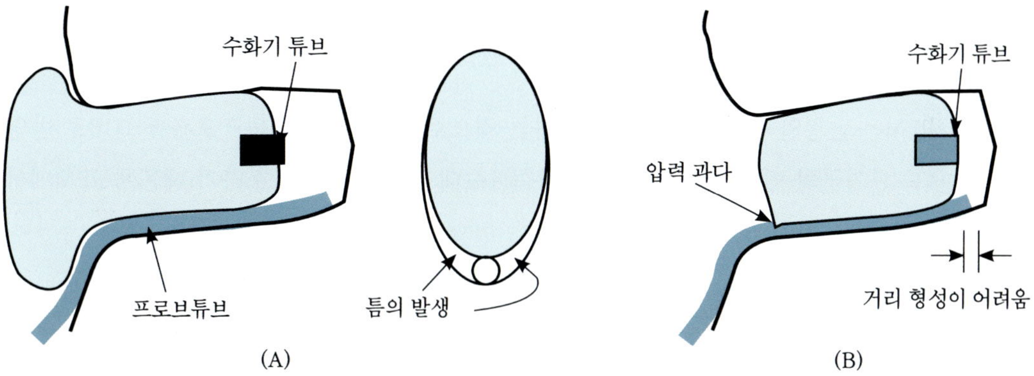

[그림 6-1] 보청기의 형태와 실이측정

(A): 프로브튜브 삽입에 의한 틈의 발생, (B): 고막보청기 또는 초소형고막보청기(IIC) 착용 시 면판 부근의 과다압력 작용으로 인한 튜브의 수축 및 수화기팁과 프로브튜브 거리 형성이 어려운 예

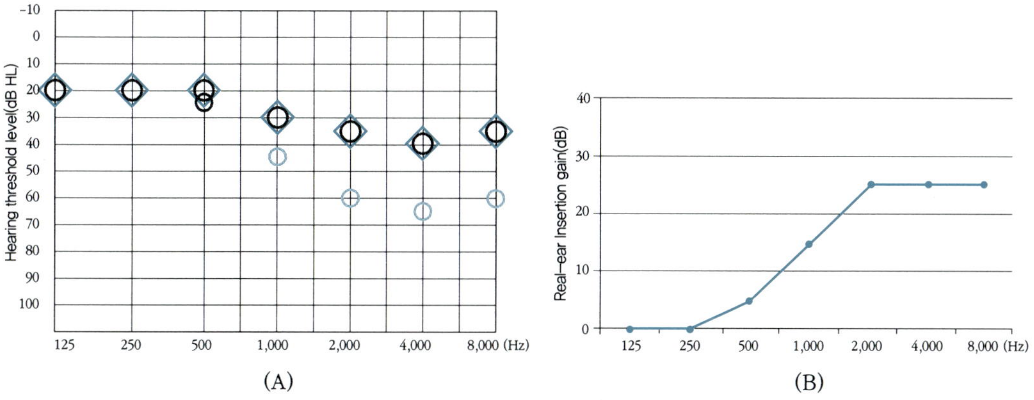

[그림 6-2] 기능이득과 실이삽입이득

(A): 방음실에서 보청기 착용 전후에 측정한 청력역치레벨로, 기능이득은 비증폭역치에서 증폭역치를 뺀 값, (B): (A)에서 구한 기능이득을 주파수별로 나타냄(실이삽입이득과 이론적으로 동일)

같다. 하지만 실제 측정 결과는 여러 가지 이유로 차이가 있을 수 있다. 따라서 고도난청 혹은 고막보청기를 사용하는 난청인에서 REM 측정이 어려우면 REIG보다 기능이득을 적용하는 것이 더 적절하다.

3) REM에 영향을 주는 요인

REM에 영향을 주는 요인들은 환기구(vent), 인체와 외이도의 형태, 외이도의 잔여용적 등이 있다.

① 환기구

REM은 난청인의 실제 귀에서 측정하는 것으로, 보청기의 환기구 효과를 그대로 반영한다. 환기구의 직경이 크면 클수록 저주파수대역의 이득이 감소하기 때문에 REM에서 변수로 작용할 수 있다.

② 인체와 외이도의 형태

보청기를 착용하면 외이도의 자연공명현상이 감소하거나 사라진다. 사람마다 외이도의 모양이나 크기가 다르기 때문에 측정되는 외이도의 자연공명반응 역시 다양하다. 또한 외이도, 사람의 몸통, 이개, 고막 등도 REM에 영향을 미친다(Shaw, 1974; [그림 6-3] 참조).

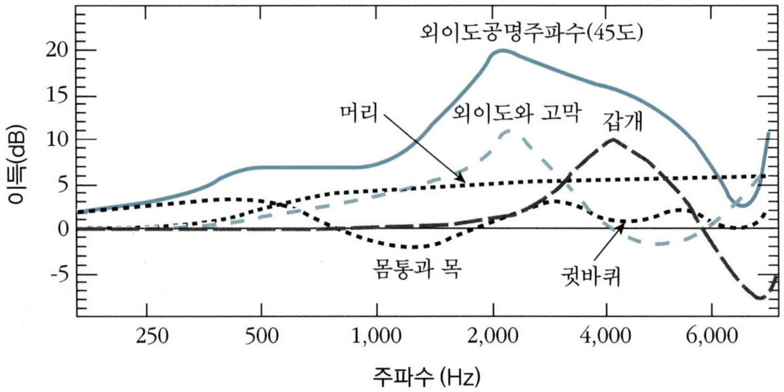

[그림 6-3] 인체와 외이도의 형태 및 공명주파수

출처: Shaw (1974).

③ 외이도의 잔여용적

마지막으로, 보청기를 착용한 후 외이도의 잔여용적 또한 REM 결과에 영향을 준다. 고막보청기의 경우에는 외이도 깊숙이 삽입되기 때문에 남아 있는 외이도 용적이 작아서 같은 조건의 다른 종류의 보청기에 비해 고막 쪽에서의 이득과 출력이 더 높게 나타난다. 특히 아동의 경우에는 외이도의 길이 및 용적이 성인에 비해서 작기 때문에 2 cc 음향커플러 상에서 같은 이득 또는 음압레벨(Sound Pressure Level: SPL)이라 하더라도 아동의 외이도 내에서는 더 크게 작용한다. 그러므로 탐침송화기의 위치와 더불어 보청기 착용 시 외이도의 잔여용적에 따라 REM 값은 음향커플러에서 측정한 값과 차이가 날 수 있으므로 이를 감안해야 한다.

4) REM에서 사용하는 용어

REM에서는 실이공명반응/이득(Real-Ear Unaided Response/Gain: REUR/REUG), 실이폐쇄반응/이득(Real-Ear Occluded Response/Gain: REOR/REOG), 실이증폭반응/이득(Real-Ear Aided Response/Gain: REAR/REAG), REIG, 실이포화반응/이득(Real-Ear Saturation Response/Gain: RESR/RESG) 등의 지표를 구하며, REIG를 제외하고 나머지 용어에서는 반응과 이득을 혼용하여 사용한다. 반응은 모든 주파수대역에서 외이도의 절대적 음압레벨을 나타내는 반면, 이득은 특정 주파수에서 상대적 음압레벨을 나타낸다.

5) REM 장비의 구성

REM 장비는 형태는 다르지만 크게 컴퓨터, 신호발생기(signal generator), 스피커(speaker), 탐침송화기, 제어송화기(control microphone), 모니터, 프린터, 보청기 시험상자(test box) 등으로 구성된다([그림 6-4] 참조).

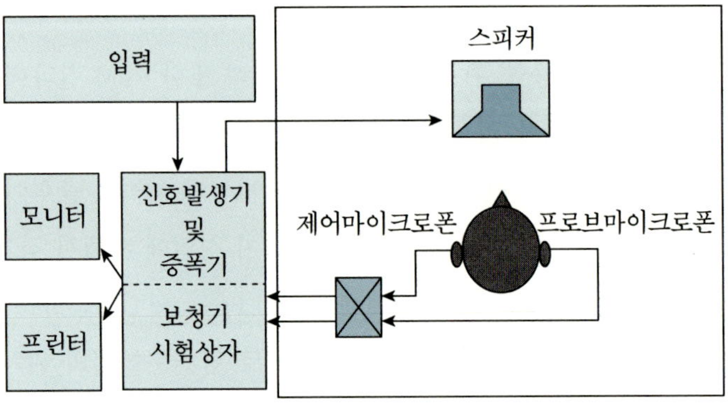

[그림 6-4] 실이측정기의 간단한 구조도

① 컴퓨터

REM 장비에 내장된 전용 컴퓨터 혹은 일반적인 개인용 컴퓨터를 사용한다. 개인용 컴퓨터는 REM을 수행하기 위한 하드웨어와 소프트웨어를 내장하고 있으며, 보청기 관련 센터의 사무처리, 고객 데이터의 저장 등을 위해 사용한다. 때로는 순음 또는 어음 등의 청력검사기, 보청기 특성 측정기를 내장하여 REM 수행이 편리하다.

② 신호발생기

신호발생기에서는 다양한 형태의 신호음을 생성한다. 발생하는 신호음의 종류는 클릭(click), 협대역잡음(Narrow Band Noise: NBN), 합성잡음(composite noise 또는 complex noise), 순음, 주파수변조음(frequency modulation tone) 등이 있다. 최근에 개발된 실이측정기에서는 CD에 녹음된 어음을 포함한 다양한 음원 또는 난청인 주변에 있는 사람의 실제 육성을 사용할 수도 있다.

③ 탐침송화기

고막 가까이 넣을 수 있는 부드러운 실리콘 재질로 만들며, 어떤 것들은 고막 가까이 넣은 것을 확인할 수 있는 표식이 있다. 대부분의 REM 장비는 탐침송화기를 자체적으로 보정(leveling)할 수 있는 기능을 가지고 있다.

④ 제어송화기

신호의 기준치 확인과 조정을 위해 사용하며, REM을 진행하는 동안 난청인의 귀에 일정한 강도의 신호가 유지될 수 있도록 한다. 검사 신호를 발생하는 스피커가 정면이 아닌 경우에 제어송화기는 주로 검사 귀와 같은 방향에 부착한다.

⑤ 스피커

스피커는 신호발생기에서 생성한 다양한 형태의 신호를 난청인에게 부착한 탐침송화기로 전달한다.

⑥ 모니터와 프린터

모니터는 REM 과정 혹은 결과를 실시간으로 보여 주며, 프린터는 결과를 기록하는 출력장치이다.

⑦ 보청기 시험상자

REM을 이용하여 조절을 마친 보청기는 성능분석기의 시험상자에서 전기음향학적 성능분석을 통하여 분석에 필요한 보청기의 전기음향적인 특성을 측정한다.

2 REM의 방법과 해석

REM은 목적에 따라 차이가 있지만 보통은 청력역치레벨(Hearing Threshold Level: HTL), 불쾌음량레벨(Uncomfortable Loudness Level: UCL), 실이대커플러차(Real-Ear to Coupler Difference: RECD), 실이대다이얼차(Real Ear-to-Dial Difference: REDD) 등 청각검사 관련 데이터와 보청기적합공식을 REM 장비에 입력한 후 REUR/REUG와 REAR/REAG를 측정하여 나타나는 REIG를 확인하고 보청기를 조절한다.

1) REM 장비의 배치

REM의 준비는 [그림 6-5]와 같이 고막에서 약 5 mm 떨어진 곳에 탐침송화기를 장착하는데, 보통 2,000 Hz까지는 영향이 미미하지만, 그 이상의 주파수에서는 정재파(standing wave)의 영향을 주의해야 한다. 입력음압은 보통 대화음레벨(60~70 dB SPL)의 연속음을 스피커를 통해 200~8,000 Hz까지 제시하면서 외이도의 주파수별 음압을 측정한다. 이때, 스피커의 위치는 REM 장비 제조사에 따라서 약간씩 다르나 보통 난청인의 0~90도 위치에 향하게 하고, 0.3~1 m 떨어진 거리에서 검사한다.

[그림 6-6]은 탐침송화기, 제어송화기 및 스피커의 위치를 나타낸다. 스피커의 위치는 좌우측 45도 방향에 배치할 수 있지만 보청기 사용자의 대화 상황을 고려하면 대상자의 정면에 배치하는 것이 효과적이다. 탐침송화기는 제어송화기와 같은 위치에서 보정해야 하며, REM을 시행하는 동안에 검사음이 흡수나 반사 등의 영향을 받지 않도록 주위 환경을 정리해야 한다. 주의해야 할 점은 REM을 시행하기 전에 우선 난청인의 외이도 상태를 이경(otoscope)으로 반드시 확인해야 한다. 간혹 귀지(earwax)나 중이염으로 인한 분비물이 실리콘 재질의 탐침관이나 보청기의 수화기 부분을 막을 수 있기 때문이다.

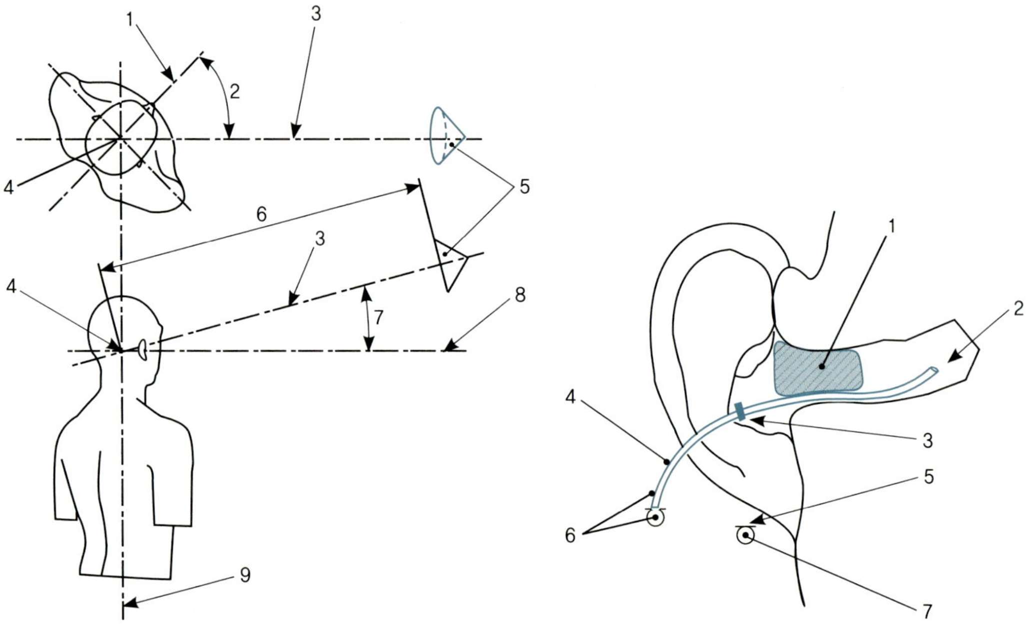

1 Plane of symmetry
2 Azimuth angle of sound incidence
3 Test axis
4 Subject reference point and Test point
5 Sound source
6 Working distance
7 Elevation angle of sound incidence
8 Subject reference plane
9 Axis of rotation

(A)

1 Hearing aid or earmould
2 Measurement point and probe microphone sound inlet
3 Marking or marking device
4 Probe tube (part of probe microphone)
5 Field reference point
6 Probe microphone (includes a probe tube if used)
7 Control microphone

(B)

[그림 6-5] 실이측정의 준비

(A): 피검자와 음원의 위치, (B): 보청기, 탐침관, 제어송화기의 위치

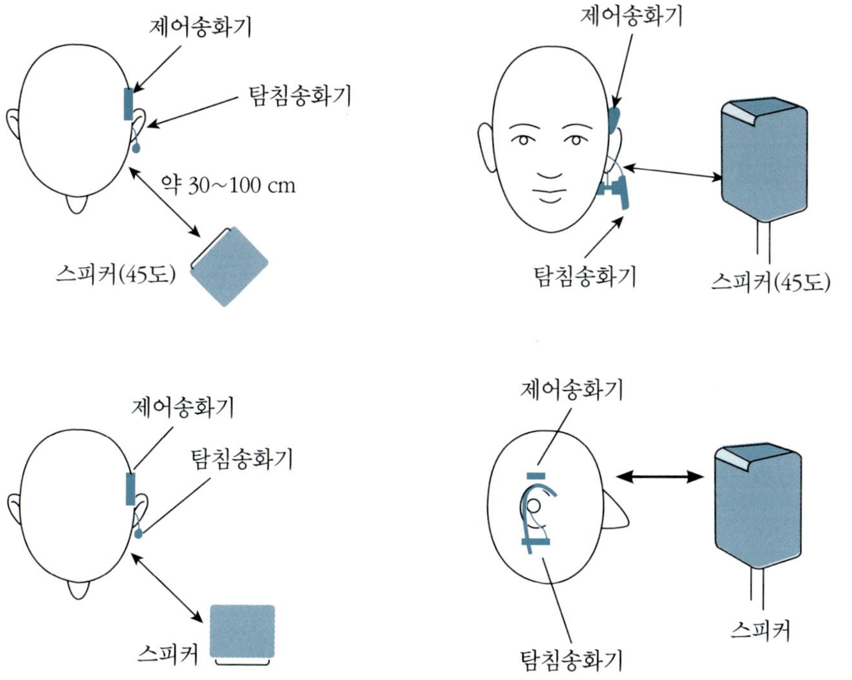

[그림 6-6] 탐침송화기, 제어송화기 및 스피커의 배치의 예(Fonix 8000)

2) 자극음의 종류

REM에 사용하는 자극음은 클릭, 협대역잡음, 합성잡음, 순음, 어음 등 다양한 종류를 사용한다. 클릭은 주기가 수백 msec 정도로 매우 짧아서 보정이 어렵지만, 반복 제시를 통해 보청기의 압축 성능을 평가하는 데에는 유리하다. 협대역잡음은 1/3 옥타브 음계를 사용하여 특정 주파수 또는 여러 주파수를 순차적으로 자극할 수 있으며, 합성잡음은 서로 다른 순음들을 모아서 동시에 사용하므로 어음스펙트럼에 대한 효과를 얻을 수 있다. 순음은 검사 주파수범위에 있는 특정 주파수에 대한 전기음향적 특성을 확인할 수 있으나 상쇄파형에 주의해야 한다. 어음은 실제 대화음에 대한 이득을 평가하기 위해 유럽보청기제조사협회(European hearing instrument manufacturers association)에서 제공하는 국제어음시험신호(international speech test signal)(IEC, 2012)를 사용한다.

3) REM의 절차

REM의 첫 번째 단계는 난청인에게 검사를 설명하는 과정이다. 정확하고 빠른 검사를 위해 최대한 피검자가 움직이지 않도록 하고, 시선도 어느 한 지점을 정해 주어 한곳을 응시하도록 하는 것이 좋다. 두 번째 단계는 제어송화기와 실이측정기의 보정이 끝나면, 탐침송화기와 스피커 위치를 설정하여 REM을 할 수 있는 사전준비를 하는 과정이다. 세 번째 단계는 청각손실자의 순음청력역치레벨, 불쾌음량레벨 등 청각검사 데이터를 실이측정기에 입력한 뒤, 내장되어 있는 보청기 처방법 중 가장 적절하다고 판단되는 것을 선택하여 난청인의 목표이득을 구하는 과정이다. 이러한 준비 과정이 끝나면 보청기를 착용하지 않은 상태에서의 REUR과 보청기를 착용한 상태에서의 REAR을 측정한 후 REIG를 목표이득과 비교하면서 보청기의 음량조절기 또는 여러 가지 조절기를 이용하여 최대한 두 수치가 비슷해지도록 조절한다. REM의 절차에 대해서 자세히 살펴보면 다음과 같다.

(1) 탐침관의 삽입과 보정

탐침관의 삽입 방법을 좀 더 자세히 살펴보면, 목표이득을 구한 다음 귓속형 보청기나 귀꽂이를 직접 귀에 넣어 탐침관이 이주 또는 특정 부분에 닿는 위치를 확인한다([그림 6-7]의 (A) 참조). 그런 다음, 측정한 길이에 약 5 mm를 더하여 실리콘 재질의 탐침관에 유성펜 등으로 표시한다([그림 6-7]의 (B) 참조). 그리고 앞에서 확인한 이주 또는 특정 부분에 표시한 부분이 위치하도록 탐침관을 삽입한다. 여기서 탐침관을 보청기의 수화기팁보다 약 5 mm 정도 더 길게 하는 이유는 보청기의 수화기에서 나온 음향을 탐침관에 충분하게 전달하기 위함이다.

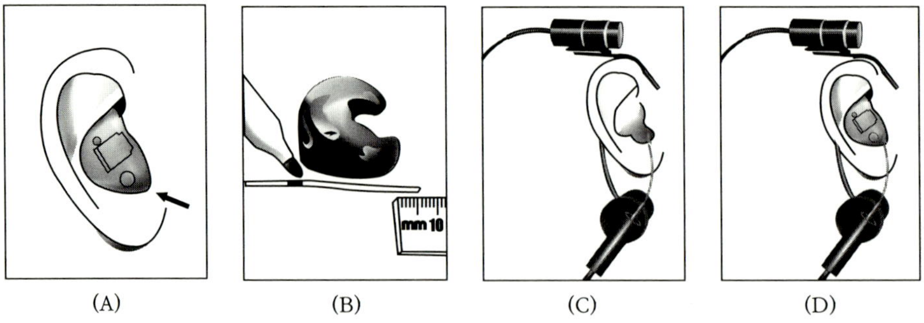

[그림 6-7] 탐침송화기의 삽입 방법과 실이측정 방법

(A): 보청기의 면판(face plate)이 닿는 부분 확인, (B): 탐침관을 수화기팁보다 5 mm 정도 길게 뺀 다음 면판이 닿는 튜브에 표시, (C): 표시한 부분이 (A)에서 확인한 부분에 닿도록 튜브를 삽입한 후 실이공명이득을 측정, (D): 보청기를 삽입한 후 실이폐쇄이득, 실이증폭이득, 실이삽입이득 등을 측정

(2) REUR/REUG 측정

외이도를 통해 고막 근처에 탐침송화기를 넣어 보정을 실시한 다음, REUR/REUG를 측정한다. REUR은 입력음압을 포함한 종합적 음압레벨(dB SPL)로서, 음장(sound field)에서의 소리가 외이도 내부에서 어떤 변화를 일으키는지를 측정한다([그림 6-8]의 (A)의 1번 곡선 참조). 이를 외이도공명효과(ear canal resonance effect)라고도 한다. 이러한 공명효과를 입력음압을 기준치로 하여 계산한 상대적 음압(dB), 즉 REUR과 입력음압의 차이 값으로 표시한 것을 REUG라고 하며, REIG를 구하기 위한 지표로 사용한다. 사람마다 이개, 머리, 몸통 등의 크기나 모양이 다르고, 수술로 인한 외이도의 상태가 다를 수 있기 때문에 REUR 역시 다양하게 나타난다. 일반적으로 평균 2,700 Hz 부근의 주파수대에서 17~21 dB 정도의 1차 공명현상이 일어나고, 4,000~5,000 Hz에서 12~14 dB 정도의 2차 공명이 일어난다(Mueller, 1990).

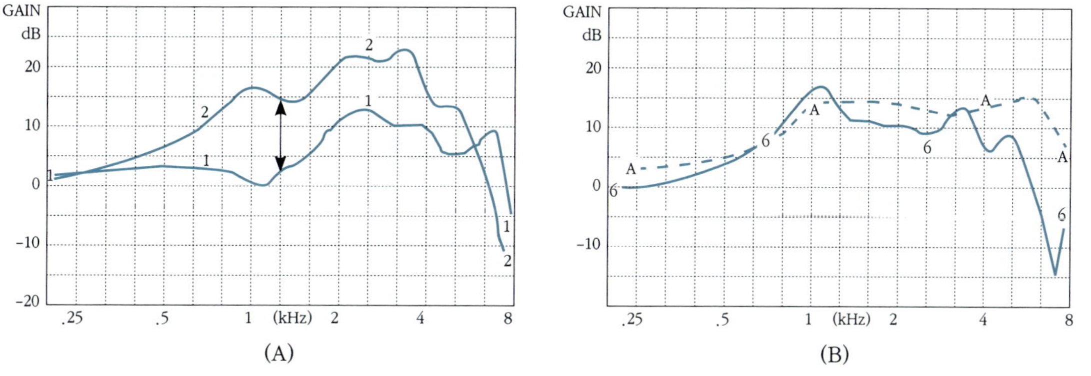

[그림 6-8] 실이측정의 결과

(A): 실이공명반응(1번)과 실이증폭반응(2번), 그리고 실이삽입이득(화살표)을 나타냄, (B): 실이삽입이득(6번) 그리고 목표이득(점선)을 나타냄(여기서 실이삽입이득은 (A)의 실이증폭이득에서 실이공명이득을 뺀 값이다.)

(3) REAR/REAG 측정

REUR을 측정한 후, 탐침송화기를 최대한 동일한 위치에 고정한 상태에서 보청기를 착용한다. 그런 다음 보청기의 음량을 적당하게 조절하여 주파수별 음압을 측정한다([그림 6-8]의 (A)의 2번 곡선 참조). 이 반응을 REAR이라고 하며, 입력음압과 차이를 REAG라고 한다. REAG는 보청기 착용자의 몸통, 머리, 외이 등에 의한 음향 조절 효과를 최대한 반영하여 얻은 보청기의 음향특성 지표로, REIG를 구하는 데 사용한다.

(4) REIG 산출

REM에서 실제로 구하는 지표는 앞에서 설명한 REUR과 REAR이며, 이 두 반응의 차이를 REIG라고 한다([그림 6-8]의 (B) 참조). 보청기의 이득 조절은 청각검사 데이터를 REM 장비에 입력한 후 보청기적합공식에 의해 생성된 목표이득에 REIG를 일치하도록 조절해야 한다. 대부분 REIG의 수치는 약 5 dB의 변동범위 내에서 목표이득과 일치하도록 조절하는 것도 중요하지만, 이 범위를 벗어나더라도 난청인이 최대한 편안해하는 상태로 조절하는 것이 더 중요하다(이미소 외, 2002). 이론상으로 REIG는 음장검사를 통해서 얻은 기능이득과 같아야 하지만 여러 가지 변수로 인해 다를 수도 있다.

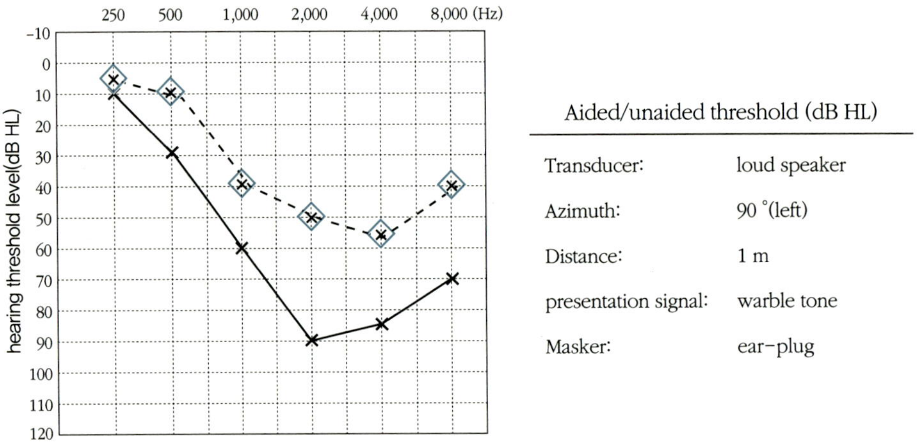

[그림 6-9] 비증폭역치레벨(x)과 증폭역치레벨(⊗)

[그림 6-9]는 비증폭역치레벨과 증폭역치레벨, 그리고 〈표 6-1〉은 REM에서 구한 REIG와 기능이득(비증폭역치레벨에서 증폭역치레벨을 뺀 값)을 비교한 예이다. 기능이득은 위의 그림에서 비증폭역치레벨에서 증폭역치레벨을 뺀 결과다. [그림 6-9]에 근거하여 REIG와 기능이득을 비교해 보면, 낮은 입력음압레벨(soft sound)의 경우에는 1,000 Hz 이상에서 REIG가, 보통 입력음압레벨(moderate sound)의 경우에는 대부분의 주파수에서 기능이득이 높게 나타났다. 비선형 증폭시스템(non-linear amplification system)의 경우에는 보통 크기에 대한 이득이 같은 보청기라 하더라도 압축역치(compression threshold) 또는 압축비율(compression ratio)의 설정에 따라 에너지가 작은 소리에 대한 이득이 다르게 나타난다. 따라서 기능이득은 압축역치 또는 압축비율의 설정에 따라 비교해야 할 REIG가 달라지므로 주의해야 한다.

표 6-1 [그림 6-9]에서 구한 기능이득과 실이삽입이득을 비교한 예

		Frequency(Hz)					
		250	500	1,000	2,000	4,000	8,000
기능이득(dB)		5	20	20	40	30	30
실이삽입이득(dB)	Soft	4	14	30	45	40	39
	Moderate	1	6	16	33	30	24

* 실이삽입이득 산출 시 적용한 보청기적합공식: NAL-NL2

(5) REOR과 RESR 측정

앞에서 설명한 반응 외에 REM 장비로 측정할 수 있는 자료로는 REOR과 RESR이 있다. REOR은 보청기를 착용한 후 스위치를 끄고 외이도를 막은 상태의 반응이다. REOR과 RESR의 차이를 삽입손실(insertion loss)이라고 한다. 이러한 REOR은 폐쇄효과(occlusion effect)를 간접적으로 측정할 수 있는데, 그래프상에서 REOR이 REUR보다 아래로 많이 떨어져 있는 경우에 폐쇄효과가 크다고 할 수 있다. 그러나 폐쇄효과는 실제 보청기 또는 귀꽂이를 착용한 상태에서 '이/ee/' 등의 폐쇄모음을 발성하여 측정하는 것이 효과적이다(이수현, 이경원, 2013; 이경원, 박진현, 2016).

RESR은 보청기가 출력할 수 있는 최대 한계를 실제 귀에서 측정하는 방법으로 음향커플러 측정의 전기음향적 특성 중 최대출력음압(Maximum Power Output: MPO) 또는 출력음압레벨 90(Output Sound Pressure Level 90 dB SPL input: OSPL90)과 동일한 개념이다. 이 검사는 우선 난청인의 불쾌음량레벨을 입력한 뒤 보청기에 사용하는 음압레벨인 dB SPL로 변환하여 목표출력(target output)을 구한다. 만약 난청인에게서 직접 불쾌음량레벨을 구할 수 없다면, 여러 가지 간접적인 방법으로 불쾌음량레벨을 추정하여 주변의 큰 소리가 최대한 편안하게 들리도록 보청기를 조절한다.

사용하는 입력음의 종류 중, Frye사가 1998년에 고안한 'burst'음은 짧은 순음(0.03~0.05초)의 형태로 높은 강도 수준(90 dB SPL)을 나타낸다. 짧은 자극음을 제시하는 동안 난청인은 큰 소리를 불편하게 느끼지 않으며, 분석기는 빠르고 정확하게 RESR을 측정할 수 있어서 유리하다. RESR은 보청기의 최대출력음압이 난청인의 불쾌음량레벨을 초과하는지를 알아보는 가장 효과적이고 객관적인 방법이지만, 유·소아는 입력음압이 너무 커서 놀라거나 충격을 받을 수 있으므로 상황에 따라서 간접적인 방법을 사용하는 것이 좋다.

(6) RECD

① RECD 정의

외이도 내 고막 근처에서 측정한 음압과 음향커플러에서 측정한 음압의 차이를 말한다. 외이도와 음향커플러에서 음압을 측정할 때에는 동일한 입력음압레벨을 사용해야 한다. RECD를 수식으로 표현하면 다음과 같다.

$$RECD = SPL_{(ear\ canal)} - SPL_{(coupler)} \quad [식\ 6\text{–}1]$$

여기서 $SPL_{(ear\ canal)}$은 고막 근처에서 측정한 음압레벨이며, $SPL_{(coupler)}$은 음향커플러(2 cc)에서 측정한 음압이다.

② RECD에 영향을 주는 요인

RECD에 영향을 주는 요인은 다음과 같다.

첫째, 2 cc 음향커플러에 비해 보청기 착용 시 외이도의 잔여용적에 있어서 차이가 나타난다. 특히 RECD는 외이도의 크기가 달라지는 연령에 의해서도 영향을 받는데, REM이 어려운 유·소아 또는 의식불명인의 경우에 연령이나 송화기의 위치에 따른 보정값을 이용하여 REM 값을 추정할 수 있다. 이러한 연령에 따른 RECD는 유·소아에게 적절한 최대출력(maximum power output)을 추정하는 데 유용하다. 이한아 외(2004)의 연구에서는 6세 이하 아동의 실이측정 값이 음향커플러의 측정값보다 500~8,000 Hz에서 -0.5~7.0 dB 정도 높다고 보고하였다([그림 6-10] 참조). 특히 보청기의 형태에 따라서 수화기 팁 부분 또는 탐침관 튜브의 삽입위치가 달라지면 결과에 영향을 준다. 따라서 측정 중 수화기 팁 또는 탐침관 튜브의 위치를 정확히 고정하는 것이 중요하다.

둘째, 송화기위치효과(microphone location effects)를 들 수 있다. 송화기의 음구로 향하는 음압은 송화기의 위치에 따라서 집음, 반사, 회절, 공명 등에 의해 영향을 받는다. 송화기위치효과는 보청기가 외이도 안쪽에 깊숙이 위치할수록 더 크다. 실례로 고막보청기의 송화기위치효과는 음원을 45도에 위치하였을 때, 500 Hz에서 3 dB, 1,000 Hz에서 4 dB, 2,000 Hz에서 6 dB, 4,000 Hz에서 14 dB, 8,000 Hz에서 2 dB 정도다(Dillon, 2012).

셋째, 보청기의 형태에 의해 발생한다. 예를 들어, 상자형이나 귀걸이형 보청기의 음도관과 환기구의 형태에 따라 REAR이 영향을 받는다. 2 cc 음향커플러에서는 환기구를 막고 측정하기 때문에 REM과 차이가 발생한다.

넷째, 환기구 등에 의한 음향의 누출이 있을 수 있다. 환기구 등에 의한 음향의 누출은 음향임피던스(acoustic impedance)가 작은 저주파수에 주로 기인한다.

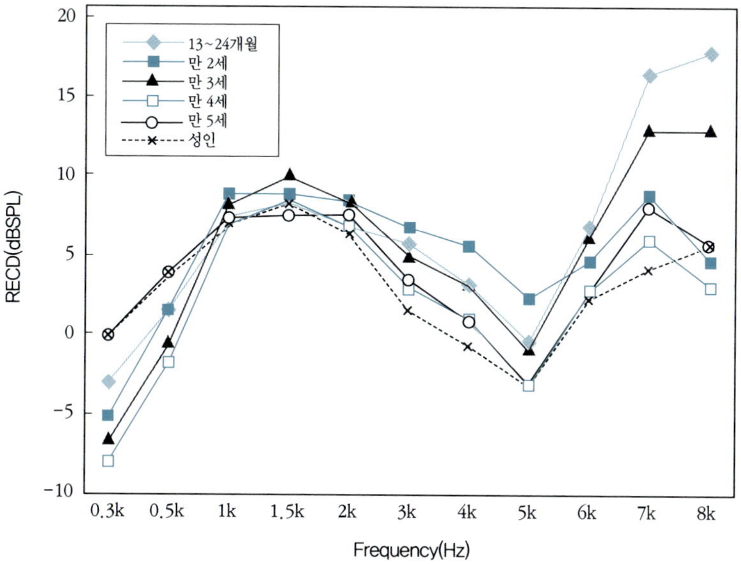

[그림 6-10] 연령에 따른 주파수별 평균 RECD 값

③ RECD 측정 방법

RECD의 측정 방법은 다음과 같다.

- 착용할 보청기를 사용하여 제조사의 지침에 따라 2 cc 음향커플러의 음압레벨(2 cc 음향커플러반응 또는 이득)을 구한다.
- 보청기를 착용하고 REM에 의해 고막 근처의 음압레벨(REAR/REAG)을 구한다.
- REAR/REAG에서 2 cc 음향커플러 반응 또는 이득 값을 감하여 RECD를 구한다.

④ RECD의 활용

여러 가지 이유로 REM을 할 수 없을 때 2-cc 커플러이득에 RECD를 더하여 REIG를 추정한다.

(7) 실이대다이얼차

① 실이대다이얼차(Real-Ear Dial Difference: REDD)의 정의

REDD는 RECD와 비슷한 개념으로, 외이도의 고막 근처에서 측정한 음압레벨과 청력검사기의 감쇠기(dial 또는 attenuator) 값(dB HL)과의 차이를 말한다. REDD를 수식으로 표현하면 다음과 같다.

$$REDD = SPL_{(ear\ canal)} - HL_{(dial)} \quad [식\ 6\text{–}2]$$

여기서 $SPL_{(ear\ canal)}$은 외이도에서 측정한 음압레벨이며, $HL_{(dial)}$은 청력검사기의 감쇠기 값을 말한다. 그러나 $HL_{(dial)}$은 단위가 dB HL이므로 dB SPL로 환산하기 위해서는 다음의 식과 같이 $HL_{(dial)}$ 값에 주파수별 기준등가역치음압레벨(Reference Equivalent Threshold SPL: RETSPL)을 더해서 구할 수 있다.

$$SPL_{(coupler)} = HL_{(dial)} + RETSPL \quad [식\ 6\text{–}3]$$

[식 6-1, 2, 3]에 근거하여 REDD는 다음과 같이 표현할 수 있다.

$$REDD = RECD + RETSPL \quad [식\ 6\text{–}4]$$

따라서 개인의 주파수별 REDD는 주파수별 RECD에 RETSPL을 더한 값이다. 이어폰의 삽입깊이 또는 귀덮개 헤드폰을 착용했을 때 외이도의 용적에 따라 청력역치가 다르게 나타날 수 있다.

② 측정 방법

이어폰이나 삽입이어폰(insert phone)을 사용할 때 REDD의 측정 방법은 다음과 같다.

- 이어폰 또는 삽입이어폰을 대상자의 외이도에 삽입한다.
- 청력검사기에서 시험(또는 제시음) 주파수를 선택한다.
- 제시음의 강도를 70 dB HL로 설정하고 지속적으로 제시한다.

- 외이도 내 고막 근처의 음압을 측정한다.
- 제시음압의 단위 dB HL을 dB SPL로 환산한 후 고막 근처에서 측정한 음압을 비교하여 REDD를 구한다.

(8) 삽입이득기준커플러반응

삽입이득기준커플러반응(Coupler Response for a Flat Insertion Gain: CORFIG)은 음향커플러에서 측정한 음압레벨을 REIG를 기준으로 하여 상대적 음압레벨로 환산한 dB 값(Killion & Monser, 1980)이며, 다음과 같이 식으로 표현한다.

$$CORFIG = CG - REIG \quad [식\ 6\text{–}5]$$

여기서 CG는 커플러이득(Coupler Gain)이다. CG와 REIG의 차이가 발생하는 이유는 RECD와 마찬가지로 귀꽂이 또는 이어몰드와 보청기몸체의 음향학적 특징, 기하학적 특징, 외이도의 용적, 중이의 임피던스 등이 있으며(Hawkins & Haskell, 1982; Killion & Monser, 1980), 환기구효과, 외이도공명, 외이도의 잔여용적 등도 영향을 미친다(Sandlin, 2000). 따라서 RECD와 REDD는 구하는 방법은 다르지만 음향커플러와 REM의 차이라는 점에서 같은 개념으로 볼 수 있다. CORFIG가 결정되면 CG에서 REIG를 예측할 수 있어서 보청기 착용자에게 더욱 알맞게 적합하는 데 도움이 될 수 있다. [그림 6-11]은 아동 및 성인에 대한 CORFIG를 비교한 것이다(유경, 이정학, 2002).

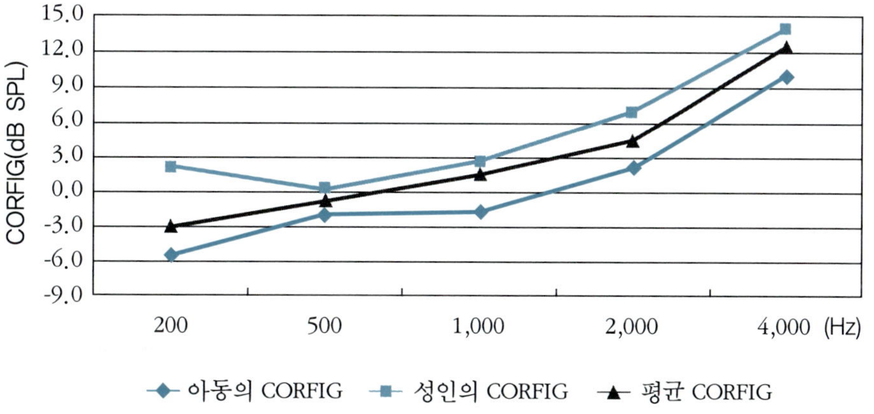

[그림 6-11] 삽입이득기준커플러반응(CORFIG)의 비교

출처: 유경, 이정학(2002).

③ 최근 REM 동향

최근의 REM은 측정 장비와 방법 및 사용하는 신호음에 있어서 변화를 가져왔다. 그 내용은 다음과 같다.

첫째, REM의 출력 장치인 모니터가 커지고 색상을 표현할 수 있어서 보청기 착용자 또한 본인이 착용하고 있는 보청기의 상태 그리고 어느 정도 소리를 청취할 수 있는지를 쉽게 확인할 수 있다. 이 결과로 인해 난청인은 본인이 착용하고 있는 보청기 및 보청기전문가(hearing aid professional)에 대해 신뢰할 수 있으며, 보청기에 대한 만족도 또한 높일 수 있는 이점이 있다.

둘째, 양이에 대한 REM이 동시에 가능하다. 양측의 보청기를 짧은 시간 내에 효과적으로 조절할 수 있다.

셋째, 최근의 REM에서는 복합잡음 외에도 주변인의(추가) 어음, 음악 등 다양한 신호를 사용할 수 있어서 상황에 맞추어 효과적으로 보청기의 전기음향적 요소를 조절할 수 있다. 특히 어음을 신호로 사용하는 스피치매핑(speech mapping)에 의한 보청기의 조절 및 확인은 주변인의 대화음이 난청인 본인의 귀에 어느 정도 들리는지를 확인할 수 있어서 보청기에 대한 상담(추가), 만족도 향상 및 전기음향적 조절에서 더욱 효과적이라 할 수 있다.

넷째, 2 cc 커플러는 6,000 Hz 이상의 고주파수에서 커플러의 공명 특성과 부피 효과로 인해 응답이 왜곡될 수 있다. 이는 2 cc 커플러의 내부 부피가 상대적으로 크기 때문에 공명 주파수가 낮아지면서, 6,000~8,000 Hz 이상의 고주파수 대역에서 신호 감쇠(roll-off) 현상이 발생할 가능성이 있기 때문이다. 반면, 0.4 cc 커플러는 부피가 작아 공명 주파수가 높아지므로, 보다 정확한 고주파수 응답을 측정할 수 있다. 또한 0.4 cc 커플러는 실제 인간의 외이도에서 발생하는 고주파수 반응과 더 유사한 환경을 제공하므로, 최신 REM 장비에서는 2 cc 커플러와 함께 0.4 cc 커플러를 제공하여 보다 정밀한 측정을 가능하게 하고 있다(IEC, 2022).

[그림 6-12]는 전기음향적인 조절 및 확인에서 다양한 제조사의 스피치매핑 화면을 나타낸 것이다. 결론적으로 REM은 청능사 등 보청기전문가에 대한 신뢰 확보는 물론 보청기의 효과적인 전기음향특성 및 기타 조절의 확인을 위해 필수적이라 하겠다.

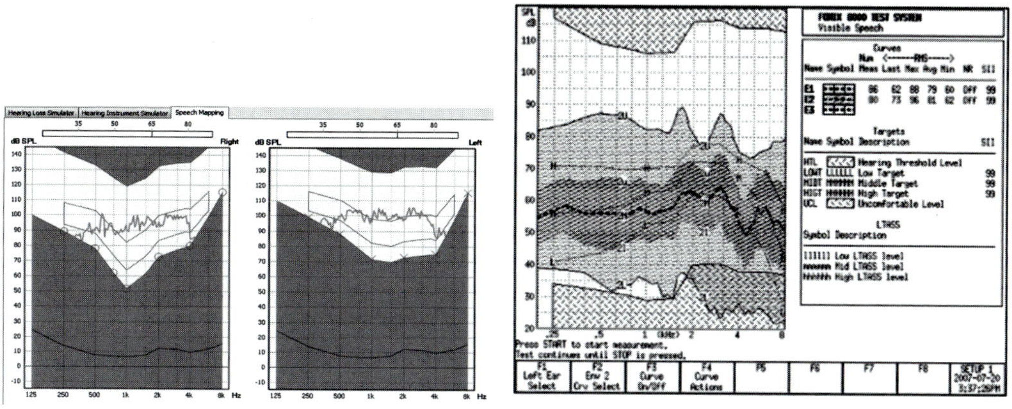

[그림 6-12] 다양한 제조사의 스피치매핑 화면

참고문헌

유경, 이정학(2002). 음향커플러이득과 실이삽입이득의 비교연구. 언어청각장애연구, 7(3), 179-189.

이경원, 박진현(2016). 고막보청기와 초소형고막보청기의 폐쇄효과 비교. 2016 제19차 한국청각언어재활학회 학술대회, 83-84.

이미소, 이정학, 김진숙, 홍성화(2002). 성인의 외이도형 보청기 착용 시 실이착용이득과 1 cc 음향커플러이득의 비교. 대한청각학회지, 6(2), 136-141.

이수현, 이경원(2013). 고막보청기의 골부 길이에 따른 폐쇄효과의 음향적 그리고 심리음향적 변화. Audiology and Speech Research, 9, 157-164.

이한아, 이정학, 박홍준, 이승철, 전영명, 김용복(2004). 유소아와 성인의 실이반응과 2 cc 음향커플러반응의 비교. 대한청각학회지, 8(1), 25-31.

Dillon, H. (2012). *Hearing aid* (2nd ed.). New York: Thieme.

Hawkins, D. B., & Haskell, G. E. (1982). A comparison of function gain 2 cm3 coupler gain. *Journal of Speech and Hear Disorders*, *47*, 71-76.

International Electrotechnical Commission (IEC). (2012). IEC 60118-15-Electroacoustics-Hearing aids-Part 15: Methods for characterizing signal processing in hearing aids with a speech-like signal. Geneva, Switzerland: IEC.

International Electrotechnical Commission (IEC). (2022). IEC 60118-0(Ed. 4)-Electroacoustics-Hearing aids-Part 0: Measurement of the performance characteristics of hearing aids. Geneva, Switzerland: IEC.

Killion, M., & Monser, E. (1980). CORFIG coupler response for flat insertion gain. In G. A. Studebaker & I. Hochberg (Eds.), *Acoustical factors affecting hearing aid performance* (147–168). Baltimore, MD: University Park Press.

Mueller, H. (1990). Probe tube microphone measures: Some opinions on terminology and procedures. *Hearing Journal*, *42*(1), 1–5.

Mueller, H. G., Hawkins, D. B., & Northern, J. L. (1992). *Probe microphone measurement: Hearing aid selection and assessment*. San Diego: Singular Press.

Sandlin, E. (2000). *The textbook of hearing aid amplification*. Sandiego, DA: Singular.

Shaw, E. A. G. (1974). Acoustic response of external ear replica at various angles of incidence. *Journal of the Acoustical Society of America*, *55*, 432(A).

Wiener, F. M., & Ross, D. A. (1946). The pressure distribution in the auditory canal in a progressive sound field. *Journal of the Acoustical Society of America*, *18*, 401–408.

제7장

증폭시스템

1. 선형 및 비선형 증폭시스템
2. 다채널 증폭시스템
3. 프로그램식 증폭시스템
4. 다중기억 증폭시스템
5. 주파수하강 증폭시스템
6. 디지털 증폭시스템
7. 방향송화기

최근의 보청기는 반도체 및 전기·전자 기술의 발전과 함께 어음, 잡음 처리 기술이 진보하여 음질이 향상되고 잡음 제어가 효율적으로 이뤄짐에 따라 어음 인식 성능에서도 획기적인 발전을 보였다. 또한 스마트폰, 음향기기 등 주변 기기와의 연결을 통하여 어음청취는 물론 전화통화, TV 시청 등에서 편리함을 제공하고 있다. 따라서 청각손실의 특징에 따라 보청기의 전기음향적 매개변수(parameter)를 효과적으로 조절하기 위해서는 보청기에 기본적으로 적용하는 증폭시스템 및 기술을 이해하는 것이 중요하다. 이 장에서는 선형 및 비선형 증폭시스템을 비롯하여 프로그램식, 다채널, 디지털 기술 등 보청기에서 적용하는 다양한 기술과 적용 방법에 대해서 살펴보았다.

1 선형 및 비선형 증폭시스템

보청기의 증폭시스템은 신호의 입출력 특성에 따라 선형(linear type)과 비선형(non-linear type) 증폭시스템으로 구분할 수 있다. 선형 및 비선형 증폭시스템은 전음성, 감각신경성 난청 등 청각손실의 종류에 따라 선택할 수 있다. 보청기의 증폭시스템은 입출력함수곡선(input-output function curve)에 따라 선형(linear type)과 비선형(non-linear type) 증폭시스템으로 구분할 수 있으며, 전음성, 감각신경성 등 난청의 종류에 따라 선택할 수 있다. 선형 및 비선형 증폭시스템의 작동 원리, 용어, 분류 등의 특징을 살펴보면 다음과 같다.

1) 선형과 비선형 증폭시스템의 작동 원리

[그림 7-1]의 (A)에서 선형 증폭시스템은 출력음압레벨이 더 이상 증가하지 않는 포화(saturation)점에 도달하기 전까지는 입력과 출력 음압레벨이 같은 양, 즉 1:1로 증가하는 증폭 특성을 갖는다. 따라서 출력음압레벨이 포화되기 전까지는 모든 입력음압레벨에 대한 이득은 동일하게 나타나는데, [그림 7-1]의 (A)에서는 50 dB에서 80 dB의 입력음압레벨에서의 이득은 모두 30 dB로 일정하다. 그러나 [그림 7-1]의 (B)와 같은 비선형 증폭시스템에서는 입력음압레벨이 50 dB이 되기 전까지는 일정한 증폭량을 보이다가 50 dB의 입력음압레벨 이상에서는 입력음압레벨보다 출력음압레벨의 증가율이 감소하는 비선형적인 증폭 특성을 갖는다. 좀 더 자세히 살펴보면 그림 (B)에서 입력음압레벨이 50 dB 이하의 작은 소리가 입력되면, 이득은 40 dB로 나타나지만 입력음압레벨이 50 dB, 60 dB, 70 dB, 80 dB, 90 dB에서의 출력음압레벨은 각각 90 dB, 95 dB, 100 dB, 105 dB, 110 dB로 나타나서 이득은 입력음압레벨의 증가에 따라 40 dB, 35 dB, 30 dB, 25 dB, 20 dB로 점차 감소한다. 이러한 증폭시스템은 실생활에서 보청기에 유입되는 소리의 크기에 따라 이득이 변화하는데, 송화기로 유입되는 소리가 작으면 이득은 증가하고, 크면 이득은 감소한다. 이 경우, 외부에서 보청기에 유입되는 소리의 크기에 따라 이득이 자동으로 조절되므로 비선형 증폭시스템을 자동이득조절(Automatic Gain Control: AGC) 보청기라고도 한다.

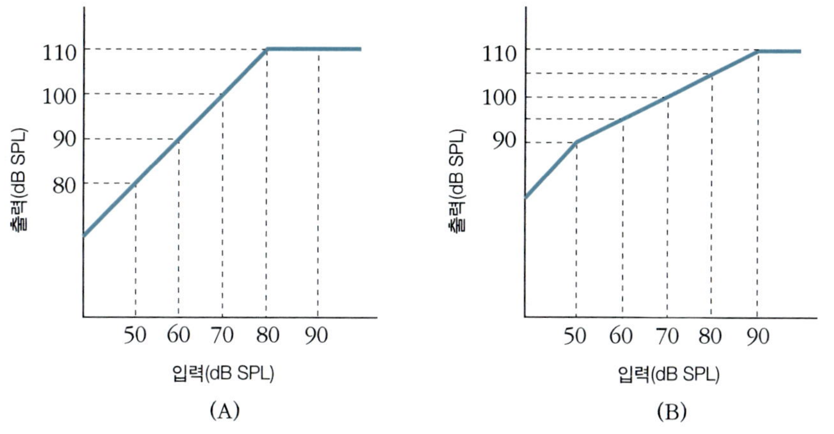

[그림 7-1] 보청기의 입출력함수(input-output function)에 따른 증폭 특성

(A): 선형 증폭시스템, (B): 비선형 증폭시스템

2) 비선형 증폭시스템의 용어

비선형 증폭시스템에서 사용하는 용어와 정의에 대해서 살펴보면 다음과 같다.

(1) 압축역치

[그림 7-2]의 (A)는 비선형 증폭시스템의 입출력 특성(input-output characteristics)을 나타낸 그래프이다. 그림의 (A)에서 소리의 입력음압레벨이 50 dB 이하인 경우에는 일정한 증폭량을 갖는 선형 증폭시스템 특성을 보인다. 그러나 입력음압레벨이 50 dB보다 크면, 입력음압레벨 △I와 출력음압레벨 △O의 증가율은 서로 다르게 나타난다. 이렇게 입력과 출력 음압레벨의 증가율이 다르게 나타나기 시작하는 레벨, 즉 압축시스템이 작동하기 시작하는 입력음압레벨을 압축역치(Compression Threshold: CT)라고 한다[IEC 60118-0:2022(Ed.4) 참조]. CT는 TK(Threshold of Knee point) 또는 CK(Compression threshold of Knee point)라고도 부른다. CT는 낮은 입력음압레벨에서 높은 입력음압레벨까지 다양하게 설정할 수 있는데, 이 중에서 작은 음압레벨, 즉 40 dB 음압레벨 내외의 압축역치를 갖는 비선형 증폭시스템을 광역동범위압축(Wide Dynamic Range Compression: WDRC)이라고 한다. 그리고 압축시스템이 작동하는 범위를 압축범위(compression range)라고 한다([그림 7-2]의 A 참조).

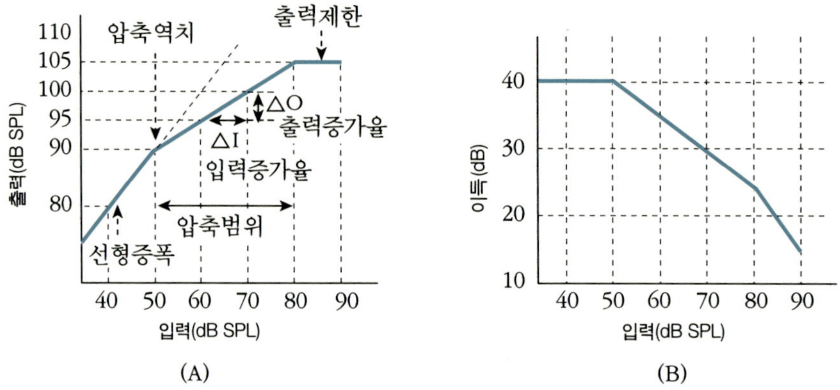

[그림 7-2] 비선형 증폭시스템의 입출력 특성

(A): 비선형 증폭시스템의 입출력 특성과 용어의 정의,
(B): 압축비율(CR) 2 : 1인 비선형 증폭시스템의 입력음압레벨에 따른 이득의 변화

(2) 압축비율

[그림 7-2]의 (A)의 비선형 증폭시스템에서 압축비율(Compression Ratio: CR)은 압축범위 내에서 입력음압레벨의 변화량에 대한 출력음압레벨의 변화량을 비율, 즉 △I:△O로 나타낸다. 여기서 △I:△O는 압축범위 내 입력음압레벨의 총 변화량 또는 특정 구간 내 입력음압레벨의 변화량을 의미한다. 예를 들어, [그림 7-2]의 (A)에서 압축범위는 50 dB에서 80 dB의 입력음압레벨이며, 입력음압레벨의 변화량은 50 dB에서 80 dB까지 30 dB, 출력음압레벨의 변화량은 90 dB에서 105 dB까지 15 dB이다. 따라서 CR은 30:15, 즉 2:1이다. 보청기의 CR을 나타낼 때 비율 중 뒷자리는 항상 '1'로 나타낸다.

비선형 증폭시스템에서의 출력음압레벨은 정점절단(peak clipping) 또는 압축을 통해서 제한할 수 있다. 우선 정점절단에 의한 출력음압레벨의 제한은 [그림 3-12]에서 설명하였듯이, 입력음압레벨 또는 이득이 과도하게 높은 경우에는 출력 측에 왜곡이 발생할 수 있다. 따라서 비선형 증폭시스템은 출력음압레벨을 제한할 때 4:1 이상의 높은 CR 또는 ∞:1의 압축을 사용하여 왜곡을 최소화할 수 있다.

[그림 7-2]의 (B)는 (A)의 CR이 2:1인 비선형 증폭시스템에서 입력음압에 따른 이득의 변화를 나타낸 것이다. 그림에서 입력음압레벨 50 dB까지는 선형 증폭시스템이므로 이득은 같게 나타난다. 그러나 입력음압레벨이 50 dB에서 80 dB로 10 dB씩 증가할 때 출력음압레벨은 90 dB에서 105 dB까지 5 dB씩 증가하여 이득은 40 dB에서 25 dB까지 5 dB씩 감소한다. 그리고 입력음압레벨이 80 dB SPL 이상인 경우에는 정점절단 혹은

출력압축(output compression)방식에 의해 출력음압레벨이 더 이상 증가하지 않거나 조금씩 증가하기 때문에 이득은 입력음압레벨이 증가한 만큼 감소한다.

(3) 압축시간과 해제시간

[그림 7-3]은 비선형 증폭시스템의 압축과 해제시스템이 작동하는 원리를 나타낸 것이다. [그림 7-3]의 아래쪽 그림에서 보청기로 유입되는 소리가 작은 입력음압레벨에서 갑자기 큰 입력음압레벨로 바뀌면, 출력음압레벨은 위쪽의 그림처럼 처음에는 입력음압레벨이 증가한 만큼 증가하였다가 증폭시스템의 압축 기능에 의해 이득이 감소하여 출력음압레벨이 점차 낮아지게 된다. 그리고 어느 정도 시간이 지나면 출력음압레벨이 안정되는데, 이때 출력음압레벨이 낮아지기 시작하여 안정 상태가 될 때까지 걸리는 시간을 압축시간(Attack Time: AT)이라고 한다.

입력음압레벨이 갑자기 감소하였을 때에는 이와는 반대현상이 일어난다. 보청기로 유입되는 소리가 큰 입력음압레벨에서 갑자기 작은 입력음압레벨로 바뀌면, 출력음압레벨은 처음에는 입력음압레벨이 감소한 만큼 감소하였다가 증폭시스템의 해제 기능에 의해 이득이 환원되어 출력음압레벨이 점차 높아지게 된다. 그리고 어느 정도 시간이 지나면 출력음압레벨이 안정되는데, 이때 출력음압레벨이 높아지기 시작하여 안정 상태가 될 때까지 걸리는 시간을 해제시간(Release Time: RT)이라고 한다.

이론적으로 AT와 RT는 0 msec에 가깝게 그리고 수 초 이상 길게 설정할 수 있다. 일반적으로 AT는 보청기로 유입되는 큰 소리를 최대한 빠르게 압축하기 위하여 수십 msec 이내로 빠르게 설정한다. 그러나 RT는 조절 시간에 따라 보청기의 음질(sound quality), 자모음비(Consonant-to-Vowel Ratio: CVR) 및 신호대잡음비(Signal-to-Noise Ratio: SNR)에 영향을 준다(Souza, 2002). 예를 들어, RT를 수십 msec 이하로 짧게 설정하면 음질은 저하되는 경향이 있다(이소예, 이경원, 2010; 신유정, 이경원, 2011; 공혜경 외, 2013). 그리고 RT를 길게 설정하면 SNR과 음질을 함께 개선할 수 있다(Souza, 2002; 이경원, 2014).

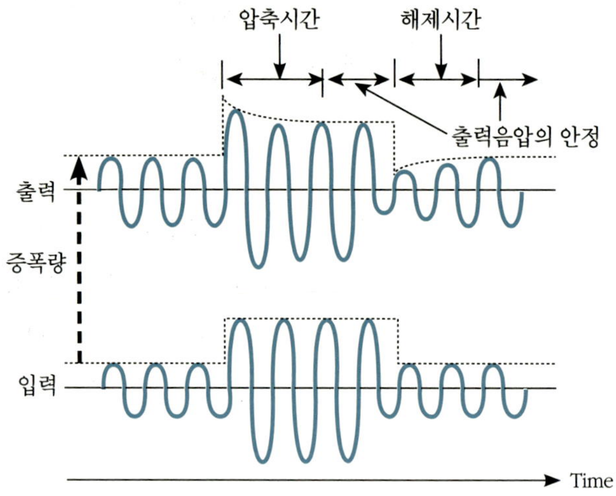

[그림 7-3] 비선형 증폭시스템의 압축시간과 해제시간

3) 압축 방식의 분류

보청기에 대한 압축 방식의 분류는 압축 방법과 입출력함수곡선(input-output function curve)에 따라 분류할 수 있다.

(1) 압축 방법에 따른 분류

[그림 7-4]는 비선형 증폭시스템의 압축 방법을 간단한 블록다이어그램(A)과 입출력함수곡선(B)으로 나타낸 것으로, 압축은 위쪽의 입력압축(input compression 또는 AGC-I)과 아래쪽의 출력압축(output compression 또는 AGC-O) 방식으로 구분할 수 있다.

(A)의 블록다이어그램에서 입력압축 방식은 증폭시스템을 통해서 입력신호가 적절한 신호로 처리된 다음 음량조절기를 통해서 소리의 크기를 조절하지만 출력압축 방식은 먼저 소리의 크기를 조절한 후 신호처리를 하게 된다. 그리고 입출력함수곡선에서 음량조절기를 조절함에 따라 입력압축 방식은 이득(입력음압 65 dB SPL 내외)과 OSPL90(Output Sound Pressure Level for 90 dB input)이 함께 증가 또는 감소하지만, 출력압축 방식의 경우에 이득은 증가 또는 감소하지만 출력은 거의 동일하게 나타난다([그림 7-4]의 B 참조).

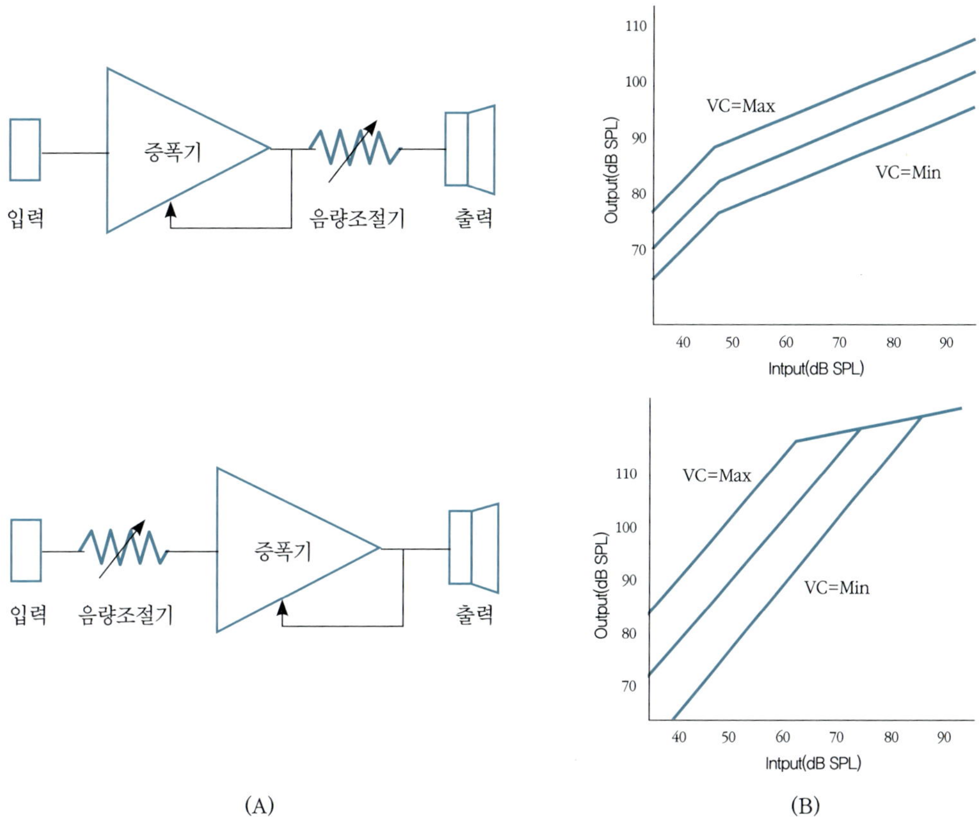

[그림 7-4] 비선형 증폭시스템의 입력압축(위)과 출력압축(아래)

(A): 압축 방법의 간단한 블록다이어그램을 나타냄, (B): 압축 방식에 따른 입출력함수곡선을 나타냄

(2) 입출력함수곡선에 따른 분류

입력압축 방식의 비선형 증폭시스템은 입출력함수곡선의 형태에 따라 [그림 7-5]와 같이 선형압축(linear compression), 이중압축(dual compression), 그리고 곡선압축(curvilinear compression) 방식으로 구분할 수 있다.

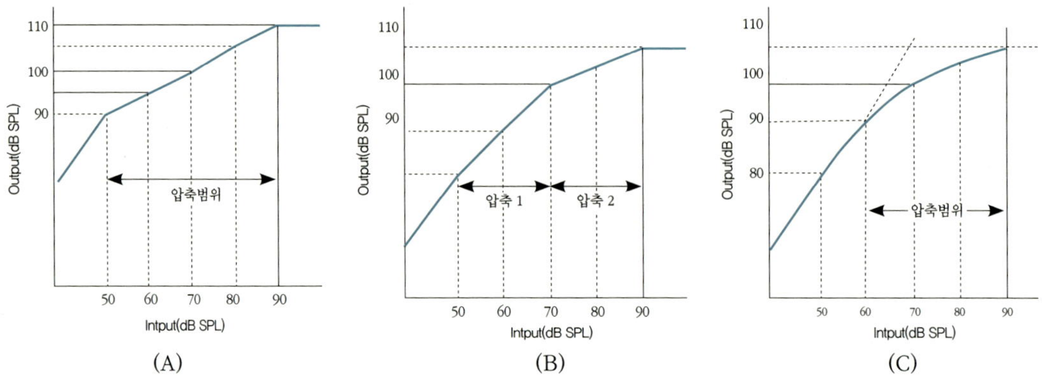

[그림 7-5] 입력압축 방식의 종류

(A): 선형압축, (B): 이중압축, (C): 곡선압축

① 선형압축

[그림 7-5]의 (A)는 선형압축 방식을 나타낸 것으로, 압축범위 내에서 한 개의 CR(2:1)을 가지고 있어서 입력음압레벨이 증가할 때 이득은 일정한 비율(5 dB)로 감소한다.

② 이중압축

[그림 7-5]의 (B)는 이중압축 방식으로, 압축범위 내에서 2개의 CR을 가지고 있다. 그림에서의 CR은 입력음압레벨이 50~70 dB로 증가할 때에는 2:1로 나타나지만 70~90 dB의 입력음압레벨에서는 더 높은 CR(대략 4:1)로 나타난다.

③ 곡선압축

[그림 7-5]의 (C)는 곡선압축 방식으로, 입력음압레벨이 변화할 때 압축비율은 연속적으로 변화하는 곡선의 형태로 나타난다. 일반적으로 곡선압축 방식은 입력음압레벨이 증가할 때 압축비율이 점차 증가하여 입력음압레벨이 90 dB 전후에서 가장 높게 나타난다. 압축비율은 접선의 기울기만큼 많이 존재하지만 압축범위 내에서의 압축비율은 압축범위 내에서 입력과 출력 음압레벨의 총 변화량을 기준으로 계산할 수 있다.

4) 비선형 증폭시스템의 효과

비선형 증폭시스템은 CT, CR, AT 및 RT의 설정에 따라 증폭역치레벨과 역동범위, 음향왜곡, 자모음비 및 신호대잡음비에 영향을 준다. 이에 대해서 살펴보면 다음과 같다.

(1) 청력역치레벨과 역동범위의 개선

[그림 7-6]은 청각손실의 종류에 따른 역동범위와 입력음압의 크기에 따른 보청기 이득을 나타낸 것이다. 비선형 증폭시스템의 CT와 CR을 적절하게 조절하면 감각신경성 난청인의 청력역치레벨과 역동범위를 효과적으로 개선할 수 있다.

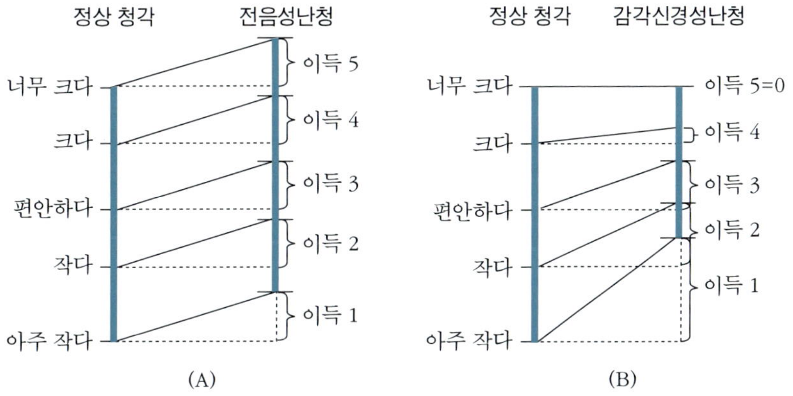

[그림 7-6] 건청인과 전음성 난청인(A), 그리고 감각신경성 난청인(B)의 역동범위 및 이득 보청기평가

① 선형 증폭시스템

[그림 7-6]의 (A)의 전음성난청은 청력손실의 정도가 심하지 않고, 역동범위 또한 정상 청각과 비교해서 큰 차이를 보이지 않는다. 따라서 청력역치레벨, 쾌적음량레벨(Most Comfortable Level: MCL) 및 불쾌음량레벨(Uncomfortable Loudness Level: UCL)을 개선하기 위해 필요한 이득은 모두 같게 나타난다. 즉, '아주 작다'에서 '너무 크다'까지 보청기로 유입되는 음량의 크기에 따라 이득의 차이는 나타나지 않는다(이득 1 = 이득 2 = 이득 3 = 이득 4 = 이득 5). 따라서 외이 또는 중이의 임피던스 증가로 인해 역동범위가 넓고, 단어인지도(Word Recognition Score: WRS)가 높게 나타나는 전음성난청의 경우에는 선형 증폭시스템의 사용으로 청력손실을 개선할 수 있다.

② 비선형 증폭시스템

[그림 7-6]의 (B)는 감각신경성 난청으로 청력손실의 정도는 (A)의 전음성난청보다 심하지만, 불쾌음량레벨은 정상 청각과 비슷한 누가현상(recruitment)으로 인해 역동범위가 감소한 모습을 보이고 있다. 이 경우에 보청기 착용 시 보통 크기의 대화음레벨을 편안하게 청취하기 위해서는 건청인과 감각신경성 난청인의 쾌적음량레벨 정도의 이

득이 필요하다. 그러나 선형 증폭시스템과 같이 모든 입력음압레벨에 대한 이득이 같은 경우에 큰 소리는 너무 크고 작은 소리는 너무 작아서 불편할 수 있다. 따라서 역동범위가 좁은 감각신경성 난청인의 경우에는 보청기로 유입되는 소리가 점점 커질수록 이득을 줄여 주어(이득 1 > 이득 2 > 이득 3 > 이득 4 > 이득 5) 음량지각이 건청인과 비슷하게 나타나도록 해야 한다. 이는 감각신경성 난청인이 들을 수 있는 소리의 음량 증가(loudness growth)를 압축하여 들려줌으로써 청각손실자의 좁은 역동범위를 확장할 수 있게 된다. 결국 높은 청력역치레벨로 인해 역동범위가 좁을수록 더 높은 압축비율의 비선형 증폭시스템이 요구된다.

비선형 증폭시스템을 통한 청력역치레벨 및 역동범위 개선에 대한 내용을 다른 방법으로 알아보면 [그림 7-7]과 같다. [그림 7-7]의 (A)는 감각신경성 난청인에게 선형 증폭시스템을 적용시킨 것이다. 이 경우에 보통의 대화음레벨을 편안하게 청취하는 데에는 별 문제가 없다. 그러나 큰 소리(loud sound)에 대해서는 점선으로 된 화살표 크기만큼의 불필요한 이득이 발생하여 너무 크게 들을 수 있다. 그리고 작은 소리(soft sound)에 대해서는 점선으로 된 화살표 크기만큼의 이득이 모자라서 작은 소리를 잘 듣지 못할 수 있다.

그러나 비선형 증폭시스템을 나타낸 [그림 7-7]의 (B)에서 보통의 대화음레벨에 대한 이득은 [그림 7-7]의 (A)의 선형 증폭시스템과 비슷하게 나타난다. 그러나 큰 음압레벨에 대해서는 이득을 제거하거나 소량의 필요한 만큼만 증폭을 한다. 그리고 작은 음압레벨에 대해서는 보통의 대화음에 대한 이득보다 더 많은 이득을 주어 소리를 잘 듣게 한다. 따라서 비선형 증폭시스템은 감각신경성 난청인의 증가한 청력역치레벨 및 좁은 역동범위를 효과적으로 개선할 수 있다.

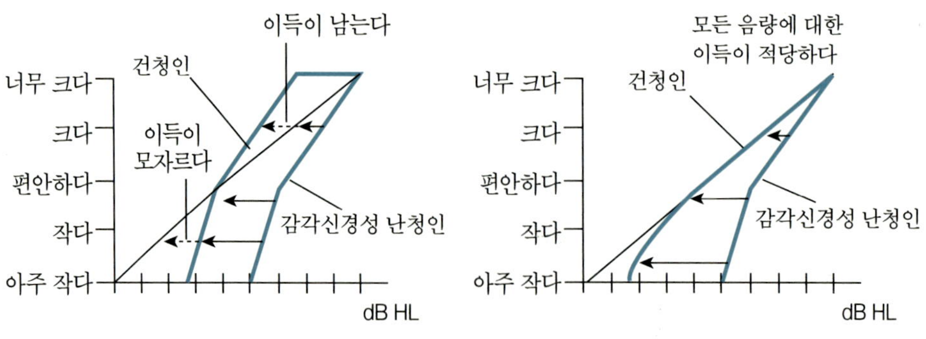

[그림 7-7] 건청인과 감각신경성 난청인의 음량 증가와 이득

(A): 선형 증폭시스템, (B): 비선형 증폭시스템

(2) 음향왜곡의 방지

비선형 증폭시스템의 또 다른 효과는 높은 입력음압레벨 또는 이득으로 인해 출력음이 포화점에 도달하여 정점절단(peak clipping)에 의한 음의 왜곡(distortion)을 방지하는 것이다. 예를 들어, [그림 7-8]의 (A)에서 선형 증폭시스템의 최대출력이 110 dB SPL, 이득이 40 dB일 때 입력음압레벨이 70 dB 이상일 경우에는 출력음에 정점절단으로 인해 왜곡이 발생한다. 음의 왜곡은 증폭시스템의 최대출력음압레벨이 낮거나 이득이 높을수록 낮은 입력음압레벨에서도 발생한다.

그러나 [그림 7-8]에서 (B)의 비선형 증폭시스템의 최대출력음압레벨이 110 dB, 이득이 40 dB로 그림 (A)의 선형 증폭시스템과 같지만, 입력음압레벨이 50 dB 이상에서부터 이득을 점차 줄여 주었기 때문에 입력음압레벨 90 dB이 되어야 출력음압레벨이 포화점에 도달한다. 따라서 큰 소리의 입력음압레벨인 90 dB에서도 출력음에 의한 왜곡은 발생하지 않는다.

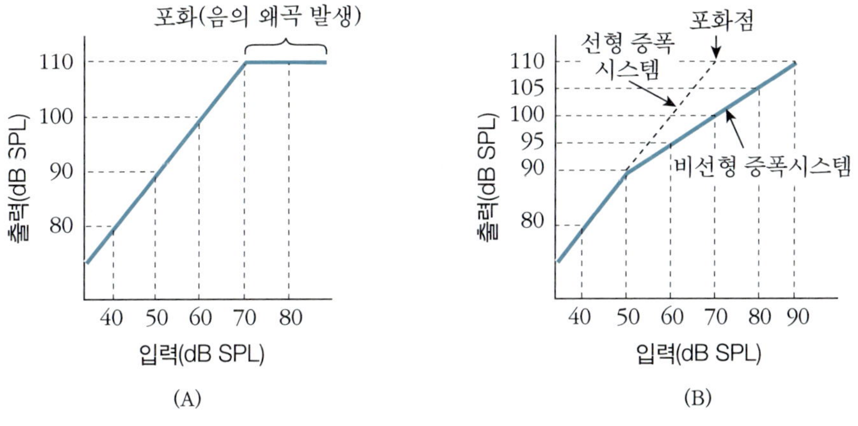

[그림 7-8] 증폭시스템과 음의 왜곡

(A): 선형 증폭시스템(출력음압레벨의 포화에 의한 음향왜곡이 발생),
(B): 비선형 증폭시스템(출력음압레벨에 포화가 발생하지 않아서 음향왜곡이 발생하지 않음)

(3) 비선형 증폭시스템에 의한 신호의 변화

비선형 증폭시스템의 전기음향적 조절 파라미터는 CT, CR, AT, RT 등이 있으며, 이러한 파라미터의 조절에 따라 어음, 잡음 등의 신호에 영향을 미친다.

① CT에 의한 영향

일반적으로 CT를 조절하면 작은 소리에 대한 이득이 변화한다. [그림 7-9]의 (A)에서 압축역치가 CT1에서 CT3로 상승하면 큰 소리에 대한 출력음압레벨은 변화가 없으나 작은 소리에 대한 출력음압레벨은 감소하며, 결국 (B)와 같이 작은 소리에 대한 이득이 감소한다. 이와 반대로 CT가 낮아지면 결국 작은 소리에 대한 이득은 증가한다.

[그림 7-10]은 CR을 3:1, AT 및 RT를 빠르게 설정한 상태에서 CT를 낮게(35 dB SPL), 그리고 높게(65 dB SPL) 조절했을 때 잡음이 없는 어음(A)과 잡음과 혼합된 어음(B)의 파형의 변화를 나타낸 것이다. [그림 7-10]의 (A)에서 CT가 낮은 경우(위에서 두 번째)에는 작은 소리에 대한 이득이 증가하기 때문에 자음 또는 에너지가 약한 어음이 원음(위에서 첫 번째) 또는 CT가 높은 경우(위에서 세 번째)에 비해서 더 크게 증폭되어 자모음비가 개선된 모습을 볼 수 있다. 그리고 [그림 7-10]의 (B)에서 압축역치가 낮은 경우(위에서 두 번째)에는 원음(위에서 첫 번째)의 자음 또는 에너지가 약한 어음이 증폭되면서 잡음 또한 같이 증폭된 모습을 볼 수 있으나 CT가 높은 경우(위에서 세 번째)에는 원음과 비슷한 형태의 어음 파형으로 신호대잡음비가 개선된 모습을 볼 수 있다.

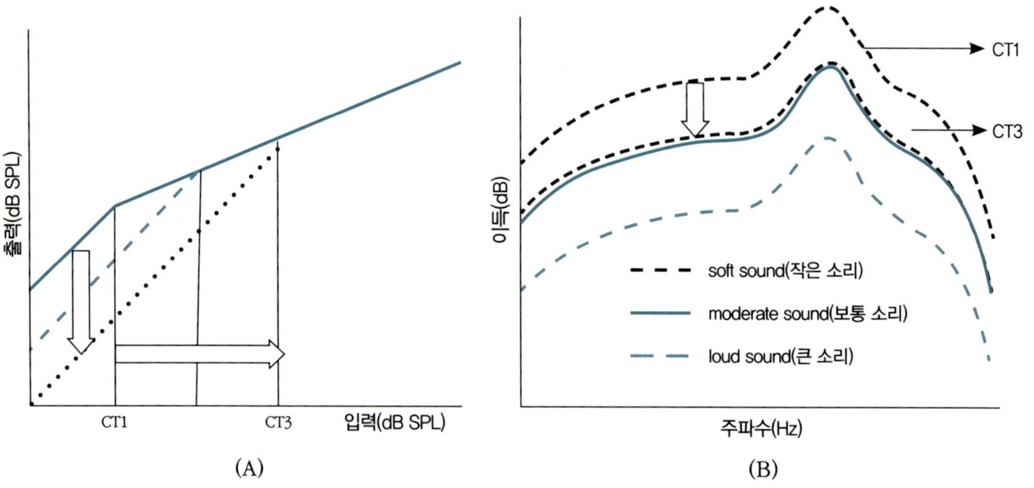

[그림 7-9] 압축역치의 조절(A)에 따른 이득(B)

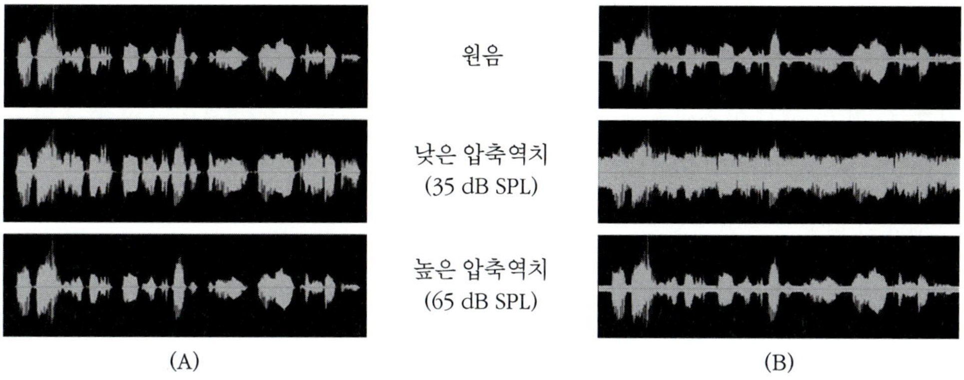

[그림 7-10] 압축역치의 조절에 따른 어음 파형의 변화(CR = 3:1, 빠른 압축시간 및 해제시간으로 설정, 문장은 '내가 사고 싶은 바지가 있지만 너무 비싸다.')

(A): 잡음이 없는 어음, (B): 잡음과 혼합된 어음(12 dB SNR)

② 압축비율에 의한 영향

[그림 7-11]에서 (A)와 같이 압축역치가 낮은 경우에 압축비율을 높이면 작은 입력음압레벨에 대한 이득은 증가하고, 큰 입력음압레벨에 대한 이득은 낮아진다([그림 7-11]의 B 참조).

압축비율의 조절에 따른 어음 파형의 변화를 살펴보면 [그림 7-12]와 같다. [그림 7-12]에서 (A)는 잡음이 없는 어음 그리고 (B)는 잡음과 혼합된 어음의 압축비율의 조절에 따른 신호음 파형의 변화를 나타낸 것이며, 이때 압축역치는 40 dB SPL 내외로 낮게, 압축시간 및 해제시간은 빠르게 설정하였다. (A)에서 압축비율을 높게 설정(위에서

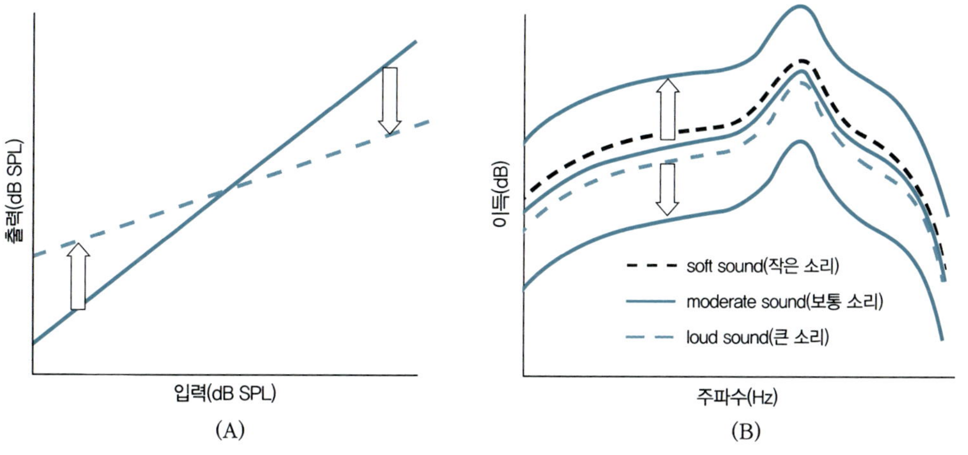

[그림 7-11] 압축비율(A)의 조절에 다른 이득(B)의 변화

세 번째)하면 원음(위에서 첫 번째) 또는 압축비율을 낮게 설정했을 때(위에서 두 번째)보다 자음 또는 에너지가 작은 어음의 파형이 더욱 증폭된 모습을 볼 수 있다. 그리고 [그림 7-12]의 (B)에서 압축비율이 높은 경우(위에서 세 번째)는 원음(위에서 첫 번째)의 자음 또는 에너지가 약한 어음이 증폭되면서 낮은 압축비율로 설정했을 때(위에서 두 번째)보다 잡음이 더욱 증폭된 모습을 볼 수 있다.

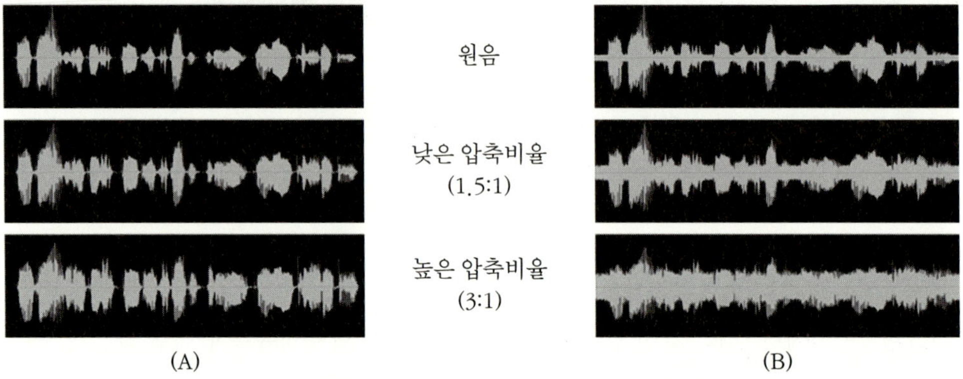

[그림 7-12] 압축비율의 조절에 따른 어음 파형의 변화(압축역치 35dB SPL, 빠른 압축시간 및 해제시간으로 설정, 문장은 '내가 사고 싶은 바지가 있지만 너무 비싸다.')

(A): 잡음이 없는 어음, (B): 잡음과 혼합된 어음(12 dB SNR)

③ AT 및 RT에 의한 영향

비선형 증폭시스템에서 AT 및 RT를 조절하면 이 또한 신호음의 파형에 영향을 준다. [그림 7-13]에서 (A)의 잡음이 없는 경우에 빠른 AT 및 RT를 이용하여 비선형으로 증폭할 경우(위에서 두 번째)에는 느린 RT를 사용해서 증폭하는 경우(위에서 세 번째)에 비해 자음 또는 에너지가 약한 어음이 더욱 증폭되어 자모음비가 개선된 모습을 볼 수 있다. 그러나 (B)와 같이 빠른 AT 및 RT를 이용하여 증폭하는 경우(위에서 두 번째)에는 자음 또는 에너지가 약한 어음이 증폭되면서 주변의 잡음 또한 증폭하여 신호대잡음비의 개선이 어렵게 된다. 그리고 한 음절의 길이보다 긴 RT로 설정하면 모음에 의해서 압축이 계속 작동하기 때문에 잡음이 억제되어 신호대잡음비가 개선된다(위에서 세 번째 그림).

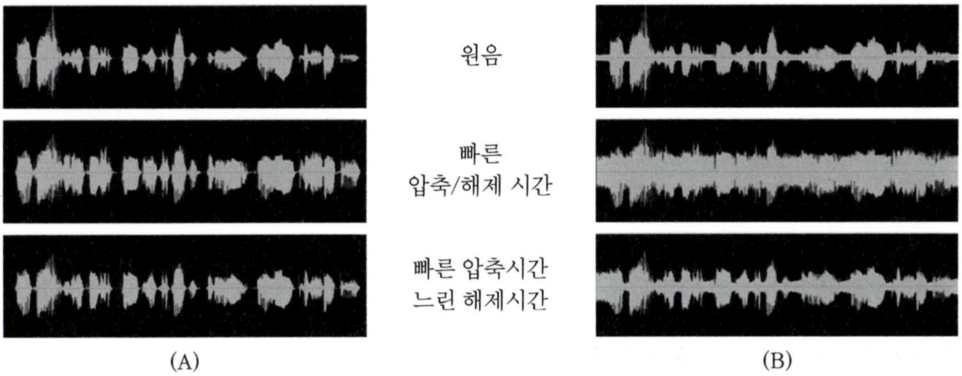

[그림 7-13] 압축비율의 조절에 따른 어음 파형의 변화(압축역치 35dB SPL, 빠른 압축시간 및 해제시간으로 설정, 문장은 '내가 사고 싶은 바지가 있지만 너무 비싸다.')

(A): 잡음이 없는 어음, (B): 잡음과 혼합된 어음(12 dB SNR)

④ 음질의 영향

비선형 증폭시스템에서 CT, CR, AT, RT를 적절하게 조절하면 조용한 곳 및 잡음하에서 어음인지도, 신호대잡음비뿐만 아니라 보청기의 음질에도 영향을 준다. 선행 연구를 토대로 비선형 증폭시스템의 음질에 대한 영향을 살펴보면 다음과 같다.

- CT와 CR

보청기의 음질에 영향을 주는 요인에 대한 선행 연구(Barker & Dillon, 1999; Barker et al., 2001)에 의하면, 중도에서 심도의 청력손실을 가진 난청인은 65 dB SPL 내외까지 압축역치가 높아질수록 음질에 대한 선호도가 높아진다고 하였다. 한국 난청인을 대상으로 한 사례보고(최민정, 이경원, 2011)에서는 한국 감각신경성 난청인의 경우, 70 dB SPL 내외의 압축역치를 선호한다고 하였다. 그리고 압축역치에 따른 감각신경성 난청인의 초성자음의 인지도는 소음상황에서 75 dB SPL에 비해 55 dB SPL 또는 65 dB SPL의 낮은 압축역치에서 높게 나타나지만 소음 또한 크게 느낀다고 보고하였다(김시온, 이경원, 2018). 하지만 또 다른 Han 외(2017)의 연구에서는 압축역치가 31 dB SPL일 때의 소음하어음인지역치가 통계적인 차이는 없었지만 61 dB의 압축역치에 비해서 더 좋은 결과를 나타냈다. 그리고 압축비율이 3:1 이상으로 증가할 때 잡음하에서 단어인지도 및 음질이 저하된다고 하였고(Boike & Souza, 2001; Hornsbya & Ricketts, 2001; Souza & Kitch, 2001), 감각신경성 노인의 경우에는 3:1보다는 2:1의 압축비율을 선호한다고 보고하였다(Neuman et al., 1995; 박승영, 이경원, 2015). 전반적으로 압축역치는 대화음레벨 부근 그리고 압축비율은 3:1 이하로 너무 높지 않게 설정하는 것이 음질의 개선에 효과적인 것으로 나타났다. 그러나 한국어에 대한 보고가 많지 않아서 추가적인 연구가 필요하다.

● AT와 RT

AT는 큰 입력음압레벨로부터 내이를 보호하기 위하여 수 msec 이내로 빠르게 설정하는 것이 일반적이다. 그러나 RT는 자모음비와 신호대잡음비의 개선에 효과적이지만 이 두 가지를 동시에 구현할 수는 없기 때문에 효과적으로 RT를 설정하는 것은 매우 어려운 문제다. RT에 대한 선행 연구를 살펴보면 Hansen(2002)은 난청인의 경우에 40 msec 또는 400 msec에 비해 4초 이상의 긴 해제시간을 선호한다고 하였으며, Boike와 Souza(2001), Honsbya와 Ricketts(2001), Souza와 Kitch(2001)는 3:1의 CR에서 RT가 길면 배경소음이 줄어들어 만족도가 높아진다고 하였다. 한국인 10명을 대상으로 한 연구(Han et al., 2017)에 의하면, 조용한 환경과 소음환경에서 모두 RT가 50 ms일 때가 500 ms일 때보다 보청기의 음질이 더 명료하다고 하였지만 통계적으로 유의하지는 않았다. 그리고 정지행과 이경원(2018)의 연구에서 한국의 감각신경성 난청인은 해제시간이 200 msec일 때 무성자음의 인지도가 70 msec 또는 700 msec에 비해서 높게 나타났다고 보고하였다. 이를 종합해 보면 RT를 효과적으로 설정하기 위해서는 자모음비와 신호대잡음비 중 어떠한 측면을 고려할 것인지를 먼저 생각해야 할 것이며, 한국어의 효과적인 인지를 위한 RT에 대해서 추가 연구가 필요할 수 있다.

(4) 비선형 증폭시스템의 특징 요약

비선형 증폭시스템의 특징을 요약하면 다음과 같다.

첫째, 감각신경성 난청인의 청력역치레벨, 즉 좁은 역동범위를 개선할 수 있다.

둘째, 높은 입력음압레벨 또는 이득으로 인해 발생하는 정점절단을 방지하여 음향왜곡을 줄일 수 있다.

셋째, CT, CR, AT, RT의 조절을 통하여 자모음비, 신호대잡음비 및 음질을 개선할 수 있다.

② 다채널 증폭시스템

최근 대부분의 보청기는 다채널(multi-channel) 증폭시스템을 적용하고 있다. 다채널은 단채널(single channel) 증폭시스템에 비해 청력역치레벨, 단어인지도, 신호대잡음비의 개선 등에 많은 이점이 있다.

1) 저주파수대역압축과 고주파수대역압축 방식

다채널 증폭시스템이 출현하기 전에는 저주파수대역압축(Bass Increase at Low Level: BILL) 또는 고주파수대역압축(Treble Increase at Low Level: TILL) 방식의 증폭시스템을 보청기에 적용하여 단어인지도 또는 신호대잡음비를 개선하고자 하였다. 일반적인 비선형 증폭시스템의 CR은 모두 비슷하게 나타난다. 그러나 BILL 또는 TILL은 저주파수와 고주파수에서 서로 다른 CR을 갖는 광역동범위압축 방식의 비선형 증폭시스템이다. [그림 7-14]는 모든 주파수에서 BILL과 TILL의 입력음압에 따른 이득의 변화를 나타낸 것이다. [그림 7-14]의 (A)에서 BILL은 입력음압레벨이 감소할 때 저주파수 쪽의 이득이 증가한다. 즉, 저주파수 쪽으로 갈수록 CR이 증가한다. 이와는 반대로 [그림 7-14]의 (B)에서 TILL은 입력음압레벨이 감소할 때 고주파수 쪽의 이득이 증가한다. 즉, 고주파수 쪽으로 갈수록 CR이 증가한다.

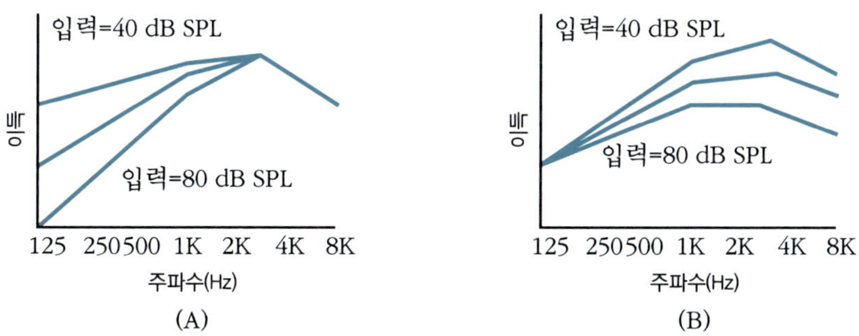

[그림 7-14] 저주파수대역압축(BILL)(A)과 고주파수대역압축(TILL)(B)에서의 입력음압레벨에 따른 이득의 변화

따라서 BILL은 저주파수 대역에 청력손실이 많은 경우에 저주파수 대역의 좁은 역동범위를 개선하거나 저주파수 성분의 큰 소음을 줄여서 신호대잡음비를 개선하는 데 효과적이다. 그리고 TILL은 고주파수 대역의 청력손실이 심한 경우에 고주파수 대역의 좁은 역동범위를 개선하거나 조용한 곳에서의 단어인지도를 개선하는 데 효과적이다. 그러나 고주파수 청력손실이 있는 난청인이 저주파수 성분의 소음이 있는 상황에서 보청기를 사용할 때 BILL과 TILL 방식 중에서 한 가지만 선택하여 단어인지도와 신호대잡음비를 동시에 개선하는 것에는 무리가 있다. 이를 개선하기 위해 다채널 증폭시스템이 개발되었다.

2) 다채널 증폭시스템의 동작 원리

보청기의 전 주파수대역에서 같은 압축비율 또는 BILL과 TILL 중에서 한 가지 기능만을 갖는 증폭 방식을 단채널 증폭시스템이라고 한다면, BILL 또는 TILL 방식의 기능을 동시에 수행하거나 주파수대역별로 압축시스템이 독립적으로 작동하는 증폭 방식을 2채널(2-channel) 혹은 다채널 증폭시스템이라고 한다. 다시 말해서, 다채널 증폭시스템은 한 개의 보청기에 2개 이상의 증폭시스템을 내장한 것이라 할 수 있다.

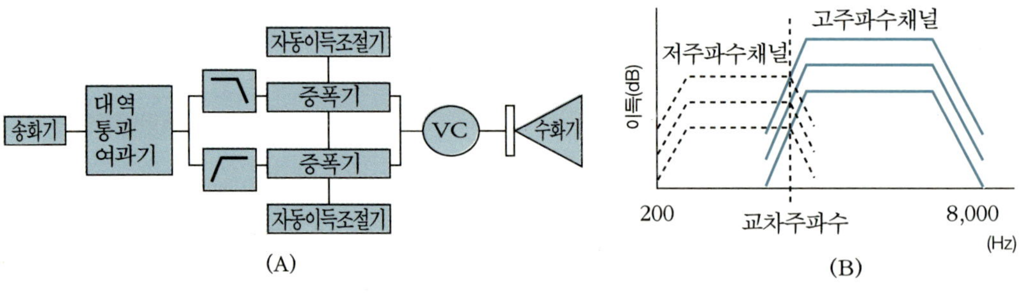

[그림 7-15] 2채널 증폭시스템의 간단한 구조(A) 및 작동 원리(B)

[그림 7-15]는 2채널 또는 다채널 증폭시스템의 간단한 구조(A)와 작동 원리(B)를 나타낸 것이다. [그림 7-15]의 (A)에서 보청기의 송화기로 유입된 음향신호는 대역통과여과기(band pass filter)에 의해 여러 개의 주파수로 나뉜다. 나누어진 각각의 신호는 각각의 주파수대역, 즉 각각의 주파수 채널에서 비선형적인 증폭을 하게 되며, 증폭된 신호는 음량조절기를 거쳐 스피커로 전달되어 난청인이 들을 수 있는 음향신호로 변환된

다. [그림 7-15]의 (B)는 2채널 보청기의 동작 특성을 이득의 측면에서 나타낸 것으로, 다양한 입력음압레벨은 서로 다른 이득으로 증폭된다. 이때 채널과 채널이 겹치는 구간을 교차주파수(crossover frequency)라고 하며, 교차주파수의 수는 총 채널의 수에서 1을 뺀 숫자가 된다. 다채널 증폭시스템은 저주파수 및 고주파수 채널의 이득, 최대출력, CT, CR, AT, RT 등 전기음향적 요소를 서로 다르게 설정할 수 있어서 각 채널의 증폭시스템은 각각 독립적으로 작동한다. 이러한 채널 간의 독립적인 작동은 단채널에서는 불가능하였던 BILL과 TILL 방식의 기능을 선택적 또는 동시에 조절할 수 있는 이점을 가지고 있다.

3) 다채널 증폭시스템의 이점

다채널보청기는 앞에서 기술한 바와 같이 BILL 또는 TILL 방식 중 한 가지 압축방식만으로 해결할 수 없었던 단점을 해결할 수 있다. 다채널 증폭시스템이 청력손실 그리고 어음과 잡음에 미치는 특징을 살펴보면 다음과 같다.

(1) 한 개의 귀에서 서로 다른 역동범위의 개선

[그림 7-16]은 감각신경성 난청인의 청력도(A)와 이에 따른 500 Hz(B) 및 3,000 Hz(C)에 대한 역동범위와 이득을 나타낸 것이다. [그림 7-16]의 (A)에서 감각신경성 난청은 한쪽 귀에 500 Hz와 3,000 Hz에서 서로 다른 청력역치레벨을 가지고 있지만 불쾌음량레벨은 5 dB의 차이를 나타내고 있다. 결과적으로 [그림 7-16]의 (B)와 (C)에서처럼 500 Hz와 3,000 Hz에서 서로 다른 역동범위를 갖는다. [그림 7-16]의 (A)에서 500 Hz와 3,000 Hz의 청력역치레벨은 40 dB HL과 70 dB HL이며, 역동범위는 500 Hz가 55 dB (95 dB HL~40 dB HL), 3,000 Hz는 30 dB(100 dB HL~70 dB HL)이다. [그림 7-16]의 (B)와 (C)에서 필요한 이득을 500 Hz가 10 dB, 3,000 Hz가 30 dB이라고 하면, 500 Hz의 경우에 [그림 7-16]의 (B)에서 보통 대화음은 잘 듣지만, 큰 소리는 이득이 약간 남아서 불편할 수 있고, 작은 소리의 경우에는 이득이 약간 모자라서 잘 듣지 못한다. 그리고 3,000 Hz의 경우, [그림 7-16]의 (C)에서 보통 대화음은 잘 듣지만, 큰 소리에 대해서는 이득이 너무 많이 남아서 불편하며, 작은 소리의 경우에는 이득이 모자라서 잘 듣지 못한다. 이러한 문제점은 500 Hz의 경우에 3,000 Hz에 비해 낮은 이득과 CR, 3,000 Hz의 경우에는 높은 이득과 CR로 해결할 수 있다. 따라서 [그림 7-16]의 (A)와 같은 감각신경

성 난청과 같이 각 주파수대역마다 청력역치레벨이 다르게 나타나는 경우에는 각 주파수대역마다 이득과 최대출력, CT와 CR을 독립적으로 각각 조절할 수 있는 2채널 이상의 다채널 증폭시스템이 효과적이다.

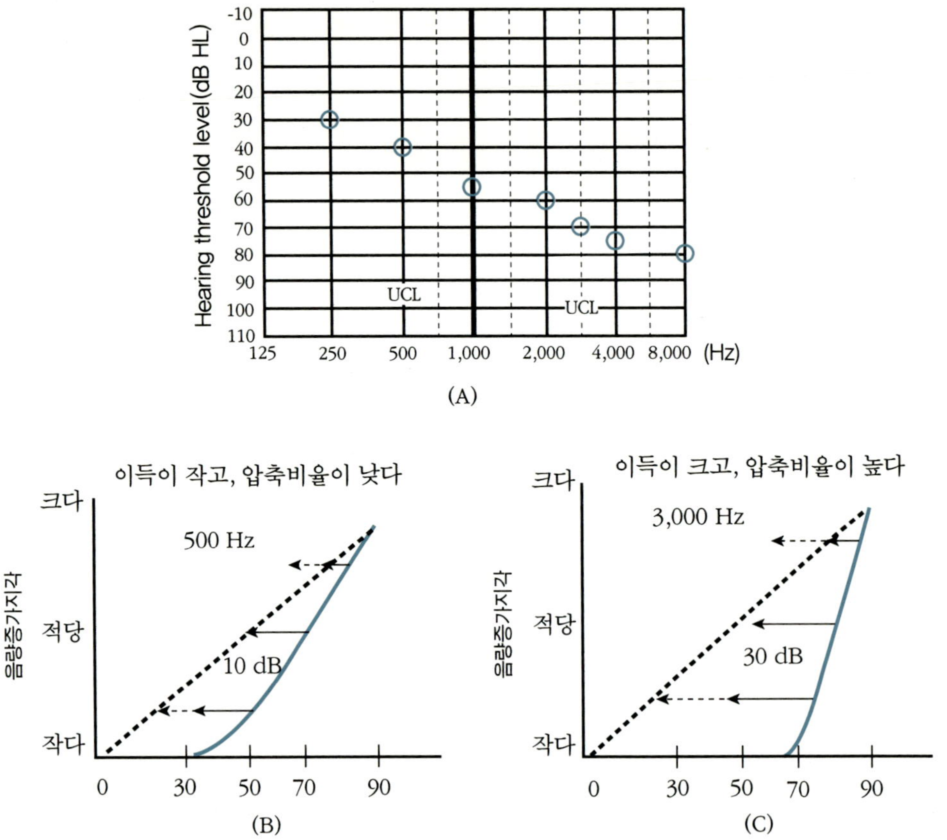

[그림 7-16] 청력역치레벨에 따른 주파수대역별 역동범위와 이득

(A): 청력도, (B): 500 Hz, (C): 3,000 Hz

(2) 신호대잡음비의 개선

[그림 7-17]은 어음과 소음이 동시에 보청기로 유입될 때 선형 및 단채널과 다채널의 비선형 증폭시스템에 의한 신호음의 변화를 나타낸 것이다. [그림 7-17]의 (A)는 자동차 등의 소음이 있는 상황에서 선형 증폭시스템이 작동하여 소음 및 어음이 같은 크기로 증폭된 상태를 나타낸 것이다. [그림 7-17]의 (B)는 자동차 등의 소음 상황에서 모든 주파수에 걸쳐 압축시스템이 작동한 결과를 나타낸 것이다. 압축시스템의 작동으로 이득이 줄어들어 보청기 착용인은 자동차의 큰 소음에서 보호받으며, 편안한 소리를 청취하

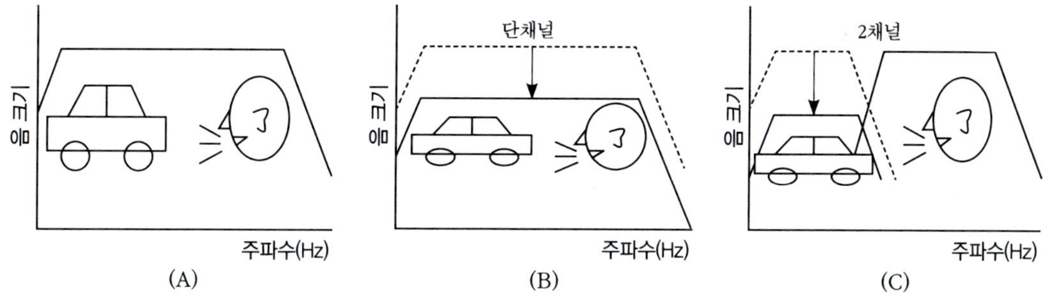

[그림 7-17] 단채널 및 2채널의 비선형 증폭시스템에 의한 어음과 소음의 변화

(A): 단채널, 선형 증폭에 의한 어음과 잡음, (B): 단채널, 비선형 증폭시스템에 의한 신호음의 변화(잡음과 어음의 음압레벨이 모두 작아져서 신호대잡음비는 그대로임), (C): 2채널, 비선형 증폭시스템에 의한 신호음의 변화(잡음의 강도만 줄어들어 신호대잡음비가 개선됨)

게 된다. 그러나 압축시스템 작동 시 대화를 하고 있는 상대방의 목소리의 이득까지 줄어들어 신호대잡음비는 개선되지 않게 된다. [그림 7-17]의 (C)는 감각신경성 난청인이 2채널, 비선형 증폭시스템을 착용하고 대화를 하고 있을 때, 자동차가 지나가면 2채널 증폭시스템은 자동차의 큰 소리를 감지하여 압축시스템이 작동하게 된다. 자동차의 엔진 소음 등은 저주파수 대역의 성분이므로 다채널 증폭시스템에서는 큰 입력음압레벨이 발생한 지주파수 쪽에서만 이득이 줄어든다. 그러나 고주파수 대역인 대화음에 대한 이득이 줄어들지 않아서 단채널 증폭시스템에 비해 신호대잡음비가 개선되며, 이로 인해 잡음하에서의 어음청취력 또한 향상된다. 그러므로 다채널 증폭시스템은 단채널에 비해 다양한 소음 환경에서의 어음청취에 도움을 줄 수 있다.

(3) 자모음비의 개선과 상향차폐의 방지

다양한 주파수대역과 진폭을 가진 어음 신호가 보청기로 유입될 때 선형 증폭시스템의 경우에는 자음의 에너지를 증폭하면 저주파수 대역의 모음 또한 증폭이 되어 모음의 에너지가 고주파수 대역에 분포하여 자음의 인지를 방해하는 상향차폐(upward spread of masking)가 발생할 수 있다. 또한 단채널 비선형 증폭시스템의 경우에는 에너지가 큰 모음으로 인해 압축 시스템이 작동하면 모음과 함께 자음의 이득 또한 줄어들게 되어 자모음비의 개선이 어렵게 된다. 그러나 [그림 7-18]과 같이 다채널 비선형 증폭시스템은 각 채널마다 압축시스템이 독립적으로 작동하기 때문에 압축역치 및 압축비율의 설정에 따라 모음과 자음의 에너지를 효과적으로 제어할 수 있다. 예를 들어, 어음 신호가

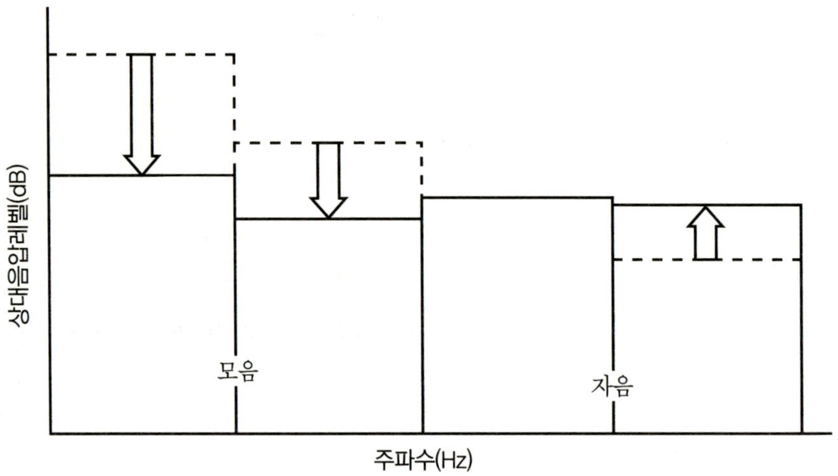

[그림 7-18] 다채널 증폭시스템에 의한 각 채널별 이득의 변화와 자모음비(CVR)의 조절

보청기로 유입될 때 에너지가 큰 모음의 이득은 줄여서 상향차폐를 방지할 수 있으며, 에너지가 작은 자음의 이득은 높여서 자모음비를 개선할 수 있으므로 어음의 인지도를 개선할 수 있다.

(4) 다채널 증폭시스템의 특징 요약(추가: 비선형 증폭시스템과 같은 형태로 기술)

구분된 주파수대역별로 비선형 증폭시스템이 작동하는 다채널 증폭시스템의 특징을 요약하면 다음과 같다.

첫째, 채널별 서로 다른 비선형 증폭을 통해 한 개의 귀에서 서로 다른 역동범위를 효과적으로 개선할 수 있다.

둘째, 어음이 분포하지 않는 주파수대역을 적절하게 제어하여 신호대잡음비를 개선할 수 있다.

셋째, 에너지가 강한 모음의 증폭을 억제하여 자모음비의 개선과 상향차폐를 방지할 수 있어서 어음인지 능력과 음질을 개선할 수 있다.

③ 프로그램식 증폭시스템

프로그램식 보청기(programmable hearing aid)의 전기음향적 조절은 음량조절기(volume control), 음질조절기 등의 수동식 조절기를 사용하는 대신 보청기를 컴퓨터와 연결하여 미리 준비한 보청기적합 소프트웨어(hearing aid fitting software)를 사용하여 조절한다. 수동식 보청기는 하나의 보청기 내에 음량조절기를 포함하여 1~5개의 조절기를 내장할 수 있다. 그러나 프로그램식 증폭시스템은 조절할 수 있는 조절기의 수를 이론적으로 무한정 늘릴 수 있다.

[그림 7-19]의 (A)는 프로그램식 보청기와 개인용 컴퓨터를 연결한 모습을 나타낸 것이다. 보청기와 컴퓨터를 연결하기 위해서는 보청기에 맞는 소프트웨어와 연결 장치가 필요한데, 그 표준형이 NOAH 프로그램과 하이프로상자(Hi-Pro box)이다([그림 7-19]의 B 참조). 요즈음에는 각 보청기 제조사마다 자사 제품에 맞는 소프트웨어를 개발하여 실용화하고 있으며, 거의 모든 회사의 소프트웨어는 NOAH 프로그램과 호환이 가능하다. 보청기의 데이터를 컴퓨터로 전송하거나 받을 때 과거에는 직렬 통신포트(RS-232C)의 일종으로 하이프로상자라고 불리는 연결장치(interface)를 사용하였으나, 최근에는 보청기와 컴퓨터의 소프트웨어를 범용직렬버스(Universal Serial Bus: USB)를 통해 연결하거나 무선으로 직접 연결할 수 있는 기기(예: wireless NOAH link 등)가 개발됨으로 인해 프로그램식 보청기의 조절이 더욱 편리해졌다.

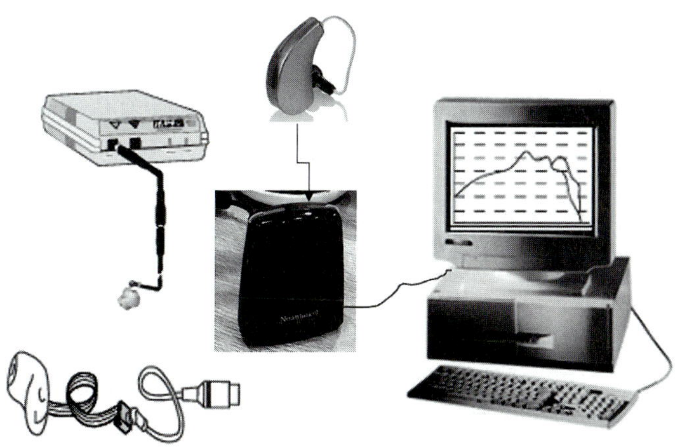

[그림 7-19] 보청기와 인터페이스(하이프로상자)의 연결(A)과 보청기적합 소프트웨어를 내장한 컴퓨터(B)

④ 다중기억 증폭시스템

[그림 7-20]의 다중기억(multi-memory) 증폭시스템은 보청기 착용인이 특별한 환경에서 보청기의 주파수반응 또는 특성을 스스로 선택할 수 있는 다중기억 스위치를 의미한다. 보청기의 착용효과를 증대하기 위해 몇 가지 프로그램을 미리 저장해 두는 경우가 있는데, 보청기 착용인은 상황에 따라 기억스위치를 눌러 그 상황에 맞는 주파수반응곡선을 사용할 수 있다. 이를 다중기억 증폭시스템이라고 한다.

보청기의 착용효과를 증대하기 위해 때로는 보청기의 프로그램을 변화시켜야 하는데, 그 이유는, 첫째, 보청기로 유입되는 음향은 다양한 환경에서 서로 다른 음향적 특성을 가질 수 있기 때문이다. 보청기 착용인이 다양한 환경에서 최적의 청취 상황을 유지하려면 보청기는 각각의 환경에 대해 서로 다른 증폭 특성을 가져야 한다. 최근의 보청기는 서로 다른 음향적 환경을 인식하여 이에 알맞도록 증폭 특성을 자동적으로 변하게 할 수 있다. 그러나 보청기 자체가 인간의 감정적인 특징까지 인식할 수 없기 때문에 보청기 착용인이 사용 환경에 맞는 증폭 특성을 선택하는 것이 훨씬 더 유리하다. 둘째, 보청기 착용인은 보청기를 통해서 가능한 한 모든 소리를 듣기 원하고, 특정 상황에서는 필요한 일부 신호음을 포기하더라도 편안한 음압레벨을 원하기 때문이다. 이 경우에 보청기는 서로 다른 환경에 대해 각각의 증폭 특성을 필요로 한다. 그러나 보청기는 청취환경에 대한 인식 능력을 갖추고 있더라도 정해진 시간 안에 청취에 대해 가장 중요한 기준이 무엇인지 판단하지 못하기 때문에 보청기 착용인이 기억스위치를 직접 조작하는 것이 더 유용할 수 있다. 최근의 보청기에서는 여러 개의 주파수반응곡선이 청취환경에 따라 자동으로 변환하는 기능이 있어 사용자에게 편리함을 더해 주고 있다.

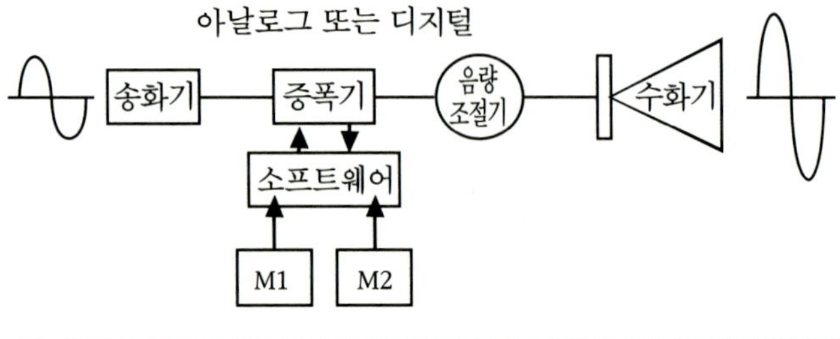

[그림 7-20] n개의 프로그램을 저장할 수 있는 다중기억 증폭시스템의 간단한 구조

⑤ 주파수하강 증폭시스템

주파수하강(frequency lowering) 증폭시스템은 고주파수 대역에 청력손실이 심하여 일반 기도보청기에 의한 청력역치레벨의 개선이 어려운 경우에 적용할 수 있는 증폭시스템이다(Simpson et al., 2006). 예를 들어, [그림 7-21]과 같이 고주파수 대역에 심한 청력손실이 있는 4,000 Hz 전후의 정보를 잔존청력(residual hearing)이 있는 2,000 Hz 이하에서 듣게 하는 방식이다.

[그림 7-22]와 같이 주파수하강 시스템은 주파수대역별 압축방식에 따라 주파수전위(frequency transposition), 주파수압축(frequency compression)으로 구분할 수 있으며, 주파수압축은 선형(linear)과 비선형(non-linear) 압축으로 구분할 수 있다(Simpson, 2009). 현재 주파수하강 시스템은 각 보청기 제조사마다 독특한 방식을 선보이고 있다.

주파수하강 증폭시스템과 어음 인지에 대한 연구(주연미, 이경원, 2015; Simpson et al., 2005)를 살펴보면, 중도에서 심도 또는 고음급추형의 청력손실을 가진 아동 또는 성인의 난청인이 비선형 주파수압축 방식을 사용하였을 때 음소, 단어 또는 문장의 인지에 있어서 6~17% 정도의 개선이 있다고 보고하였다. 그러나 Sakamoto 외(2000)의 보고에서는 중도에서 심도 또는 고음급추형의 청력손실을 가진 난청인에게 비선형 주파수압축 방식을 적용하였을 때 만족스럽지 않은 결과가 나타났다는 보고도 있었다. Sweetow와 Sabes(2006)는 난청인이 증폭기를 착용한 후 효과적으로 어음인지도를 개선하기 위해서는 청능훈련이 필수적이라고 하였는데, 향후의 연구에서는 주파수하강 증폭시스템을 착용하고 청능훈련에 따른 어음인지도의 변화를 살피는 것이 중요하겠다.

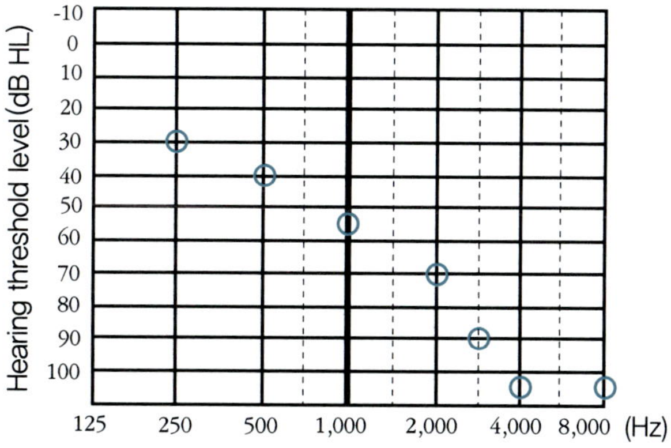

[그림 7-21] 고주파수 대역에 청력손실이 심한 청력도의 예

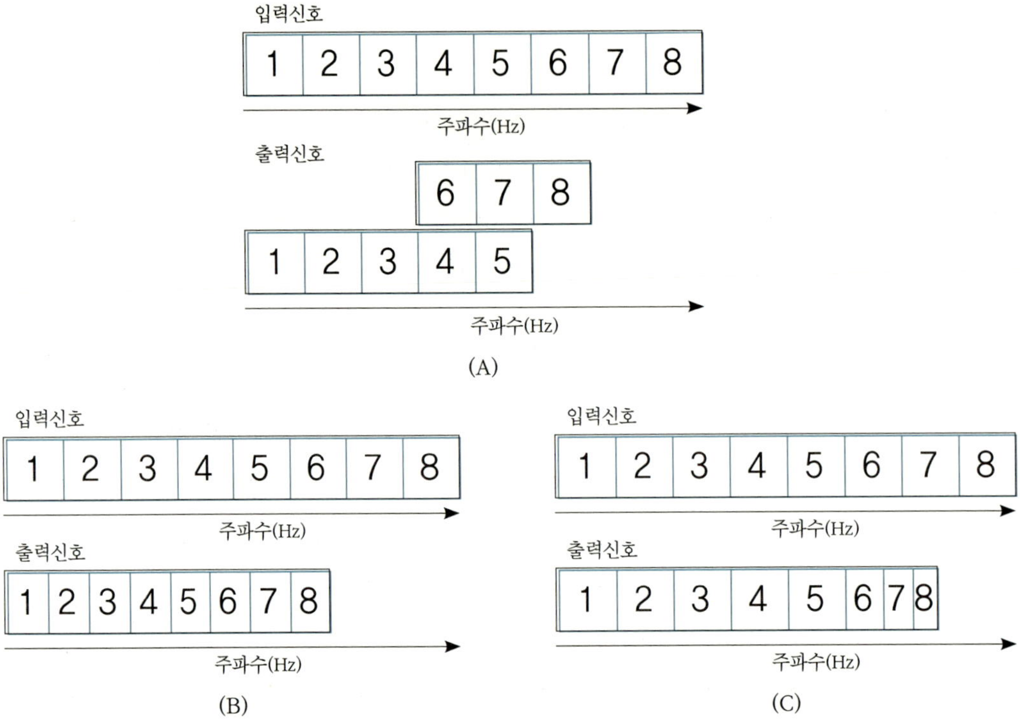

[그림 7-22] 다양한 주파수하강(frequency lowering) 시스템

(A): 주파수전위(frequency transposition) 시스템, (B): 선형 주파수압축(linear frequency compression) 시스템, (C): 비선형 주파수압축(non-linear frequency compression) 시스템

출처: Simpson (2009).

⑥ 디지털 증폭시스템

디지털 기술은 1960년대에 벨연구소에서 연구하기 시작하였으나, 보청기에 있어서 디지털 기술의 적용은 1990년대 중반에 가능해졌다. 디지털 기술의 장점은 신호를 정확하게 조절할 수 있고, 내부 잡음과 소비전류가 적다는 점이다. 또한 집적회로(IC) 기술의 발전에 따라 더욱 복잡한 음향을 조작할 수 있게 되었다. 디지털보청기에서 송화기는 아날로그보청기와 마찬가지로 음향신호를 전기신호로 바꿔 주는 역할을 한다.

1) 디지털신호처리의 과정

디지털신호를 처리하는 과정에서 송화기에 입력된 아날로그신호는 아날로그디지털 변환기(Analog-to-Digital Converter: ADC)에서 디지털신호로 변환된다. 이 과정의 신호는 표본화(sampling), 양자화(quantizing), 부호화(coding)를 거쳐 디지털신호로 변환된다. 디지털신호는 디지털신호처리기(Digital Signal Processing: DSP)에서 원하는 디지털신호로 변환하며, 복호화(decoding)를 거쳐 디지털아날로그변환기(Digital-to-Analog Converter: DAC)에서 다시 아날로그신호로 변환된다. 디지털신호처리의 과정을 자세히 살펴보면 다음과 같다.

(1) 표본화

디지털기술에서 음향신호는 끊임없이 변하는 숫자 열로 나타낸다. 즉, 마이크로폰에서 전기신호로 바꾼 아날로그신호의 크기를 아날로그디지털변환기(ADC)에서 숫자의 크기로 변환한다. 그중에서 표본화는 디지털화 과정의 첫 번째 단계이다. 아날로그신호의 표본화는 [그림 7-23]처럼 음향신호를 시간대별로 나누는 과정이다. [그림 7-23]의 (A)는 표본화 주파수가 낮을 때이다. 좀 더 양질의 디지털신호를 구현하기 위해서는 [그림 7-23]의 (B)와 같이 높은 표본화 주파수가 필요하다. 수학적으로는 특정한 음향주파수를 수치로 표현하고 증폭하기 위해서는 해당 최고 주파수의 2배가 되는 표본화 주파수가 필요하다. 그러나 실제 표본화 주파수는 음향신호의 왜곡을 감안하여 이론적인 최소 표본화 주파수보다 약 20% 정도 더 높게 설정한다. 따라서 보청기에서 사용하는 표본화 주파수는 16,000~20,000 Hz 정도다.

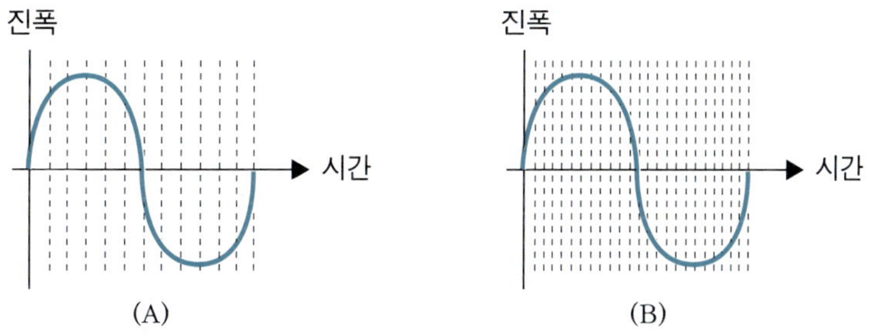

[그림 7-23] 아날로그 신호의 표본화

(A): 표본화 주파수가 낮을 때, (B): 표본화 주파수가 높을 때

(2) 양자화

아날로그신호를 수치화하기 위해서는 표본화와 거의 동시에 양자화라는 과정을 거쳐야 한다. 이 과정은 음성신호에 대한 크기를 표본화하는 작업이다. 디지털신호의 크기는 비트(bit) 수로 나뉘는데, 여기서 '비트'란 2진수의 약어다. 즉, 2진수는 '0'과 '1'로 표현되는 수를 의미한다. [그림 7-24]는 아날로그신호가 표본화 주파수와 비트 수에 의해 표본화된 과정을 나타내고 있다. [그림 7-24]의 (A)는 적은 표본화 주파수와 비트 수에 의해 표본화된 것이고, [그림 7-24]의 (B)는 많은 표본화 주파수와 비트 수에 의해 표본화된 것이다. [그림 7-24]에서 (B)와 같이 많은 표본화 주파수와 비트 수에 의해 표본화된 음향적 신호가 원래의 음향신호와 더 비슷한 것을 알 수 있다. 3개의 비트로는 8개의 숫자를 표현할 수 있으며(0~7까지), 4개의 비트로는 16개의 숫자를 표현할 수 있다.

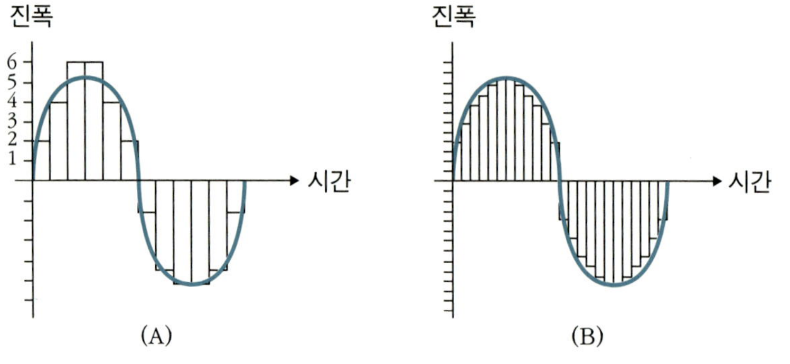

[그림 7-24] 아날로그 신호의 표본화

(A): 표본화 주파수가 낮을 때, (B): 표본화 주파수가 높을 때

(3) 부호화

[그림 7-24]에서 발생한 음압의 크기를 2진수로 표현하는 과정을 부호화라고 한다. 음악기기 등에서 신호를 자연스럽게 표현하기 위해서는 16비트 이상이 필요하며, 이때 음압의 크기는 65,536개 이상의 숫자로 표현된다. 아날로그신호를 이처럼 숫자로 표현하는 이유는 전기·전자적인 회로에서 신호의 많고 적음을 on, off로 쉽게 표현하여 많은 계산을 할 수 있으며, 아날로그신호 간의 간섭 등으로 인한 오동작 등을 방지하여 자모음비, 신호대잡음비의 개선 등 효과적으로 신호를 처리할 수 있기 때문이다.

(4) 디지털신호처리

디지털신호처리는 디지털신호를 증폭, 여과, 분석 등을 통하여 원하는 신호로 처리하는 과정으로 다음과 같은 이점이 있다. 디지털신호에서 소리는 일련의 숫자들로 나타내고, 계산할 수 있다. 예를 들어, 음압을 약 6 dB 정도 증폭하고자 한다면 소리의 진폭을 2배로 해야 한다. 이 경우, 디지털신호에서는 단순히 각 숫자에 2를 곱하면 된다. 더 많은 증폭을 위해서는 표본화된 소리에 더 큰 숫자를 곱한다. 또한, 표본화된 소리를 이용해서 같은 성분의 주파수들을 쉽게 모을 수 있는데, 이로 인해 디지털필터를 쉽게 구성할 수 있다. 따라서 디지털신호처리 방식은 음향신호의 조절 또는 제어가 쉬우며 아날로그 회로에 비해 부품이 차지하는 공간이 적으면서도 더 많은 기능을 수행할 수 있다.

(5) 복호화

보청기에서 음향신호가 디지털신호처리장치에서 원하는 신호로 바뀐 후, 사람이 들을 수 있는 음향신호로 다시 환원되어야 한다. 하지만 일련의 숫자들로 표현된 신호를 보청기 착용인이 들을 수 없다. 그러므로 디지털신호를 음향신호인 아날로그신호로 변환하는 디지털아날로그변환기(DAC)라는 장치가 필요하다. 이 장치를 통해 음향신호로 변환되는 과정을 복호화라고 한다. 복호화를 거친 디지털신호는 비로소 스피커를 통해 음향신호로 변환된다.

2) 디지털 증폭시스템의 주요 기능

완전한 디지털보청기는 아날로그 증폭시스템에 비해 많은 이점을 가지고 있다. 가장 큰 이점은 아날로그 증폭시스템보다 더 복잡한 과정을 수행할 수 있어서 신호와 소음의 제어는 물론 방향송화기 등과 결합하여 더 나은 신호대잡음비의 개선 효과를 기대할 수 있다.

(1) 디지털신호처리기술의 일반적인 장점

디지털 증폭시스템의 일반적인 장점은 회로 크기의 소형화 외에도 신호처리의 안정성 및 다양성에서 찾을 수 있다. 디지털신호처리의 이점에 대해서 살펴보면 다음과 같다.

① 크기의 최소화

전기 · 전자 회로의 집적기술이 발전함에 따라 디지털신호처리회로의 크기를 아주 작게 만들 수 있으며, 다양한 디지털신호의 처리를 작은 증폭시스템에서도 가능하게 하였다. 이 기술은 복잡하고 다양한 기능을 가진 보청기의 크기를 작게 하는 데 중요한 역할을 한다.

② 적은 소비전력

집적기술의 발달로 작아진 회로의 구성은 적은 소비전력에 의해 구동된다. 예를 들어, 아날로그기술에서는 광역동범위압축(WDRC) 기능을 수행하는 데 0.1 mA의 전류가 필요하지만, 디지털기술에서는 0.005 mA의 전류만 있어도 구동할 수 있다. 이러한 점들은 보청기의 크기를 작게 만들고, 건전지의 사용 시간을 늘리는 데 중요한 역할을 한다.

③ 낮은 회로잡음

아날로그신호처리 방법에서는 신호의 처리가 복잡해짐에 따라 회로의 잡음이 증가한다. 디지털기술에서 잡음은 표본화 주파수와 비트 수에 의해 좌우되며, 높은 표본화 주파수와 비트 수는 회로의 잡음을 낮게 조절할 수 있다.

④ 정확한 출력

디지털신호처리기술은 신호처리에 있어서 정확한 계산을 수행할 수 있다. 이러한 계산능력은 송화기에 입력된 다양한 신호를 원하는 형태의 정확한 출력으로 변환할 수 있다.

⑤ 신호의 안정성

아날로그회로는 전자기기 외부의 온도, 습도 등에 의해 신호처리과정이 영향을 받을 수 있으나, 디지털신호처리기술에서는 외부 영향에 의한 변화가 거의 없다.

⑥ 프로그램의 용이성

아날로그회로는 신호의 변환, 특히 저주파수의 경사도(slope), 최대출력의 변환 등을 위해서는 송화기, 스피커, 저항 등의 부품을 교체해야 한다. 난청인의 다양한 청력손실의 변화에 능동적으로 대처할 수 있다.

(2) 보청기에서 디지털 기술의 적용

디지털보청기의 음질은 때때로 CD의 음질로 비유된다. 소리가 디지털 형태로 변환됨에 따라 증폭된 소리에 잡음이 없고, 원음에 가까운 음질을 가진 보청기의 제작이 가능하게 되었다. 그러나 실제로 디지털보청기에서 증폭된 음은 잡음을 포함한다. 이것은 배경소음이 신호음과 같이 보청기로 유입되고, 이 중 일부는 우리가 원하는 신호음(대화음)과 성분이 비슷하기 때문이다. 이와 같은 디지털 증폭시스템의 한계에도 불구하고 디지털보청기는 아날로그보청기가 할 수 없었던 몇 가지 기능을 수행할 수 있는데, 그 대표적인 내용은 다음과 같다.

① 디지털여과기

부호화된 디지털신호는 디지털여과기에 의해서 [그림 7-25]와 같이 여러 개의 채널로 나뉜다. 여러 채널로 구성된 보청기는 청력손실의 형태에 따라서 압축역치, 압축비율을 포함한 목표이득(target gain), 최대출력 등을 알맞게 조절할 수 있으며, 잡음의 제어, 음향피드백의 해결 등 보청기의 기능을 다양하게 발전시킬 수 있다.

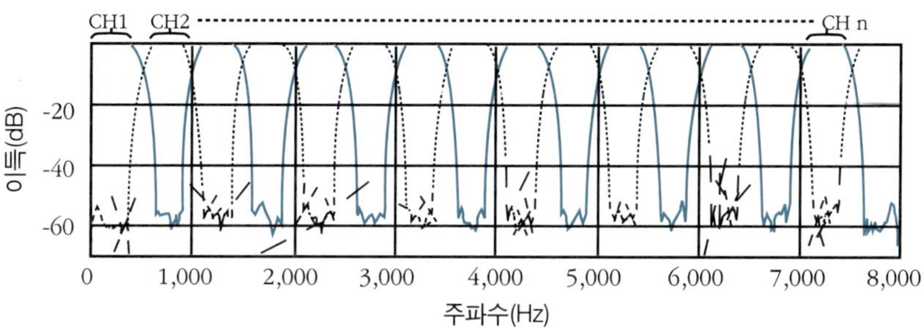

[그림 7-25] 디지털여과기에 의해 생성된 채널

② 소음제어 기능

[그림 7-26]에서 (A)는 저주파수대역의 잡음을 나타낸 것으로, (B)의 음성신호에 비해 진폭과 주파수가 거의 일정하다. 그러나 (B)의 음성신호는 진폭의 변화가 심하며, 주파수가 수시로 변한다. 이러한 소리의 특성을 이용한 디지털보청기는 신호에서 잡음의 분리가 용이하다. 따라서 소음제어 기능은 보청기 착용인에게 더 나은 신호대잡음비를 제공할 수 있다. 현재의 보청기 제조사들은 다양한 주파수에서 어음과 소음을 분리하여 신호대잡음비를 효과적으로 개선하여 잡음하에서의 어음인지능력을 더욱 개선할 수 있는 소음제어 기술을 선보이고 있다.

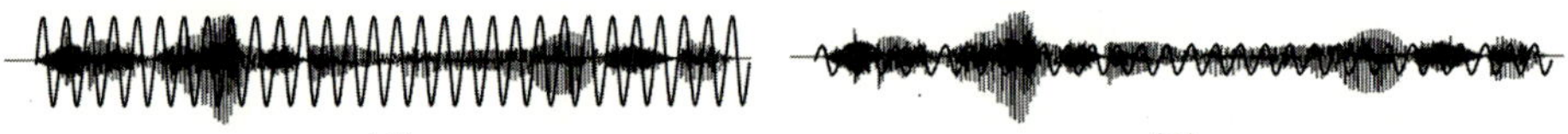

[그림 7-26] 소음감소 기능

(A): 소음과 어음이 혼합된 모습, (B): 어음에 비해서 소음이 줄어든 모습

③ 음향피드백 제어 기능

[그림 7-27]은 이득감소에 의한 음향피드백(acoustic feedback)의 제거 방법을 나타낸 것으로, 음향피드백감지기는 데이터전송장치를 통하여 음향피드백이 발생하는 주파수와 그 크기를 알아낸다. 음향피드백 제어장치에서는 협대역통과여과기(narrow band pass filter)를 통하여 이미 알아낸 음향피드백 주파수에 대해서 그 크기만큼의 이득을 제거하여 음향피드백의 감소효과를 가져온다.

그리고 [그림 7-28]은 위상상쇄(phase cancellation)에 의한 음향피드백의 제거 방법으로 [그림 7-28]의 (A)는 원음과 증폭된 음향이 재입력된 파형이며, [그림 7-28]의 (B)는 재입력된 파형과 진폭이 같고 위상이 반대인 파형을 나타낸 것이다. 음향피드백이 발생할 때 [그림 7-28]의 (B)의 반대 위상을 가진 파형을 증폭회로에 제시하면 [그림 7-28]의 (C)와 같이 음향피드백이 제거된 파형을 얻을 수 있다.

자세히 살펴보면 [그림 7-28]의 (A)는 보청기로 유입되는 음향(F_{in})과 증폭된 음향이 보청기몸체 또는 보청기와 외이도의 틈으로 새어 나온 피드백된 음향(F_{fb})을 의미한다. 이때 [그림 7-28]의 (B)와 같이 피드백된 음향과 같은 진폭과 주파수의 역 위상{(F_{fb})−1}을 입력 측에 제공하면 [그림 7-28]의 (C)와 같이 음향피드백을 제거한 원음을 출력 측에 전달할 수 있다.

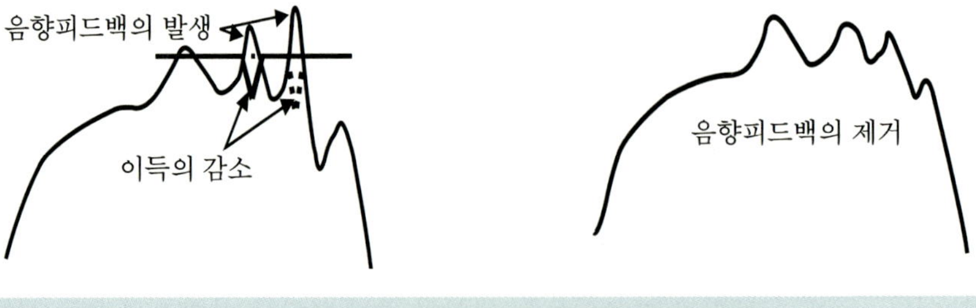

[그림 7-27] 이득감소에 의한 음향피드백의 제거

(A): 음향피드백의 발생, (B): 음향피드백의 제거 모습

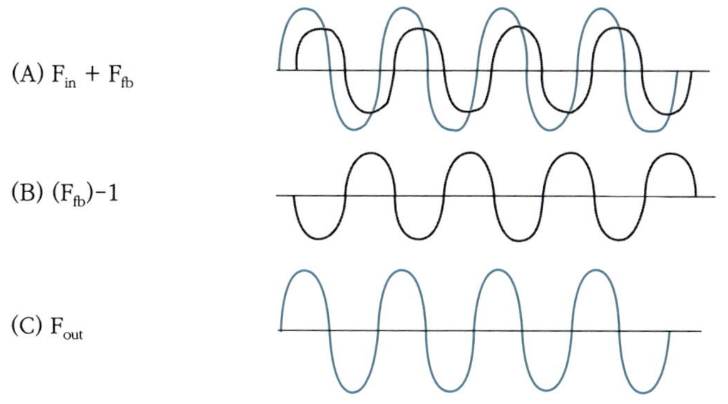

[그림 7-28] 위상상쇄에 의한 음향피드백의 제거

(A): 원음과 증폭된 음향이 재입력된 파형, (B): 재입력된 파형과 진폭이 같고 위상이 반대인 파형,
(C): 재입력된 파형이 제거된 파형

④ 확장

보청기에서 압축(compression)과 반대 개념이 확장(expansion)이다. 특정한 입력음압레벨 이하에서는 입력음압레벨이 감소함에 따라 이득도 감소한다. 즉, 특정한 입력음압레벨 이하에서는 입력음압레벨보다 출력음압레벨의 증가율이 더 크게 나타난다. [그림 7-29]의 (A)와 (B)는 확장에 대한 출력과 이득의 변화를 나타낸 것이다.

보청기에서는 이러한 작용을 스퀠치(squelch)라고도 한다. 확장은 보청기 착용인이 들을 필요가 없는 작은 음압의 소리 혹은 보청기의 내부 잡음을 줄이는 데 유용하다. 확장으로 인한 작은 음압의 감소는 실제로 들을 필요가 없는 소리가 증폭되어 보청기 착용인으로 하여금 잡음으로 인식되는 단점을 보완하기 위해 사용한다.

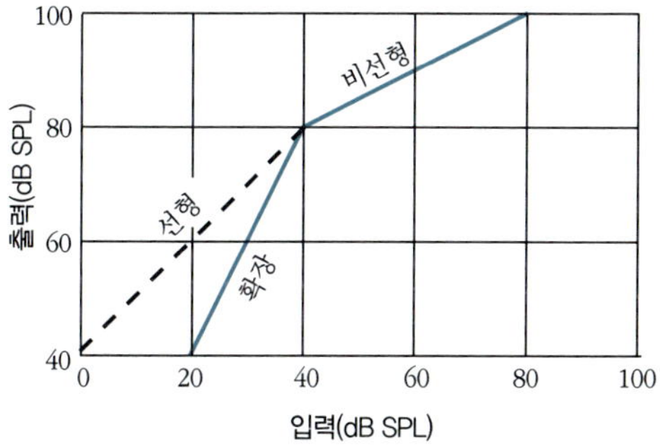

(A)

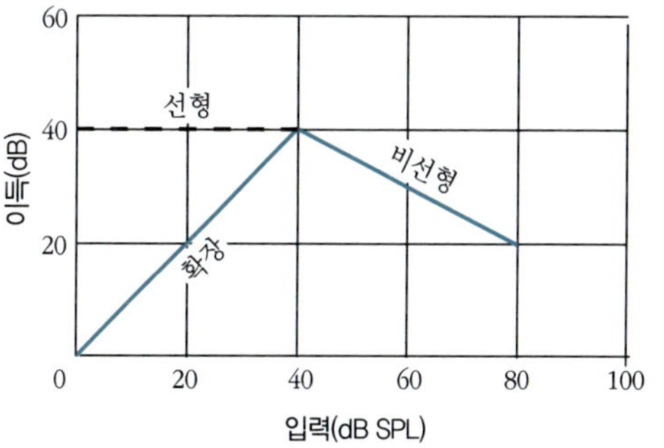

(B)

[그림 7-29] 선형, 비선형 및 확장시스템

(A): 입력음압레벨과 출력음압레벨, (B): 입력음압레벨과 이득과의 관계

⑦ 방향송화기

현대의 보청기는 디지털신호처리기술의 적용과 아울러 신호대잡음비의 개선을 위해서 방향송화기(directional microphone)의 적용이 일반화되고 있다. 방향송화기는 지향성 송화기라고도 하며, 다음에서 방향송화기의 종류와 원리, 용어 등에 대해서 살펴보기로 한다.

1) 방향지수도

방향송화기는 보청기 착용인에게 어느 특정한 방향의 잡음 또는 신호를 제거함으로써 보청기 착용인이 원하는 방향의 소리를 잘 들을 수 있게 신호대잡음비를 개선할 수 있는 이점이 있다. 방향송화기의 특성은 [그림 7-30]과 같이 방향지수도(polar pattern diagram)로 표시할 수 있다. 방향지수도는 다양한 주파수의 음원이 0~360도까지 마이크로폰의 주변을 회전할 때 송화기에서 나오는 출력을 방향별로 나타낸 도표이다. 방

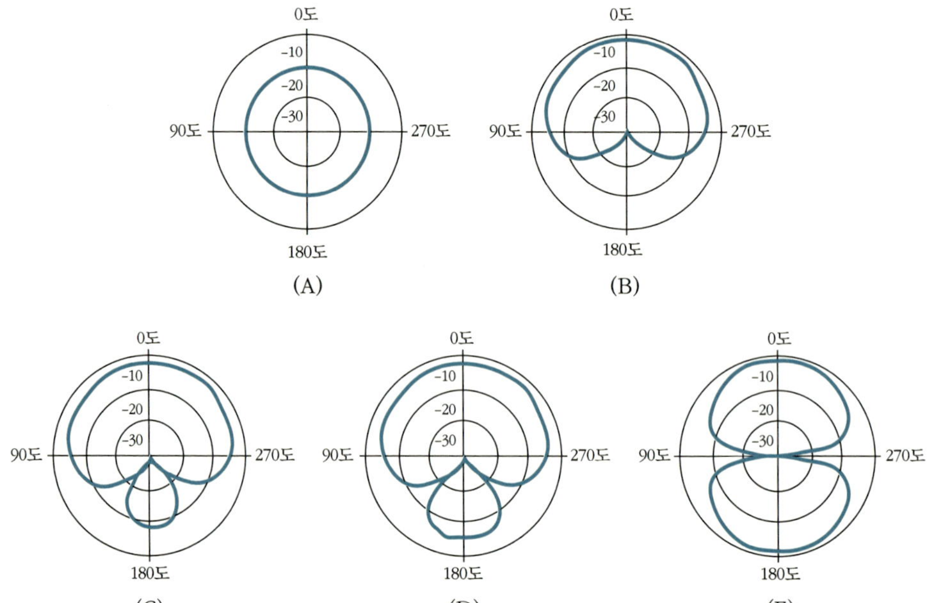

[그림 7-30] 방향지수도의 종류

(A): 전방향, (B): 심장형, (C): 초심장형, (D): 과심장형, (E): 8자형의 방향지수도

향송화기의 종류는 [그림 7-30]의 (B), (C), (D), (E)와 같다. 만약 두영효과(head shadow effect)를 고려하지 않는다면 전방향송화기(또는 무지향성송화기)의 방향지수도는 [그림 7-30]의 (A)처럼 원형으로 표시되어 0~360도에서 각 방향 간의 이득 차이는 거의 나타나지 않는다.

(1) 심장형송화기

전통적인 방식의 방향송화기의 한 형태인 심장형(cardioid)의 방향지수도는 [그림 7-30]의 (B)처럼 표시된다. [그림 7-30]의 (B)에서 0~150도 그리고 210~360도까지는 이득이 감소하지 않지만, 뒤쪽(180도)에서 들어오는 신호의 이득은 최대한 감소하는 형태이다.

(2) 초심장형송화기

[그림 7-30]의 (C)에서 초심장형(super-cardioid)의 방향지수도는 0~120도 그리고 240~360도 사이에서는 이득의 감소가 보이지 않지만, 120~240도 사이에서는 눈에 띄게 이득이 감소함을 볼 수 있다. 초심장형의 방향송화기는 과심장형에 비해 뒤쪽 방향에 대한 신호대잡음비를 개선한 형태이다.

(3) 과심장형송화기

[그림 7-30]에서 (D)의 과심장형(hyper-cardioid)은 0~100도 그리고 260~360도 사이에서는 이득의 감소가 보이지 않는다. 그러나 100~260도 사이에서는 눈에 띄게 이득이 감소한다. 그러나 초심장형에 비해서 뒤쪽(180도)의 이득이 많은 편이다.

(4) 8자형송화기

[그림 7-30]의 (E)에서 8자형(bi-directional) 방향송화기는 0도와 180도 부근에서는 이득의 감소가 거의 일어나지 않지만, 90도와 270도 부근에서는 급격한 신호음의 감소가 일어난다. 이러한 방향송화기의 용도는 택시기사와 뒷좌석 손님 간의 대화처럼 창쪽의 잡음에 간섭받지 않고 앞뒤 간의 대화에 필요하다. 또한 주방을 옆에 둔 부부 간의 대화처럼 물소리 등의 잡음에 구애받지 않고 대화하기 위한 방법으로 사용할 수 있다.

2) 방향에 따른 에너지 비율을 나타내는 용어

방향송화기에서 특정 방향과 다른 방향에서의 에너지 비율을 나타내는 용어는 전후방비(Front to Back Ratio: FBR), 방향지수(Directivity Index: DI), 조음가중방향지수(Articulation Index-weighted Directivity Index: AI-DI) 등이 있다.

(1) 전후방비

방향송화기의 전후방비는 0도와 180도에서 측정한 주파수반응의 차이를 말한다. 전후방비는 방향송화기 뒤에서 들어오는 신호음이 얼마나 감소되는지를 보여 준다. 데시벨(dB) 단위를 사용하는 경우에 전후방비는 앞의 신호에서 뒤의 신호를 뺀 값이 된다. 따라서 앞과 뒤의 신호음 감소가 거의 없는 경우에 전후방비는 0 dB이 된다.

(2) 방향지수

방향지수는 0도에서 방향송화기의 민감도와 모든 방향에서 동일한 비율로 들어오는 소리의 민감도 비율이다. 방향지수는 청취가 어려운 상황에서 방향송화기가 얼마나 도움이 되는지를 알아보는 데 편리한 검사도구이다. 예를 들어, 전방향송화기의 경우에 방향지수는 0 dB 또는 1 dB 정도이며, 잘 설계한 방향송화기의 경우에는 4~6 dB 정도이다. 여러 개의 송화기를 배열하여 사용하는 보청기의 방향지수는 12~14 dB이다.

(3) 조음가중방향지수

ANSI 1969에서 정의한 조음지수(Articulation Index: AI, ANSI S3.5 2007에서는 speech intelligibility index로 개정)는 들을 수 있는 소리에 대한 말소리에너지의 백분율을 의미한다. 예를 들어, 250 Hz에서는 0.001, 1,000 Hz에서는 0.024, 2,000 Hz에서는 0.038, 그리고 3,150 Hz에서는 0.034다. 이것은 250~1,000 Hz의 음성에너지보다 2,000~3,000 Hz의 음성에너지가 어음분별력에 미치는 영향이 더 크다는 것을 의미한다. 조음가중방향지수는 조음지수를 방향지수로 나눈 값의 제곱근에 해당한다. 높은 조음가중방향지수를 가진 방향송화기는 낮은 값을 가진 방향송화기에 비해 잡음 속에서 더 뚜렷한 기능을 발휘한다. 예를 들어, KEMAR(an acronym for Knowles Electronics Mannequin for Acoustic Research)에서 전방향송화기의 조음가중방향지수는 0.3 dB이지만, 반달형 방향송화기(d-Microphone)는 조음가중방향지수가 4.5 dB 정도이다(Roberts & Schulein, 1997).

3) 방향송화기의 구조와 동작 원리

방향송화기는 전방향송화기에 비해 송화기의 형태, 동작 원리 등에 있어서 차이가 있다. 여기서는 방향송화기의 동작 원리와 종류 등에 대해서 알아보겠다.

(1) 전방향송화기

전방향송화기의 구조는 [그림 7-31]의 (A)와 같으며, 음향신호는 한 개의 음구를 통하여 진동판에 도달해서 공기의 진동에 따라 진동판이 움직이게 된다.

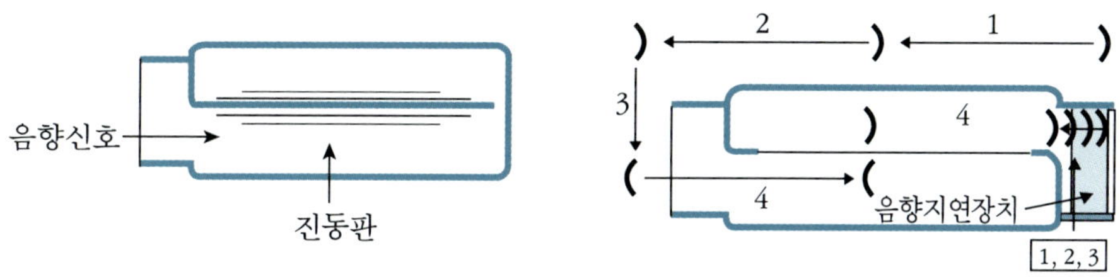

[그림 7-31] 전방향(무지향성)과 방향송화기(지향성송화기)의 구조와 작동 원리

(A): 전방향송화기, (B): 방향송화기

(2) 방향송화기

방향송화기의 구조는 [그림 7-31]의 (B)와 같이 하나의 송화기에 진동판을 중심으로 하여 음구가 두 개로 나뉜다. 진동판의 움직임은 진동판의 양쪽 공간의 공기 압력에 의해 움직인다. 뒤쪽에서 들어오는 음의 생성을 막기 위해서 뒤쪽의 음구에는 음향지연장치를 설치한다. 이렇게 하면 그림 (B)와 같이 출발한 소리 1과 소리 2는 약간의 시간차를 갖고 진동판에 도착한다. 이때 뒤쪽에서 들어오는 소리 2가 음향지연장치로 인해 180도 늦게 진동판에 도착한다. 그러면 소리 1과 소리 2의 위상이 서로 반대가 되어 진동판을 양쪽 방향에서 서로 잡아당기거나 밀게 되어 진동판이 움직이지 않는다. 뒤쪽 음 입구의 음향을 지연하기 위한 음향지연장치는 과거에는 말이나 낙타의 털을 이용하였으나, 최근에는 철망으로 구성한 필터 또는 전기·전자 회로를 응용하기도 한다.

방향송화기의 음향지연장치를 결정하는 것은, 첫째, 뒤쪽에 있는 음향지연장치의 양, 둘째, 앞쪽과 뒤쪽의 음구 간의 거리, 셋째, 음구에 연결한 튜브의 면적, 넷째, 보청기에서 마이크로폰의 위치 등이다. Nielson(1973)에 의하면, 음향지연장치는 두 음구 간의 거리에 의해 좌우된다. 예를 들어, 보청기에서 두 개의 송화기 음구 간의 거리가 13 mm 이면, 음향지연시간은 40 msec가 된다. 또, 음향지연시간이 24.9 msec로 일정할 경우에 음구 간의 거리가 8 mm에서 14 mm로 증가하면, 방향성은 135도와 225도에서 더욱 증가한다(Buerkli-Halevy, 1986). 결론적으로, 전형적인 방향송화기는 두 개의 음구로 들어온 저주파수 파형의 비슷한 진폭과 서로 다른 위상으로 인해 전방향송화기와 비교할 때 저주파수이득의 감소효과를 가져온다. [그림 7-32]는 초심장형 방향송화기에서 주파수별 이득의 변화를 나타낸 것으로, (A)는 방향지수도, (B)는 전방향과 방향송화기의 주파수반응곡선을 나타낸 것이다. [그림 7-32]에서 저주파수 대역의 이득은 고주파수 대역에 비해서 낮아졌다.

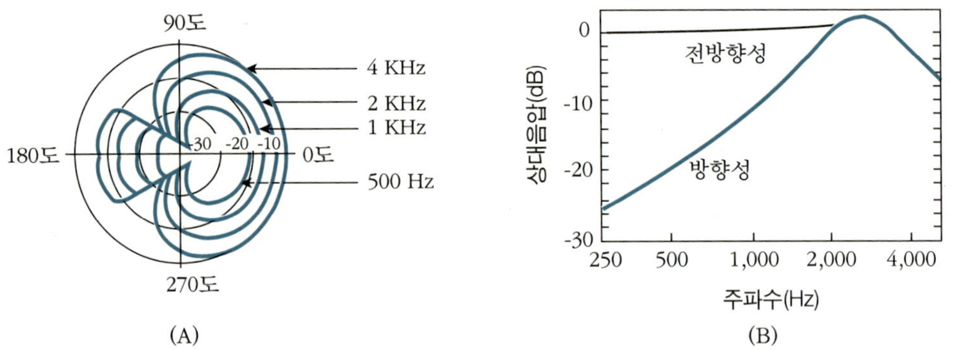

[그림 7-32] 초심장형 방향송화기에서 주파수별 이득의 변화

(A): 방향지수도, (B): 전방향과 방향송화기의 주파수반응곡선

4) 방향송화기의 종류

방향송화기는 [그림 7-33]의 전통 방식의 방향송화기와 전방향송화기의 결합 방식에 따라 방향지수도 및 방향지수, 주파수반응곡선 등이 변화하는데, 이를 살펴보면 다음과 같다.

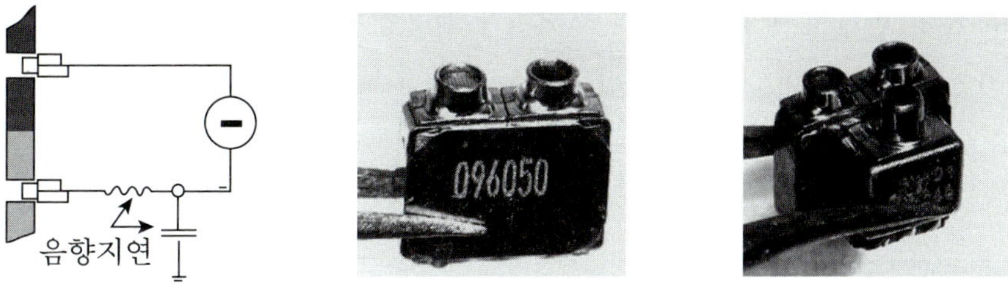

(A) (B) (C)

[그림 7-33] 방향송화기의 구조와 종류

(A): 전방향송화기를 전자 회로적으로 구성한 방향송화기, (B): 전통적인 방향송화기,
(C): 전방향송화기과 결합한 형태의 방향송화기

(1) 이중방향송화기

이중방향송화기(dual directional microphone)는 전통 방식의 방향송화기와 다른 구조를 가지고 있는데, 두 개의 전방향송화기를 결합하여 구성한다([그림 7-33]의 (B) 참조). 귀걸이형 보청기에서는 음구 간의 거리가 대략 15 mm가 되도록 조정하며, 귓속형 보청기에서는 4~10 mm가 되도록 조정한다. 귀걸이형 보청기에 있어서 이중방향송화기는 두 개의 송화기를 귓바퀴 위에 수평으로 배열하며, 음구에 연결하는 튜브의 길이는 짧아도 된다(Mueller & Wesselkamp, 1999). 귓속형 보청기는 두 개의 마이크로폰이 보청기의 면적에 알맞도록 가능하면 수평으로 놓여야 한다. 만약, 배열이 20도 정도 틀이지면, 0.5 dB의 방향지수가 감소한다. 또한 이중방향송화기는 환기구(vent)와 비슷한 역할을 한다. 즉, 저주파수에서 2.9 dB, 1.9 dB, 그리고 1.6 dB의 이득감소는 3 mm, 2 mm, 1 mm의 환기구에 의한 이득감소 효과와 같다(Mueller & Wesselkamp, 1999). 소음이 있는 상황에서 이중방향송화기를 사용하면, 잡음하청력검사(Hearing In Noise Test: HINT) 결과는 전방향송화기를 사용했을 때보다 50%, 정반응 기준에서 신호대잡음비가 평균 7.4~7.8 dB 정도 향상될 수 있다(Valente et al., 1995).

(2) 반달형 방향송화기

1997년에는 귓속형 보청기에도 설치 가능한 반달형 방향송화기(D-microphone)를 Etymotic Research사가 소개하였다. 이 반달형 방향송화기는 하나의 전방향송화기에 또 다른 방향송화기를 결합한 형태이다([그림 7-33]의 C 참조). 이러한 방향송화기는 보청기 착용인이 보청기에 부착된 프로그램 전환스위치를 조작하여 송화기의 형태를 전방향송화기, 방향송화기 또는 저음조절용 방향송화기 중 하나를 선택하여 사용할 수 있도록 하였다. 반달형 방향송화기의 스위치가 전방향에 있을 때 조음가중방향지수(AI-DI)는 0.3 dB 정도이며, 스위치가 방향 기능에 있을 때 1,000 Hz에서 3.3 dB, 4,000 Hz에서 6.3 dB까지 개선할 수 있다.

(3) 적응방향송화기

최근에 응용하고 있는 적응방향송화기(adaptive directional microphone)는 고정형(fixed)의 방향송화기와 같이 특정한 방향지수도를 갖지 않는다. [그림 7-34]에서 볼 수 있듯이, 적응방향송화기의 방향지수도는 신호와 잡음의 위치에 따라 그 모양이 변하게 되는데, 잡음이 있는 방향의 이득이 감소한다. 이렇게 주변 잡음의 변화에 따라 변화를 일으키는 적응방향송화기의 방향지수는 주변 잡음의 변동과 관계없이 항상 좋은 신호대잡음비를 가질 수 있는 이점이 있다.

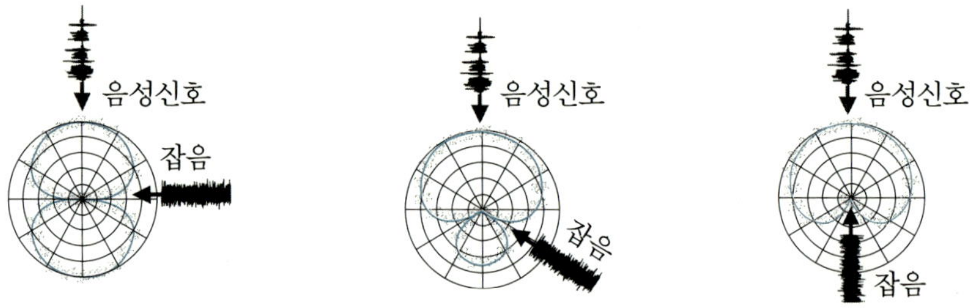

[그림 7-34] 적응방향송화기에서 소음의 위치에 따른 방향지수도의 변화

참고문헌

공혜경, 주연미, 이경원(2013). 어음잡음 하에서 자모음비에 따른 감각신경성 난청인의 무의미 음절인지도. Audiology and Speech Research, 9, 33-39.

김시온, 이경원(2018). 다채널 보청기의 압축역치에 따른 자음인지와 음질의 변화. 제21차 한국청각언어재활학회 학술대회, 97-100.

박승영, 이경원(2015). 압축비율에 따른 문장인지도와 음질의 비교. Audiology and Speech Research, 11(4), 292-301.

신유정, 이경원(2011). 한국어의 CVR에 따른 인공와우 착용 아동의 무의미 음절의 인지도 변화. Audiology and Speech Research, 7, 200-205.

이경원(2014). 비선형 보청기의 전기음향적 조절에 따른 역동범위, 신호대잡음비 및 자모음비의 변화와 적합. Audiology and Speech Research, 10, 190-197.

이소예, 이경원(2010). 한국어의 자모음비(CVR)에 따른 무의미 음절의 단어인지도 변화. Audiology and Speech Research, 6, 25-29.

정지행, 이경원(2018). 다채널 보청기의 해제시간에 따른 무의미음절인지도와 선호도의 변화. Audiology and Speech Research, 14(4), 250-258.

주연미, 이경원(2015). 감각신경성 난청인의 비선형 주파수압축보청기 착용효과: 사례보고. Audiology and Speech Research, 11(1), 63-69.

최민정, 이경원(2011). 압축역치의 조절을 통한 음질의 개선 사례보고. Audiology and Speech Research, 7, 100-105.

ANSI. (2007). American National Standard Methods for calculation of the speech intelligibility index. New York.

Barker, C., & Dillon, H. (1999). Client preferences for compression threshold in single-channel wide dynamic range compression hearing aids. *Ear and Hearing*, *20*(2), 127-139.

Barker, C., Dillon, H., & Newall, P. (2001). Fitting low ratio compression to people with severe and profound hearing losses. *Ear and Hearing*, *22*, 130-141.

Boike, K. T., & Souza, P. E. (2001). Effect of compression ratio on speech recognition and speech-quality ratings with wide dynamic range compression amplification. *Journal of Speech, Language and Hearing Research*, *43*, 456-468.

Buerkli-Halevy, O. (1986). The directional microphone advantage. *Hearing Instruments*, *38*(8), 34, 36-38.

Han, W., Lee, J., Kim, J., Lee, K., & Kim, D. (2017). Preferred compression threshold and release time in quiet and noisy conditions for elderly Korean hearing aid users. *Journal of Audiology and Otology*, *21*(3), 133-139.

Hansen, M. (2002). Effects of multi-channel compression time constants on subjectively perceived sound quality and speech intelligibility. *Ear and Hearing, 23*, 369-380.

Hornsbya, B. W. Y., & Ricketts, T. A. (2001). The effects of compression ratio, signal-to-noise ratio, and level on speech recognition in normal-hearing listeners. *Journal of the Acoustical Society of America, 109*(6), 2964-2973.

Mueller, H. G., Hawkins, D. B., & Northern, J. L. (1992). *Probe microphone measuent: Hearing aid selection and assessment*. San Diego: Singular Press.

Mueller, H., & Wesselkamp, M. (1999). Ten commonly asked questions about directional microphone fittings. *Hearing Review, 3*(1), 26-30.

Neuman, A. C., Bakke, M. H., Mackersie, C., Hellman, S., & Levitt, H. (1995). Effect of release time in compression hearing aids: Paired-comparison judgments of quality. *Journal of the Acoustical Society of America, 98*, 3182-3187.

Nielson, H. B. (1973). A comparison between hearing aids with a directional microphone and hearing aids with conventional microphone. *Scandinavian Audiology, 2*, 45-48.

Roberts, M., & Schulein, R. (1997). *Measurement and intelligibility optimization of directional microphones for use in hearing aid devices*. Paper presented at 103rd Meeting of the Audio Engineering Society, New York.

Sakamoto, S., Goto, K., Tateno, M., & Kaga, K. (2000). Frequency compression hearing aid for severe-to- profound hearing impairments. *Auris Nasus Larynx, 27*, 327-334.

Simpson, A. (2009). Frequency-lowering devices for managing high-frequency hearing loss: A review. *Trends in Amplification, 13*(2), 87-106.

Simpson, A., Hersbach, A. A., & McDermott, H. J. (2005). Improvements in speech perception with an experimental nonlinear frequency-compression hearing device. *International Journal of Audiology, 44*, 281-292.

Simpson, A., Hersbach, A. A., & McDermott, H. J. (2006). Frequency compression outcomes for listeners with steeply sloping audiograms. *International Journal of Audiology, 45*, 619-629.

Souza, P. E. (2002). Effects of compression on speech acoustics, intelligibility, and sound quality. *Trends in Amplification, 6*(4), 131-165.

Souza, P. E., & Kitch, V. (2001). The contribution of amplitude envelope cues to sentence identification in young and aged listeners. *Ear and Hearing, 22*, 112-119.

Sweetow, R. W., & Sabes, J. H. (2006). The need for and development of an adaptive Listening and Communication Enhancement (LACE) Program. *Journal of the American Academy of Audiology, 17*, 538-558.

Valente, M., Fabry., D. A., & Potts, L. (1995). Recognition of speech in noise with hearing aids using dual microphones. *Journal of American Academy of Audiology, 6*(6), 440-449.

제8장

보청기적합공식

1. 보청기적합공식의 역사
2. 선형 증폭시스템의 보청기적합공식
3. 비선형 증폭시스템의 보청기적합공식
4. 최적이득 및 주파수반응곡선
5. 출력음압레벨90과 최대출력
6. 압축역치와 압축비율
7. 압축시간과 해제시간

보청기적합공식 또는 처방법은 난청의 정도, 종류, 형태 등 난청인의 다양한 특성을 고려하여 주파수별 최적이득과 주파수반응곡선, 최대출력음압, 압축역치와 압축비율, 압축시간과 해제시간 등의 전기음향적 매개변수(parameter)를 포함하여 결정한다. 보청기적합공식의 기본 원칙은 일상생활에서 대화음을 편안하고 명료하게 들을 수 있도록 하는 것이다. 특히 감각신경성 난청의 경우에는 청력역치레벨의 증가로 인해 역동범위가 좁기 때문에 대화음을 과도하게 증폭하지 않고, 어음인지도와 음질을 개선할 수 있도록 적절하게 전기음향적 요소를 조절한다. 이 장에서는 보청기적합공식의 역사, 종류 및 매개변수에 대해서 알아보았다.

① 보청기적합공식의 역사

난청인이 일상생활에서 소리의 음질과 어음 인식의 관점에서 가장 적합하다고 판단하는 주파수별 증폭 정도를 최적이득(optimal gain)이라 한다. 일반적으로 최적이득은 비교법과 보청기적합공식(hearing aid fitting formula) 또는 처방법(prescription method)을 통해 추정할 수 있다. 비교법은 여러 종류의 보청기를 선정한 후, 실질적인 보청기의 수행능력을 평가하는 방법(Carhart, 1946)으로 보청기 착용 전후의 청력역치레벨, 단어인지도(word recognition score), 문장인지도(sentence recognition score), 청각장애정도, 주관적인 선호도 등 여러 가지 신체 및 심리음향적 평가를 실시하여 가장 적합한 주파수별 이득 또는 주파수반응곡선을 선택하는 것이다. 이 방법은 보청기전문가(Hearing Aid Professional: HAP)의 개인적인 경험을 바탕으로 하기 때문에 다른 사람에게 전수하기 어려우며, 보청기의 선정기준을 일반화하는 데 문제점이 있다.

보청기적합공식은 비교법에 비해 좀 더 객관적이고 체계적인 최적이득의 산출을 위해 개발되었다. 초기에는 [그림 8-1]과 같이 각 주파수의 청력역치레벨에서 일정한 수치를 뺀 값([그림 8-1]의 (A) 참조)을 이득([그림 8-1]의 (B) 참조)으로 사용하였다. 그러나 이 방법은 청력역치레벨이 1 dB 증가하면 이득 또한 1 dB이 추가적으로 증가하여 중도 이상의 감각신경성 난청에 대해서는 이득이 과도하게 책정될 수 있다. 그 이유는 감각신경성 난청의 경우에 누가현상(recruitment)으로 청력역치레벨에 비해 쾌적음량레벨(most comfortable level)의 증가율이 낮기 때문이다([그림 8-2] 참조). 이에 따라 Watson과 Knudsen(1940)은 청각손실자의 쾌적음량레벨을 기준으로 하는 보청기적합공식을 제안하였다. 이 방법은 보통 크기의 대화음이 청각손실자의 쾌적음량레벨에서 편안하면서도 충분히 들을 수 있도록 증폭하는 것이다. 그 후 Lybarger(1944)는 청력역치레벨의 1/2 값을 보청기의 이득으로 정하는 1/2 이득법(half gain rule)을 고안하였다. 1/2 이득법은 감각신경성 난청인의 좁은 역동범위로 인해 쾌적음량레벨의 증가율이 청력역치레벨에 비해 낮게 나타나는 현상을 이용한 것으로, 현재 사용하고 있는 여러 가지 보청기적합공식의 기초가 되고 있다.

[그림 8-2]는 쾌적음량레벨에 의한 보청기적합공식과 1/2 이득법의 차이점을 나타낸 것이다. 그림에서 경·중도의 감각신경성 난청인의 불쾌음량레벨(uncomfortable loudness level)은 건청인과 비교했을 때 큰 차이가 나타나지 않으며, 쾌적음량레벨은 대

략 청력역치레벨과 불쾌음량레벨의 가운데에 위치한다. 결과적으로, 쾌적음량레벨은 청력역치레벨이 1 dB 상승할 때마다 약 0.5 dB가 상승하는데, 이를 근거로 1/2 이득법은 청력역치레벨의 1/2 값을 이득으로 결정한다. 1/2 이득법은 주로 선형 증폭시스템에 적용하였지만 산출 방법의 효율성 때문에 이후에 개발된 선형 및 비선형 증폭시스템에서도 대부분 적용하고 있다. 참고로 보청기적합공식에서 이득은 실이삽입이득(Real-Ear Insertion Gain: REIG)을 의미한다.

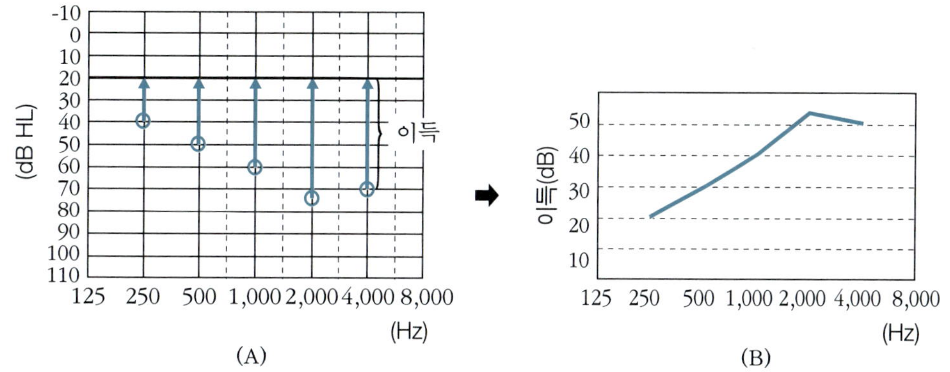

[그림 8-1] 청력역치레벨에서 일정한 수치를 뺀 값을 이득으로 정하는 방법

(A): 청력역치레벨을 정상(여기서는 20 dB HL)으로 개선하기 위한 이득, (B): 그림 (A)에서 산출한 보청기의 이득

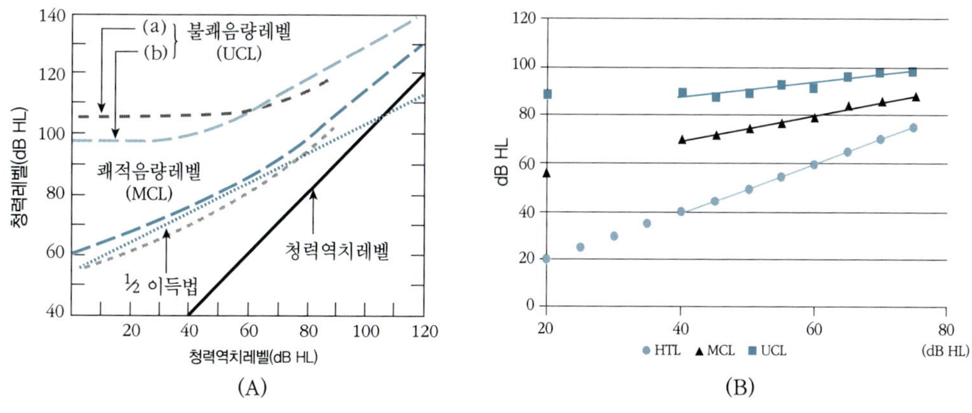

[그림 8-2] 감각신경성 난청인의 청력역치레벨에 따른 쾌적음량레벨과 불쾌음량레벨의 변화

(A): (a)는 Schwartz et al. (1988), (b)는 Pascoe (1988)의 연구로 500, 1,000, 2,000, 4,000 Hz의 평균, (B): 박유진, 이경원(2013)의 연구로 3,000 Hz에서의 청력역치레벨에 따른 쾌적음량레벨과 불쾌음량레벨의 변화를 나타낸 것이다.

② 선형 증폭시스템의 보청기적합공식

선형 증폭시스템은 보통 크기의 대화음을 쾌적음량레벨까지 증폭하는 경우에 난청인이 효과적인 어음이해력을 가질 수 있다는 것에 중점을 두고 있다. 선형 증폭시스템의 사용이득(use gain)을 결정하기 위해서 주로 역치처방법(threshold prescriptive procedures)을 사용한다. 이 방법에서 사용이득은 평균 청력역치레벨을 근거로 보통 크기의 대화음레벨(60~70 dB SPL)에 대한 최적이득(optimal gain)을 의미한다. 청력역치레벨은 검사시간이 비교적 짧으며, 반복적으로 쉽게 이득을 구할 수 있다는 장점이 있다. 역치처방법 외에 쾌적음량레벨이나 불쾌음량레벨을 근거로 사용이득을 결정하는 역치상처방법(suprathreshold prescriptive procedures)들이 개발되었지만, 검사의 정확성이 낮고, 시간이 많이 소요되며(Valente & van vliet, 1997), 유·소아에게 시행이 어려운 점 등으로 거의 사용하지 않는다. 이에 따라 대표적인 역치처방법을 소개하였다.

1) Lybarger 1/2이득법

Lybarger(1944)는 개인에 따라 소리를 편하게 듣는 강도가 여러 인자에 따라 다르게 나타나지만 난청인이 선호하는 사용이득은 평균 청력역치레벨(500, 1,000, 3,000 Hz의 평균)의 1/2 정도라고 제안하였다. 이 규칙은 보청기를 적합할 때 난청인에게 이득을 최대(청력손실이 60 dB HL인 경우에 이득을 60 dB로 처방)로 하고, 듣고 싶은 상태로 음량조절기를 조절하라고 했을 때 주로 음량조절기의 중간 위치에 놓고 사용하기를 선호하였다는 실험을 통해 얻은 결과다. 이렇게 보청기의 음량을 조절했을 때 난청인은 큰 소리와 작은 소리에 대해 적당한 양의 이득을 얻을 수 있었고, 출력음압에 대해서도 충분히 참을 수 있었다. 1/2이득법은 오늘날까지도 많이 사용하고 있으며, 1960년대와 1970년대에 개발한 역치처방법들의 기초가 되었다.

2) Berger 처방법

Berger 처방법(Berger, 1976)은 Lybarger의 '1/2이득법'을 근거로 평균적인 대화음레벨을 난청인의 쾌적음량레벨 부근에 이르도록 증폭하며, 저주파수대역의 이득을 감소시켜 상향차폐(upward spread of masking)를 줄일 수 있도록 개발하였다. 즉, 과도한 저주파수의 증폭에 따라 대화의 이해도와 관계 있는 고주파수 대역의 인지를 방해하는 상향차폐를 방지하기 위하여 저주파수의 증폭을 줄이고, 1,000 Hz와 2,000 Hz의 주파수대역에 대해서는 '1/2이득법'에 비해서 더 많은 이득이 나타나도록 하였다(〈표 8-1〉 참조).

또한 이 처방법은 청력역치레벨의 보상을 위해 필요한 이득이 평탄한 양상을 보여 주기 때문에 수평형의 청력손실에 유리하다. 보청기의 최대출력(maximum power output) 값은 단속음(pulsed tone)을 이용하여 음장검사(sound field test)에서 얻은 불쾌음량레벨(UCL)을 기준으로 하고 있다. 1977년에 Berger가 제시한 최대출력 산출 방법은 〈표 8-2〉와 같다.

표 8-1 Berger 처방법에 의한 실이삽입이득

주파수(Hz)	실이삽입이득(dB)	예비이득(dB)
500	1/2.0(HTL)	+10
1,000	1/1.6(HTL)	+10
2,000	1/1.5(HTL)	+10
3,000	1/1.7(HTL)	+10
4,000	1/1.9(HTL)	+10
6,000	1/2.0(HTL)	+10

* 청력역치레벨이 50 dB HL 이하에서는 이득이 감소함.

표 8-2 Berger 처방법의 최대출력

주파수(Hz)	최대출력(dB SPL)
125	250 Hz보다 크지 않음
250	500 Hz보다 6 dB 낮음
500	UCL+8 dB 또는 110 dB SPL보다 낮음
1,000	UCL+4 dB
2,000	UCL+6 dB
3,000	UCL+5 dB
4,000	UCL+6 dB

3) POGO 처방법

POGO(Prescription Of Gain and Output) 처방법은 1/2이득법과 유사한 방법으로, 초기에는 청력역치레벨이 80 dB HL 이하인 난청인을 위해서 고안하였다. 〈표 8-3〉과 같이 증폭된 소리가 난청인의 쾌적음량레벨에 도달하도록 하였으며, 고주파수를 더 많이 증폭하였다. 이는 말소리의 명료도(speech intelligibility)와 관련 있으며(McCandless & Lyregaard, 1983), Berger 처방법에 비해 저주파수와 중주파수(mid frequency)를 더 적게 증폭한다.

표 8-3 POGO 처방법에 의한 실이삽입이득

주파수(Hz)	POGO 공식(dB)	예비이득(dB)
500	1/2 HTL~10	+10
1,000	1/2 HTL~5	+10
2,000	1/2 HTL	+10
3,000	1/2 HTL	+10
4,000	1/2 HTL	+10
6,000	1/2 HTL	+10

POGO II 처방법은 1988년에 청력손실을 65 dB HL 이상과 이하로 구분하여 POGO 처방법을 수정한 것이다. 이득은 청력역치레벨이 65 dB HL 이하인 경우에는 POGO 처방법과 같은 방법으로 계산하며, 65 dB HL 이상의 심도와 고도 청력손실의 경우에는 〈표 8-4〉의 수식으로 산출한다.

표 8-4 POGO II 처방법에 의한 실이삽입이득

주파수(Hz)	POGO II 공식(dB)	예비이득(dB)
500	1/2 HTL+1/2(HTL-65)-10	+10
1,000	1/2 HTL+1/2(HTL-65)-5	+10
2,000	1/2 HTL+1/2(HTL-65)	+10
3,000	1/2 HTL+1/2(HTL-65)	+10
4,000	1/2 HTL+1/2(HTL-65)	+10
6,000	1/2 HTL+1/2(HTL-65)	+10

보청기의 최대출력은 다음 식과 같이 청력손실자의 평균 불쾌음량레벨에서 4 dB 정도의 교정 값(correction factor)을 더해 주어 그 수치를 벗어나지 않도록 처방하는 것을 원칙으로 한다. 이는 보청기의 과다한 증폭 때문에 난청인이 받을 수 있는 고통을 최소화하기 위함이다.

SSPL = (UCL@500 Hz + UCL@1,000 Hz + UCL@2,000 Hz)/3 + 4 dB

@:에서 (at)

4) Libby 1/3, 2/3이득법

Libby(1986)가 고안한 이 방법은 일상생활에서 청각손실의 개선은 약간의 이득으로도 충분하기 때문에 비교적 청력역치레벨이 적은 경도나 중도 난청의 경우에는 1/2이득법이 아닌 1/3이득법을 적용하고, 그 이상의 청력역치레벨의 경우에는 2/3이득법을 사용한다(〈표 8-5〉 참조). Libby의 처방법에서 두 가지 모두 Berger나 POGO 처방법처럼 저주파수의 과다한 증폭을 줄이기 위해 보정 값을 사용한다.

표 8-5 Libby 1/3, 2/3이득방법

주파수(Hz)	경도 및 중도난청(1/3rule) (dB)	고도난청(2/3rule) (dB)
250	1/3 HTL-5	2/3 HTL-5
500	1/3 HTL-3	2/3 HTL-3
1,000	1/3 HTL	2/3 HTL
2,000	1/3 HTL	2/3 HTL
3,000	1/3 HTL	2/3 HTL
4,000	1/3 HTL	2/3 HTL
6,000	1/3 HTL-5	2/3 HTL-5

5) NAL 보청기적합공식

NAL 보청기적합공식(Byrne & Tonisson, 1976)은 호주의 국가음향연구소(National Acoustic Laboratories: NAL)에서 처음 발표한 역치처방법으로 오늘날 가장 널리 사용되고 있는 방법 중 하나이다. 이 처방법은 이후 NAL-R(Byrne & Dillon, 1986)과 NAL-RP (Byrne et al., 1991) 보청기적합공식으로 개정되었다.

NAL 보청기적합공식의 주 목적은 청각손실이 있는 사람이 보청기를 착용하여 편안하게 들을 수 있는 레벨(쾌적음량레벨)에서 말소리의 명료도(speech intelligibility)와 음질(quality)을 최대화하는 것으로, 모든 주파수대역의 말소리를 같은 강도로 인식하도록 하는 것을 기본으로 하고 있다. 또한 정상적인 음량증가(loudness growth)의 인식을 회복하도록 1~2 kHz의 주파수대역을 강조하였다. 이 방법은 다양한 청력손실에 사용할 수 있도록 고안되었지만 POGO 처방법과 비교하였을 때 고주파수에서의 이득이 저하되는 특징이 있다.

1980년대에 들어와서 원래 NAL 보청기적합공식이 고음급추형 청력손실(steeply sloping hearing loss)의 경우에는 고주파수의 과다한 증폭에 따라 모든 주파수대역의 소리를 같은 강도로 인식하기가 적당하지 않다는 것을 확인하게 되었고, 이 내용을 근거로 NAL-R의 보청기적합공식을 발표하게 되었다. 수평형 청력손실인 경우, NAL-R은 처음 발표하였던 NAL에 비해 500 Hz에서 10 dB, 3,000~4,000 Hz에서 3~4 dB 정도 더 많이 처방하고 있으며(〈표 8-6〉 참조), 실이삽입이득은 다른 보청기적합공식에 비해서 수평적인 양상을 나타낸다.

NAL-RP 보청기적합공식은 고도와 심도의 청각손실자를 위해 NAL-R을 수정한 것으로 고주파수 대역의 이득을 비교적 낮게 산출하며, 2,000 Hz의 청력역치레벨이 90 dB HL 이상인 경우에 교정 값을 고려해야 한다(〈표 8-7〉 참조).

표 8-6 NAL 처방법에 의한 실이삽입이득

주파수(Hz)	NAL-R 공식(dB)	NAL-RP 공식(dB)
250	$X+0.31\ HTL_{250}-17$	$X+0.31\ HTL_{250}-17$
500	$X+0.31\ HTL_{500}-8$	$X+0.31\ HTL_{500}-8$
750	$X+0.31\ HTL_{750}-3$	$X+0.31\ HTL_{750}-3$
1,000	$X+0.31\ HTL_{1000}+1$	$X+0.31\ HTL_{1000}+1$
1500	$X+0.31\ HTL_{1500}+1$	$X+0.31\ HTL_{1500}+1$
2,000	$X+0.31\ HTL_{2000}-1$	$X+0.31\ HTL_{2000}-1$
3,000	$X+0.31\ HTL_{3000}-2$	$X+0.31\ HTL_{3000}-2$
4,000	$X+0.31\ HTL_{4000}-2$	$X+0.31\ HTL_{4000}-2$
6,000	$X+0.31\ HTL_{6000}-2$	$X+0.31\ HTL_{6000}-2$
	$X=.15H_{3FA}$ $H_{3FA}=(H_{500}+H_{1K}+H_{2k})/3$	$X=.15H_{3FA}$(for $H_{3FA}<60$) $X=.15H_{3FA}+0.2(H_{3FA}-60)$ (for $H_{3FA}>60$)

출처: Dillon (2012).

표 8-7 고심도 난청인을 위한 실이삽입이득 수정값(profound correction)

H_{2kHz}	250	500	1k	2k	3k	4k	6k
≤90	0	0	0	0	0	0	0
95	4	3	0	-2	-2	-2	-2
100	6	4	0	-3	-3	-3	-3
105	8	5	0	-5	-5	-5	-5
110	11	7	0	-6	-6	-6	-6
115	13	8	0	-8	-8	-8	-8
120	15	9	0	-9	-9	-9	-9

출처: Dillon (2012).

6) DSL 보청기적합공식

DSL(Desired Sensation Level) 보청기적합공식은 정상적인 음량의 지각과 가청영역을 강조할 수 있도록 개발하였다(Seewald et al., 1993; Wynne, 1995). DSL에서는 전형적인 청력도(audiogram)와는 반대로 dB SPL 단위를 표시하는데, 필요한 이득은 증폭어음목표치(amplified speech targets)와 장기평균어음스펙트럼(Long-Term Average Speech Spectrum: LTASS)의 차이를 기준으로 한다([그림 8-3] 참조).

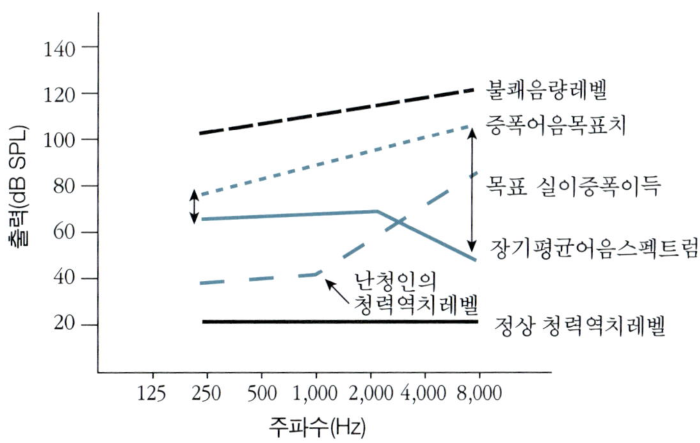

[그림 8-3] DSL에서 사용한 청력역치레벨에 따른 목표 실이증폭이득

DSL은 POGO 혹은 NAL과는 달리 다음의 세 가지 측면에서 차이가 있다.

첫째, 최적이득을 산출할 때 앞에서 언급한 Berger, POGO, Libby, NAL 등의 보청기

적합공식은 모두 실이삽입이득을 기준으로 하지만 DSL은 실이증폭이득(Real-Ear Aided Gain: REAG)을 기준으로 한다.

둘째, DSL은 실이대커플러차(real-ear to coupler difference)를 감안하였기 때문에 여러 교정계수 없이 주로 유아나 어린이에게 사용하기 편리하다. 이 방법은 청력역치레벨과 보청기를 사용한 상태에서 들리는 말소리 수준을 가능한 한 정확하게 비교하기 위해 최대한 고막 가까이에서 측정한 수치를 기준으로 한다.

셋째, 이 방식은 모든 주파수대역에서 말소리가 편안하게 들리지만 동일하게 들리도록 실이증폭이득을 산출한 것은 아니다. 즉, 청력역치레벨이 증가할수록 목표로 하는 감각레벨은 감소하는데, 그 이유는 고도 청력역치레벨의 경우에 역동범위가 좁기 때문이다. 〈표 8-8〉은 DSL 4.0에서 제시하는 주파수와 청력역치에 따른 목표 실이증폭이득을 나타낸 것이다.

표 8-8 청력역치레벨에 따른 옥타브밴드 주파수에서의 목표 실이증폭이득

dB HL	주파수(Hz)					
	250	500	1,000	2,000	4,000	6,000
0	0	2	3	12	14	8
10	5	6	8	17	19	14
20	9	11	13	22	24	20
30	14	15	18	27	29	26
40	20	20	24	33	35	32
50	25	26	30	39	41	39
60	32	32	36	46	48	46
70	39	38	43	52	55	54
80	47	45	50	59	62	61
90	55	52	57	66	69	69
100	62	59	64	73	76	
110		66	71	80	84	

3 비선형 증폭시스템의 보청기적합공식

비선형 증폭시스템의 보청기적합공식은 보통의 대화음을 편안하게 들을 수 있도록 하며, 건청인이 들을 수 있는 다양한 소리의 크기를 난청인 또한 역동범위 내에서 비슷한 크기로 들을 수 있도록 증폭하는 데 중점을 두고 있다. 비선형 증폭시스템의 보청기적합공식을 살펴보기 전에 선형 증폭시스템을 감각신경성 난청인에게 적용했을 때 음량의 인지적인 측면에서의 문제점과 비선형 증폭시스템의 필요성을 살펴보면 다음과 같으며, 자세한 내용은 제7장 '증폭시스템'에서 이미 설명한 바 있다.

[그림 8-4]에서 감각신경성 난청인의 소리 크기의 인지방법은 건청인과 다르게 나타난다. 감각신경성 난청인의 경우에는 누가현상으로 인해 입력음압레벨이 증가할수록 음량증가곡선(loudness growth curve)이 급격히 상승하여 작은 소리는 잘 듣지 못하지만 큰 소리는 건청인과 비슷하게 크게 인지한다. 그러므로 입력음압레벨에 관계없이 일정한 이득을 나타내는 선형 증폭시스템을 사용하면 큰 소리도 작은 소리와 같은 양(이득)으로 증폭하여 불쾌음량레벨에 도달한다.

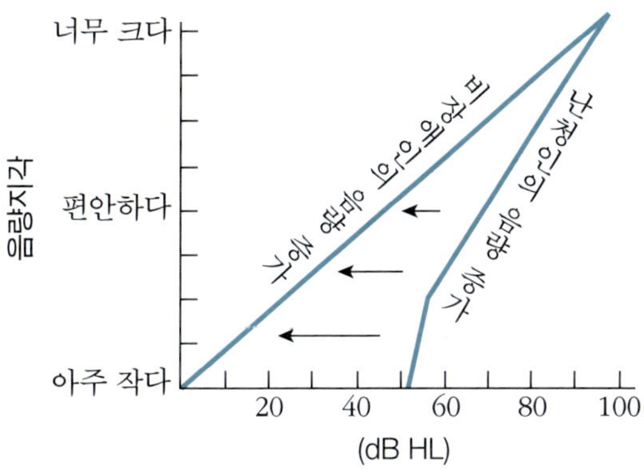

[그림 8-4] 음량증가곡선

앞과 같은 이유로 역동범위가 좁은 감각신경성 난청인을 위해 작은 소리를 큰 소리보다 더 많이 증폭하는 비선형 증폭시스템 및 이에 대한 보청기적합공식이 개발되었다. 즉, 새로운 보청기적합공식은 불쾌음량레벨과 순음청력역치레벨이나 어음청취역치 간의 차이인 역동범위에 중점을 둔다. 이 방법은 소리의 입력음압레벨, 압축역치(compression threshold), 압축비율(compression ratio)에 따라 각 주파수에서 이득의 정도와 주파수반응곡선이 달라진다. 즉, 비선형 증폭시스템은 보통 크기, 즉 편안하게 들리는 소리뿐만 아니라 작은 소리(soft sound)와 큰 소리(loud sound)에 대한 이득을 모두 고려하였다.

이에 따라 1980년대 말부터 나타나기 시작한 비선형 증폭시스템에 대한 보청기적합공식의 공통된 목적은 난청인에게 건청인이 인식하는 것처럼 각 주파수의 소리를 동일한 방법으로 듣도록 하는 것이다. 즉, 작은 소리는 약하지만 들을 수 있을 정도로 증폭하고, 보통 크기의 소리는 편안하게 들을 수 있도록 증폭하며, 큰 소리는 크지만 불편하지 않을 정도로 크게 증폭하는 것이다. 대표적인 비선형 증폭시스템의 보청기적합공식은 다음과 같다.

1) FIG 6

FIG 6 보청기적합공식은 Killion과 Fikret-Pasa(1993)의 'The 3 types of sensorineural hearing loss'라는 연구의 'Figure 6'에 소개되었다고 하여 붙여진 이름이다. 이 보청기적합공식은 기존의 선형 증폭시스템과 새롭게 등장하기 시작한 비선형 증폭시스템에 대한 보청기적합공식의 가교 역할을 담당하였다. 즉, 진폭과 주파수 측면에서 FIG 6의 이득 산출은 초기의 청력역치레벨을 이용한 보청기적합공식과 같은 방법으로 계산하며, 입력음압레벨에 따라 세 가지 목표이득을 나누어 계산한 것은 비선형 증폭시스템의 압축방식을 고려한 것이라고 할 수 있다. 또한 건청인과 감각신경성 난청인의 청력역치레벨에 따른 평균 음량 증가 자료에 근거하여 최적이득을 계산하기 때문에 난청인 개개인의 음량 증가를 구할 필요가 없다. 즉, 난청인의 청력역치레벨만 필요하다. 반면에 개인적인 음량 증가에 기초한 다른 방법들은 쾌적음량레벨, 불쾌음량레벨 등의 실제 검사자료가 필요하다.

〈표 8-9〉에서 40, 65, 95 dB SPL의 세 가지 입력음압레벨은 각각 작은, 보통, 큰 말소리를 대표하며, 이를 기준으로 청력역치레벨에 따라 차별화하여 최적이득을 산출하

표 8-9 FIG 6 처방법

	청력역치레벨(dB HL)	이득(dB)	증폭 목표
작은 말소리 (Soft: 40 dB SPL input)	0~20 dB HL 20~60 dB HL > 60 dB HL	0 HL-20 0.5HL+10	작은 소리를 청취 가능한 크기 정도로 증폭한다.
보통 말소리 (Normal: 65 dB SPL input)	0~20 dB HL 20~60 dB HL > 60 dB HL	0 0.6(HL-20) 0.8HL-23	회화영역의 소리를 편안한 소리 정도로 증폭한다.
큰 말소리 (Loud: 95 dB)	0~40 dB HL > 40 dB HL	0 $0.1(HL-40)^{1.4}$	큰 소리를 불쾌하지 않도록 증폭한다.

도록 하였다. 또한 FIG 6는 실이대커플러차와 보청기의 종류에 따른 마이크로폰의 위치 효과를 고려하여 개발하였는데, 이 두 가지 요소는 모두 출력음압레벨에 영향을 미친다.

2) IHAFF

IHAFF(Independent Hearing Aid Fitting Forum) 보청기적합공식은 각 난청인을 검사한 음량 증가를 전 주파수에 걸쳐 건청인과 비슷하게 회복시키기 위해 고안한 방법으로, 보청기전문가 그룹과 기술자(engineer) 그룹이 공동으로 개발하였다.

이 방법은 감각신경성 난청인의 음량증가곡선이 주파수별로 건청인과 다르기 때문에 먼저 개개인의 자료와 검사의 신뢰도, 편리성을 위해 음량증가검사 컴퓨터 소프트웨어를 만들었다. 이 검사는 청각검사기와 컴퓨터를 연결하여 250~4,000 Hz까지 전 주파수에 걸쳐 난청인의 음량 증가를 검사하도록 되어 있다. 그러나 실제로는 검사시간이 너무 오래 걸리는 단점을 보완하기 위해서 500 Hz와 3,000 Hz에서만 측정하거나 청력손실의 형태에 따라서 주파수를 선택하여 검사한다. 경험상으로 음량검사는 주파수당 5분 이내로 실시하며, 각 귀에서 2개의 주파수를 검사할 경우에는 20분 이내에 검사를 마치는 것이 바람직하다고 한다(Cox, 1995).

음량증가검사는 변조음(warble tone)과 같이 주파수 특성이 있는 소리를 5 dB씩 증가하면서 피검자에게 7단계, 즉 ① 아주 작은 소리, ② 작은 소리, ③ 편안하지만 조금 작은 소리, ④ 편안하게 들을 수 있는 소리, ⑤ 편안하지만 조금 시끄러운 소리, ⑥ 큰 소리이나 참을 수 있을 정도의 소리, ⑦ 너무 커서 불편을 느끼는 소리로 구별하여 각 주파수별로 3회 반복하여 검사한 후 각 단계의 중간치(또는 평균치)를 기록한다.

이렇게 검사한 음량지각 7단계 중 1 · 2 · 3단계를 작은 소리, 4 · 5단계를 보통 소리, 6 · 7단계를 큰 소리의 총 3단계로 재구성하고, 결과를 LTASS에 근거한 정상인의 음량지각 3단계(작은 소리 50 dB SPL, 보통 소리 65 dB SPL, 큰 소리 85 dB SPL)와 비교하여 주파수별 차이, 즉 최적이득을 산출한다.

일단 난청인의 음량증가를 검사한 다음, 그 결과를 토대로 압축보청기(비선형 증폭시스템)의 특성을 결정하기 위해 VIOLA(Visual Input/Output Locator Algorithm)를 적용한다. VIOLA는 음량증가검사를 여러 주파수에서 시행하였을 때, 그 결과를 신속하게 계산하여 나타내는 소프트웨어다. 때로는 APHAB(Abbreviated Profile of Hearing Aid Benefit)을 시행하기도 하는데, 이는 24개의 항목으로 구성된 설문으로 보청기 착용의 심리음향적인 이점을 알아보기 위한 것이다. 간혹 IHAFF 방식을 음량증가검사, VIOLA, APHAB검사 등을 포함하여 'IHAFF set'라고도 한다.

3) DSL I/O

DSL I/O(Desired Sensation Level Input/Output) 보청기적합공식은 Cornelisse 외(1995)가 개발한 처방법으로 증폭된 말소리가 편안하고, 가능한 한 왜곡 없이 들리도록 한 것이다. [그림 8-5]의 (A)는 청력도 위에 한국어 음소를 대략적으로 나타낸 것이다. 그림을 보면, 모음은 비교적 저주파수에 높은 강도로 나타나 있고, 무성자음은 상대적으로 고주파수에 약한 강도로 표시되어 있다(Byrne et al., 1994). 우리가 단어를 듣고, 구분하는 것은 이런 모음과 자음의 결합을 구분하는 능력에 크게 의존한다. 이에 따라 DSL I/O는 증폭된 말소리가 난청인의 역동범위 내에서 듣도록 하고 있으며, 그림의 (B)에서 건청인의 청력역치레벨(THn)과 불쾌음량레벨(ULn), 난청인의 청력역치레벨(THhi)과 불쾌음량레벨(ULhi), 건청인의 역동범위(DRn), 난청인의 역동범위(DRhi)를 구하여 건청인의 역동범위에서 발생하는 모든 소리를 난청인의 역동범위 내에서 증폭하는 것을 목적으로 한다.

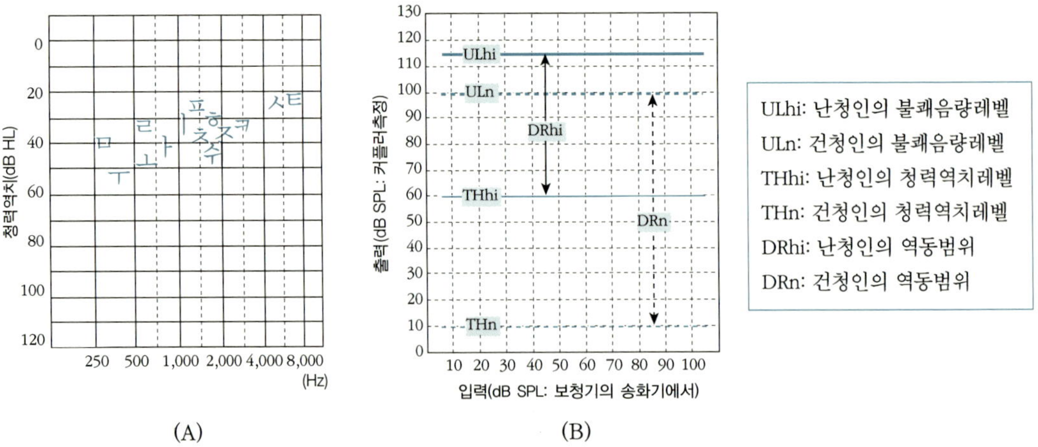

[그림 8-5] DSL I/O의 이득 산출방법

(A): 청력도 상에 한국어 음소의 분포, (B): 건청인과 감각신경성 난청인의 역동범위 비교

DSL I/O는 FIG 6과 마찬가지로 청력역치레벨만 구하면 이득을 산출할 수 있으며, 다른 보청기적합시스템에 비해 실이대커플러차(RECD)와 송화기를 고려하여 어린이의 귀를 대상으로 많이 연구하였다. 이 처방법 역시 FIG 6나 IHAFF와 마찬가지로 컴퓨터 소프트웨어를 개발하여 손쉽게 사용하도록 하였다. 실이대커플러차의 평균치도 생후 1개월부터 프로그램에 내장되어 있는데, 보통 생후 1개월에서 만 5세까지는 평균치가 다르지만 5세 이후에는 성인의 수치와 거의 비슷하다고 한다(Dillon, 2001). 이는 외이도의 물리학적인 크기나 용적이 성인과 별 차이가 없기 때문이다(Dempster & Mackenzie, 1990; Westwood & Bamford, 1995). [그림 8-6]은 성인과 아동의 실이대커플러차 값을 비교한 것이다(이한아, 2004).

DSL I/O의 후속 버전 중 최신 버전은 DSL v5.0으로 DSL I/O에 비해 연령별 청각 특성을 보다 정밀하게 반영하여 보청기 적합의 정확성을 향상시켰다(Scollie & Susan, 2006). 특히 어린이와 성인의 청취 요구를 구분하여 연령별 목표 이득을 설정함으로써, 보다 자연스럽고 효과적인 증폭이 가능하도록 설계되었다. 또한 청각 역치뿐만 아니라 불쾌역치(UCL)와 관련된 데이터를 보다 체계적으로 반영하여, 편안한 음량 범위를 확장하고 왜곡을 최소화하였다. 이와 함께, 압축 비율 및 최대 출력 설정을 보다 정교하게 조정하여 다양한 환경에서 명료한 음성 청취를 가능하게 하였으며, 보청기 유형 및 난청 정도에 따른 유연한 적용이 가능하도록 개선되었다(Folkeard et al., 2020).

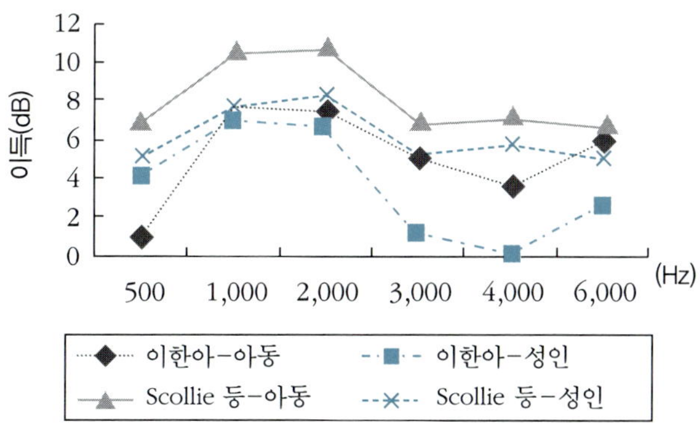

[그림 8-6] 아동과 성인의 실이대커플러차(RECD) 비교

출처: 이한아 외(2004).

4) NAL-NL1

NAL-NL1(National Acoustics Laboratories-Non-Linear version 1) 보청기적합공식은 앞에서 설명한 선형 증폭시스템의 보청기적합공식인 NAL의 비선형 증폭시스템 버전으로, NAL-NL1의 주된 목적은 건청인이 인지하는 만큼 말소리의 명료도를 높이고, 각 주파수에서 정상적인 음량을 회복하도록 이득을 산출한 것이다(Dillon, 1999). 그리고 IHAFF의 기본이 되는 음량 증가를 보청기를 착용한 후에 회복하는 것과 비슷하다. 그러나 NAL-NL1은 다른 보청기적합공식과 조금 차이가 있다. [그림 8-5]의 (A)에서 건청인에서 저주파수 대역의 음소는 고주파수 대역에 비해 에너지가 더 크다는 것을 알 수 있다. 다시 말해, 다른 보청기적합공식은 난청인에게 이런 음소의 양상을 그대로 유지하면서 건청인의 음량증가와 같이 회복하도록 이득을 산출하는 반면에, NAL-NL1은 NAL-R과 마찬가지로 모든 주파수의 증폭된 음소를 같은 크기로 들어서 상향차폐(upward spread of masking)나 하향차폐(downward spread of masking)를 피하고, 어음명료도를 높이고자 하였다. 이를 위해 고주파수의 청력손실이 심하거나 농일 때는 다른 처방법보다 고주파수의 이득과 최대출력을 적게 산출하는 특징이 있다. 이는 청력역치레벨이 높을수록 듣는 능력이 감소할 뿐만 아니라 소리의 변별력도 떨어지기 때문에 과도한 고주파수의 증폭은 바람직하지 않다고 설명한다. 이런 점에서 특히 DSL I/O 등의 보청기적합공식과는 다르게 접근하고 있다.

NAL-NL1은 125~8,000 Hz까지 각 표준 1/3옥타브에 해당하는 주파수에서 삽입이득을 계산하는 복잡한 수식에 근거를 두고 있다. 실이대커플러차 수치를 DSL과 같이 중점적으로 고려하지는 않았으며, 각 주파수의 이득 또는 주파수반응곡선은 그 주파수의 청력역치레벨, 세 주파수의 평균 청력역치레벨, 500~2,000 Hz까지 청력의 형태 등에 의해 결정한다. NAL-NL1은 이후에도 꾸준한 임상실험과 다양한 연구를 통해 보청기의 효과적인 전기음향적 조절에 도움을 주고 있다. 현재는 NAL-NL1의 후속 버전인 NAL-NL2를 보청기적합 소프트웨어에 탑재하여 사용하고 있다(Ching et al., 2013). NAL-NL1은 음성명료도를 최적화하는 것을 목표로 했으나, 사용자별 청취 경험이나 언어적 차이를 충분히 반영하지 못했다. 반면, NAL-NL2는 연령, 성별, 난청 원인, 보청기 착용 경험 등의 요소를 고려하여 보다 개인화된 이득을 제공한다. 또한 아동과 성인의 청취 요구 차이를 반영하고, 소음 환경에서의 음질을 개선하여 보다 자연스러운 청취 경험을 지원하는 것이 특징이다(Moore & Sek, 2013).

5) HAI-V1

HAI-V1(Hallym Audiology Institute-Version 1) 보청기적합공식은 영어음을 기본으로 하는 NAL-NL1 또는 DSL V5.0과는 달리 한국어음의 특성을 바탕으로 개발하였다(이정학, 2012; 이정학 외, 2013). 이 공식은 대부분의 다른 비선형 공식과 마찬가지로 증폭음에 대한 난청인의 편안함과 명료성을 두 축으로 하여 다음과 같은 절차로 최종 공식을 산출하였다.

첫째, 편안함 측면에서 보통 크기의 입력음압레벨(Input Sound Pressure Level: ISPL)(65 dB SPL)에 대한 최적이득(optimal gain)을 한국어 기준음압(refernece sound pressure level)(한희경 외, 2009; Han et al., 2011), 한국어 평균어음레벨(average speech level)(이정학, 2012), 한국표준 어음청각검사(이정학 외, 2010), 장기평균어음스펙트럼(Long-Term Average Speech Spectrum: LTASS)(이경원 외, 2008a: [그림 8-10] 참조); 진인기, 이재희, 2010; Byrne & Dillon, 1994), 건청인과 감각신경성 난청인의 음량 증가 지각(신은영 외, 2008; 박유진, 이경원, 2013: [그림 8-2]의 (B) 참조), 난청인의 사용이득(이정학, 1996; 김진배 외, 2006; 이경원, 김진숙, 2011; Barker & Dillon, 1999) 등의 연구 결과에 근거하여 8개 주파수내역(Frequency Band: FB)(80~350, 350~600, 600~900, 900~1,300, 1,300~1,800, 1,800~3,400, 3,400~5,000, 5,000~8,000 Hz)과 각 청력역치레벨(Hearing Threshold Level: HTL)(20~90 dB HL)에 대해서 구하였다.

둘째, 명료성을 고려하여 외이도의 공명효과와 막힘효과(손민구 외, 2002; 이미소 외, 2002; 김민희 외, 2004; 이상연 외, 2005; 구성민 외, 2006; Kiessling et al., 2005), 실이대커플러차에 대한 연구(유경, 이정학, 2002; 이미소 외, 2002; 이한아 외, 2004), 어음의 주파수별 대역중요함수(Band Importance Function: BIF)(이경원, 김진숙, 2012; Healy et al., 2013), 고주파수 난청의 어음인지도 영향(박진희, 이정학, 2001; Killion & Fikret-Pasa, 1993), 노인성 난청의 보청기 착용 효과(이정학, 1996; 김진배, 이정학, 2006) 등을 바탕으로 각 주파수대역과 청력역치 조건에 대한 가중치를 적용하여 최적이득을 조정하였다.

셋째, 상기의 자료와 방법으로 작은 소리(50 dB SPL)와 큰 소리(80 dB SPL) 입력음에 대해서도 8개 주파수 대역과 각 청력역치레벨에 대한 최적이득을 구하고 조정과정을 거친 다음 산포도를 작성하였다. 산포도를 근거로 HTL과 ISPL을 종속변수로 하는 중다회귀분석을 시행하여 각 주파수대역(1~8)의 최적이득에 대한 회귀공식을 다음과 같이 산출하였다.

Yi = Ai · HTLi + Bi · ISPLi + Ci

Y: 최적이득
i : 1, 2, …… 8 (주파수대역)
HTL: 청력역치레벨
ISPL: 입력음압레벨
A: 청력역치레벨 기울기
B: 입력음압레벨 기울기
C: 상수

기본적인 매개변수로 난청의 종류(감각신경성, 전음성), 연령(성인, 아동), 보청기 착용기간(무경험, 6개월 이상)(석병구 외, 2006), 착용 귀(단측, 양측), 보청기 형태(귀걸이형, 귓속형, 오픈형), 커플러 종류(2 cc, 1 cc), 환기구 직경(막힘, 1 mm, 2 mm 등), 튜브 직경(#13 등), 압축기능(압축역치, 압축비율, 해제시간), 압축과 반대 개념인 확장(extension)기능 및 언어(한국어, 영어)를 포함하였다. HAI-V1의 디폴트 매개변수는 감각신경성난청, 성인, 6개월 이상 착용경험, 단측착용, 귀걸이형, 2 cc 커플러, 환기구막힘, #13 튜브, 압축역치 51 dB SPL, 해제시간 500 ms 및 한국어로 하였다. HAI-V1의 압축역치에 따른 주파수대역별 적합공식, 특정 청력역치에 대한 주파수대역별 이득(gain) 및 출력(output) 그래프, 주파수 이득 및 출력 반응곡선 및 기본 매개변수를 〈부록 1〉에 수록하였다. HAI-V1은 2개의 주특허[보청기 적합관리 시스템의 제어방법, 장치 및 프로그램(제10-2069892호, 2020); 최적증폭을 위한 보청기 시스템의 제어방법, 장치 및 프로그램(제10-2069893호, 2020)]와 7개의 보조특허로 등록되어 있다.

언어변수는 한국어음과 영어음의 특성(LTASS, BIF 등)(이경원 외, 2008a; 이경원, 김진숙, 2012; Jin et al., 2015; Jin et al., 2016)에 따른 주파수 대역별 이득의 차이를 적용하였는데, 후속 연구 및 자료를 통해서 다른 나라의 언어도 추가할 수 있다. 아동과 영유아는 기본적으로 실이대커플러차(Real-Ear to Coupler Difference: RECD)와 저주파수의 선호도가 성인과 다르고(이한아 외, 2004), 언어발달이 진행 중이므로 이러한 변수를 고려해서 저주파수 대역에서는 성인보다 이득을 증가하고 고주파수 대역에서는 감소하도록 조정하였다.

후속 임상연구(Jin et al., 2017)에서 한국어를 사용하는 24명의 감각신경성 난청 성인(57~82세)을 대상으로 서로 다른 적합공식을 적용한 보청기[HAI-V1(삼성전자 시제품), NAL-NL2(Eleva 411, Phonak), DSL5.0(Savia 311, Phonak)]를 사용하여 소음하문장인지역치(Korean Hearing In Noise Threshold: K-HINT), 선호도 및 실이삽입이득(REIG)을 비교하였다. 문장인지역치 검사 결과는 통계적으로 유의한 차이를 보이지 않았지만, 설문지 조사에서 명료도는 NAL-NL2와 HAI-V1을 DSL5.0보다 선호하였으며, 전반적으로는 HAI-V1이 NAL-NL2 또는 DSL5.0보다 더 높은 선호도를 보였다. 각 주파수에서 작은 소리(40 dB SPL), 보통 크기(60 dB SPL), 큰 소리(80 dB SPL)를 제시했을 때 실이삽입이득(REIG)은 고주파수대에서 HAI-V1이 전반적으로 가장 낮았으며, DSL5.0은 중저주파수대에서 가장 낮은 편이었다([그림 8-7] 참조).

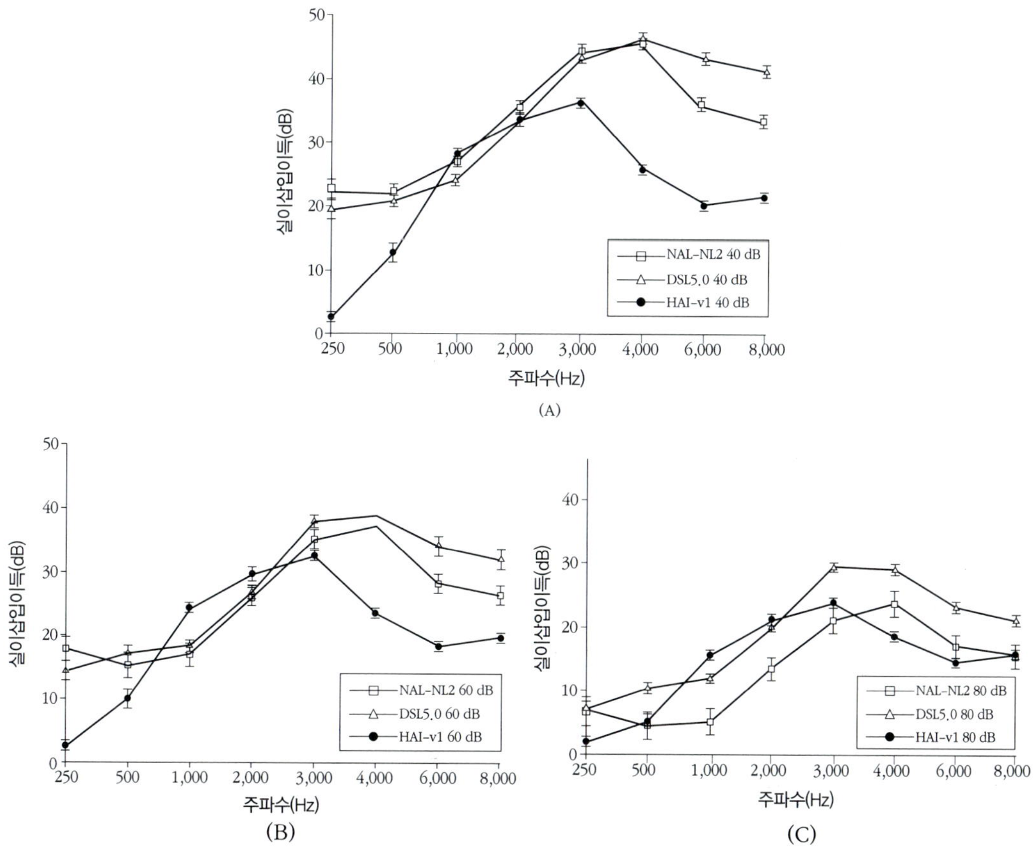

[그림 8-7] HAI-V1과 DSL5.0 및 NAL-NL2의 실이삽입이득 비교

(A): 작은 소리(40 dB SPL), (B): 보통 크기(60 dB SPL), (C): 큰 소리(80 dB SPL)

또 다른 임상연구(Han et al., 2017)에서 HAI-V1 공식을 적용한 귀걸이형 보청기(삼성전자 시제품)를 사용하여 10명의 노인성 난청 한국인(61~80세)을 대상으로 압축기능을 비교 분석하였다. 연구 결과에 의하면, 소음하 어음인지도 검사에서 압축역치가 낮을 때(31 dB SPL)가 높을 때(61 dB SPL)보다 더 좋은 결과를 보였다. 하지만 조용한 환경에서는 통계적으로 유의한 차이가 없었고, 전반적으로 개인차가 컸다. 그리고 개인적으로 선호하는 압축역치 조건에서 해제시간(50 ms vs. 500 ms)에 따른 어음인지도를 비교하였는데, 그 결과 유의한 차이는 없었으나 느린 해제시간을 선호하는 경우가 더 많았다고 보고하였다.

4 최적이득 및 주파수반응곡선

여러 연구(이경원 외, 2008a; 진인기, 이재희, 2010; 이경원, 김진숙, 2012; Jin 외, 2015, 2016)가 LTASS와 BIF가 한국어와 영어 간에 차이가 있다고 보고하였다. 또한 한국 난청인이 선호하는 2 cc 커플러이득은 NAL-NL1과의 비교연구(이경원 외, 2008b; 김광재, 이경원, 2017)에서 전반적으로 유사하거나 더 낮았다. 후속 연구(Lee et al., 2021)에서는 한국어의 대화음레벨과 장기평균어음스펙트럼(Han & Lee, 2020), 보청기 사용자의 선호이득(Bang & Lee, 2020), 전기음향의 조절에 따른 어음인지도(Jeong & Lee, 2018; Kim & Lee, 2019) 등의 연구 결과를 바탕으로 한국 성인의 HTL(50 dB HL 이하, 55 dB HL 이상)과 대화음크기(50, 65, 80 dB SPL)에 대한 최적 실이삽입이득(REIG)을 보고하였다(〈표 8-10〉 참조).

〈표 8-10〉에 따른 최적 REIG를 NAL-NL2와 비교하면, 보통 크기의 대화음레벨(65 dB SPL)에 대한 HTL이 60 dB HL([그림 8-8] (B) 참조)일 때는 1~3 kHz에서 그리고 40 dB HL([그림 8-8] (C) 참조)일 때는 1.0 kHz 이하의 주파수에서 NAL-NL2와 비슷했으나 나머지 주파수에서는 더 낮았다. HTL이 80 dB HL일 때는 모든 주파수에서 NAL-

표 8-10 한국 성인의 청력역치(HTL)와 작은 소리(50 dB SPL), 보통 소리(65 dB SPL) 및 큰 소리(80 dB SPL)에 대한 최적 실이삽입이득(REIG)

HTL ≤ 50dB HL	HTL ≥ 55dB HL
REIG50 = 0.56(HTL) - 11.2	REIG50 = 0.68(HTL) - 18
REIG50 = 0.52(HTL) - 10.5	REIG50 = 0.52(HTL) - 10.5
REIG50 =0.33(HTL) - 6.6	REIG50 = 0.33(HTL) - 6.5

NL2보다 더 낮았다([그림 8-8] (A) 참조). 주파수반응곡선의 기울기와 CT는 전반적으로 NAL-NL2보다 높았으며, CR은 1.0 kHz 이하에서 NAL-NL2보다 더 큰 경향을 보였다.

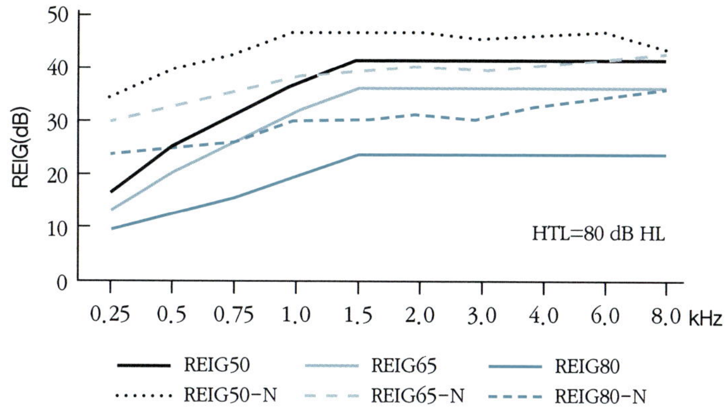

(A)

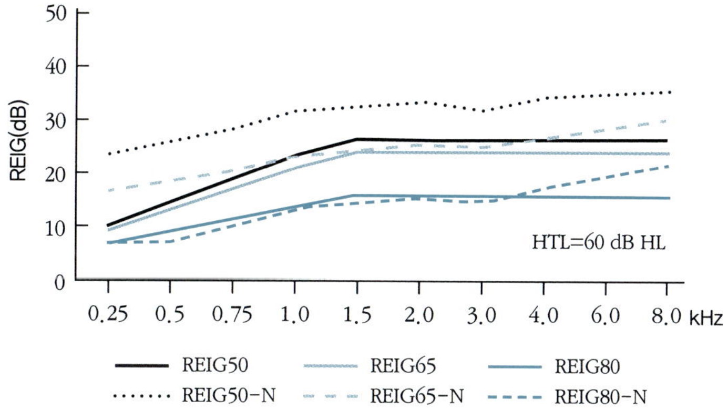

(B)

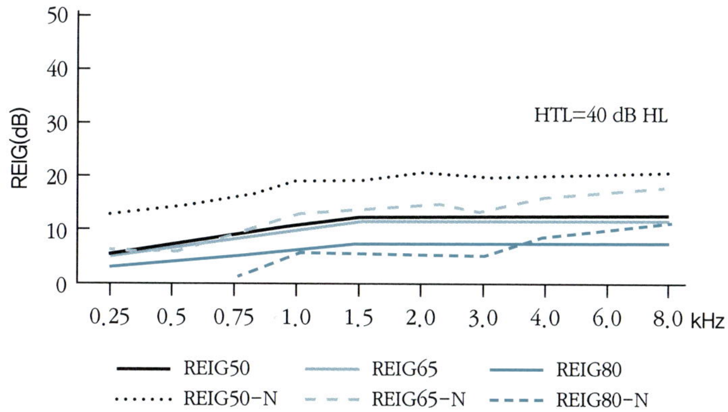

(C)

[그림 8-8] 청력역치가 80 dB HL(A), 60 dB HL(B) 및 40 dB HL(C)일 때 최적 REIG(Lee et al., 2021)와 NAL-NL2에서 산출한 REIG

⑤ 출력음압레벨90과 최대출력

출력음압레벨90(Output Sound Pressure Level for 90 dB input sound pressure level: OSPL90)은 90 dB의 입력음압레벨에 대한 출력음압레벨을 의미한다(IEC, 2022). 그리고 최대출력(Maximum Power Output: MPO)은 입력음압레벨 또는 음량조절기의 위치와 관계없이 출력음압레벨이 더 이상 증가하지 않는 보청기의 한계 출력음압레벨을 말하며, 실제 귀에서 측정할 수 있는 실이포화반응(real-ear saturation response)과 같은 의미이다.

1) OSPL90 또는 MPO의 산출

OSPL90과 MPO는 높은 입력음압레벨에 대한 출력음압레벨을 의미하지만 차이가 있다. [그림 8-9]는 선형 증폭시스템(A)과 비선형 증폭시스템(B)의 OSPL90과 최대출력(MPO)음압레벨을 나타낸 것으로, [그림 8-9]의 (A)에서 선형 증폭시스템은 입력음압레벨이 90 dB일 때 출력음압레벨이 포화되었으므로 OSPL90과 MPO 음압레벨은 같게 나타난다. 그러나 [그림 8-9]의 (B)에서 비선형 증폭시스템의 경우에는 입력음압레벨 90 dB에 의해서 포화가 발생하지 않았다. 따라서 비선형 증폭시스템의 경우에 MPO 음압레벨은 OSPL90과 같거나 더 높게 나타난다. 실제 비선형 보청기에서는 OSPL90과 MPO 음압레벨 모두를 조절할 수 있는데, OSPL90은 큰 대화음(90 dB SPL 내외), MPO 음압레벨은 90 dB SPL의 대화음보다 더 큰 주변의 소리가 보청기에 유입되었을 때 난청인의 반응을 평가하여 조절한다.

OSPL90은 우선 난청인이 불쾌하게 느끼는 정도 이상으로 과도하게 높아서는 안 된다. 만약 과도한 음을 계속 증폭할 경우에 남아 있는 청력까지 손상 받을 우려가 있다. 또한 과다한 출력음압레벨로 난청인이 보청기를 계속 착용하기 어렵기 때문에 보청기 착용 효과도 떨어질 것이다. 하지만 반대로 OSPL90이 너무 낮을 경우에는 선형 증폭시스템에서 왜곡현상이 일어나기 쉬워 말소리의 명료도가 낮아질 우려가 있으며, 비선형 증폭시스템이라 하더라도 낮은 OSPL90으로 인해 충분히 들어야 하는 음량을 제대로 듣지 못하는 경우가 있다.

결론적으로 OSPL90은 난청인이 소리를 편안하게 듣기 위해서 너무 높게 설정되어서

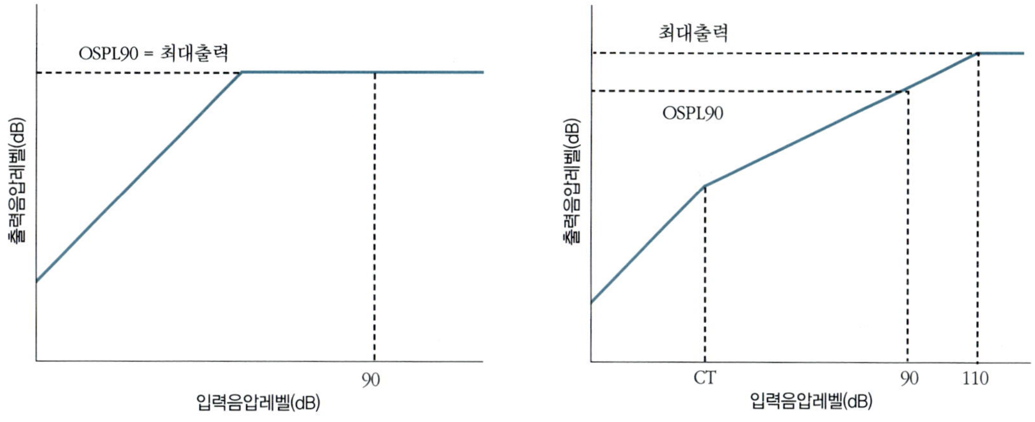

[그림 8-9] OSPL90과 최대출력음압레벨

(A): 선형 증폭시스템으로 OSPL90과 최대출력음압레벨이 같게 나타남, (B): 비선형 증폭시스템으로 최대출력음압레벨이 OSPL90과 같거나 높게 나타남

도 안 되지만, 반대로 과도한 포화현상과 불충분한 증폭으로 인해 말소리의 명료도가 떨어지는 것을 막기 위해서 너무 낮게 설정해서도 안 된다. 따라서 보청기의 OSPL90은 난청인의 불쾌음량레벨 이하로 처방하는 것이 원칙이며, 불쾌음량레벨은 직접 측정하거나 여러 가지 간접적인 방법으로 구한다.

2) 불쾌음량레벨의 측정

(1) 직접 측정

일반적으로 불쾌음량레벨은 어음을 이용하여 측정할 수도 있지만, 다채널(multi-channel) 보청기가 개발되면서 순음을 이용하여 주파수별로 불쾌음량레벨을 좀 더 세밀하게 측정하는 것이 효과적이다. 측정에 있어서 가장 중요한 부분은 측정 전에 피검자에게 측정 방법과 절차를 설명해 주어야 한다. 불쾌음량레벨 검사는 매우 주관적으로, 신뢰도가 낮을 수 있으므로 최대한 피검자에게 자세하게 설명해 주어야 한다(송욱, 이정학, 2003). 측정 방법은 7단계 또는 9단계(〈표 8-11〉 참조)로 구분한 자극음을 피검자에게 들려준 후, 피검자가 지각하는 음량레벨(levels of loudness)을 말하게 하여 평균적인 음량 증가를 구한 후 쾌적음량레벨 또는 불쾌음량레벨을 결정한다(Hawkins et al., 1987). 아동 등 음량단계를 세밀하게 지적할 수 없는 경우에는 음량단계를 3~5단계로 줄여서 측정할 수 있다.

이 방법으로 직접 측정한 불쾌음량레벨은 dB HL이 단위이므로 이를 보청기 착용 후에 외이도 용적을 고려할 수 있도록 여러 요소(헤드폰, 외이 및 외이도의 음향보정치 등)를 고려한 환산표를 이용하여 2 cc 커플러의 음력음압레벨 단위로 환산한다. 환산한 수치는 난청인의 목표 OSPL90 또는 최대출력이 되고, 보청기의 최대출력음압은 각 주파수마다 이 수치를 초과해서는 안 된다. 대부분은 최대출력음압레벨을 불쾌음량레벨의 약 5 dB 이내로 처방하는 것이 좋다. 이 외에 POGO 처방법이나 Berger 처방법에서 소개된 방법들도 고려하여 설정하는 것이 바람직하다. 하지만 앞에서도 언급하였듯이 불쾌음량레벨을 직접 측정하는 방법은 검사시간이 오래 걸릴 수 있고, 주관적이기 때문에 신뢰성이 떨어진다. 특히 유 · 소아나 노인성난청인에게는 이 검사 자체가 무리일 수 있다. 이런 단점을 극복하기 위해서 청력손실자의 불쾌음량레벨을 추정할 수 있는 다양한 방법이 연구되고 있다.

(2) 청력역치레벨에 의한 불쾌음량레벨의 추정

불쾌음량레벨을 직접 측정하기 어려운 아동이나 노인성난청인은 간접적인 방법으로 불쾌음량레벨을 측정할 수 있는데, 그 한 가지 방법은 보청기 착용의 기본적인 검사인 순음청력역치레벨을 이용하는 것이다. Cox(1985)에 의하면, 보청기의 최대출력음압

표 8-11 청력역치레벨에 따른 출력음압레벨(dB SPL) 추천표

HTL (dB HL)	주파수(Hz)					
	250	500	1,000	2,000	4,000	6,000
0	94	102	99	100	98	97
10	94	102	100	102	100	98
20	95	103	101	104	102	99
30	97	105	104	106	104	101
40	100	107	107	110	108	105
50	104	111	110	114	111	108
60	109	115	114	118	115	113
70	114	119	119	122	120	117
80	120	123	123	126	124	122
90	126	128	127	130	128	125
100	132	131	130	133	132	128
110	–	134	133	135	125	–

* HTL(Hearing Threshold Level)
출처: Cox (1985).

은 100 dB SPL에 청력역치레벨의 1/4에 해당하는 수치를 더하면 적당하다고 한다(〈표 8-12〉 참조). 또한, Seewald 외(1993)는 REM을 통해 250~6,000 Hz 범위의 청력역치에 대한 최대출력음압레벨을 구하여 평균치를 발표하였다. 이 외에도 NAL 보청기적합공식에서는 〈표 8-12〉와 같이 세 주파수(500 Hz, 1,000 Hz, 2,000 Hz)의 역치평균에 근거하여 평균 불쾌음량레벨을 산출하였다. 청력역치레벨을 이용한 추정법은 불쾌음량레벨을 직접 측정하기 어려운 경우에 사용할 수 있지만, 이 수치는 평균값이기 때문에 개개인의 특성을 모두 반영하기가 어렵다는 사실을 기억해야 한다.

표 8-12 세 주파수(500 Hz, 1,000 Hz, 2,000 Hz)의 평균 순음청력역치레벨(HTL)에 따른 평균 OSPL90(또는 최대출력)

HTL of 3FA (dB HL)	OSPL90 of 3FA (dB SPL)	HTL of 3FA (dB HL)	OSPL90 of 3FA (dB SPL)
0	89	60	107
10	92	70	112
20	95	80	118
30	98	90	123
40	101	100	128
50	104	110	134

* HTL of 3FA: 500 Hz, 1,000 Hz, 2,000 Hz의 평균 청력역치레벨
* OSPL90 of 3FA: 500 Hz, 1,000 Hz, 2,000 Hz의 평균 OSPL90
출처: Dillon (2012).

(3) 음향반사역치에 의한 불쾌음량레벨 추정

음향반사역치(acoustic reflex threshold)를 이용한 불쾌음량레벨 추정법 역시 직접 측정하기 어려운 난청인에게 사용한다. 많은 연구 결과에서 불쾌음량레벨이 음향반사역치보다 높거나 비슷하다고 보고하였다(서옥기 외, 2001). 또한 음향반사역치에서 불쾌음량레벨을 추정하는 회귀방정식을 산출한 연구들도 있는데, 일반적으로 불쾌음량레벨은 음향반사역치보다 평균 3~8 dB 정도 높게 설정하는 것이 바람직하다(서옥기 외, 2000). 하지만 이 방법의 전제 조건은 음향반사역치를 측정할 수 있어야 한다는 것이다. 음향반사역치는 이미턴스(immitance)검사의 일종으로, 객관적으로 중이와 내이의 음향 전달 상태를 추정할 수 있다. 하지만 청력손실이 심하거나 중이에 문제가 있는 경우에는 반사역치를 측정할 수 없기 때문에 이를 이용할 수 없는 단점이 있다. 또한 음향반사역치를 이용하여 불쾌음량레벨을 추정하는 방법은 [그림 8-10]과 같이 동일한 청력역

치레벨에 대한 불쾌음량레벨을 보청기적합공식 또는 연구자마다 서로 다르게 산출하여 OSPL90의 산출에 있어서 어려움을 나타내고 있다.

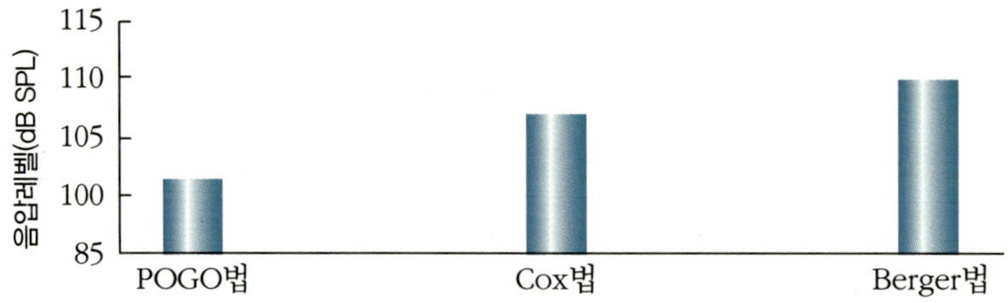

[그림 8-10] 동일한 청력역치레벨에서의 각 보청기적합공식 간의 최대출력 비교

3) OSPL90 또는 MPO의 조절

앞에서 언급한 바와 같이, OSPL90 또는 MPO를 조절하기 위해서는 불쾌음량레벨의 측정이 중요하다. 그러나 불쾌음량레벨에 있어서 신뢰할 수 없거나 측정이 어려운 경우가 있다. 따라서 OSPL90 또는 MPO를 조절하기 위해서는 보청기 착용 후 큰 소리에 대한 지각 능력을 평가하여 조절하는 것이 효과적일 것이다.

⑥ 압축역치와 압축비율

비선형 증폭시스템은 압축역치(Compression Threshold: CT)와 압축비율(Compression Ratio: CR)의 설정에 따라 보청기의 음질, 어음의 인지도, 신호대잡음비 등에 영향을 준다(Souza, 2002). 따라서 비선형 증폭시스템의 압축역치와 압축비율을 조절할 때 다음의 사항을 고려해야 한다(압축역치와 압축비율의 작동 원리와 효과에 대해서는 제7장 '증폭시스템' 참조).

1) 압축역치

감각신경성 난청인의 역동범위 내에서 음량 증가를 완전하게 정상화하기 위해서는 압축역치가 0 dB SPL 근처로 매우 낮아야 한다(Dillon, 2001). 이렇게 낮은 강도의 소리에 대한 이득은 청력손실의 수치와 동일해야 하며, 선형 증폭시스템의 이득 수준인 역치의 1/2보다 많아야 한다. 압축역치가 낮았을 때의 장점은 청력역치레벨을 개선하여 자음 등 어음의 청취력을 높일 수 있다. 그러나 압축역치가 0 dB SPL 부근으로 낮았을 때의 높은 이득은 현재 우리가 사는 주위 환경에서는 필요하지도 않고, 불가능한 일이다. 또 다른 문제는 사람들이 실제로 매우 부드러운 소리까지 압축을 통해서 듣기를 좋아하는가 하는 것이다. 실제로 Barker와 Dillon(1999)의 연구에서 난청인들은 40~50 dB SPL보다 60 dB SPL 이상의 압축역치를 더 선호한다고 보고하였다. HAI-V1을 사용하여 10명의 한국 노인성난청인을 대상으로 한 연구(Han et al., 2017)에서는 소음하 어음인지도 비교검사에서 압축역치가 낮을 때(31 dB SPL)가 높을 때(61 dB SPL)보다 더 좋은 결과를 보였다. 조용한 환경에서는 유의한 차이가 없었으나 개인차가 컸다고 보고하였다.

압축역치 관련 사례 연구(최민정, 이경원, 2011)에서 대상자의 대부분은 압축역치가 60~70 dB SPL로 상승할 때의 음질을 선호했다고 보고하였다. 김시온과 이경원(2018)은 다채널 보청기의 압축역치를 55 dB SPL, 65 dB SPL, 75 dB SPL로 조절했을 때 감각신경성 난청인의 초성자음의 인지도는 55 dB SPL 및 65 dB SPL의 압축역치에서 높게 나타났으며, 잡음의 크기는 55 dB SPL의 압축역치에서 가장 크게 느낀다고 보고하였다. 낮은 압축역치의 단점은 낮은 강도의 소리에 대해서 많은 이득을 산출하기 때문에 음향피드백이 발생할 가능성이 크고, 말소리보다 주변의 잡음을 더 크게 증폭할 가능성이 있다. 장점은 부드러운 말소리를 좀 더 이해하기 쉽게 하고, 멀리서 들리는 새소리나 시계바늘 소리와 같은 주변의 작은 소리들을 더 잘 인식하도록 한다. 압축역치에 대한 체계적인 연구도 더 필요하지만, 보청기를 적합할 때는 평균치뿐만 아니라 개인적인 선호도를 중요하게 고려해야 한다.

2) 압축비율

압축비율의 효과적인 설정은 압축역치와 아울러 감각신경성 난청인의 청력역치레벨을 포함한 좁은 역동범위 및 어음의 인지도를 효과적으로 개선할 수 있다. 청력손실이 심한 경우에 좁은 역동범위를 완벽하게 정상화하기 위해서는 낮은 압축역치와 아울러 높은 압축비율이 필요하다. 그러나 Boike와 Souza(2000), Souza와 Kitch(2001) 등의 연구에서 지적하였듯이, 압축비율이 3:1 이상으로 증가하면 음질 및 소음하에서의 단어인지도가 저하되며, 고심도 난청의 경우에는 낮은 입력음압레벨에서의 높은 이득으로 인해 음향피드백이 발생할 우려가 있다.

박승영과 이경원(2015)의 연구에서 경중도에서 중고도 난청인을 대상으로 조용한 곳 및 잡음하에서의 압축비율에 따른 문장인지도 및 선호하는 압축비율을 살펴보았는데, 문장인지도는 압축비율에 따른 문장인지도와 선호도에 차이가 나타나지 않았다. 다만 2:1의 압축비율을 선호하는 난청인이 가장 많은 것으로 나타났다. 신수연과 이경원(2017)의 연구에서는 실제 다채널 보청기를 이용하여 압축방식에 따른 문장인지도와 선호도를 비교하였는데, 문장인지도는 조용한 곳과 잡음하에서 다채널 압축방식과 저주파수대역압축(BILL)과 유사한 형태가 고주파수대역압축(TILL) 방식에 비해 높게 나타났으며, 명료도 및 전체적인 선호도 또한 다채널압축 및 저주파수압축의 형태를 선호하는 것으로 나타났다.

7 압축시간과 해제시간

비선형 증폭시스템의 압축시간(Attack Time: AT) 및 해제시간(Release Time: RT)은 자모음비(consonant-to-vowel ratio), 신호대잡음비(signal-to-noise ratio), 음질 등에 영향을 준다(Souza, 2002). 이 중에서 해제시간의 경우 자모음비를 개선하기 위해서는 수십 ms로 짧아야 하지만 신호대잡음비를 개선하기 위해서는 한 음절의 길이 이상으로 길어야 한다(이경원, 2014). 그러나 해제시간은 동시에 길게, 그리고 짧게 설정할 수는 없기 때문에 난청인의 청각적 특징, 의사소통 능력, 음질에 대한 선호도에 따라 해제시간을 결정해야 한다. 국외 연구(Neuman et al., 1995; Hansen, 2002)에 따르면 대부분의 난청인은 긴 해제시간을 선호하였다.

한국에서 압축시간 및 해제시간에 대한 연구는 부족한 실정이다. 압축시간 및 해제시간을 이용하여 구현할 수 있는 자모음비에 따른 무의미음절 인지도를 살펴본 연구가 있다(이소예, 이경원, 2010; 신유정, 이경원, 2011; 공혜경 외, 2013). 이 연구에 의하면 감각신경성 난청 성인 또는 인공와우 착용 아동은 자모음비가 6~9 dB 정도로 개선될 때 조용한 곳 또는 잡음하에서 무의미음절의 인지도 또한 개선되었다. 다른 임상연구(Han et al., 2017)에서는 HAI-V1의 압축역치 조건 중 개인적으로 선호하는 해제시간(50 ms vs. 500 ms)에 따른 어음인지도를 비교하였다. 그 결과 유의한 차이는 없었으나 느린 해제시간을 선호하는 경우가 더 많았다고 보고하였다. 정지행과 이경원(2018)은 다채널 보청기의 해제시간을 70 msec, 200 msec, 600 msec로 조절했을 때 잡음하에서 감각신경성 난청인의 무의미음절 인지도는 한 음절의 길이와 비슷한 200 msec에서 가장 높게 나타났으며, 명료도, 전체적인 선호도 등 음질에서는 차이가 나타나지 않았다고 보고하였다. 최근에는 보청기에 유입되는 어음, 잡음 등 신호음의 종류에 따라 압축시간 및 해제시간을 자동으로 변환해 주는 적응시간상수(adaptive time constant) 기능을 탑재하고 있다.

참고문헌

공혜경, 주연미, 이경원(2013). 어음잡음 하에서 자모음비에 따른 감각신경성 난청인의 무의미음절 인지도. Audiology and Speech Research, 9, 33-39.

구성민, 이경원, 임덕환, 이정학(2006). 보청기의 물리적 변경을 통한 폐쇄효과의 해소: 사례보고. Audiology and Speech Research, 2, 174-178.

김광재, 이경원(2017). 한국 감각신경성 난청인의 선호이득과 NAL-NL2의 REIG 비교. 2017 제20차 한국청각언어학술대회, 73-75.

김민희, 이정학, 이경원, 조창건(2004). 발성음 '이'에 대한 외이도보청기의 환기구와 여과기의 삽입이득 효과. Journal of Audiology & Otology, 8(2), 104-108.

김시온, 이경원(2018). 다채널 보청기의 압축역치에 따른 자음인지와 음질의 변화. 2018 제 21차 한국청각언어재활학회 학술대회, 97-100.

김진배, 홍빛나, 이경원, 이정학(2006). 노인성난청인의 보청기 착용효과에 대한 연구. Journal of Audiology & Otology, 10(2), 116-121.

박승영, 이경원(2015). 압축비율에 따른 문장인지도와 음질의 비교. Audiology and Speech Research, 11(4), 292-301.

박유진, 이경원(2013). 건청인과 감각신경성 난청 성인의 청력역치에 따른 음량 증가의 변화. Audiology and Speech Research, 9, 25-32.

서옥기, 이정학, 박문서, 정명현(2000). 정상인과 감각신경성 난청인에서 불쾌역치와 등골근반사역치의 비교. 대한청각학회지, 4(2), 148-153.

서옥기, 이정학, 정명현(2001). 청력손실의 종류에 따른 불쾌역치와 역동범위 고찰. 대한청각학회지, 5(2), 111-119.

석병구, 이경원, 이정학(2006). 감각신경성 난청인의 최초 보청기 착용기간이 청각순응에 미치는 영향. Journal of Audiology & Otology, 10(2), 112-115.

손민구, 이정학, 이인재(2002). 골도청력검사에서 이어폰의 종류와 착용위치에 따른 폐쇄효과 비교. Journal of Audiology & Otology, 6(2), 148-151.

송욱, 이정학(2003). 지시문을 이용한 불쾌역치의 검사-재검사 신뢰도. 언어청각장애연구, 8(1), 287-299.

신수연, 이경원(2017). 다채널보청기의 압축 방식에 따른 문장인지도와 선호도의 비교. Audiology and Speech Research, 13(1), 88-94.

신유정, 이경원(2011). 한국어의 자모음비에 따른 인공와우 착용 아동의 무의미음절의 인지도 변화. Audiology and Speech Research, 7(2), 200-205.

신은영, 김대영, 박한, 변혜민, 이성민, 윤지은, 이경원. 정상청력을 가진 한국 성인의 음량증가의 특성. 청능재활, 2008;4(1), 64-68.

유경, 이정학(2002). 커플러이득과 실이삽입이득의 비교연구. 언어청각장애연구, 7(3), 179-189.

이경원(2014). 비선형 보청기의 전기음향적 조절에 따른 역동범위, 신호대잡음비 및 자모음비의 변화와 적합. Audiology and Speech Research, 10, 190-197.

이경원, 김진숙(2009). 보청기적합공식과 한국의 연구 고찰. Audiology and Speech Research, 5, 6-12.

이경원, 김진숙(2011). 한국 난청인을 위한 보청기 이득의 제안. Audiology and Speech Research, 7, 119-123.

이경원, 김진숙(2012). 한국 단음절어의 주파수 중요기능 연구. Audiology and Speech Research, 8, 24-33.

이경원, 이재희, 이정학(2008). 단측 보청기 착용 시 한국 감각신경성 난청 성인의 2 cc 커플러이득과 NAL-NL1의 비교. Audiology and Speech Research, 4, 69-73.

이경원, 이재희, 이정학(2008). 한국어음을 이용한 다화자잡음의 개발시안. Audiology and Speech Research, 4, 24-27.

이미소, 이정학, 김진숙, 홍성화(2002). 성인의 외이도형 보청기 착용 시 실이착용이득과 1cc 커플러이득의 비교. Journal of Audiology & Otology, 6(2), 134-141.

이상연, 이경, 이정학(2005). 고막보청기의 환기구 길이 및 잔여용적에 따른 실이삽입이득의 고찰. Journal of Audiology & Otology, 9(2), 175-179.

이소예, 이경원(2010). 한국어의 자모음비(CVR)에 따른 무의미음절의 단어인지도 변화. Audiology and Speech Research, 6, 25-29.

이정학(1996). 노인성 난청의 보청기 효과. Journal of the Korea Gerontological Society, 16(2), 153-156.

이정학(2012). 난청자용 고정밀 청각기기를 위한 Fitting Formula 개발. 삼성전자(주) 종합기술원 기술협력과제 최종보고서.

이정학, 유 경. 커플러이득(coupler gain)과 실이삽입이득(REIG)의 비교연구. 한국언어청각임상학회. 2002;7(3):179-189.

이정학, 이경원, 김진숙, 백혜정, 손호식(2013). 청각기기 임상프로토콜 개발. 삼성전자(주) 종합기술원 기술협력과제 최종보고서.

이정학, 조수진, 김진숙, 장현숙, 임덕환, 이경원, 김형종(2010). 한국표준 어음청각검사. 학지사.

이한아, 이정학, 박홍준, 이승철, 전영명, 김용복(2004). 유소아와 성인의 실이반응과 2 cc 커플러반응의 비교. Journal of Audiology & Otology, 8(1), 25-31.

장현숙, 이경원(2009). 역경사형 청력손실자의 보청기적합 사례. Audiology and Speech Research, 5, 80-85.

정지행, 이경원(2018). 다채널 보청기의 해제시간에 따른 무의미음절인지도와 선호도의 변화. Audiology and Speech Research, 14(4), 250-258.

진인기, 이재희(2010). 한국어 단음절과 문장, 영어 문장을 이용한 장기평균어음스펙트럼 비교 연구. Audiology and Speech Research, 6(2), 164-172.

최민정, 이경원(2011). 압축역치의 조절을 통한 음질의 개선 사례보고. Audiology and Speech Research, 7(1), 100-105.

한희경, 조수진, 이경원, 이정학(2009). 한국어음청각검사를 위한 기준음압레벨에 대한 고찰. Audiology and speech Research, 5(1), 32-35.

Bang, E., & Lee, K. (2020). A Study on the Preferred Real-Ear Insertion Gain of Multi-Channel Hearing Aid for the Korean with Sensorineural Hearing Loss. *Audiology and Speech Research*, *16*(2), 85-94.

Barker, C., & Dillon, H. (1999). Client preferences for compression threshold in single channel wide dynamic range compression hearing aids. *Ear and Hearing*, *20*(2), 127-139.

Berger, K. W. (1976). Prescription of hearing aids: a rationale. *Journal of The American Audiology Society*, *2*(3), 71-78.

Boike, K. T., & Souza, P. E. (2000). Effect of compression ratio on speech recognition and speech-quality ratings with wide dynamic range compression amplification. *Journal of Speech, Language, and Hearing Research*, *43*, 456-468.

Byrne, D., & Dillon, H. (1986). The National Acoustics Laboratories' (NAL) new procedure for selecting the gain and frequency response of a hearing aid. *Ear and Hearing*, *7*(4), 257-265.

Byrne, D., Dillon, H., Tran, K. & Arlinger, S. et al. (1994). An international comparison of long term average spectra. *Journal of The Acoustical Society of America*, *96*(4), 2108-2120.

Byrne, D., Parkinson, A., & Newall, P. (1991). Modified hearing aid selection procedures for severe/profound hearing losses. In Studebaker, G. A., Bess, F. H., & Beck, L. (Eds), *The Vanderbilt Hearing Aid Report II* (295-300). Parkton, MD: York Press.

Carhart, R. (1946). Selection of hearing aids. *Archives of Otolaryngology*, *44*(1), 1-18.

Ching, T. Y. C., Johnson, E. E., Seeto, M., & Macrae, J. H. (2013). Hearing-aid safety: A comparison of estimated threshold shifts for gains recommended by NAL-NL2 and DSL m[i/o] prescriptions for children. *International Journal of Audiology*, *52*, S39-S45.

Cornelisse, L. E., Seewald, R. C., & Jamieson, D. J. (1995). The input/output formula: a theoretical approach to the fitting of personal amplification devices. *Journal of The Acoustical Society of America*, *97*(3), 1854-1864.

Cox, R. M. (1985). A structured approach to hearing aid selection. *Ear and Hearing*, *6*(5), 226-239.

Cox, R. M. (1988). The MSU hearing instrument prescription procedure. *Hearing Instrument*, *39*(1), 6-10.

Cox, R. M. (1995). Using loudness data for hearing aid selection: The IHAFF approach. *The Hearing Journal*, *48*(2), 10, 39-44.

Dempster, J. H., & Mackenzie, K. (1990). The resonance frequency of external auditory canal in children. *Ear and Hearing*, *11*(4), 296-298.

Dillon, H. (1999). NAL-NL1: A new prescriptive fitting procedure for non-linear hearing aids. *The Hearing Journal*, *52*(4), 10-16.

Dillon, H. (2001). *Hearing aids*. New York: Thieme.

Han, W., Lee, J., Kim, J., Lee, K., & Kim, D. (2017). Preferred compression threshold and release time in quiet and noisy conditions for elderly Korean hearing aid users. *Journal of Audiology and Otology*, *21*(3), 133-139.

Han, Y. K., & Lee, K. (2020). A Study on the Korean Conversation Speech Level and Spectrum in Sound-Treated Environment. *Audiology and Speech Research*, *16*(2), 133-139.

Han, H. K., Lee, J. H., Cho, S. J., Kim, J. S., Lee, K. W., Choi, W. D. (2011). Reference sound pressure level for Korean speech audiometry. *International Journal of Audiology*, *50*, 59-62.

Hansen, M. (2002). Effects of multi-channel compression time constants on subjectively perceived sound quality and speech intelligibility. *Ear and Hearing*, *23*, 369-380.

Hawkins, D., Prosek, R. A., Walden, B. E., & Montgomery, A. A. (1987). Binaural loudness summation in the hearing impaired. *Journal of Speech, Language, and Hearing Research*, *30*(1), 37-43.

Healy, E. W., Yoho, S. E., & Apoux, F. (2013). Band importance for sentences and words reexamined. *Journal of The Acoustical Society of America*, *133*(1), 463-473.

International Electrotechnical Commission (IEC). (2022). IEC 60118-0 (Ed. 4)-Electroacoustics-Hearing aids-Part 0: Measurement of the performance characteristics of hearing aids. Geneva, Switzerland: IEC.

Jin, I., Kates, J. M., Lee, K., & Arehart, K. H. (2015). Derivations of the band-importance function: A cross-procedure. *Journal of the Acoustical Society of America, 138*(2), 938-941.

Jin, I., Lee, J., Lee, K., & Kim, J. (2016). The band-importance function for the Korean standard sentence lists for adults. *Journal of Audiology and Otology, 20*(2), 80-84.

Jin, I., Lee, K., Kim, J., Kim, D., Sohn, J., & Lee, J. (2017). Comparison of a hearing aid fitting formula based on Korean acoustic characteristics and existing fitting formulae. *Audiology and Speech Research, 13*(3), 216-221.

Jo, H., Lee, M., Kim, J., Choi, E., Lee H., & Lee, K. (2022). Changes in speech recognition scores and sound quality according to gain adjustment in high frequency bands. *Audiology and Speech Research, 18*(2), 73-82.

Killion, M. C., & Fikret-Pasa, S. (1993). The 3 types of sensorineural hearing loss: Loudness and intelligibility considerations. *The Hearing Journal, 46*(11), 31-36.

Kiessling, J., Brenner, B., Groth, J., Jespersen, C. T., & Jensen, O. D. (2005). Occlusion effect of earmolds with different venting system. *Journal of American Academy of Audiology, 16*, 237-249.

Lee, K., Ahn S., & Jo, H. (2021). Development of hearing aid gain for Korean hearing impaired version 2.0 considering levels and spectra of Korean conversational speech, and preferred gain. *Audiology and Speech Research, 17*(1), 29-34.

Libby, E. R. (1986). The 1/3-2/3 insertion gain hearing aid selection guide. *Hearing Instrument, 3*, 27-28.

Lybarger, S. F. (1944). *United States Patent Application* (SN 543, 278).

Moore, B. C., & Sek, A. (2013). Comparison of the CAM2 and NAL-NL2 hearing aid fitting methods. *Ear and Hearing, 34*(1), 83-95.

Neuman, A. C., Bakke, M. H., Mackersie, C., Hellman, S., & Levitt, H. (1995). Effect of release time in compression hearing aids: Paired-comparison judgments of quality. *Journal of the Acoustical Society of America, 98*, 3182-3187.

Pascoe, D. (1988). Clinical measurements of the auditory dynamic range and their relation to formula for hearing aid gain. In J. Jensen (Ed.), *Hearing aid fitting: Theoretical and practical views* (pp. 129-152). Proceedings of the 13th Danavox Symposium, Copenhagen.

Souza, P. E., & Kitch, V. (2001). The contribution of amplitude envelope cues to sentence identification in young and aged listeners. *Ear and Hearing, 22*(2), 112-119.

Seewald, R. C., Ramji, K. V., Sinclair, S. T., Moodie, K. S., & Jamieson, D. J. (1993). Computer-assisted implementation of the desired sensation level method for electroacoustic selection and fitting in children: Version 3.1. *User manual*. London,

Ontario: The University of Western Ontario.

Souza, P. E. (2002). Effects of compression on speech acoustics, intelligibility, and sound quality. *Trends in Amplification*, *6*(4), 131-165.

Souza, P. E., & Kitch, V. (2001). The contribution of amplitude envelope cues to sentence identification in young and aged listeners. *Ear and Hearing*, *22*(2), 112-119.

Valente, M., & VanVliet, D. (1997). The independent hearing aid fitting forum (IHAFF) protocol. *Trends in Amplification*, *2*(1), 6-35.

Watson, N., A., & Knudsen, V. O. (1940). Selective amplification in hearing aids. *Journal of the Acoustical Society of America*, *11*, 406-419.

Westwood, G. F., & Bamford, J. M. (1995). Probe-tube microphone measures with very young infants: real ear to coupler differences and longitudinal changes in real ear unaided response. *Ear and Hearing*, *16*(3), 263-273.

Wynne, M, K. (1995). A computer-assisted implementation of the desired sensation level method for electroacoustic selection and fitting in children (DSL version 3.1). *Ear and Hearing*, *16*(2), 239.

제9장

보청기의 선택과 귓본의 채취

1. 착용대상자의 선정
2. 보청기 착용 귀의 선택
3. 보청기 규격 선택
4. 귓본의 채취

난청은 소리를 듣는 기관의 기능장애로 인해서 잘 듣지 못하는 현상을 말한다. 청각장애는 난청으로 인하여 의사소통을 포함한 사회적 · 정서적 측면에서 지장을 초래하는 현상으로, 난청보다 포괄적인 의미라고 할 수 있다. 이런 청각장애는 복합적인 현상으로 그 유형이 청각손실의 정도, 형태, 종류에 따라 매우 다양하다. 청각장애를 극복할 수 있는 방법은 여러 가지가 있지만, 최근에는 재활의 한 개념으로 보청기 착용을 적극 권장하고 있다. 이는 산업기술이 발달하면서 보청기에도 디지털 기술이 도입되어 눈부신 발전을 하였고, 보청기에 대한 전반적인 인식이 보편화되면서 나타나기 시작한 흐름이다. 하지만 청각장애의 유형이 다양한 것처럼 보청기 또한 형태, 소리의 전달 방식, 증폭 방식 등이 다양하기 때문에 개개인에게 알맞은 보청기를 선택하는 것은 상당히 어려운 일이다. 경우에 따라서는 청각손실에 알맞은 보청기를 난청인에게 처방하였지만 전혀 도움이 되지 않는 경우도 있고, 여러 가지 이유로 난청인이 보청기 착용을 거부할 수도 있다. 따라서 청각 상태뿐만 아니라 보청기의 음향학적인 특성과 난청인의 심리사회적인 측면을 충분히 고려하여 개개인에게 적합한 보청기를 처방하는 것이 바람직하다(이정학, 1996). 보청기의 선택 과정은 난청인의 특성에 따라 조금씩 다르다. 청각학이 발달한 미국, 독일, 덴마크, 영국, 호주, 캐나다 등 선진국과 함께 한국이 주도해서 개발한 보청기적합관리(Hearing Aid Fitting Management: HAFM, ISO 21388)에 따르면, 보청기전문가(Hearing Aid Professional: HAP)가 충분한 상담과 필요한 검사를 시행하여 보청기 착용대상자와 착용 귀를 선정한다. 그리고 보청기의 규격과 유형을 선택한 다음 귓속형 보청기 또는 귀꽂이의 제작을 위해 귓본(ear impression)을 채취한다. 이 장에서는 이러한 과정을 국가표준(KS I 0562)(국가기술표준원, 2018)과 국제표준(ISO 21388, 21388-2)(ISO, 2020, 2024)을 참고하여 살펴보았다.

① 착용대상자의 선정

난청인의 배경정보를 확인하기 위한 상담, 귓속 관찰과 다양한 보청기평가 결과를 토대로 보청기 착용대상자를 선정한다. 이때 청각적 요인뿐만 아니라 신체적·심리사회적 요인도 고려해야 한다.

1) 배경정보 확인

보청기 착용 대상자를 선정하기 위해서 체계적인 설문지(〈참고 1〉 및 〈참조 2〉)와 상담을 통해 난청인의 배경정보를 파악한다. 이때 청각적 요인뿐만 아니라 신체의 상태, 연령, 직업, 방문 동기 등 비청각적 요인도 포함한다. 특히 초기 상담과정에서는 청각손실과 관련된 모든 사항을 보청기전문가가 직접 질문하거나 난청인에게 설문지를 작성하도록 하여 가능한 한 많은 정보를 얻는 것이 중요하다. 청각손실이 발생한 시기와 이를 알게 된 동기, 자신이 생각하는 청각손실의 정도, 의사의 진료를 받았는지, 중이염 등의 수술 여부, 난청 때문에 의사소통 또는 사회생활에 불편함을 느끼고 있는지, 청각손실에 대해서 얼마나 바르게 이해하고 있는지, 이로 인해서 심리적으로 얼마나 위축되어 있는지 등을 자세히 확인하여 기록해 둔다. 또한 청각손실을 본인이나 가족이 알고 난 후, 이를 극복하기 위해 시도한 노력에 관한 사항들도 빠짐없이 확인해야 한다.

2) 외이의 관찰

보청기 형태의 선택과 관련하여 귓바퀴의 형태, 외이도(ear canal), 고막 등 외이를 육안 및 이경(otoscope) 등으로 관찰한다.

(1) 귓바퀴

귓바퀴의 크기와 기형 여부, 갑개(concha)의 깊이 등을 확인하여 보청기의 착용에 문제가 없는지를 확인한다.

(2) 외이도

외이도의 직경, 굴곡의 상태 등을 관찰하여 보청기의 제작 및 착용에 문제가 없는지를 확인한다. 그리고 외이도 관찰 시 염증(irritation), 감염(infection), 출혈(bleeding), 고름(pus), 과다한 귀지(excessive cerumen), 이물질 등이 있는 경우에는 의학적 치료에 대한 사항을 확인하여 필요하면 이과적 치료를 받도록 권고한다.

(3) 고막

이경을 통하여 천공 등 고막의 상태를 확인하고, 이상 징후가 있을 경우에는 이과적 치료를 받을 수 있도록 조치한다.

3) 청각손실의 평가

보청기 착용대상자를 선정하기 위해서 배경정보 확인과 이경검사를 실시한 다음에는 청각손실의 평가를 시행한다. 보청기평가의 방법은 매우 다양하기 때문에 보청기전문가가 평가의 목적과 난청인의 개인적 특성을 고려하여 선택해야 한다. 청각손실의 평가는 주관적 그리고 객관적 평가로 구분할 수 있다.

(1) 주관적 청능평가(행동청능평가)

① 기도 청력역치레벨

주파수별 기도 청력역치레벨은 청각손실의 정도를 파악할 수 있으며, 이에 따라 보청기적합공식 등을 활용한 보청기 이득, 최대출력(OSPL90 또는 MPO), 압축역치(CT)와 압축비율(CR) 등의 전기음향적 요소를 결정할 수 있다.

주파수별로 나타나는 기도 청력역치레벨의 형태는 보청기 채널의 수를 선택하는 데 도움을 줄 수 있다.

② 골도 청력역치레벨

골도 청력역치레벨을 기도 청력역치레벨과 비교함으로써 청각손실의 종류를 확인할 수 있다. 전음성, 감각신경성, 혼합성 등의 청각손실의 종류에 따라 선형(linear type) 또는 비선형(non-linear type)의 증폭기를 선택할 수 있다.

③ 쾌적음량레벨

난청인과 건청인의 쾌적음량레벨(most comfortable level)을 비교하여 보청기의 보통 대화음에 대한 이득(난청인의 쾌적음량레벨에서 건청인의 쾌적음량레벨을 뺀 값)을 결정할 수 있다.

④ 불쾌음량레벨

불쾌음량레벨(uncomfortable loudness level)은 보청기적합공식을 활용하여 보청기의 최대출력 또는 출력음압레벨90(Output Sound Pressure Level for 90 dB sound pressure level input: OSPL90), 압축비율(compression ratio)을 결정할 수 있다.

⑤ 음량증가

순음, 협대역소음 또는 어음을 이용하여 7~9단계의 음량지각 정도를 측정하며, 이를 통하여 난청인의 청력역치레벨, 쾌적음량레벨 및 불쾌음량레벨을 측정할 수 있다. 또한 음량 증가(loudness growth)의 형태를 활용하여 보청기의 이득, 최대출력, 압축비율을 포함한 입출력함수곡선을 결정할 수 있다. 〈표 9-1〉에 행동청능평가의 종류에 따라 영향을 주는 보청기의 전기음향적 요소에 대해서 요약 · 정리하였다.

표 9-1 행동청능평가의 종류에 따라 영향을 주는 보청기의 전기음향적 요소

종류	영향을 주는 보청기의 전기음향적 요소
기도 청력역치레벨	이득, 최대출력 또는 OSPL90, 압축역치와 압축비율
쾌적레벨	이득
불쾌강도레벨	최대출력(SSPL90) 또는 OSPL90, 압축비율
음량증가	이득, 최대출력 또는 OSPL90, 압축비율, 입출력함수곡선
골도 청력역치레벨	증폭 방식(선형 및 비선형)

⑥ 어음인지 평가

단어인지도(word recognition score) 및 문장인지도(sentence recognition score) 평가를 통하여 어음인지(speech recognition) 능력을 확인하고 착용효과를 예측 또는 확인할 수 있다(오재준 외, 2004; 이재희 외, 2003; 홍성아 외, 2002; Bae et al., 2004; Lee et al., 2003). 한국표준(Korean Standard: KS) 어표와 검사법 및 해석(〈부록 2〉 참조)을 사용하면 보청기 착용전후의 유의미한 비교를 할 수 있다(이정학, 2017). 이러한 검사들은 소음 속에서도 평가할 수 있어 일상생활에서 보청기 착용효과를 확인하는 데 유용하다(김진숙 외, 2000).

⑦ 설문지 평가

심리사회음향적분석(psycho-socio-acoustic analysis)을 시행할 수 있는 설문지(self questionnaire, 예를 들어, K-PHAB, KHHIE, K-IOI-HA: 제10장의 〈참고〉 참조) 평가를 통하여 난청인의 청각장애 정도와 보청기의 착용효과를 어느 정도 예측할 수 있다. 이로써 보다 효율적인 상담이 가능하다(김태화 외, 2016; 홍빛나 외, 2004; 홍빛나, 이정학, 2002).

(2) 객관적 청능평가(전기생리청각평가)

① 이미턴스(immittance) 측정

- **음향반사역치(acoustic reflex threshold) 측정**: 큰 소리에 대한 등골근의 반응을 통하여 불쾌음량레벨을 추정할 수 있으며, 이 결과를 토대로 보청기의 최대출력을 결정할 수 있다(서옥기 외, 2000; 2001).
- **고막운동성(tympanometry) 측정**: 고막운동성 측정으로 중이의 이상 유무를 파악하여 청각손실의 종류를 추정할 수 있다. 초창기 고막운동성 측정은 226 Hz 또는 1,000 Hz에서 측정하였으나, 이후에는 226 Hz~8,000 Hz의 주파수 범위에서 여러 개의 좁은 대역 클릭 신호음을 사용하여 입체(3D) 형태의 고막운동성 곡선(tympanograms)을 제시한다. 이를 통해 한 번에 여러 주파수 대역에 대한 반응을 분석할 수 있는 광대역 고막운동성(WideBand Tympanometry: WBT) 측정을 임상에서 적용하고 있다(Ocak et al., 2023).

② 이음향방사(otoacoustic emission) 측정

와우 기능의 이상 유무를 측정하여 청각손실의 유무 또는 유형을 추정할 수 있다(이정학 외, 1997; Lee & Kim, 1999).

③ 청성유발반응(auditory evoked potentials) 측정

소리반응에 대한 뇌파를 측정함으로써 청각손실의 원인, 청력역치 등을 추정할 수 있으며, 이를 토대로 보청기의 사용이득, 최대이득과 최대출력 등을 추정할 수 있다(김진숙 외, 1999; 오수희 외, 1999; 이승재, 이정학, 2004). 인공지능(Artificial Intelligence: AI)의 발달에 따라 보청기전문가의 주관적인 해석에 의존하지 않고 AI 기반 모델을 활용하여 객관적인 기준에 따라 청성유발전위 측정 결과를 해석하는 방법들을 개발하고 있다. 이러한 방법들은 측정 정확도 향상에 기여할 수 있을 것으로 보인다(Ma et al., 2023).

4) 보청기 선택을 위한 상담

보청기평가 결과에 근거하여 보청기의 필요성과 착용효과를 난청인과 그 가족 또는 주변인을 대상으로 충분히 상담한 후 보청기의 착용 여부를 결정해야 한다. 특히 청각과 비청각적 관점을 모두 고려하여 상담에 임해야 한다. 아울러 보청기상담은 앞서 확인한 사항들을 얼마나 극복할 수 있는지에 관한 예측정보와 보청기로도 극복할 수 없는 내용을 미리 설명하는 과정이 필요하다.

(1) 청각적 요인

① 난청의 정도

일반적으로 청력이 저하될수록 보청기의 필요성은 증가한다. 청력손실의 정도는 순음 청력역치레벨 또는 어음청취역치레벨을 기준으로 한다. 청각손실의 정도와 증폭기기의 필요성을 좀 더 자세히 살펴보면 다음과 같다. 경도난청인 경우에는 난청인의 성향에 따라 부분적으로 보청기가 필요하지만, 보청기를 통해서 얻을 수 있는 이점은 그리 크지 않다. 중 · 고도 난청의 경우에는 보청기가 항상 필요하며, 만족도도 높은 편이다. 80 dB HL 이상의 고 · 심도 난청인 경우에도 보청기가 항상 필요하지만, 그 만족감은 중 · 고도 난청에 비해 훨씬 떨어진다. 일반적으로 보청기의 착용효과는 중도 난청에서 가장 우수하고, 중 · 고도와 경도난청, 고 · 심도 난청 그리고 농(deaf)의 순서로 낮아진다. 특히 어린이의 경우에는 언어발달적인 측면에서 보청기의 필요성이 크기 때문에 보청기를 선택할 때 신중하게 고려해야 한다.

② 난청의 형태

청력손실의 형태는 보청기의 선정을 위해 [그림 9-1]과 같이 네 가지로 구분할 수 있으며, 효과적인 보청기적합 방식도 각각의 청각손실 양상에 따라 다르다. 일반적으로 보청기의 착용효과는 저주파수와 고주파수 간의 청각손실 정도에 있어 차이가 나지 않는 수평형(flat)이 가장 이상적이다(Ovegard & Ramstrom, 1994). 그러나 대부분의 난청인은 고주파수로 갈수록 청력이 점진적으로 나빠지는 경사형(sloping)이나 급경사형(sharply sloping)으로, 감각신경성 난청에서 가장 흔한 노인성난청과 소음성난청(noise-induced hearing loss)이 주로 해당된다. 이럴 때에는 저주파수의 증폭을 억제하면서 고주파수에서 효과적으로 증폭해야 한다(박진희, 이정학, 2001). 이 경우에는 주파수반응을 조절하는 것이 상당히 까다롭다. 최근에는 디지털방식의 보청기가 개발되면서 이러한 문제들이 많이 해결되었다. 마지막으로, 드물게 출현하는 역경사형(reverse sloping)은 보청기적합이 가장 어려운 형태로 고주파수보다 저주파수에서 청력이 더 나쁜 경우다. 따라서 고주파수의 증폭은 억제하고, 저주파수의 증폭을 효과적으로 유도할 수 있는 다채널보청기를 고려하는 것이 바람직하다.

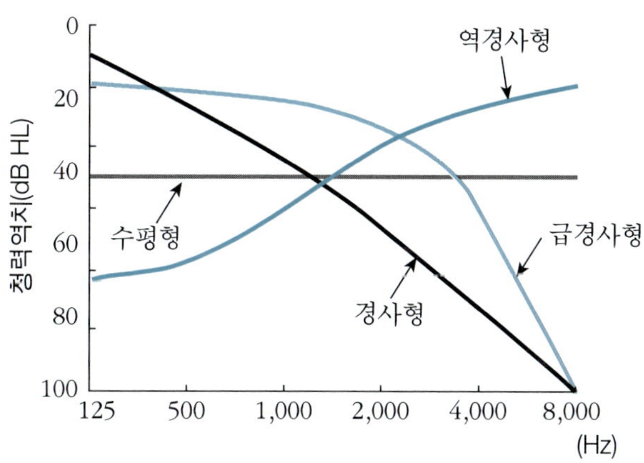

[그림 9-1] 청력손실의 다양한 형태

③ 난청의 종류

보청기의 착용효과를 예측할 수 있는 중요한 정보가 바로 청각손실의 종류이다. 청각손실은 병변의 위치에 따라서 네 가지로 구분할 수 있다. 가장 쉽게 보청기를 적합할 수 있는 종류는 외이(outer ear)나 중이(middle ear)에 병변이 있는 전음성난청으로 대부분 소리의 크기에 대한 손실은 있지만 어음인지도는 떨어지지 않는다. 따라서 보청기의 증폭을 통해서 비교적 쉽게 극복할 수 있다. 보청기를 처방하기 전에 이과적인 치료나 수술적 처치가 완전히 끝났는지 확인하는 것이 중요하다.

와우(cochlea)나 청신경에 이상이 있는 감각신경성 난청, 전음성과 감각신경성의 손실 양상이 같이 나타나는 혼합성 난청, 중추청각처리장애(Central Auditory Processing Disorder: CAPD) 등은 적절한 보청기를 선택하기가 비교적 까다롭다. 특히 감각신경성 난청 중에서도 소음성난청과 노화가 중복된 경우에는 1~2개월의 보청기 착용시도기간(trial period)을 거친 다음, 최종 결정하는 것이 바람직하며, 반드시 어음인지능력을 고려해야 한다(Sweetow, 1999). 중추청각처리장애는 어음인지도가 나쁘기 때문에 보청기의 착용효과가 좋지 않다(한수희, 이정학, 2004). 성인의 재활도 유·소아처럼 체계적으로 하는 것이 바람직하다. 이처럼 청각손실의 종류는 보청기 제조사와 증폭기 특성, 음향 조절 방법 등 보청기를 선택하는 과정에서 매우 중요한 척도가 된다.

④ 역동범위

역동범위(dynamic range)는 불쾌음량레벨과 청력역치레벨 사이의 범위를 말한다. 감각신경성 난청의 경우에는 청력역치레벨이 높아지면서 불쾌음량레벨이 변하지 않거나, 오히려 낮아진다. 또한 와우의 누가현상, 즉 음량 증가의 비정상적 지각으로 역동범위가 좁아지기 때문에 보청기를 선택하기가 어렵다. 역동범위가 45 dB 이상이면 보청기를 착용하기가 용이한 편이며, 25~45 dB이면 보통이고, 25 dB 이하이면 보청기 착용이 어렵다. 그러나 최근 보청기 기술의 발달로 역동범위가 25 dB 이하인 경우에도 압축비율이 높은 디지털보청기와 청능훈련을 통해서 도움을 얻을 수 있다.

⑤ 어음인지능력

일반적으로 어음인지능력이 높을수록 보청기 착용효과와 선택한 보청기에 대한 신뢰도가 향상된다. 그리고 어음인지능력이 낮을 경우에는 보청기에 대한 신뢰도가 저하하는 관계를 보인다. 그러나 어음인지도는 검사환경에 영향을 많이 받기 때문에 착용효과를 정확히 예측하기 어렵고, 보청기의 명료도도 말소리나 소음에 크게 영향을 받는 한계성이 있다(김진숙 외, 2000; 한우재 외, 2003). 일반적으로 1음절 단어 목록을 이용하였을 때, 90% 이상이면 올바른 증폭을 통해 최상의 효과를 기대할 수 있으며, 70~90% 범위이면 약간의 어려움을 느끼지만 양호한 편이다. 50~70% 범위는 보청기 착용의 만족도가 크지 않을 수 있고, 50% 미만에서는 보청기를 착용하더라도 청각적 단서만으로는 의사소통이 곤란하므로 시각적 단서, 즉 독화나 몸짓 언어가 동반되어야만 의사소통이 좀 더 원활해진다. 어음인지능력의 평가는 한국표준(KS I ISO 8253-3)(국가기술표준원, 2020)에서 제시하는 절차와 방법을 고려하여 시행하면 신뢰도가 높을 것이다.

보청기 착용에 대한 만족도를 개선하기 위해서는 착용자의 상당한 노력이 필요하며, 어떤 경우에도 보청기 착용을 기피해서는 안 된다. 특히 언어습득 이전이나 이후라도 초기에 난청이 발생한 유 · 소아의 경우에는 청각손실 정도나 종류와 관계없이 어음인지능력이 낮을 수 있으므로 보청기의 착용효과를 성급하게 예측하거나 판단해서는 안 된다.

⑥ 청각손실의 발생 시기

청각손실이 발생한 시기도 보청기 선택에 있어서 상당히 중요하다. 돌발성난청으로 인해 갑자기 청각손실이 발생한 경우에는 보청기에 적응하기가 비교적 쉬울 수 있지만, 선천성난청이나 오랫동안 청각손실이 진행된 경우에는 어려움이 많을 것으로 예상된다. 이런 경우에는 더 자세한 상담을 통해서 난청인에게 도움을 줄 수 있다.

(2) 비청각적 요인

비청각적 요인은 신체적 측면과 심리사회적 측면으로 나누어 생각할 수 있지만, 주로 심리사회적인 측면을 더 강조한다.

① 신체적 측면

보청기평가에서 고려해야 할 신체적인 측면으로는 난청인의 외이도 크기, 귓바퀴의 형태, 갑개의 깊이 등이 있다. 이 외에 노인성난청의 경우에는 보청기의 삽입과 제거, 음량조절기와 전원스위치 등을 쉽게 조정할 수 있는 민첩한 손놀림이 가능한지를 확인하는 것이 필요하다.

② 심리사회적 측면

심리사회적인 측면으로는 난청인의 생활환경, 연령, 보청기 착용 경험의 유무, 일반적인 정신건강 상태나 성격, 착용시간, 미용적인 요소, 환자의 재정상태, 직업 등이 있다. 동일한 청각손실의 난청인이라도 사회생활을 하는 사람이 은퇴한 사람보다 보청기를 더 필요로 하며, 조용한 공간에서 회의나 많은 대화를 나누어야 하는 사람의 경우에도 보청기가 필요하다. 또한 난청인의 성격이나 활동성에 따라서도 보청기 착용에 대한 만족감은 확연히 차이가 난다. 즉, 외향적인 사람이 내향적인 사람보다 만족감을 더 많이 느낀다. 이는 적극적으로 자신의 장애를 받아들이고 보청기를 착용하는 사람일수록 만족도가 높기 때문이다. 따라서 보청기 착용에 대한 동기가 매우 중요하다. 이 동기적 요소는 노인성난청의 경우에 더 중요한데, 본인이 필요하다고 느끼기 전에 가족의 권유 때문에 보청기를 착용하게 되면 오히려 거부감만 더 높일 수 있다(이정학, 1996; Cho et al., 2018). 따라서 난청인과 가족이 충분히 상의하여 결정해야 한다. 유·소아나 청소년인 경우에는 난청인이 판단하기 어렵기 때문에 언어발달과 교육적 측면에서 부모와 상담하여 적합한 보청기를 선택할 수 있도록 해야 한다.

이 밖에 일부 난청인은 보청기를 착용하면 나이가 들어 보인다는 생각에 가능한 한 작고, 잘 보이지 않는 보청기를 원하며, 보청기 착용을 꺼리는 경우도 있다. 이런 미용적인 요소 역시 난청인에게는 상당히 크게 작용하는 심리적인 부분이다. 따라서 난청인의 이러한 요구를 최대한 수용하면서 자세한 상담을 통해 적합한 보청기를 선택할 수 있도록 유도하는 것이 바람직하다. 이런 비청각적인 측면은 단순히 난청인의 이과적 검사나 청각적 검사만으로는 얻을 수 없는 중요한 정보다. 그러므로 심리사회적 측면을 고려한 K-PHAB(Korean version of Profile of Hearing Aid Benefit)(김태화 외, 2016), KHHIE(Korean Hearing Handicap Inventory for the Elderly)(구호림, 김진숙, 2000) 등을 이용하면 보청기상담에 도움이 된다(자세한 내용은 제10장 '보청기적합 확인'을 참조). 또한 보청기 착용 후 2~3개월 정도 적응 또는 순응(acclimatization) 기간을 거친 다음, 설문지를 작성하도록 한다면 심리사회적인 측면에서 보청기 효과를 판단하는 데 도움이 된다.

앞에서 언급한 여러 요소를 잘 고려해서 보청기를 처방하는 것이 바람직하며, 만약 갑자기 생긴 돌발성난청이나 이명, 이통, 두통, 현기증, 전음성난청을 일으키는 중이염, 귀지 등의 경우에는 우선 의과적인 치료나 수술 후에 보청기를 선택하는 것이 원칙이다.

2 보청기 착용 귀의 선택

보청기 착용이 난청인에게 원활한 의사소통과 심리사회적 측면에서 도움이 된다고 판단되면, 다음으로 보청기를 착용할 귀를 선정해야 한다. 난청인 주변에 소음이 많거나 잔향(reverberation)이 생기기 쉬운 곳에서 양쪽 귀로 소리를 들을 경우, 한쪽 귀로 들을 때보다 말소리를 좀 더 잘 이해할 수 있으며, 소리의 위치 변별(localization) 능력 역시 더 높게 나타난다. 그러므로 한쪽 귀에 난청이 발생하였다면 여러 가지 듣기 상황에서 어려울 수 있다. 양쪽 귀 모두 중도에서 심도의 청각손실이 있을 때, 한쪽 귀에만 보청기를 착용한다면 역시 비슷한 결과를 초래할 수 있다.

이처럼 양측성(symmetrical) 청각손실인 경우에는 양쪽 귀에 보청기를 처방하는 것이 대부분의 경우에 유리하다는 연구 결과가 많지만, 이것은 보청기의 가격, 작동 능력(management ability), 자아상(self-image) 등과 같은 요인들로 인해 최상의 선택이 아닐 수 있다. 그러므로 보청기전문가는 한쪽 귀에 착용하는 것보다 양쪽 귀에 모두 착용하였을 때의 장점과 한계점을 정확히 이해해야 한다.

1) 양이 착용

양측성 청각손실이 있는 경우에 한쪽 혹은 양쪽 귀에 보청기를 사용하는 문제는 오랫동안 연구의 대상이 되어 왔다. 하지만 여러 연구에서 나타난 바와 같이 양쪽 귀에 보청기를 착용하는 것이 난청인에게 더 유리하다. 특히 어린이의 경우에는 대부분 양쪽 귀에 보청기를 사용하도록 부모와 상담하는 것이 바람직하다(Northern & Downs, 1991). Mueller와 Hawkins(1990)는 양이 착용의 장점을 다음과 같이 크게 세 가지로 나누어 설명하고 있다.

첫째, 양이합산(binaural summation)능력 때문에 한쪽 귀로 소리를 인지할 때보다 양쪽 귀로 소리를 인지할 때 더 크게 들린다. 역치 부근에서는 3 dB 정도 더 크게 들리며(Dermody & Byrne, 1975), 보통 소리(moderate sound) 또는 큰 소리(loud sound)에서는 6~10 dB 정도의 양이합산능력이 있다(Hawkins et al., 1987; Zwicker & Fastl, 1999).

둘째, 두영효과(head shadow effect)를 제거하거나 감소시킨다. 두영효과는 한쪽에서 소리가 나는 경우에 반대쪽은 머리에 의해 소리 전달이 방해를 받아 잘 들리지 않는 현상으로, 저주파수대역보다 고주파수대역에서 더 많은 영향을 받는다(이정학, 2005). 이런 관점에서 볼 때, 한쪽 귀에만 보청기를 착용한 사람은 양쪽 귀에 착용한 사람보다 소리가 나는 방향에 더 집중해야 하고, 소음 상황에서는 말소리를 인식하기가 더욱 어렵다.

셋째, 양이스퀠치(binaural squelch)현상이다. 양이스퀠치는 입력된 음압이 한쪽 귀보다는 양쪽 귀에 도달하였을 때, 소음과 반향음을 더 효과적으로 감소시키는 청각시스템이다. 소음 상황에서 양이 착용자의 말소리 인지에 직접적인 도움을 줄 수 있다.

결국 이 세 가지 장점으로 인해 난청인은 청력의 상승효과를 얻을 수 있다. 청력의 상승효과는 소리를 양쪽 귀로 듣는 경우가 한쪽 귀를 막고 듣는 것보다 더 크게 잘 들린다. 실험적으로 양쪽 귀에 소리를 주면서 청력역치를 측정해 보면, 한쪽 귀로 듣는 청력역치보다 약 3 dB 정도 낮아진다. 이러한 역치의 개선은 순음청력검사와 어음청각검사 모두에서 나타난다(Schreurs & Olsen, 1985).

고도난청인의 경우에 대화음 영역에서 3~5 dB의 이득 상승효과는 어음을 청취하고 대화를 판별하는 데 큰 도움이 된다. 중도난청인에게도 양쪽에 보청기를 사용하는 경우가 한쪽에만 착용하는 경우보다 낮은 음량조절기의 위치에서도 같은 크기의 소리를 들을 수 있어 보청기에 의한 음향피드백이 발생할 가능성을 낮출 수 있다. 이 외에도 양이착용의 장점으로는 소음 속에서 어음인지도의 증가, 소리의 질적 향상, 신호대잡음비의 향상, 소리의 위치변별 능력 향상, 공간 내에서 평형감각의 증진, 이명의 억제 등과 같은 것이 있다.

2) 대칭형 청력손실

양쪽 귀의 청각손실이 비슷할 경우에는 원칙적으로 특별한 이유가 없다면 양쪽 귀에 보청기를 착용하는 것이 바람직하다. 그렇지만 양쪽 귀에 보청기를 착용하도록 권하기 전에 양쪽 귀의 청각손실의 정도와 형태, 보청기를 착용할 동기와 적극성, 양손 사용의 용이성, 양쪽 청력의 사회적 필요성, 경제적 능력 등을 고려해야 한다. 하지만 보청기의 가격이나 미용상의 문제, 개인의 자아상, 작동 능력 같은 비청각적인 요인과 양이간섭(binaural interference)현상과 함께 양쪽 청력 차가 심한 비대칭적인 신경성난청, 중추청각처리장애 등의 청각적인 요인으로 인해 양이착용의 효과가 적게 나타날 수 있다. 또한 보청기 사용 기간이 3개월 미만인 경우에도 보청기의 만족도가 떨어질 수 있다.

이 중에서 양이간섭현상은 보청기를 양쪽에 착용하였을 때가 한쪽만을 착용한 경우보다 오히려 어음명료도에서 떨어지는 현상을 말한다. 이는 중추신경계의 문제로 양쪽 귀에서 받아들이는 소리의 정보를 잘 혼합하여 정리하지 못하기 때문이다. 이런 경우에는 한쪽에만 보청기를 착용하는 것이 더 유리하다고 할 수 있다. 또한 이충만감을 심하게 호소하는 경우에도 한쪽 귀만 선택하여 착용하는 것이 효과적일 수 있다.

일반적으로 양쪽의 청력역치가 비슷하지만 한쪽만 착용하기를 원할 경우에는 어음이해도가 높거나 역동범위가 더 넓은 쪽의 귀를 선정하는 것이 바람직하다. 또한 난청인의 선호도를 고려하여 처방해야 한다.

3) 비대칭형 청력손실

양쪽 귀에 청각손실이 있지만 순음 청력역치레벨의 정도와 형태, 어음인지도, 불쾌음량레벨, 역동범위 등의 측면에서 비슷하지 않은 경우를 비대칭형 청각손실이라 한다. 이 경우, 보청기 착용은 양이착용을 1~2개월 시도한 후에 결정하는 것이 좋다(Sandlin, 2000). 만약 착용시도기간 없이 부득이 한쪽 귀를 선택해야 할 때에는 다음의 기준을 참고하면 도움이 될 수 있다.

첫째, 양 귀의 청력이 모두 55 dB HL보다 좋으면 더 나쁜 귀에, 양 귀가 모두 80 dB HL보다 나쁘면 더 좋은 귀에 착용한다.

둘째, 한쪽이 55 dB HL보다 좋고 다른 쪽이 80 dB HL보다 나쁘면 더 좋은 귀에 착용한다.

셋째, 양 귀의 청력이 55~80 dB HL이면 60 dB HL에 가까운 쪽에 착용한다.

3 보청기 규격 선택

보청기 착용 귀를 선정한 다음에는 평가용 보청기를 선택하여 직접 난청인에게 적당하게 증폭한 소리를 들려준다. 평가용 보청기를 통하여 각 난청인의 청각손실 특성에 적합한 보청기를 선택할 수 있도록 여러 가지 사항을 고려한다. 보청기의 이상적인 조건은 개개인의 특정 주파수대역에서 보통 크기의 대화음을 불쾌하지 않을 정도로 적당히 증폭하고, 일상의 대화음이 여러 환경에서 좋은 음질로 편안하게 들려야 하며, 증폭된 큰 소리가 개개인의 불쾌음량레벨을 넘지 말아야 한다. 즉, 보청기 착용의 목적은 단순히 정상 청각과 같은 정도의 청력을 얻는 것이 아니라, 듣기에 불쾌할 정도의 큰 소리를 내지 않는 한도 내에서 대화음의 청취력을 극대화할 수 있는 이득을 얻는 것이다.

1) 평가용 보청기

난청인의 청각손실 특성에 적절한 평가용 보청기와 보청기적합공식을 선정한 뒤, 커플러측정으로 최적이득, 최대출력 등을 확인한다. 그런 다음, 난청인이 보청기를 통해서 증폭된 소리를 직접 들어보도록 한다. 평가용 보청기는 조절기능이 다양한 귀걸이형의 디지털보청기를 주로 사용한다. 일반적인 보청기적합공식 또는 보청기 제조사의 추천 적합공식 가운데 하나를 선정한 후, 난청인이 직접 착용하여 들어보도록 한다. 다양한 조절장치와 실이측정을 통해서 보청기적합공식의 최적이득과 유사하게 증폭하도록 한다. 이런 평가용 보청기를 사용하여 각 난청인의 청각손실 특성에 적합한 보청기를 선택한다.

2) 이득과 최대출력 결정

난청인의 청각검사 결과를 토대로 하여 앞에서 설명한 보청기처방법 중 하나를 선택한다. 그리고 그에 따라 사용이득 또는 최적이득, 경사도, 최대이득, 최대출력 등을 산출한다. 이때 실이측정을 하여 개인의 외이도 음향과 실이대커플러차를 확인한다. 보청기가 처방대로 증폭되도록 다양한 조절장치를 사용하여 최적이득을 결정하면 그 상태에서 보청기 성능분석기를 이용하여 주파수별 최적이득곡선을 구한다. 선형 증폭방식에서는 일상적인 대화음의 진폭(60 dB SPL)에서 연속음을 제시할 때, 세 주파수(1,000, 1,600, 2,500 Hz)에 대한 이득의 평균값을 최적이득으로 한다. 압축방식에서는 작은 소리(45~50 dB SPL), 보통 소리(65~70 dB SPL), 큰 소리(80~85 dB SPL)로 구분하여 자극음을 제시할 때, 각각의 입력음압레벨에 대한 최적이득과 경사도를 구한다. 이득곡선의 경사도는 보통 60 dB SPL의 입력음압레벨에서 최고 이득치와 500 Hz에서 이득치의 차이를 의미한다.

최대이득은 음량조절기를 최대로 올린 상태에서 일상적인 대화음(60 dB SPL)에 대한 세 주파수(1,000, 1,600, 2,500 Hz)의 평균이득을 의미하며, 보통 최적이득보다 10~15 dB 높게 처방하는 것이 효과적이다. 보청기의 최대출력은 입력음압레벨 90 dB에서 음량조절기를 최대로 두고 측정한 출력음압레벨로 정의할 수 있다. 즉, 외부음압 또는 음량조절기의 위치와 상관없이 더 이상 증폭되지 않는 보청기의 한계 출력치를 의미한다. 보청기의 최대출력이 난청인의 불쾌음량레벨을 초과하는 경우, 보청기 착용에 대한 만족감을 잃게 되고, 보청기 사용을 중단하게 되므로 최대출력을 불쾌음량레벨 이하로 제한하는 것이 중요하다. 그러나 최대출력을 너무 많이 제한하면 증폭음의 왜곡을 초래하므로 가능한 한 넓은 가청영역을 유지하도록 한다.

최대출력을 결정하는 방법은 앞에서도 설명하였듯이 순음청력역치레벨을 이용한다. 이 방법은 청각손실의 정도에 따라 최대출력을 예측할 수 있지만 가능하면 직접적인 방법으로 실제 난청인의 불쾌음량레벨을 측정하는 것이 가장 좋다. 보통 순음 또는 어음으로 검사한 불쾌음량레벨에서 5 dB 정도 낮게 처방하는 것이 안정적이다. 이 외에 음향반사역치를 측정하여 이 수치보다 5~8 dB 높게 설정하는 방법도 있다. 디지털보청기가 발달한 요즘에는 보청기적합 소프트웨어에 내장된 보청기적합공식을 사용하여 빠르고 간편하게 보청기의 이득과 최대출력을 결정한다.

3) 보청기의 형태 선택

보청기의 형태는 다양하므로(제2장의 〈표 2-1〉 일반(비이식) 보청기의 형태, 명칭 및 특징 참조) 선택하기 전에 충분한 상담을 통해서 결정해야 한다. 이때 고려해야 할 요인은 다음과 같다.

첫째, 보청기를 귀에 넣고 빼기가 쉬운지 확인한다. 난청인에 따라 차이가 있으나 보통 귓속형 보청기 중 외이도보청기와 고막보청기는 귀에 넣고 빼기가 비교적 어려운 편이다.

둘째, 작동이 편리한지를 알아본다. 특히 고막보청기의 경우에는 보청기를 깊게 삽입해야 하기 때문에 청각손실자들이 사용하기가 어렵다. 반면에 안경보청기, 상자보청기 또는 귀걸이형 보청기는 비교적 크기가 큰 편이어서 작동하기가 쉽다. 그 외에 음량조절기나 음질조절기 등과 같이 세밀한 부분까지 난청인에게 적당한지를 확인하는 것이 바람직하다.

셋째, 외관상의 문제로, 보청기를 착용하는 사람의 대부분은 최대한 보이지 않는 작은 보청기를 선호한다. 이런 경향은 아직 보청기에 대한 인식이 대중화되지 못한 사회 분위기를 반영한 결과라고 할 수 있는데 최근엔 RIC 보청기를 선호하는 추세이다.

넷째, 최대이득과 최대출력이 어느 정도인지를 확인한다. 보청기를 선택할 때 이득과 출력의 최대치를 확인하여 난청인의 청력상태에 적당한 보청기를 선택하는 것이 중요하다.

이 외에도 전화기를 사용할 때 편리한지, 전지의 크기와 사용 기간은 어느 정도인지, 보청기의 가격은 적당한지 등을 고려하여 보청기의 형태를 결정한다. 보청기는 형태나 신호처리방식과 신호전달방식에 따라서 그 유형이 다양하므로 청각적 특성 외에도 난청인의 선호도, 경제적 여유 등을 고려하여 결정한다.

4) 증폭기의 선택

최근 몇 년간의 보청기 발달은 과거 수십 년간의 발전을 상회하는 급속한 것으로, 보청기 선택의 폭도 그만큼 넓어지고 있다. 그러나 변함없는 보청기 선택의 기본 개념은 작은 소리는 잘 들을 수 있어야 하고, 큰 소리는 불편하지 않게 들을 수 있어야 한다. 이를 달성하기 위하여 보청기는 선형에서 비선형 또는 디지털 기술로 변화하고 있다. 최근 개발되는 디지털기술은 다양한 청력 변화를 수용할 수 있고, 비선형적인 청각손실의 형태 혹은 변동성이 있는 난청에도 적합하게 변형할 수 있다.

증폭기의 선택은 복잡하며 통일된 원칙은 없다. 일반적으로 작은 이득이 필요한 난청인의 대부분은 선형 증폭으로 충분하다. 낮은 이득(low gain)의 선형 증폭기는 높은 이득의 증폭기에 비해 높은 입력음압레벨에서 포화가 이루어지므로 비교적 좋은 음질을 유지할 수 있다. 하지만 고심도 난청인은 비선형증폭기에서 얻을 수 없는 충분한 이득을 얻기 위해 선형증폭기가 필요할 수 있다. 그러나 대부분 선형증폭기를 선택하기 전에 난청인의 역동범위를 측정한다. 역동범위가 30 dB 이하이면 압축증폭기를 선택하는 것이 좋다. 일반적으로 보청기 착용 후 발생할 수 있는 문제를 최소화하기 위해서 비선형의 압축보청기를 추천하는 것도 하나의 방법이다.

비선형 증폭기 중 압축역치가 낮은(대략 45 dB SPL 이하) 광역동범위압축(WDRC) 방식이 다양한 의사소통 환경에 있는 난청인과 처음 보청기를 착용하는 난청인에게 무리 없이 적용할 수 있다. 또한 중도의 청각손실 혹은 급추형 청각손실인 난청인들에게는 단채널보다 다채널 보청기가 더 유리하다. 이는 각 주파수마다 서로 다른 역동범위를 갖고 있는 경우에 각 채널마다 압축비율과 압축역치가 다르고, 이득도 다르게 설정할 수 있기 때문이다. 보통 2,000 Hz의 청각손실역치가 500 Hz의 청각손실역치와 25 dB 이상 차이가 날 경우, 다채널 보청기를 처방하는 것이 바람직하다(Dillon, 2001). 하지만 최근의 디지털보청기는 대부분 채널 수가 많으며, 압축비율을 손쉽게 조절할 수 있으므로 어음강조, 다양한 청취환경에서의 소음제어 기능 및 심리음향적 요소를 고려해서 선택한다.

5) 추가 선택항목

난청인의 신체적 특징, 사회활동 정도, 보청기 착용 후 어음의 이해력 등을 고려하여 추가적인 보청기 사양과 보조청각기기를 선택한다.

(1) 음량조절기

어떤 난청인은 음량조절기의 사용을 불편해 하거나 어려워하는 경향이 있는 반면에 음량조절기 사용을 원하는 난청인도 있다. 대부분의 비선형 증폭방식의 보청기를 사용하는 난청인은 음량조절기를 사용할 필요가 없다. 유소아 또는 노인성 난청인은 손놀림이나 보청기 작동 능력을 관찰한 후, 음량조절기의 선택을 신중히 고려한다. 조절이 어렵다고 판단하면 가장 적당한 음량으로 조절 후 고정하는 것이 효과적이다. 최근의 디지털보청기는 스마트폰 앱을 통해 보청기의 음량, 음질 또는 방향송화기의 특성을 조절할 수 있다.

(2) 방향송화기

방향송화기는 송화기의 음구가 2개 또는 송화기 자체가 2개로, 신호대잡음비를 향상하여 후방 또는 측방의 배경소음을 감소시키는 장점이 있다. 그러나 보청기가 커지는 단점이 있어 고막보청기에는 장착하기가 어렵다. 또한 전방향송화기에 비해 저주파수 대역의 이득이 적은 편이다. 요즘은 고정방향송화기보다 상황에 따라 보청기 착용자가 적절하게 선택하여 사용할 수 있는 적응방향송화기의 사용이 증가하는 추세다.

(3) 전지

전지의 종류와 특성도 다양하며, 보청기 형태와 밀접한 관계가 있다. 아연공기전지(Zinc-air battery)의 경우, 기전력은 아연의 산화속도와 관계가 있다. 일반적으로 전지의 품질은 산화속도가 일정한 것이 좋다. 보통 전지의 크기가 작을수록 용량이 적으며, 작은 전지의 경우에는 일정한 사용 시간을 기준으로 하였을 때 큰 전지보다 비용이 많이 드는 단점이 있다. 따라서 난청인 또는 보호자와 상의하여 전지의 크기를 결정하여야 보청기 착용 후의 만족도를 높일 수 있다.

(4) 청취보조기기

보청기만으로 청력의 보상이 불충분할 경우, 필요하다면 귀꽂이, 텔레코일(tele-coil), 음향입력잭, 원격조절기, 자막 등의 음성처리기, FM 송화기 등의 청취보조기기(Assistive Listening Devices: ALDs)를 추가할 수 있다. 특히 적절한 귀꽂이는 보청기 착용 이득, 편안함과 음질 등을 향상시킨다. 그러나 귀꽂이가 부적절한 경우에는 보청기 착용을 실패로 이끌 수 있는 요인이 되므로 귀꽂이의 형태와 재질이 난청인의 청각손실 특성에 잘 맞도록 선정해야 한다. 또한 심도나 농의 난청인에게 필수적인 텔레코일은 전화를 사용할 때 발생할 수 있는 잡음, 음향피드백, 소리의 반향 등을 줄이는 데 도움이 된다(김정순, 이정학, 2001). 이 외에 TV 증폭기, TV 자막기, 청각경보시스템 등도 고려한다.

(5) 기타 사항

일반적인 보청기로 효과를 기대하기 어려운 경우, 즉 잔존청력이 거의 없거나 주파수별로 선택적으로 존재하는 고도 이상의 난청인에게는 특수보청기(FM보청기, 주파수전위 보청기 등)도 고려해야 한다. 이러한 난청인의 공통점은 보청기 착용 후 청각재활교육이 필수적이라는 것이다. 그 이유는 고도 이상의 난청에서 증폭된 소리에 의존하여 언어를 인식하는 데 어려움이 있을 뿐 아니라 받아들인 언어를 자발적인 표현언어로 나타내는 데 한계가 있기 때문이다.

4 귓본의 채취

보청기의 규격과 유형이 선정되면 귓본(ear impression)을 채취하여 보청기 주문서와 함께 제조회사로 보낸다. 귓본의 채취 방법은 다음과 같다([그림 9-2] 참조).

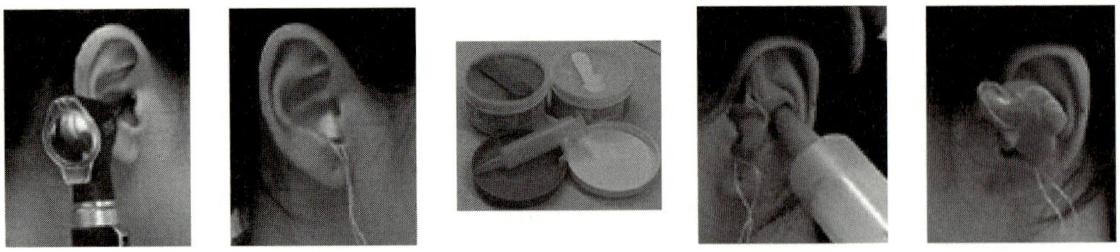

[그림 9-2] 귓본의 채취 과정

① 안전마개 삽입

고막을 보호하기 위해 안전마개(ear block)를 원하는 위치까지 삽입한다. 특히 고막보청기의 경우에는 보청기가 깊숙이 삽입되어야 하므로 안전마개를 외이도의 제2굴곡 이상 조심스럽게 삽입한다.

② 귓본 재료의 혼합

귓본 재료는 실리콘 재질과 촉매를 혼합하여 주사기에 삽입한다. 이러한 재료는 공급회사에 따라 차이가 있으므로 사용하기 전에 이들에 대한 특성을 충분히 파악하여야 한다.

③ 귓본 재료의 주입

귓본 재료의 주입 시 혼합물질에 공기층이 생기지 않도록 주의해야 하며, 일반적으로 경·중도 난청인에게는 귀꽂이나 귓속형 보청기의 착용감을 좋게 하기 위하여 난청인의 구강을 약간 움직이게 한다. 그러나 고·심도 난청인의 경우에는 보통 구강을 움직이지 않고 귓본을 채취한다.

④ 귓본 꺼내기

5~10분 정도 기다려서 손톱 등으로 귓본 재료가 굳은 것을 확인한다. 그 다음 귓본을 좌우로 흔들어서 공기를 주입한 후, 귓본을 얼굴 앞쪽으로 돌리면서 꺼낸다. 다시 한 번 귓속을 관찰하여 이물질이 남아 있는지를 확인한다.

⑤ 귓본의 확인

채취된 귓본을 세심하게 관찰하여야 하며, 잘못된 부분이 있을 때에는 다시 채취한다. 귓본 관찰 시 갑개 또는 외이도 부분에 흠집이나 공기층이 있는지를 관찰한다. 특히 외이도에 해당하는 부분은 음향피드백과 관계가 있으며, 갑개는 보청기의 부품을 삽입하는 곳이므로 주의해야 한다. 마지막으로 귓본에 이름을 표시하고, 귓본 재료가 완전히 굳을 수 있도록 30분 정도 더 기다린 다음 제조사로 발송한다([그림 9-3] 참조).

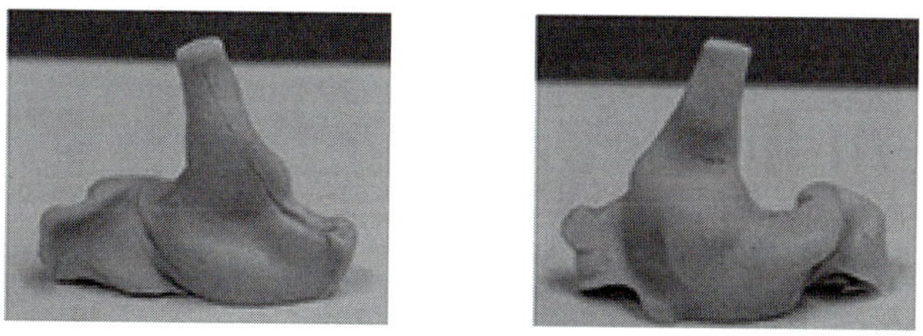

(A) (B)

[그림 9-3] 귓본을 앞(A)과 뒤(B)에서 본 모습

참고문헌

구호림, 김진숙(2000). 한국 노인성난청의 청각장애지수(KHHIE)에 관한 검사-재검사 신뢰도. 언어청각장애연구, 5(1), 133-151.

국가기술표준원(2018). 음향-보청기 적합 관리(KS I 0562:2018). 서울: 한국표준협회.

국가기술표준원(2020). 음향-청력검사방법-제3부: 어음 청력검사(KS I ISO 8253-3:2020; ISO 8253-3:2012 일치). 서울: 한국표준협회.

김정순, 이정학(2001). 청각장애인의 전화사용에 대한 고찰. 대한청각학회지, 5(2), 135-143.

김진숙, 배소영, 이정학(2000). 소음환경에서 표적단어의 예상도가 조절된 한국어의 문장검사목록개발시안. 음성과학, 7, 37-50.

김진숙, 이미숙, 이정학, 박문서(1999). 뇌간 유발반응에서의 자극음 Tone Burst 정상치에 관한 연구. 대한청각학회지, 3(1), 56-62.

김태화, 심송용, 이경원(2016). 한국어판 보청기이득평가 설문지 개발. Audiology and speech Research, 12(4), 209-220.

박진희, 이정학(2001). 고주파수 청각손실이 말소리 인지에 미치는 영향. 언어청각장애연구, 6(1), 174-190.

서옥기, 이정학, 박문서, 정명현(2000). 정상인과 감각신경성 난청인에서 불쾌역치와 등골근반사역치의 비교. 대한청각학회지, 4(2), 148-153.

서옥기, 이정학, 정명현(2001). 청력손실의 종류에 따른 불쾌역치와 역동범위 고찰. 대한청각학회지, 5(2), 111-119.

오수희, 김진숙, 박문서, 이정학(1999). 보청기 착용 후의 뇌간 유발반응 검사. 대한청각학회지, 3(2), 154-159.

오재준, 김진숙, 이정학, 박성혜(2004). 음소균형을 맞춘 유치원과 초등학교 저학년을 위한 단음절 낱말목록. 한국청각학회 제7차 학술대회, 88-89.

이경원, 김진숙(2012). 한국 단음절어의 주파수중요기능 연구. Audiology and Speech Research, 8, 24-33.

이경원, 이재희, 이정학(2008). 한국어음을 이용한 다화자잡음의 개발시안. Audiology and Speech Research, 4, 24-27.

이정학(1996). 노인성난청의 보청기 효과. 한국노년학, 16, 151-161.

이정학(2005). 인공와우와 반대측귀 보청기의 두 형태 적합. Audiology and Speech Research, 1(1), 14-18.

이정학(2017). 어음청각검사. 청각검사지침(2판, pp. 115-140)(대한청각학회편). 학지사.

이정학, 최정호, 신연재, 김용복, 박문서(1997). 변조이음향방사의 측정과 관련된 청각외적 요인. 대한이비인후과학회, 40, 49-55.

진인기, 이경원, 김진숙, 김동욱, 손준일, 이정학(2017). 한국어의 음향 특성을 고려한 보청기 처방법과 기존 처방법의 비교. Audiology and Speech Research, 13(3), 216-221.

한우재, 김진숙, 이정학, 김형종(2003). 연령이 일상생활에서 어음지각능력에 미치는 영향. 대한청각학회지, 7(1), 63-69.

홍빛나, 이정학(2002). 한국 노인의 청력역치에 따른 청각장애지수. 언어청각장애연구, 7(1), 214-233.

홍빛나, 홍하나, 이정학(2004). 노인성난청 선별을 위한 검사도구 개발. 대한청각학회지, 8(1), 49-57.

Bae, H., K., Lee., J. H., & Kim, J. S. (2004). A sound recognition test for Korean children. *International Society of Audiology*. Phoenix, U.S.A.

Cho, S., Oh, S. H., & Bahng, J. (2018). A case study of auditory training for an adult with sudden sensorineural hearing loss. *Audiology and Speech Research*, *14*(1), 59-64.

Dermody, P., & Byrne, D. (1975). Loudness summation with binaural hearing aids. *Scandinavian Audiology*, *2*(1), 23-28.

Dillon, H. (2001). *Hearing aid*. New York: Thieme.

Han, W., Lee, J., Kim, J., Lee K., & Kim, D. (2017). Preferred compression threshold and release time in quiet and noisy conditions for elderly Korean hearing aid users. *Journal of Audiology and Otology*, *21*(3), 133-139.

Hawkins, D. B., Prosek, R. A., Walden, B. E., & Montgomery, A. A. (1987). Binaural loudness summation in the hearing impaired. *Journal of Speech and Hearing Research*, *30*(1), 37-43.

International Organization for Standardization (ISO). (2020). ISO 21388: Acoustics-Hearing aid fitting management (HAFM). Geneva, Switzerland: ISO.

International Organization for Standardization (ISO). (2024). ISO 21388-2: Acoustics-Hearing aid fitting management-Part 2: Tele-services as part of hearing aid fitting management (tHAFM). Geneva, Switzerland: ISO.

Jin, I. K., Kates, J. M., Lee, K., & Arehart, K. H. (2015). Derivations of the band-importance function: A cross-procedure comparison (L). *Journal of the Acoustica l Society of America*, *138*(2), 938-941.

Jin, I. K., Lee, J., Lee, K., Kim, J., & Kim D., Sohn, J., & Lee, K. J. (2016). The band-importance function for the Korean standard sentence lists for adults. *Journal of Audiology and Otology*, *20*(2), 80-84.

Lee, J. H., Bang, J. H., & Lee, J. H. (2003). Development of a Korean Word Discrimination Test by Pictures. *American Academy of Audiology*. San Antonio, Tx, U.S.A.

Lee, J. H., & Kim, J. S. (1999). The maximum permissible ambient noise and frequency-specific averaging time on the measurement of distortion product otoacoustic emissions. *Audiology, 38*, 19-23.

Ma, J., Seo, J. H., Moon, I. J., Park, M. K., Lee, J. B., Kim, H., Hong, M. (2023). Auditory brainstem response data preprocessing method for the automatic classification of hearing loss patients. *Diagnostics, 13*(23), 3538.

Mueller, H. G., & Hawkins, D. (1990). Considerations in hearing aid selection. In R. Sandlin (Ed.), *Handbook of hearing aid amplification II: Clinical considerations and fitting practices* (pp. 31-36). San Diego: College Hill Press.

Northern, J. L., & Downs, M. P. (1991). *Hearing in children* (4th ed). Baltimore: Williams Wilkins.

Ocak, E., Arslan, M., Akyıldız, H. S., Yılmaz, S. T., & Erbek, S. (2023). Comparison of Wideband Tympanometry Measurements with Conventional Tympanogram Measurements in Normal Hearing Adults. *Journal of Ankara University Faculty of Medicine/Ankara Universitesi Tip Fakultesi Mecmuasi, 76*(4), 348-353.

Ovegard, A., & Ramstrom, A. (1994). Individual follow-up of hearing aid fitting. *Scandinavian Audiology, 23*(1), 57-63.

Sandlin, R. E. (2000). *The textbook of hearing aid amplification*. Sandiego, DA: Singular.

Schreurs, K. K., & Olsen, W. O. (1985). Comparison of monaural and binaural hearing aid use on trial period basis. *Ear and Hearing, 6*(4), 198-202.

Schwartz, D., Lyregaard, P. E., & Lundh, P. (1988). Hearing aid selection for severe-to-profound hearing loss. *Hearing Journal, 41*(2), 13-17.

Sweetow, R. W. (1999). Counseling: It's the key to successful hearing aid fitting. *Hearing Journal, 52*(3), 10-17.

Zwicker, E., & Fastl, H. (1999). *Psychoacoustics*. New York, NY: Springer.

참고 1

기초상담 설문지의 예: 성인용

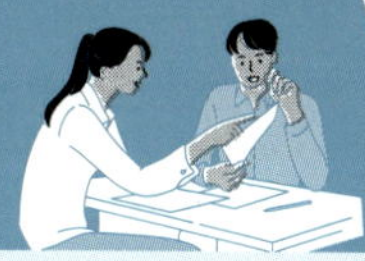

기초상담 설문지(성인)			작성일자: 년 월 일
성명	(남 여)	생년월일	년 월 일
주소	☏		
직업	보호자 ☏		
본 센터에 의뢰한 사람 혹은 기관:			
작성자:		고객 확인:	

청력 관련 사항

1. 본 센터를 방문한 이유는 무엇입니까?

2. 언제부터 잘 들리지 않았습니까?

3. 잘 들리지 않는 원인이 무엇이라고 생각하십니까?

4. 잘 들리지 않아 불편한 것은 다음 중 어느 것인지 표시하십시오.
   (여러 개에 표시하셔도 좋습니다.)
   전화 사용, 라디오 청취, 텔레비전 시청, 사회 및 직장생활, 작은 말소리, 친지와의 모임, 절 · 교회 혹은 성당, 기타(   )

5. 한쪽 귀가 다른 쪽 귀보다 더 잘 들린다고 생각하십니까? (예 / 아니요)
   만약 '예'라고 답하셨다면 어느 쪽 귀가 더 잘 들린다고 생각하십니까? (오른쪽 / 왼쪽)

6. 들리지 않는 정도가 계속 악화되거나 변화가 있다고 생각합니까? (예 / 아니요)
   만약 '예'라고 답하셨다면 언제부터입니까?

7. 잘 들리지 않아 보청기를 사용하여 도움을 받고 싶으십니까? (예 / 아니요)

병력 관련 사항

1. 가족 혹은 친척 중 난청을 경험하신 분이 계십니까? (예 / 아니요)

   만약 '예'라고 답하셨다면 누구이며, 어떤 문제를 가졌습니까?

2. 청력검사를 받아 보신 적이 있습니까? (예 / 아니요)

   받으셨다면,

   언제: ______________________________

   어디서: ______________________________

   결과는: ______________________________

3. 귀에 염증, 질병 혹은 수술 경험이 있습니까? (예 / 아니요)

   만약 '예'라고 답하셨다면,

   어느 쪽: ______________________________

   언제: ______________________________

   어디서: ______________________________

4. 현재 의료기관의 치료를 받거나 약을 복용하고 계십니까? (예 / 아니요)

   만약 '예'라고 답하셨다면,

   병명: ______________________________

   치료받고 있는 의료기관명: ______________________________

   복용하는 약의 명칭 및 복용량: ______________________________

5. 다음 중 본인이 경험하신 적이 있는 질병에 표시하십시오.

   두뇌부 손상, 뇌수술, 현기증, 신장병, 고혈압, 기타(   )

   이명(없다　오른쪽　왼쪽　양쪽　잘 모르겠다)

   이명이 있다면 다음 중 어떤 소리입니까?

   모기 소리, 매미 소리, 귀뚜라미 소리, 기차 소리, 기타(   )

6. 취미생활, 직장, 군대 혹은 다른 이유로 큰 소리를 들어 보신 적이 있으십니까?
   (예 / 아니요)
   만약 '예'라고 답하셨다면, 큰 소리를 들은 기간은 어느 정도입니까?
   ______년______개월

보청기 관련 사항

1. 전에 보청기를 사용한 경험이 있습니까? (예 / 아니요)
   만약 '예'라고 답하셨다면,
   어느 쪽: ______________________________
   언제: ______________________________
   어떤 종류: ______________________________

2. 현재 보청기를 착용하고 있습니까? (예 / 아니요)
   만약 '예'라고 답하셨다면,
   어느 쪽 귀에 착용하고 있습니까? (오른쪽 / 왼쪽 / 양쪽)
   어떤 종류입니까? (상자형 / 귀걸이형 / 개방형 / 귓속형 / 고막형 / 초고막형 / 특수형)
   언제부터 현재의 보청기를 착용하셨나요?
   누가 추천하였습니까?
   어디서 구입하셨습니까?
   듣는 데 도움이 됩니까?

3. 청력검사 후 보청기를 착용하고 싶으십니까? (예 / 아니요)
   만약 '예'라고 답하셨다면,
   어떤 형태를 원하십니까? (상자형 / 귀걸이형 / 개방형 / 귓속형 / 고막형 / 초고막형 / 특수형)
   기타: ______________________________

수고하셨습니다.

참고 2

기초상담 설문지의 예: 아동용

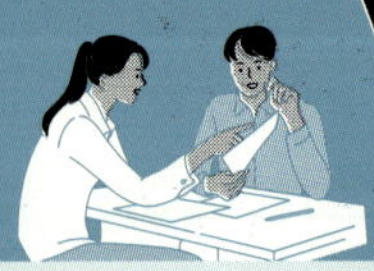

기초상담 설문지(아동)			작성일자: 년 월 일
성명	(남 여)	생년월일	년 월 일
주소	☏		
재학기관명		언어 · 청능 치료기관명	
보호자 성명	부: ☏	모: ☏	
작성자 성명		보호자 확인: 관계 :	

* 자세한 기록은 아동의 청각 및 언어 능력에 대한 평가에 도움이 됩니다.

청력 관련 사항

1. 아동이 본 센터를 방문하게 된 이유는 무엇입니까?

____

2. 아동이 청력검사를 받아 본 적이 있습니까? (예 / 아니요)

만약 '예'라고 답하셨다면,

언제: ______________________________

어디서: ______________________________

결과는: ______________________________

3. 아동이 난청이 있다면, 그 원인이 무엇이라고 생각하십니까?

____

4. 아동이 난청이 있다고 처음 아신 경위를 설명하여 주십시오.

언제: ______________________________

어떻게: ______________________________

병력 관련 사항

1. 아동의 가족 혹은 친척 중 난청을 경험하신 분이 계십니까? (예 / 아니요)

   만약 '예'라고 답하셨다면 누구이며, 어떤 문제를 가졌습니까?

   ____

2. 임신이나 분만 과정에 문제가 있었습니까? (예 / 아니요)

   만약 '예'라고 답하셨다면, 어떤 문제인지 자세히 적어 주십시오.

   ____

3. 출생 후 아동이 경험한 질병이나 사고가 있었다면, 그 시기와 치료기관 등을 적어 주십시오.

   ____

4. 현재 아동이 의료기관의 치료를 받거나 약을 복용하고 있습니까? (예 / 아니요)

   만약 '예'라고 답하셨다면,

   병명: ______________________________

   복용하는 약의 명칭 및 복용량: ______________________________

5. 아동의 귀에 염증, 질병 혹은 수술 경험이 있습니까? (예 / 아니요)

   만약 '예'라고 답하셨다면,

   어느 쪽: ______________________________

   언제: ______________________________

   어디서: ______________________________

청력/언어 관련 사항

1. 아동이 다음 행동을 하기 시작한 나이를 적어 주십시오.

   옹알이: ______________________________

   자신의 이름에 답하기: ______________________________

   간단한 지시를 듣고 따르기: ______________________________

눈, 코, 입 등 신체부위를 듣고 손가락으로 가리키기: ____________________

첫 단어 말하기: ____________________

2. 아동은 자신이 원하는 것을 얻기 위해 어떻게 표현합니까?

____

3. 아동이 자주 쓰는 단어는 어떤 것입니까?

____

4. 아동이 지시나 대화를 이해하는 정도는 어느 정도입니까?
(아주 잘 이해한다 / 잘 이해하는 편이다 / 잘 이해하지 못한다 / 전혀 이해하지 못한다)

5. 아동이 현재 보청기를 착용하고 있습니까? (예 / 아니요)
착용하고 있다면,
언제 처음 보청기를 착용했습니까? ____________________
어떤 종류입니까? (상자형 / 귀걸이형 / 개방형 / 귓속형 / 고막형 / 초고막형 / 특수형)
기타: ____________________
어느 쪽 귀에 착용하고 있습니까? (오른쪽 / 왼쪽 / 양쪽)
언제부터 현재의 보청기를 착용했습니까? ____________________
누가 추천하였습니까? ____________________
어디서 구입하셨습니까? ____________________
아동은 보청기 착용을 좋아합니까? ____________________
보청기가 아동에게 도움이 됩니까? ____________________

6. 아동의 청각이나 언어발달을 위해 본 센터에 요청하고 싶은 사항이 있다면 적어 주십시오.

____

7. 앞에 기록한 내용 외에 아동이 갖고 있는 문제점이 있다면 적어 주십시오.

____

수고하셨습니다.

제10장

보청기적합 확인

1. 착용 전 확인
2. 착용 상태의 확인
3. 보청기 조절의 확인

보청기적합 확인은 난청인이 보청기를 착용하기 전에 실시하는 확인과정, 난청인이 보청기를 처음 착용한 상태에서의 확인과정, 보청기조절 후 실생활에서 어느 정도 도움이 되는지를 평가하는 보청기조절의 확인과정으로 구분할 수 있다. 착용 전 확인은 육안검사와 성능평가를 통하여 보청기가 처방대로 제작되었는지 점검하고 간혹 발생할 수 있는 보청기의 결함을 미리 확인하는 과정이다. 착용상태의 확인은 보청기의 착용감, 음향피드백, 울림현상, 조작의 용이성, 미적 측면 등을 알아보는 과정이다. 보청기조절의 확인은 커플러측정, 실이측정, 음장측정, 최대출력확인, 설문지평가 등 여러 가지 방법을 활용하여 다양한 환경에서의 음질 및 의사소통 능력을 극대화하는 과정이다(국가기술표준원, 2018; ISO, 2020, 2024). 이렇게 다양한 보청기적합의 확인 방법 중에서 보청기전문가는 난청인의 동기, 연령, 필요성 등을 고려하여 최소의 시간에 최대의 결과를 얻을 수 있는 방법을 선택해야 한다. 최근 국제표준(ISO, 2020)에 근거한 보청기적합관리인증제(〈부록 4〉 참조)가 도입되어 난청인이 신뢰할 수 있는 국제수준의 보청기센터가 더 많이 등장할 것이다. 이 장에서는 단계별로 구분하여 보청기적합 확인과정에 대해 살펴보았다.

① 착용 전 확인

난청인이 보청기를 착용하기 전에 보청기의 제작 상태, 보청기몸체 또는 귀꽂이의 이상 유무 등 품질에 문제가 없는지를 확인하는 과정이다. 육안검사와 착용상태의 확인 및 성능평가를 통해 확인한다.

1) 육안검사

주로 귓속형 보청기 및 귀꽂이의 형태, 색상, 선택항목, 외관의 이상 유무 등을 아래와 같이 직접 확인한다.

- 귓속형 보청기의 형태: 귓속형 보청기의 형태(갑개, 외이도, 고막보청기 등)를 원래의 주문대로 제작하였는지 확인한다. 특히 외이도와 고막보청기의 중간 형태(10A 건전지를 사용하는 small ITC 등)의 보청기도 있으므로 주의해야 한다.
- 귓속형 보청기의 색상: 황색 인종이 선호하는 보청기의 색상은 주로 연주황(베이지 혹은 핑크)이다. 그러나 고막보청기는 보청기의 좌우를 구분하기가 어려우므로 보청기몸체의 색을 좌측인 경우에는 청색, 우측인 경우에는 적색을 주로 사용한다. 그러나 외부에서 보이는 면판(face plate)의 색깔은 귓바퀴 혹은 이주의 그림자를 고려하여 약간 진한 갈색(갈색 혹은 어두운 갈색)으로 제작하는 경우가 많다. 따라서 주문한 색상이 맞는지를 미리 확인해야 한다.
- 귀꽂이의 형태: 귀꽂이의 형태를 폐쇄형과 비폐쇄형, 갑개형과 외이도형 등으로 구분하여 주문대로 제작되었는지 확인한다. 또한 귀꽂이의 재질이 경질인지 혹은 연질인지를 확인한다.
- 선택항목: 각종 전기음향적 조절기, 음량조절기, 그리고 텔레코일, 음향입력잭 등의 선택항목들이 주문대로 부착되었는지 확인한다.
- 귓속형 보청기 및 귀꽂이의 외관: 귓속형 보청기 또는 귀꽂이를 난청인의 귀에 삽입하였을 때, 거친 표면에 의해 외이도 등에 상처를 입을 염려는 없는지 또는 보청기 표면에 균열이 가서 보청기가 파손되기 쉬운지 등을 확인한다.

2) 성능평가

난청인이 보청기를 착용하기 전에 보청기가 제대로 작동하는지를 확인하는 과정이다. 보청기 성능평가는 청음기(stethoscope)를 이용한 심리음향적 확인과 커플러를 이용한 전기음향적 특성의 측정으로 실시한다(평가방법은 제4장 '보청기 성능평가' 참조).

2 착용 상태의 확인

보청기를 사용할 난청인이 방문하면 보청기를 착용한 상태에서 느끼는 착용감, 음향피드백, 울림현상, 조작의 용이성, 미적 측면 등을 알아보는 과정이다. 구체적인 검토사항은 다음과 같다.

- 외이도 적합성: 보청기를 착용하였을 때, 난청인의 외이도에 꼭 맞는지를 확인한다. 만약 헐겁거나 너무 꼭 끼면 보청기전문가가 보청기몸체를 변형하거나 귓본을 다시 채취하여 보청기를 제조사에 되돌려 보내 난청인의 외이도에 맞게 조치한다.
- 송화기의 위치: 송화기가 내이주(antitragus)와 맞닿아 있으면, 소리가 아예 들리지 않거나 음향피드백이 발생하기 쉽다. 이런 경우에는 보청기를 제조사에 보내서 송화기의 위치를 변경하도록 한다.
- 착용감: 보청기를 착용하였을 때, 편안한지 또는 외이도가 아프거나 불편한 곳은 없는지 확인한다. 만약 아프거나 불편한 곳이 있다면 보청기전문가가 보청기몸체를 변경하거나 보청기를 제조사로 되돌려 보낸다.
- 보청기 착용/제거의 용이성: 보청기를 착용하거나 빼기가 너무 어렵지 않은지를 확인한다. 불편할 경우에는 보청기전문가가 보청기몸체를 변형하거나 보청기를 제조사에 되돌려 보낸다.
- 음량조절기의 위치: 음량조절기가 대주와 맞닿아 있으면, 조절할 수 없거나 보청기 착용인이 통증을 느끼게 된다. 이런 경우에는 보청기를 제조사에 돌려 보내서 음량조절기의 위치를 변경하거나 음량조절기를 제거한다.
- 조절기의 조작성: 보청기의 조절기를 조작하기가 너무 어렵지 않은가를 확인한다. 특히 음량조절기가 너무 작아서 조작하기가 불편한 경우에는 보청기를 제조사에

되돌려보내 음량조절기의 높이가 높은 것(extended volume control)으로 교체하거나 음량조절기를 제거한다.

- 외관의 미적인 측면: 보청기를 착용할 때, 보청기가 밖으로 너무 튀어나오지는 않는지 확인한다. 튀어나온 경우에는 귓본이 제대로 채취되었는지, 제조사의 실수가 있었는지, 아니면 난청인의 외이도가 너무 작지 않은지를 확인한다. 외이도가 너무 작으면 난청인을 설득하여 제작된 보청기를 그대로 착용하거나 작은 것으로 교체하도록 한다.
- 음향피드백: 조용한 곳에서 보청기를 삽입하고, 착용인에게 이상한 소리가 들리는지 물어보거나 보청기전문가의 귀를 보청기에 가까이 대본다. 음향피드백이 발생하면 보청기의 표면을 특수한 물질로 덧씌우거나 음향필터 혹은 고주파수조절기를 사용하여 음향피드백을 없앤다. 디지털보청기의 경우, 음향피드백 방지시스템을 사용하면 효과적이다.
- 음향의 울림: 보청기를 외이도에 착용함으로써 상대방의 목소리 혹은 자신의 목소리가 심하게 울리는지를 확인한다. 만약 소리가 울리면 저주파수조절기로 저음영역의 이득을 내리거나 환기구(vent)를 크게 늘려야 한다. 환기구가 없는 경우에는 외부환기구(external vent) 또는 기압환기구(pressure vent) 등을 설치하여 해결한다. 최대출력과 이득이 너무 높은 경우에도 울림이 발생할 수 있다.

3 보청기조절의 확인

보청기조절의 확인은 다양한 환경에서의 음질 및 의사소통 능력을 극대화하기 위하여 커플러측정, 실이측정, 음장측정, 최대출력확인, 설문지평가 등 여러 가지 방법으로 확인한다(KS I 0562, ISO 21388, ISO 21388-2). 이러한 다양한 확인 방법 중에서 보청기전문가는 난청인의 동기, 연령, 필요성 등을 고려하여 최소의 시간에 최대의 결과를 얻을 수 있도록 효율적으로 선택해야 한다.

1) 커플러측정

일반적으로 2 cc 커플러를 사용하고, 8,000 Hz가 넘는 고주파수 측정 시에는 0.4 cc

커플러를 사용해서 보청기의 전기음향적 특성을 측정한다. 청력역치레벨, 쾌적음량레벨, 불쾌음량레벨 등의 청력손실에 따른 커플러 이득, 최대출력(MPO) 또는 출력음압레벨90(OSPL90), 압축역치와 압축비율, 압축시간과 해제시간 등의 전기음향적 요소를 사용자 음량조절기 상태에서 확인한다. 비선형 증폭기는 입력음압레벨에 따른 주파수별 이득을 확인하며, 다채널 증폭기는 채널 또는 주파수대역별로 확인한다. 그리고 커플러에 의한 전기음향적 확인은 실이대커플러차(RECD)를 고려해야 하며, 측정 내용을 보관하여 차후의 특성과의 비교에 활용하는 것이 좋다.

2) 실이측정

실이측정기에 청력역치레벨, 불쾌음량레벨 등의 청력과 실이대커플러차(RECD) 또는 실이대다이얼차(REDD) 등을 입력하고 청력손실의 종류에 따른 보청기의 증폭 특성(선형 또는 비선형)에 알맞은 보청기적합공식을 선택한 탐침송화기를 이용하여 실이공명반응(REUR)과 실이증폭반응(REAR)을 측정한다. 그다음, 실이삽입이득(REIG)을 보청기적합공식에 의한 목표이득 및 실이포화반응(RESR)과 비교하여 확인한다. 실이삽입이득 및 실이포화반응이 만족스럽지 못한 경우에는 각종 조절기를 이용하여 목표 실이삽입이득 및 실이포화반응에 근접하도록 조절한다. 그러나 고막 또는 초소형고막 그리고 개방적합 보청기 등에서 힘든 경우에는 기능이득을 활용할 수 있다.

3) 음장측정

음장측정(sound field measurement)은 1930년대에 미국 위스콘신 대학의 Speech and Hearing Center에서 처음 발표한 측정법으로 기능이득측정(functional gain measurement)이라고도 한다. 보청기 착용 전후의 음향반응 정보를 제공하는 데 유용하게 사용된다.

보청기조절 확인을 위한 음장측정은 기능이득, 어음이득, 방향이득 등 여러 가지가 있지만 상황에 따라서 필요한 검사를 선택하여 시행한다. 그리고 검사 시 실제 환경과 비슷한 조건에서 난청인의 이해 능력을 측정하는 것이 효과적이다. 음장이득측정을 실시하기 위해 고려해야 할 요인은 다음과 같다.

첫째, 반복적이고 신뢰도가 높은 음장이득측정을 위한 방음실의 조건이다. 방음실은 음향학적으로 소리의 반향과 외부 소음의 유입이 적어야 한다. 반향이나 소음의 유입이 높게 발생하면 검사의 신뢰도 또는 보청기 착용인의 말소리 인지 능력에 영향을 미칠 수 있다. 따라서 방음실의 벽은 경도(stiffness)와 질량(mass)이 크고 내부에는 흡음재(sound-absorbing materials)를 사용한다. 일반적으로 저주파수가 파장이 짧은 고주파수에 비해 감소시키기가 어렵다. 청력역치를 평가할 때에는 30 dB A 정도의 방음실이 필요하지만 음장이득측정 시에는 45 dB A 이하의 조용한 방에서도 가능하다. 참고로 순음청력검사를 위한 청력검사실 내의 최대허용주변음압레벨은 〈표 10-1〉과 같다(ISO,

표 10-1 귀덮개 헤드폰을 사용하여 0 dB HL의 기도청력역치레벨을 측정하기 위한 방음실의 1/3 옥타브 주파수별 최대 허용주변음압레벨(ISO 8253-1)

Mid-frequency of one-third-octave band Hz	Maximum permissible ambient sound pressure level LS, max (Reference: 20 μPa) dB		
	Test tone frequency range		
	125 Hz to 8,000 Hz	250 Hz to 8,000 Hz	500 Hz to 8,000 Hz
31.5	56	66	78
40	52	62	73
50	47	57	68
63	42	52	64
80	38	48	59
100	33	43	55
125	28	39	51
160	23	30	47
200	20	20	42
250	19	19	37
315	18	18	33
400	18	18	24
500	18	18	18
630	18	18	18
800	20	20	20
1,000	23	23	23
1,250	25	25	25
1,600	27	27	27
2,000	30	30	30
2,500	32	32	32
3,150	34	34	34
4,000	36	36	36
5,000	35	35	35
6,300	34	34	34
8,000	33	33	33

NOTE Using the values given, the lowest hearing threshold level to be measured is 0 dB, with a maximum uncertainty of +2 dB due to ambient noise. If a maximum uncertainty of +5 dB due to ambient noise is permitted, the values may be increased by 8 dB.

2010). 이 기준은 스피커와 청각손실자의 귀 사이 거리(speaker-to-ear distance) 또는 방위각(azimuth)의 영향을 받을 수 있다. 대략 45 dB A 이내인 경우라면 넓은 주파수대역에 걸쳐 실시하는 보청기 착용 후의 청력역치레벨의 검사에는 큰 문제가 없을 것이다.

둘째, 음장에서 난청인의 위치다. 방음실에서 검사하는 동안에 난청인이 일정한 자세를 유지하게 하여 정지파(standing wave)의 영향을 되도록 받지 않도록 해야 한다. 일반적으로 난청인은 음원의 스피커에서 1 m 정도 떨어진 곳에 위치해야 반사파의 영향을 최소로 받는다.

셋째, 검사에 사용하는 스피커와 자극음이다. 검사를 실시하기 전에 스피커는 전기음향적으로 교정(calibration)되어야 하며, 필요에 따라서 1~2개를 사용할 수 있다([그림 10-1] 참조). 자극음의 종류에는 여러 가지가 있지만, 일반적으로 음향적 특성의 영향을 덜 받는 주파수변조음이나 협대역잡음을 사용하는 것이 좋다. 순음의 경우에는 귀가 음원에서 9~12인치 떨어진 곳에 위치할 수 있다면 순음을 사용해도 큰 영향이 없다.

결론적으로 주관적 검사인 음장이득측정은 보청기의 상담, 선택, 조절 및 적합에 있어서 유용한 평가도구이며, 객관적 검사인 실이측정과 상호 보완적인 의미로 이해하고 사용하는 것이 바람직하다.

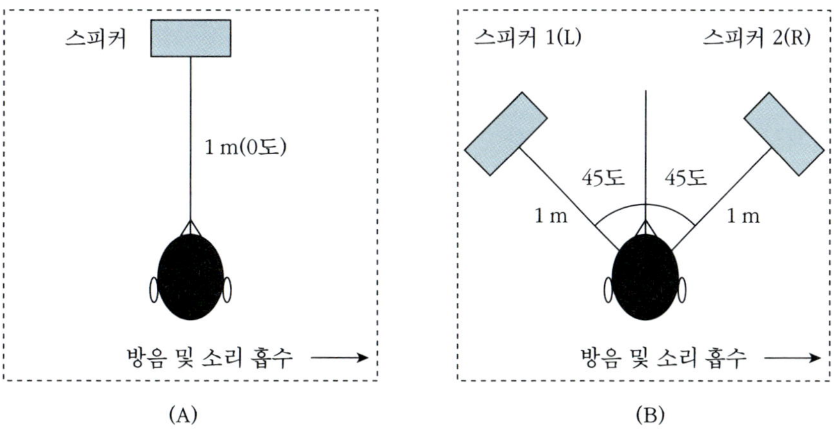

[그림 10-1] 방음실에서 스피커를 이용한 청력 또는 어음청각 검사 시 스피커의 배치

(A): 1개의 스피커를 배치, (B): 2개의 스피커를 배치

(1) 기능이득검사

기능이득은 방음실에서 보청기를 착용하기 전과 후의 청력역치레벨의 차이로, 보청기 착용 전에 비증폭역치레벨에서 착용한 후에 증폭역치레벨(aided threshold level)을

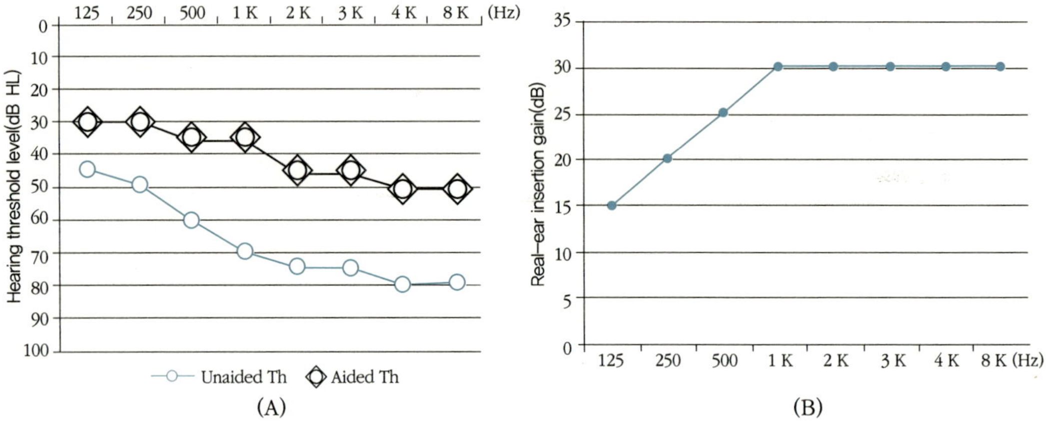

[그림 10-2] 기능이득

(A): 방음실에서 측정한 비증폭역치레벨(unaided threshold level)에서 증폭역치레벨(aided threshold level),
(B): (A)에서 구한 기능이득(비증폭역치레벨에서 증폭역치레벨을 뺀 값)으로 실이삽입이득과 같음

뺀 값이다([그림 10-2] 참조). 기능이득은 보정을 실시한 한 개(0도의 위치) 또는 두 개(좌우 각각 45도)의 스피커 앞에 난청인을 앉힌 후 측정한다. 그러나 스피커와 검사 귀까지의 거리는 청력검사기와 스피커의 종류에 따라 달라질 수 있는데, 제조사가 추천하는 거리를 유지하도록 한다. 보청기 착용의 효과를 알아보기 위해서는 피검자 정면에 있는 1개의 스피커를 사용하는 것이 효과적이다([그림 10-1] 참조). 제시음은 각 검사주파수에서 주파수변조음(FM음), 협대역잡음 등을 이용한다. 기능이득은 이론적으로 실이이득과 동일해서 둘 중의 하나를 선택하여 사용한다. 하지만 검사 결과는 차이가 나타날 수 있다.

(2) 어음이득검사

방음실에서 보청기 착용 전후에 어음을 제시하여 구한 인지도를 비교해서 보청기적합을 확인할 수 있다. 이때 고려할 사항을 살펴보면 다음과 같다.

① 스피커의 배치

스피커는 기능이득 검사와 마찬가지로 1~2개의 스피커([그림 10-1] 참조)를 사용할 수 있지만 방향에 따른 어음이득, 소음의 제시 등의 보청기적합 확인의 목적에 따라 스피커의 위치를 피검자 전후좌우에 다양하게 배치할 수 있다. 중요한 점은 보청기 착용 전과 후의 측정 조건이 동일해야 한다는 것이다.

② 제시 어음의 종류

제시 어음은 표준화된 단음절어 또는 문장을 사용할 수 있지만(Hagerman, 1976; Thornton & Raffin, 1978) 일상생활에서의 의사소통 능력을 확인하기 위해서는 문장인지도를 구하는 것이 효과적이다.

③ 제시음의 강도

어음의 강도는 보청기 착용 전후에 보통 대화음 레벨인 45~50 dB HL로 동일하게 제시한다. 그러나 어음인지도의 천장효과 또는 바닥효과로 인해 보청기 착용 전후의 비교가 어려운 경우에는 청력손실의 정도에 따라서 어음의 제시 강도를 조절할 수 있다. 예를 들어, 경중도 난청에는 30~35 dB HL, 고·심도 난청에는 55~60 dB HL의 어음을 제시하고 인지도를 비교한다.

④ 소음의 유무

일상생활에서 어음청각검사를 통하여 보청기적합에 따른 착용효과를 알아보고자 할 때, 소음도 함께 제시하는 것이 효과적이다. 소음은 백색잡음, 어음잡음 또는 다화자잡음 등을 사용한다. 어음의 제시 방향, 강도 및 종류는 난청인의 주변 환경, 보청기의 기능 등을 고려하여 결정한다. 소음하어음검사 도구로 HINT(Hearing In Noise Test)(Nilsson et al., 1994), KSPIN(Korean Speech Perception In Noise)(김진숙 외, 2000; 안리정 외, 2002) 등이 개발되었다.

⑤ 어음이득측정에 의한 보청기적합 확인의 예

〈표 10-2〉는 보청기적합 확인을 목적으로 보청기 착용 전후에 방음실에서 구한 문장인지도의 예이다. 스피커는 피검자 정면에 배치하였으며, 어음의 종류는 한국산업표준 문장(국가기술표준원, 2023; 이정학, 2017), 어음의 제시 강도는 50 dB HL, 소음의 종류는 다화자잡음, 신호대잡음비(Signal-to Noise Ratio: SNR)는 6 dB 및 0 dB로 설정하였다. 확인 결과, 보청기 착용 전과 후의 문장인지도는 각각 6 dB SNR에서 27.5%와 80.0%, 0 dB SNR에서 20.0%와 62.5%로 나타나 착용효과가 좋다고 할 수 있다.

표 10-2 보청기 착용 전후에 방음실에서 구한 문장인지도의 예

side	presentation level	Noise/SNR	scores(%)	
			unaided	aided
both	50 dB HL	babble/6 dB	27.5	80.0
both	50 dB HL	babble/0 dB	20.0	62.5

loud speaker: 4 Ohms
speaker' azimuth: 0 degree
word list: KS-SLA-A3, A4, A5, A6

(3) 방향분별검사

보청기를 착용하고 난 후, 방향성에 대한 이득 또한 중요한 평가항목 중 하나이다. 방향분별검사(directional discrimination test)는 보통 360도로 배치한 8개(45도) 혹은 16개(22.5도)의 스피커에서 발생하는 광대역잡음을 사용하여 방향감각의 인지 정도를 비교하거나(권경순 외, 2000; 이정학, 이경원, 2000) 180도로 배치한 9개(22.5도)의 스피커를 사용하기도 한다. 검사를 시작하기 전, 난청인에게 미리 스피커의 위치를 설명한 뒤, 쾌적음량레벨(MCL)에서 광대역잡음 또는 협대역잡음을 난청인에게 임의로 들려주면서 순간적으로 감지하는 음원의 스피커를 지적하거나 번호를 말하게 한다([그림 10-3]의 (A) 참조). 이때 22.5도(대각선), 45도(대각선 바로 옆의 스피커를 맞춘 경우), 67.5도(그 밖) 등 검사한 값의 평균을 구한 다음, 그 값이 45도 내에 들면 양이착용이 유리하다고 판단할 수 있다([그림 10-3]의 (B) 참조).

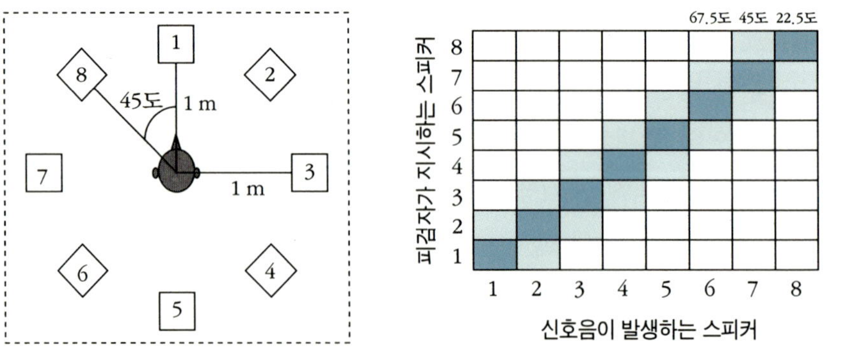

(A) (B)

[그림 10-3] 방향분별력을 검사하기 위한 스피커 배치의 예(A)와 방향분별력을 평가하기 위한 검사용지(B)

4) 출력음압레벨90과 최대출력 확인

보청기의 출력음압레벨90(Output Sound Pressure Level for 90dB sound pressure level input: OSPL90)과 가장 높은 출력음압레벨이 나타나는 최대출력(Maximum Power Output: MPO)은 다음의 방법으로 확인한다.

첫째, OSPL90은 다양한 어음을 '크지만 들을 수 있을 정도'의 음압레벨을 의미한다. 확인 방법은 음압레벨 80~90 dB 정도의 크기로 연속적인 대화음을 들려주면서 '크지만 들을 만하다(loud but okay).'라고 반응하는지를 확인한다. 반응에 따라 선형 증폭시스템의 경우에는 MPO 또는 OSPL90, 비선형 증폭시스템의 경우에는 80~90 dB의 입력음압레벨에 대한 이득을 조절한다.

둘째, 비선형 증폭시스템의 경우에 MPO는 [그림 10-4]와 같이 OSPL90보다 높게 나타나는 경우가 대부분이다. 따라서 MPO는 음압레벨 90 dB 이상의 소리를 들려주어 대상자가 견딜 수 있는지를 확인한다. 확인 방법은 난청인 가까이에서 보청기전문가가 직접 손뼉을 치거나, 숟가락 등을 두드려서 난청인의 반응을 확인한다. 그리고 녹음된 다양하고 큰 소리를 난청인에게 들려주어 확인할 수도 있다. 반응에 따라 MPO를 조절하며, [그림 10-4]와 같이 비선형 증폭시스템의 경우에는 MPO를 조절해도 압축비율은 변화하지 않는다.

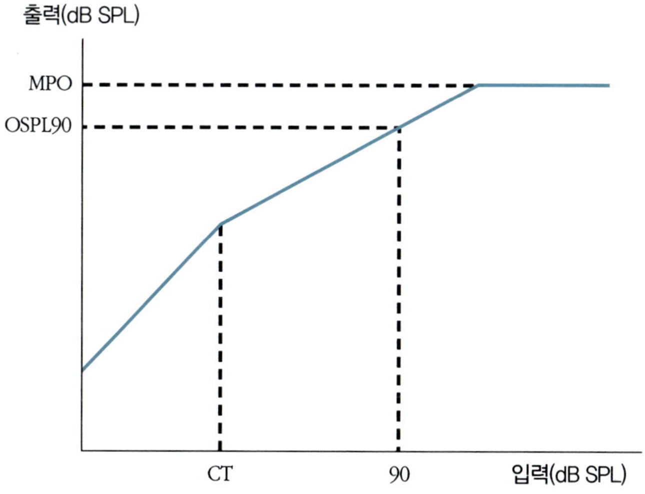

[그림 10-4] 비선형 증폭시스템에서의 최대출력(MPO)과 OSPL90

셋째, 아동의 경우에는 OSPL90과 MPO를 구분하여 확인하기가 어렵다. 따라서 아동에게 음압레벨이 비교적 큰 다양한 소리를 들려주었을 때 보청기를 빼 버린다든지, 두통을 호소하거나, 그 외의 신체적인 반응을 나타내는지 유심히 관찰하여 OSPL90 또는 MPO를 확인한다. 그리고 실이측정이 가능하다면 선형 증폭시스템은 실이포화반응(RESR), 비선형 증폭시스템은 90 dB의 입력음압레벨에 대한 MPO를 측정하여 목표 반응에 상응하는지를 확인한다.

5) 설문지평가

보청기의 이득평가와 관련된 설문지는 일상생활에서 보청기의 착용효과를 심리 · 사회 · 음향학적인 측면을 고려하여 여러 상황하에서 비교 · 분석하는 것으로, 보청기를 착용하기 전과 보청기를 착용한 후의 보청기 수행능력을 평가하는 주관적인 방법이다. 적어도 보청기 사용 한 달 후에 설문지를 통하여 평가한다. 이 장에서는 한국에서 사용하고 있는 주요 평가도구인 K-PHAB(김태화 외, 2016), K-HHIE(구호림, 김진숙, 2000), IOI-HA(Cox & Alexander, 2002)의 한국어 버전인 K-IOI-HA(추호석 외, 2012) 등을 소개하기로 한다.

(1) K-PHAB와 K-PHAB-Q

Cox와 Alexander(1995)가 개발한 APHAB(Abbreviated Profile of Hearing Aid Benefit)는 쉬운 의사소통(Ease of Communication: EC), 배경소음(Background Noise: BN), 반향음(Reverberation: RV), 크고 날카로운 음(Aversiveness of sounds: AV)의 4개 범주에서 보청기 착용 전과 후의 청취능력을 평가하는 것이다. 김태화 등(2016)은 APHAB에 방향성(Localization: LC)을 추가하여 K-PHAB(Korean version of Profile of Hearing Aid Benefit)로 개발하였다. K-PHAB는 5개의 범주에서 각각 4개의 질문 항목으로 구성되어 있으며, 내용은 〈표 10-3〉과 같다.

K-PHAB는 학습효과(learning effect)를 방지하기 위하여 'A'와 'B' 형의 2개의 설문지를 사용한다('참고 3'과 '참고 4' 참조). 그리고 설문에 대한 답안과 점수가 7단계인 경우에는 '항상 그렇다(always): 99%' '대부분 그렇다(almost always): 87%' '가끔 그렇다(generally): 75%' '보통이다(half-the-time): 50%' '가끔 그렇지 않다(occasionally): 25%' '대부분 그렇지 않다(seldom): 12%' '절대 그렇지 않다(never): 1%'로 구성되어 있다. 각

표 10-3 K-PHAB의 청취상황별 질문 내용

청취상황	질문 내용	
EC (쉬운 의사소통 상황)	1	조용한 곳에서 마주 앉아 이야기할 때 그 사람의 말을 알아듣기가 어렵다.
	2R	조용한 곳에서 대화할 때 상대방의 말을 이해할 수 있다.
	3	조용한 곳에서 상대방이 불러 주는 주소나 전화번호를 받아 적기가 어렵다.
	4	조용한 방에서 한 사람과 대화할 때 자주 되물어야 한다.
BN (소음상황)	1	사람이 많은 식당에서 종업원의 말을 이해하기가 어렵다.
	2	달리는 자동차 또는 전철 안에서 다른 사람의 말을 이해하기가 어렵다.
	3R	혼잡한 상점 또는 마트에서 점원이 하는 말을 이해할 수 있다.
	4R	교통이 혼잡한 곳에서 다른 사람의 말을 알아들을 수 있다.
RV (반향음 상황)	1	극장에서 영화를 볼 때 한국 배우의 말을 이해하기가 어렵다.
	2	큰 강의실에서 강의를 들을 때 많은 내용을 놓치곤 한다.
	3	큰 강당에서 대화할 때 상대방의 말을 알아듣기 위해서는 집중해야 한다.
	4	예배, 강론 또는 설법 시 그 내용을 이해하기가 어렵다.
AV (크고 날카로운 음)	1	전철 또는 기차역에서 전동차 또는 기차가 통과하는 소리가 너무 커서 불편하다.
	2	근처에서 트럭 또는 오토바이가 지나갈 때 소리가 너무 커서 불편하다.
	3	비상벨 소리같이 예기치 못한 큰 소리를 들으면 몹시 불편하다.
	4	종업원이 그릇, 수저 등을 탁자에 올려놓을 때 부딪히는 소리가 커서 불편하다.
LC (방향성)	1	누군가 나를 부를 때 그 사람을 찾기 위해서는 여러 번 두리번거려야 한다.
	2R	주변에서 어떤 소리가 들릴 때 소리가 나는 위치를 쉽게 알 수 있다.
	3	휴대전화기의 벨 소리를 듣고서 전화기의 위치를 찾기가 어렵다.
	4	사람이 많은 곳에서 누군가 이야기할 때 그 사람의 위치를 찾기가 어렵다.

청취 상황에서의 점수는 1%에서 99%로 나타나며, 점수가 낮을수록 의사소통 능력이 좋은 것으로 생각할 수 있다. 그리고 〈표 10-3〉에서 숫자 뒤에 'R'이 있는 경우는 점수를 반대로 채점하는 것을 의미한다. 김태화 등(2016)의 연구에서 K-PHAB의 각 청취상황별 95% 예측구간(prediction interval)은 9.78(BN)에서 13.78(EC)로 나타났다.

K-PHAB는 보청기 착용 전후의 이득과 보청기의 교체, 청능훈련 전과 후 등 난청인의 청각적인 상황이 변하기 전과 후에도 사용할 수 있다. [그림 10-5]의 (A)와 (B)는 각각 대상자 1과 대상자 2의 보청기 착용 전과 후 그리고 청능훈련 전과 후의 K-PHAB 점수 변화의 예를 든 것이다. 대상자 1은 보청기 착용 후에 모든 청취상황과 방향성에 있어서 보청기 착용에 의한 이득이 있는 것으로 나타났으며, 대상자 2의 경우에는 청능훈련을 실시했을 때, 반향음이 있는 곳을 제외한 모든 상황에서 청능훈련으로 인한 이득이 있는 것으로 나타났다.

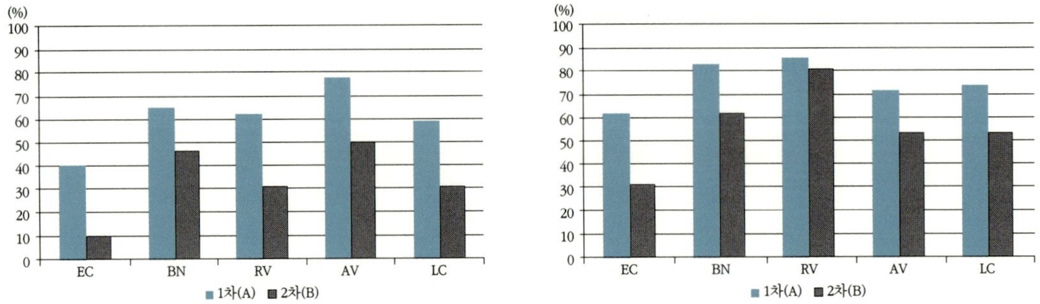

(A): 대상자 1

(B): 대상자 2

[그림 10-5] K-PHAB의 예

(A): 대상자 1의 보청기 착용 전과 후, (B): 대상자 2의 청능훈련 전과 후의 K-PHAB 점수 변화의 예

Kim과 Lee(2020)는 청능재활 현장에서 더 빠르고, 효과적인 설문의 작성을 위해 K-PHAB를 축약한 K-PHAB-Q(Korean version of Profile of Hearing Aid Benefit-Quick version)를 개발하였다. K-PHAB-Q의 범주는 EC, BN, RV, AV, LC로 K-PHAB와 같지만, 설문은 범주당 2개로 총 10개로 구성하였다. K-PHAB-Q의 설문에 대한 답안과 점수의 계산 방법은 K-PHAB와 같으며, 각 범주별 95% 예측구간은 8.18(LC)에서 17.73(BN)으로 나타났다.

(2) KHHIE

Ventry와 Weinstein(1982)은 노인성 난청이 청각장애에 미치는 영향을 평가하기 위하여 자가평가도구인 Hearing Handicap Inventory for the Elderly(HHIE)를 개발하였다. 13개 항목의 정서적 적응(emotional adjustment) 범주와 12개 항목의 사회적 적응(social adjustment) 범주로 구성되어 있다. 답안은 '항상 그렇다(yes)' 4점, '때때로 그렇다(sometimes)' 2점, '그렇지 않다(no)' 0점의 3단계로 나뉘며, 각 항목마다 점수를 매겨서 평가된 항목의 합산점수를 이용한다. 우리나라에서는 HHIE를 번역하여 〈표 10-4〉의 KHHIE(Korean Hearing Handicap Inventory of the Elderly; 구호림, 김진숙, 2000)를 개발하였다. 보청기 착용 전후의 점수 차이가 18% 이상일 때 유의성이 있다고 판정한다. 〈표 10-4〉에서 'E'는 정서적, 'S'는 사회적 항목을 나타낸다.

표 10-4 KHHIE(Korean Hearing Handicap Inventory of the Elderly)

순번	질문 내용	항상 그렇다	때때로 그렇다	그렇지 않다
		4점	2점	0점
S-1	잘 들리지 않기 때문에 전화를 걸고 싶어도 생각만큼 자주 걸지 못하십니까?			
E-2	잘 들리지 않기 때문에 낯선 사람을 만났을 때 부끄럽습니까?			
S-3	잘 들리지 않기 때문에 여러 사람과의 모임을 피하십니까?			
E-4	잘 들리지 않기 때문에 짜증이 나십니까?			
E-5	잘 들리지 않기 때문에 가족 또는 다른 사람과 이야기할 때 어려움을 느끼십니까?			
S-6	잘 들리지 않기 때문에 모임에 참석했을 때 어려움을 경험한 적이 있습니까?			
E-7	잘 들리지 않기 때문에 자신을 '바보'같다고 느끼십니까?			
S-8	다른 사람이 작은 목소리로 속삭일 때 듣기가 어렵습니까?			
E-9	잘 들리지 않기 때문에 자신이 장애를 가졌다고 생각하십니까?			
S-10	잘 들리지 않기 때문에 친구, 친척 혹은 이웃을 방문했을 때 어려움을 경험한 적이 있습니까?			
S-11	모임, 파티 또는 종교예식에 참여하고 싶어도 잘 들리지 않기 때문에 생각만큼 자주 방문하지 못하십니까?			
E-12	잘 들리지 않기 때문에 긴장하십니까?			
S-13	친구, 친척 혹은 이웃을 방문하고 싶어도 잘 들리지 않기 때문에 생각만큼 자주 방문하지 못하십니까?			
E-14	잘 들리지 않기 때문에 가족 또는 다른 사람과 말다툼을 하게 됩니까?			
S-15	텔레비전이나 라디오를 듣는 데 어려움이 있습니까?			
S-16	시장을 가고 싶거나, 쇼핑을 하고 싶어도 잘 들리지 않기 때문에 생각만큼 자주 못하십니까?			
E-17	잘 들리지 않기 때문에 화날 때가 있습니까?			
E-18	잘 들리지 않기 때문에 차라리 혼자 있고 싶습니까?			
S-19	가족과 이야기하고 싶어도 잘 들리지 않기 때문에 생각만큼 자주 하지 못하십니까?			
E-20	잘 들리지 않아서 본인의 성격이나 사회생활이 달라진다고 생각하십니까?			
S-21	잘 들리지 않기 때문에 친척이나 친구들과 식당에 갔을 때 어려움을 경험한 적이 있습니까?			
E-22	잘 들리지 않기 때문에 우울하십니까?			
S-23	잘 들리지 않기 때문에 텔레비전이나 라디오를 생각만큼 자주 즐기지 못하십니까?			
E-24	잘 들리지 않기 때문에 친구들과 이야기할 때 불편하십니까?			
E-25	잘 들리지 않기 때문에 여러 사람과 함께 있을 때 소외감을 느끼십니까?			

출처: 구호림, 김진숙(2000).

(3) K-IOI-HA

Cox와 Alexander(2002)는 난청인의 보청기 만족도를 평가하기 위하여 설문지도구인 International Outcome Inventory for Hearing Aids(IOI-HA)를 개발하였다. 설문은 총 7개 항목으로 각 항목의 점수는 1점부터 5점까지 최대 35점까지 표시할 수 있다. 추호석 외(2012)는 IOI-HA를 한국어로 번역하여 K-IOI-HA를 개발하였다(〈표 10-5〉 참조).

표 10-5 K-IOI-HA의 질문 내용과 답변

1. 지난 2주간 현재 가지고 있는 보청기를 얼마나 자주 사용했는지 생각해 보십시오.
하루에 평균 몇 시간이나 보청기를 사용하십니까?

사용하지 않음	1시간 미만	1~4시간	4~8시간	8시간 이상
□	□	□	□	□

※ 현재 가지고 있는 보청기를 사용하기 전에 소리를 더 잘 듣기 원했던 상황을 생각해 보십시오.

2. 지난 2주간 그런 상황들에서 보청기를 사용하여 얼마나 도움을 받았습니까?

전혀 도움이 되지 않았다	조금 도움이 되었다	보통이다	많은 도움이 되었다	아주 많은 도움이 되었다
□	□	□	□	□

3. 현재의 보청기를 사용하고도 같은 상황에서 얼마나 여전히 불편하십니까?

아주 많이 불편하다	많이 불편하다	보통이다	조금 불편하다	전혀 불편하지 않다
□	□	□	□	□

4. 모든 점을 고려할 때, 현재 사용하는 보청기가 그로 인한 불편함을 감수할 만한 가치가 있습니까?

전혀 그렇지 않다	조금 그렇다	보통이다	많이 그렇다	아주 많이 그렇다
□	□	□	□	□

5. 지난 2주간 현재의 보청기를 사용하고도 청력으로 인한 불편함이 당신이 할 수 있는 일에 얼마나 지장을 주었습니까?

아주 많이 그렇다	많이 그렇다	보통이다	조금 그렇다	전혀 그렇지 않다
□	□	□	□	□

6. 지난 2주간 현재의 보청기를 사용하고도 당신의 청력 이상이 다른 사람들에게 얼마나 불편함을 주었다고 생각하십니까?

아주 많이 그렇다	많이 그렇다	보통이다	조금 그렇다	전혀 그렇지 않다
□	□	□	□	□

7. 모든 점을 고려할 때, 현재의 보청기를 사용함으로써 당신의 삶의 질이 얼마나 즐거워졌습니까?

악화되었다	변화 없다	조금 즐거워졌다	많이 즐거워졌다	아주 많이 즐거워졌다
□	□	□	□	□

출처: 추호석 외(2012).

(4) 기타 설문지

이 외에도 국내외의 난청 성인 및 노인용 설문지에 대한 문헌은 다양하게 찾아볼 수 있다. 한우재 등(2015)이 정리한 내용을 살펴보면 〈표 10-6〉과 같다.

6) 오음소검사의 응용

청력검사기와 방음실이 없는 경우에도 보청기 착용효과를 조용한 장소에서 간단히 알아볼 수 있다. 이때 오음소의 인식 정도를 비교하여 보청기가 난청인에게 잘 맞는지를 확인한다. 1,000 Hz에서 들을 수 있으면 /a/, /i/, /u/를 4~5 m에서 조용하게 발음할 때 구분할 수 있고, 1,000~2,000 Hz에서 들을 수 있으면 /a/, /i/, /u/를 4~5 m에서, 그리고 /sh/를 1~2 m에서 조용하게 발음할 때 구분할 수 있어야 한다. 또한 1,000~4,000 Hz에서 들을 수 있으면 /a/, /i/, /u/를 4~5 m에서, 그리고 /sh/와 /s/를 1~2 m에서 조용하게 발음할 때 구분할 수 있어야 한다.

표 10-6 국내외의 난청 성인 및 노인용 설문지에 대한 문헌을 분석한 연구의 내용 요약 (한우재 외, 2015)

설문지 명	개발자	설명 및 목적
ALHQ (Attitudes toward Loss of Hearing Questionnaire)	Saunders & Cienkowski (1996)	• 24문항의 6개 척도로 평가 • 청력손실에 대한 태도에 관한 질문으로 성격, 태도, 동기부여, 주변인들과의 관계, 보청기에 대한 부정적 견해 등에 관한 질문으로 이루어짐.
COSI (Client Oriented Scale of Improvement)	Dillon et al. (1991)	• 개개인이 어려워하는 다섯 가지의 듣기 상황을 설정하여 비슷한 상황에 처해 있는 다른 사람과 비교할 수 있음. • 스스로 상황을 설정하고 답하는 것이 특징임.
GHABP (Glasgow Hearing Aid Benefit Profile)	Gatehouse (1999)	• 보청기 착용 전 · 후에 따라 개방형 문항을 통하여 문제의식을 보이는 영역에서 6개의 세부 질문을 5개 척도로 평가 • 추가적으로 개인별로 어려운 상황 네 가지를 지명하여 6개의 세부 질문으로 평가함.
HHIA (Hearing Handicap Inventory for Adults)	Newman et al. (1990)	• HHIE의 수정판으로, 65세 이하의 난청 성인을 대상으로 함. • 25개 항목으로 '예, 아니오, 가끔'으로 평가함.

HHIE (Hearing Handicap Inventory for the Elderly)	Ventry & Weinstein(1982)	• 난청노인을 대상으로 하며 일상생활에서의 장애 정도를 사회적 · 상황적 · 감정적 영역으로 구분하여 측정 • 25문항을 '예, 아니오, 가끔'으로 평가함.
IOI-HA (International Outcome Inventory for Hearing Aids)	Cox & Alexander (2002)	• 7문항을 5개의 척도로 평가 • 보청기 착용 후 보청기에 대한 만족도와 일상생활에서의 변화 등에 대한 질문으로 이루어짐. • 24개 국어로 번역됨.
KESHH (Korean Evaluation Scale for Hearing Handicap)	구호림, 김진숙 (2010)	• 24문항을 4개의 척도로 평가 • 청각장애로 인한 사회적 영향, 심리 · 정서적 영향, 대인관계의 영향, 보청기에 관한 견해를 평가
PHAB (Profile of Hearing Aid Benefits)	Cox & Alexander (1995)	• PHAP의 문항들을 기본으로 하여 답변에 보청기 미착용 시와 착용 시에 대하여 각각 답변하도록 요함. • 66문항을 7개의 척도로 평가 • 난청과 관련한 어려움의 정도를 측정하며 보청기 착용 후에 줄어든 어려움의 정도를 측정할 수 있음. • 24문항으로 이뤄진 축약한 PHAB(APHAB)가 있음.
PHAP (Profile of Hearing Aid Performance)	Cox & Gilmore (1990)	• 4개의 영역, 총 66문항을 7개의 척도로 평가 • 난청과 관련한 어려움의 정도를 측정하며 보청기 착용으로 인한 수행 능력을 측정할 수 있음. • 24문항으로 이뤄진 축약한 PHAP(APHAP)가 있음.
SADL (Satisfaction with Amplification in Daily Life)	Cox & Alexander (1999)	• 15문항을 7개의 척도로 평가 • 과거에 사용했던 보청기와 현재 사용 중 혹은 시범 착용하고 있는 보청기를 비교하여 만족도를 측정함. • 새로운 보청기의 긍정적 측면과 부정적 측면, 서비스 및 비용과 자아상에 관한 질문으로 이루어짐.
SSQ (Speech, Spatial, and Quality of hearing scale)	Gatehouse & Noble(2004)	• 장애 정도, 보청기의 양이청취 혜택을 언어적 · 공간적 소리의 질적 영역에서 총 50문항을 통해 10개의 척도로 평가 • 12문항으로 이뤄진 SSQ12가 있음.

참고문헌

구호림, 김진숙(2000). 한국 노인성난청의 청각장애지수(KHHIE)에 관한 검사-재검사 신뢰도. 언어청각장애연구, 5(1), 133-151.

구호림, 김진숙(2010). 청각장애평가지수(KESHH)의 표준화 연구. Audiology and Speech Research, 6(2), 128-136.

국가기술표준원(2020). 음향-청력검사방법-제3부: 어음 청력검사(KS I ISO 8253-3:2020; ISO 8253-3:2012 일치). 서울: 한국표준협회.

국가기술표준원(2018). 음향-보청기 적합 관리(KS I 0562:2018). 서울: 한국표준협회.

권경순, 박문서, 이정학(2000). 정상한국인의 수평형 음 방위 판별에 관한 연구. 언어청각장애연구, 5, 176-189.

김진숙, 배소영, 이정학(2000). 소음환경에서 표적단어의 예상도가 조절된 한국어의 문장검사목록 개발시안. 음성과학, 7, 37-50.

김태화, 심송용, 이경원(2016). 한국어판 보청기이득평가 설문지 개발. Audiology and Speech Research, 12(4), 209-220.

안리정, 김진숙, 배소영(2002). 소음환경 속에서 어음인지 검사도구의 개발에 대한 연구. 대한청각학회지, 6(2), 118-127.

이정학, 이경원(2000). 내부크로스와 외부크로스보청기의 착용효과 비교. 대한청각학회지, 4(2), 163-169.

이정학(2017). 어음청각검사. 청각검사지침(2판, pp. 115-140)(대한청각학회편). 학지사.

추호석, 조양선, 박시내, 변재용, 신정은, 한규철, 천병철, 이준호, 정재윤(2012). 한국어판 International Outcome Inventory for Hearing Aids(IOI-HA)의 표준화: 타당도 및 신뢰도 검증. 대한이비인후과학회, 55, 20-25.

한우재, 이동욱, 구미승, 김진숙(2015). 난청 성인 및 노인용 설문지에 대한 문헌 분석. Audiology and Speech Research, 11(1), 3-16.

Cox, R. M., & Alexander, G. C. (1995). The abbreviated profile of hearing aid benefit. *Ear and Hearing*, *16*(2), 176-186.

Cox, R. M., & Alexander, G. C. (1999). Measuring satisfaction with amplification in daily life: The SADL scale. *Ear and Hearing*, *20*(4), 306-320.

Cox, R. M., & Alexander, G. C. (2002). The International Outcome Inventory for Hearing Aids (IOI-HA): Psychometric properties of the English version. *International Journal of Audiology*, *41*(1), 30-35.

Cox, R. M., & Gilmore, C. (1990). Development of the profile of hearing aid performance (PHAP). *Journal of Speech, Language, and Hearing Research*, *33*(2), 343-357.

Dillon, H., Koritschoner, E., Battaglia, J., Lovegrove, R., Ginis, J., Mavrias, G., et al. (1991). Rehabilitation effectiveness I: Assessing the needs of clients of a national hearing rehabilitation program. *Australian Journal of Audiology, 13*, 55-65. Gatehouse, S. (1999b).

Gatehouse, S., & Noble, W. (2004). The speech, spatial and qualities of hearing scale (SSQ). *International Journal of Audiology, 43*(2), 85-99.

Glasgow Hearing Aid Benefit Profile: Derivation and validation of a client-centered outcome measure for hearing aid services. *Journal of American Academy of Audiology, 10*, 80-103.

Hagerman, B. (1976). Reliability in the determination of speech discrimination. *Scandinavian Audiology, 5*(4), 219-228.

International Organization for Standardization (ISO). (2010). ISO 8253-1: Acoustics-Audiometric test methods-Part 1: Pure-tone air and bone conduction audiometry. Geneva, Switzerland: ISO.

International Organization for Standardization (ISO). (2020). ISO 21388: Acoustics-Hearing aid fitting management (HAFM). Geneva, Switzerland: ISO.

International Organization for Standardization (ISO). (2024). ISO 21388-2: Acoustics-Hearing aid fitting management-Part 2: Tele-services as part of hearing aid fitting management (tHAFM). Geneva, Switzerland: ISO.

Kim, D., & Lee, K. (2020). Development of Korean version of profile of hearing aid benefit-quick version. *Audiology and Speech Research, 16*(3), 196-205.

Nilsson, M., Soli, M. D., & Sullivan J. A. (1994). Development of the hearing in noise test for the measurement of speech reception thresholds in quiet and in noise. *The Journal of the Acoustical Society of America, 95*, 1085.

Thornton, A., & Raffin, M. (1978). Speech discrimination scores modeled as a binomial variable. *Journal of Speech, Language, and Hearing Research, 21*, 507-518.

Ventry, I. M., & Weinstein, B. E. (1982). The hearing handicap inventory for the elderly: A new tool. *Ear and Hearing, 3*(3), 128-134.

참고 3

K-PHAB(Korean version-Profile of Hearing Aid Benefit)

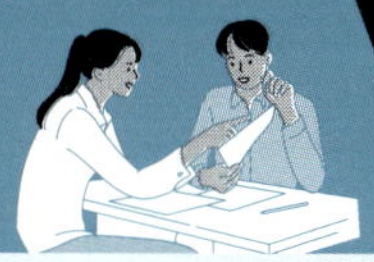

Form A

①	②	③	④	⑤	⑥	⑦
99% 항상 그렇다	87% 대부분 그렇다	75% 가끔 그렇다	50% 보통이다	25% 가끔 그렇지 않다	12% 대부분 그렇지 않다	1% 절대 그렇지 않다

번호	문항	응답
1	조용한 곳에서 마주 앉아 이야기할 때 그 사람의 말을 알아듣기가 어렵다.	① ② ③ ④ ⑤ ⑥ ⑦
2	사람이 많은 식당에서 종업원의 말을 이해하기가 어렵다.	① ② ③ ④ ⑤ ⑥ ⑦
3	종업원이 그릇, 수저 등을 탁자에 올려놓을 때 부딪히는 소리가 커서 불편하다.	① ② ③ ④ ⑤ ⑥ ⑦
4R	조용한 곳에서 대화할 때 상대방의 말을 이해할 수 있다.	① ② ③ ④ ⑤ ⑥ ⑦
5	휴대전화기의 벨 소리를 듣고서 전화기의 위치를 찾기가 어렵다.	① ② ③ ④ ⑤ ⑥ ⑦
6R	주변에서 어떤 소리가 들릴 때 소리가 나는 위치를 쉽게 알 수 있다.	① ② ③ ④ ⑤ ⑥ ⑦
7	달리는 자동차 또는 전철 안에서 다른 사람의 말을 이해하기가 어렵다.	① ② ③ ④ ⑤ ⑥ ⑦
8	근처에서 트럭 또는 오토바이가 지나갈 때 소리가 너무 커서 불편하다.	① ② ③ ④ ⑤ ⑥ ⑦
9	극장에서 영화를 볼 때 한국 배우의 말을 이해하기가 어렵다.	① ② ③ ④ ⑤ ⑥ ⑦
10	조용한 곳에서 상대방이 불러 주는 주소나 전화번호를 받아 적기가 어렵다.	① ② ③ ④ ⑤ ⑥ ⑦
11	사람이 많은 곳에서 누군가 이야기할 때 그 사람의 위치를 찾기가 어렵다.	① ② ③ ④ ⑤ ⑥ ⑦
12	전철 또는 기차역에서 전동차 또는 기차가 통과하는 소리가 너무 커서 불편하다.	① ② ③ ④ ⑤ ⑥ ⑦
13	조용한 방에서 한 사람과 대화할 때 자주 되물어야 한다.	① ② ③ ④ ⑤ ⑥ ⑦
14	큰 강의실에서 강의를 들을 때 많은 내용을 놓치곤 한다.	① ② ③ ④ ⑤ ⑥ ⑦
15R	혼잡한 상점 또는 마트에서 점원이 하는 말을 이해할 수 있다.	① ② ③ ④ ⑤ ⑥ ⑦
16	누군가 나를 부를 때 그 사람을 찾기 위해서는 여러 번 두리번거려야 한다.	① ② ③ ④ ⑤ ⑥ ⑦
17R	교통이 혼잡한 곳에서 다른 사람의 말을 알아들을 수 있다.	① ② ③ ④ ⑤ ⑥ ⑦
18	예배, 강론 또는 설법 시 그 내용을 이해하기가 어렵다.	① ② ③ ④ ⑤ ⑥ ⑦
19	큰 강당에서 대화할 때 상대방의 말을 알아듣기 위해서는 집중해야 한다.	① ② ③ ④ ⑤ ⑥ ⑦
20	비상벨 소리같이 예기치 못한 큰 소리를 들으면 몹시 불편하다.	① ② ③ ④ ⑤ ⑥ ⑦

* 'R'이 포함된 문항은 점수를 다른 문항과 반대로 적용한다.

Form B

성　　명 ____________________　　성별 ____________________

생년월일 ____________________　　날짜 ____________________

□ 보청기 미착용 (　)

□ 보청기 착용 (　)

다음 문항을 읽고 본인의 일상생활의 경험과 가장 유사하다고 생각되는 곳에 ○표 해 주십시오. 답변은 7개로 나누어져 있습니다. 예를 들어, 어떠한 문항에서 설명한 상황이 본인에게 87% 정도로 유사하다고 생각한다면, ② 대부분 그렇다(87%)에 ○표를 표시해 주시면 됩니다. 만약 설명된 상황을 경험해 본 적이 없다면, 비슷한 상황을 생각해 보고 답변해 주십시오.

①	②	③	④	⑤	⑥	⑦
99% 항상 그렇다	87% 대부분 그렇다	75% 가끔 그렇다	50% 보통이다	25% 가끔 그렇지 않다	12% 대부분 그렇지 않다	1% 절대 그렇지 않다

1	사람이 많은 식당에서 종업원의 말을 이해하기가 어렵다.	① ② ③ ④ ⑤ ⑥ ⑦
2	극장에서 영화를 볼 때 한국 배우의 말을 이해하기가 어렵다.	① ② ③ ④ ⑤ ⑥ ⑦
3	전철 또는 기차역에서 전동차 또는 기차가 통과하는 소리가 너무 커서 불편하다.	① ② ③ ④ ⑤ ⑥ ⑦
4	조용한 곳에서 마주 앉아 이야기할 때 그 사람의 말을 알아듣기가 어렵다.	① ② ③ ④ ⑤ ⑥ ⑦
5	큰 강의실에서 강의를 들을 때 많은 내용을 놓치곤 한다.	① ② ③ ④ ⑤ ⑥ ⑦
6	조용한 방에서 한 사람과 대화할 때 자주 되물어야 한다.	① ② ③ ④ ⑤ ⑥ ⑦
7	누군가 나를 부를 때 그 사람을 찾기 위해서는 여러 번 두리번거려야 한다.	① ② ③ ④ ⑤ ⑥ ⑦
8R	교통이 혼잡한 곳에서 다른 사람의 말을 알아들을 수 있다.	① ② ③ ④ ⑤ ⑥ ⑦
9	조용한 곳에서 상대방이 불러 주는 주소나 전화번호를 받아 적기가 어렵다.	① ② ③ ④ ⑤ ⑥ ⑦
10	휴대전화기의 벨 소리를 듣고서 전화기의 위치를 찾기가 어렵다.	① ② ③ ④ ⑤ ⑥ ⑦
11	종업원이 그릇, 수저 등을 탁자에 올려놓을 때 부딪히는 소리가 커서 불편하다.	① ② ③ ④ ⑤ ⑥ ⑦
12	근처에 트럭 또는 오토바이가 지나갈 때 소리가 너무 커서 불편하다.	① ② ③ ④ ⑤ ⑥ ⑦
13	달리는 자동차 또는 전철 안에서 다른 사람의 말을 이해하기가 어렵다.	① ② ③ ④ ⑤ ⑥ ⑦
14	예배, 강론 또는 설법 시 그 내용을 이해하기가 어렵다.	① ② ③ ④ ⑤ ⑥ ⑦
15R	조용한 곳에서 대화할 때 상대방의 말을 이해할 수 있다.	① ② ③ ④ ⑤ ⑥ ⑦
16	비상벨 소리같이 예기치 못한 큰 소리를 들으면 몹시 불편하다.	① ② ③ ④ ⑤ ⑥ ⑦

17R	주변에서 어떤 소리가 들릴 때 소리가 나는 위치를 쉽게 알 수 있다.	① ② ③ ④ ⑤ ⑥ ⑦
18	큰 강당에서 대화할 때 상대방의 말을 알아듣기 위해서는 집중해야 한다.	① ② ③ ④ ⑤ ⑥ ⑦
19R	혼잡한 상점 또는 마트에서 점원이 하는 말을 이해할 수 있다.	① ② ③ ④ ⑤ ⑥ ⑦
20	사람이 많은 곳에서 누군가 이야기할 때 그 사람의 위치를 찾기가 어렵다.	① ② ③ ④ ⑤ ⑥ ⑦

* 'R'이 포함된 문항은 점수를 다른 문항과 반대로 적용한다.

참고 4

K-PHAB-Q(Korean version-Profile of Hearing Aid Benefit-Quick Version)

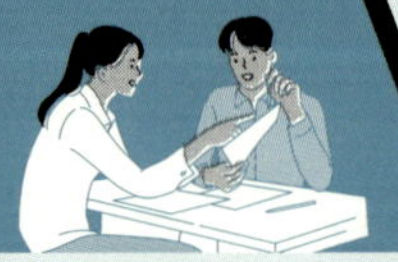

Form A

성　　명 ______________________　성별 ______________________

생년월일 ______________________　날짜 ______________________

□ 보청기 미착용 (　)

□ 보청기 착용 (　)

다음 문항을 읽고 본인의 일상생활의 경험과 가장 유사하다고 생각되는 곳에 동그라미(○)표 해 주십시오. 답변은 7개로 나누어져 있습니다. 예를 들어, 어떠한 문항에서 설명한 상황이 본인에게 87% 정도로 유사하다고 생각한다면, ② 대부분 그렇다(87%)에 동그라미(○)를 표시해 주시면 됩니다. 만약 설명된 상황을 경험해 본 적이 없다면 비슷한 상황을 생각해 보시고 답변해 주십시오.

①	②	③	④	⑤	⑥	⑦
99% 항상 그렇다	87% 대부분 그렇다	75% 가끔 그렇다	50% 보통이다	25% 가끔 그렇지 않다	12% 대부분 그렇지 않다	1% 절대 그렇지 않다

1	조용한 곳에서 마주 앉아 이야기할 때 그 사람의 말을 알아듣기 어렵다.	① ② ③ ④ ⑤ ⑥ ⑦
2	전철 또는 기차역에서 전동차 또는 기차가 통과하는 소리가 너무 커서 불편하다.	① ② ③ ④ ⑤ ⑥ ⑦
3	소리가 울리는 큰 강당에서 대화할 때 상대방의 말을 알아듣기 위해서는 집중해야 한다.	① ② ③ ④ ⑤ ⑥ ⑦
4	가까이에서 지나가는 트럭 또는 오토바이의 소리가 너무 커서 불편하다.	① ② ③ ④ ⑤ ⑥ ⑦
5	소리가 울리는 큰 강의실에서 강의를 들을 때 많은 내용을 놓치곤 한다.	① ② ③ ④ ⑤ ⑥ ⑦
6(r)	혼잡한 상점 또는 마트에서 점원이 하는 말을 이해할 수 있다.	① ② ③ ④ ⑤ ⑥ ⑦
7	달리는 자동차 또는 전철 안에서 다른 사람의 말을 이해하기 어렵다.	① ② ③ ④ ⑤ ⑥ ⑦
8	누군가 나를 부를 때 그 사람을 찾기 위해서는 여러 번 두리번거려야 한다.	① ② ③ ④ ⑤ ⑥ ⑦
9(r)	주변에서 어떤 소리가 들릴 때 소리가 나는 위치를 쉽게 알 수 있다.	① ② ③ ④ ⑤ ⑥ ⑦
10	조용한 곳에서 상대방이 불러 주는 주소나 전화번호를 받아 적기 어렵다.	① ② ③ ④ ⑤ ⑥ ⑦

r: reverse

Form B

성　　명 ______________________　　성별 ______________________

생년월일 ______________________　　날짜 ______________________

□ 보청기 미착용 (　)

□ 보청기 착용 (　)

다음 문항을 읽고 본인의 일상생활의 경험과 가장 유사하다고 생각되는 곳에 동그라미(○)표 해 주십시오. 답변은 7개로 나누어져 있습니다. 예를 들어, 어떠한 문항에서 설명한 상황이 본인에게 87% 정도로 유사하다고 생각한다면, ② 대부분 그렇다(87%)에 동그라미(○)를 표시해 주시면 됩니다. 만약 설명된 상황을 경험해 본 적이 없다면 비슷한 상황을 생각해 보시고 답변해 주십시오.

①	②	③	④	⑤	⑥	⑦
99% 항상 그렇다	87% 대부분 그렇다	75% 가끔 그렇다	50% 보통이다	25% 가끔 그렇지 않다	12% 대부분 그렇지 않다	1% 절대 그렇지 않다

1	소리가 울리는 큰 강의실에서 강의를 들을 때 많은 내용을 놓치곤 한다.	① ② ③ ④ ⑤ ⑥ ⑦
2(r)	혼잡한 상점 또는 마트에서 점원이 하는 말을 이해할 수 있다.	① ② ③ ④ ⑤ ⑥ ⑦
3	가까이에서 지나가는 트럭 또는 오토바이의 소리가 너무 커서 불편하다.	① ② ③ ④ ⑤ ⑥ ⑦
4	조용한 곳에서 마주 앉아 이야기할 때 그 사람의 말을 알아듣기 어렵다.	① ② ③ ④ ⑤ ⑥ ⑦
5	달리는 자동차 또는 전철 안에서 다른 사람의 말을 이해하기 어렵다.	① ② ③ ④ ⑤ ⑥ ⑦
6(r)	전철 또는 기차역에서 전동차 또는 기차가 통과하는 소리가 너무 커서 불편하다.	① ② ③ ④ ⑤ ⑥ ⑦
7	누군가 나를 부를 때 그 사람을 찾기 위해서는 여러 번 두리번거려야 한다.	① ② ③ ④ ⑤ ⑥ ⑦
8	조용한 곳에서 상대방이 불러 주는 주소나 전화번호를 받아 적기 어렵다.	① ② ③ ④ ⑤ ⑥ ⑦
9(r)	주변에서 어떤 소리가 들릴 때 소리가 나는 위치를 쉽게 알 수 있다.	① ② ③ ④ ⑤ ⑥ ⑦
10	소리가 울리는 큰 강당에서 대화할 때 상대방의 말을 알아듣기 위해서는 집중해야 한다.	① ② ③ ④ ⑤ ⑥ ⑦

r: reverse

제11장

보청기적합의 문제점 해결

1. 보청기 사용상의 문제점
2. 음량 및 음질에 대한 문제점
3. 어음인지에 대한 문제점
4. 소음에 대한 문제점
5. 보청기몸체 또는 귀꽂이의 변형
6. 기타 보청기의 문제점과 해결책

난청인에 대해 보청기를 적합하는 과정에서 보청기의 착용과 제거, 음량조절기를 포함한 각종 조절기의 작동, 전지의 교체 등 사용상의 문제가 발생하면 보청기 사용자에게 설명 또는 시연을 통해 대부분 해결이 가능하다. 그러나 보청기의 음질, 다양한 환경에서의 의사소통 능력 등에 불편을 호소하면, 보청기전문가(Hearing Aid Professional: HAP)는 귀꽂이나 보청기몸체에 대한 물리적인 변형(modification) 또는 보청기에 대한 전기음향적 조절(adjustment)을 해야 한다. 난청인이 보청기를 착용하면 대부분 착용 직후 또는 적합과정 중에 보청기의 변형 또는 전기음향적 조절이 필요하다. 이 장에서는 보청기를 착용했을 때 다양하게 발생하는 문제점과 이에 대한 해결 방법을 알아보았다.

1 보청기 사용상의 문제점

보청기 착용과 제거하기, 스위치 켜고 끄기, 음량 조절하기, 건전지 교체 또는 충전 등에 어려움이 발생하면 우선적으로 사용방법을 재안내하고, 숙달이 되도록 연습을 권고하는 것이 바람직하다. 그럼에도 불구하고 사용상에 문제점이 발생하면 착용과정 또는 상태를 자세히 살핀 후 조치한다.

1) 착용과 제거

보청기 사용자가 보청기를 착용하거나 제거할 때 어려움을 겪으면 연령, 신체적 조건 등을 고려하여 선택사양을 활용하도록 한다. 또한 보청기전문가는 귓속형 보청기 주문 시, 미리 고려하지 않은 선택사양에 대해 적절한 조치를 해야 한다.

(1) 보청기를 착용하기 어려운 경우

- 난청인이 보청기 착용을 위해 매번 보청기의 다른 곳을 잡을 때에는 보청기 표면에 표시를 하거나 보청기 바깥쪽에 잘 잡을 수 있도록 얇은 홈을 파 놓는다.
- 이륜고정쇠(helix lock), 즉 귀꽃이 혹은 귓속형 보청기를 이륜 부위에 고정하기 위한 장치 때문에 보청기를 착용하기가 어려운 경우에는 귓바퀴의 오목한 부분, 즉 귀꽃이의 돌출 부분(conchal prominence)을 제거하여 골격형(skeleton) 또는 반골격형의 형태로 제작한다. 이때 제작한 보청기가 귀에서 잘 빠지거나 음향피드백(acoustic feedback)이 발생할 가능성이 있으므로 주의한다.
- 귓속형 보청기 또는 귀꽃이가 외이도에 너무 꽉 끼거나 뒤틀어져 삽입될 경우에는 보청기 착용 연습을 통해 숙달시킨다. 필요에 따라서는 귓속형 보청기의 몸체 혹은 귀꽃이를 음향피드백이 발생하지 않는 범위 내에서 변형한다.
- 난청인이 귓속형 보청기를 착용할 때에는 보청기를 착용하는 쪽의 손을 이용하여 보청기를 밀어 넣으면서 반대편 손으로 귓바퀴를 아래위로 잡아당긴다.
- 귓속형 보청기 착용에 지속적인 어려움이 발생하면 귀걸이형(BTE) 보청기로 변경하는 것을 고려한다.

(2) 보청기 제거가 어려운 경우

- 귓속형 보청기를 손으로 잡기 어려우면 손잡이(removal handle)를 달아 준다.
- 보청기를 손으로 잡을 수 있으면 보청기를 얼굴 앞쪽으로 비틀면서 빼도록 연습한다.

(3) 보청기를 착용하였을 때 불편한 경우

- 귀걸이형 혹은 귓속형 보청기를 착용할 때, 귓바퀴 또는 외이도의 특정 부위가 불편하거나 아프면 그 부분에 과다한 압력이 가해지기 때문이다. 따라서 보청기 착용자에게 불편한 부위 혹은 아픈 부위를 물어보거나 염증 혹은 피부 색깔이 변한 부분을 관찰하여 불편한 부분을 찾아낸다. 그런 다음, 귀꽂이 혹은 귓속형 보청기에서 불편한 부분에 해당하는 부위를 찾아 알맞게 제거하고 광택을 내어 해결한다.
- 고막보청기(CIC)는 헐거워도 통증을 유발하는데, 이는 음향피드백을 방지하기 위하여 난청인이 자주 보청기를 외이도 안쪽으로 밀어 넣기 때문이다(Martin & Pirzanski, 1998). 이 경우, 음향필터(acoustic filter)를 사용하거나 보청기의 외부에 특수한 물질(UV액 등)을 덧씌워 음향피드백을 제거한다.
- 귀걸이형 보청기는 귀꽂이와 연결된 튜브의 길이가 짧거나 길 경우에 통증을 유발하는데, [그림 11-1]처럼 튜브가 짧으면 귓바퀴의 윗부분에, 길면 귓바퀴의 뒷부분에 통증이 생긴다. 따라서 적당한 길이의 튜브로 교환해야 한다. 때때로 이륜고정쇠 부위가 완전히 귓바퀴에 삽입되지 않아도 통증을 유발할 수 있음에 주의한다.

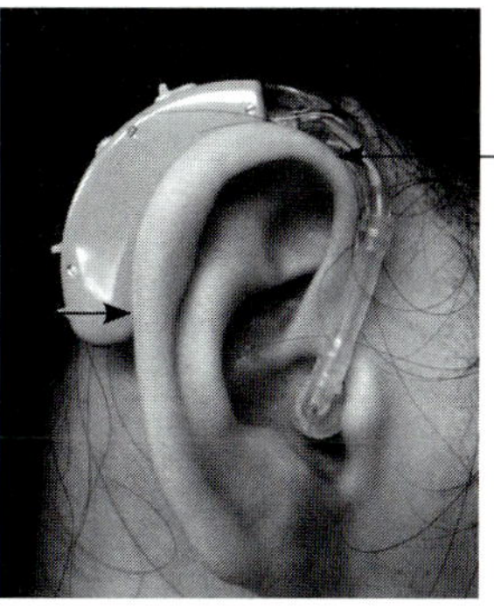

[그림 11-1] 튜브의 길이에 따른 통증의 부위

외이도내수화기(RIC) 보청기는 수화기와 연결된 전선의 길이가 중요하다. 전선의 길이가 짧으면 귓바퀴 위쪽에 통증이 발생하며, 반대로 길면 수화기의 삽입 상태가 불안정할 수 있다([그림 11-2]의 B).

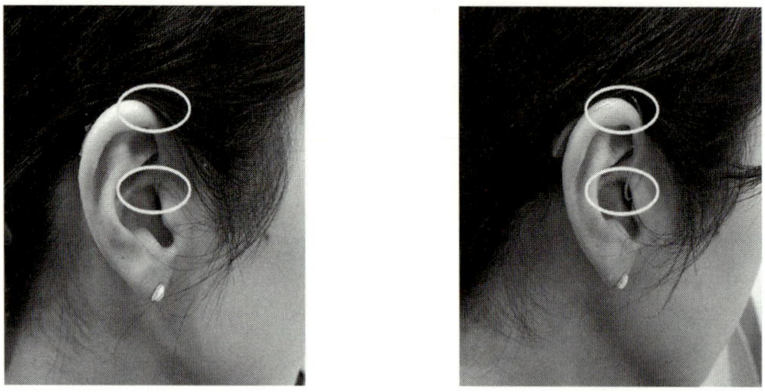

(A) (B)

[그림 11-2] 외이도내수화기 보청기 착용 시 (A) 수화기 전선 길이에 따른 통증부위(타원)와 (B) 불완전한 착용상태(타원)

- 피부 알레르기가 있으면 귀꽂이 또는 귓속형 보청기를 다른 재질로 다시 제작하거나 항알레르기성 물질로 덧씌운다.
- 다른 사람의 보청기 또는 귀꽂이를 사용하면 통증을 유발할 수 있는데, 이때에는 보청기 또는 귀꽂이를 새로 제작하도록 설득한다.

(4) 귀꽂이 혹은 귓속형 보청기가 외이도에서 빠지는 경우

가끔 고막보청기 및 외이도보청기(ITC)는 난청인이 말을 하거나, 껌을 씹거나, 하품을 할 때 아래턱의 움직임에 의해 음향피드백이 발생하거나 보청기가 외이도에서 빠지는 경우가 있다. 이러한 경우에는 다음과 같이 할 수 있다.

- 헐거운 경우에는 덧씌우기를 한다.
- 다른 형태의 보청기로 다시 제작한다. 예를 들어, 외이도보청기를 고막 또는 귓속 보청기로 교체한다.
- 보청기가 외이도의 제2굴곡(2nd bend) 이상으로 삽입될 수 있도록 길게 제작한다.

2) 보청기 조작의 어려움

난청인이 보청기를 조작하지 못하면 연령, 신체적인 조건 등을 고려하여 보청기의 선택사양을 적절하게 선정하고 조절한다.

(1) 음량조절기를 잘 이용하지 못하는 경우

- 음량조절기의 크기가 더 크거나 높은 것을 주문하여 사용한다.
- 음량조절기 혹은 'M' 또는 'T' 스위치 등을 난청인이 혼동할 때, 가장 중요한 조절기를 제외하고 남은 것은 없애거나 작동하지 못하게 한다.
- 선형 증폭시스템(linear amplification system)을 착용하고 있으면 비선형 증폭시스템(non-linear amplification system)으로 바꾸어 압축비율(compression rate)을 높여서 사용하도록 한다.
- 보청기가 스마트폰과의 연결이 가능하다면 스마트폰 전용 앱 등 원격조절기가 있는 보청기를 사용한다.

(2) 전지 교환이 어려운 경우

- 전지의 양극(+)과 음극(-)을 구분하기 어려워하면 전지의 어느 한쪽에 유성펜 등으로 표시를 한다.
- 전지를 꺼내기 어려워하면 자석을 이용한다.
- 눈으로 확인하고 꺼내기 쉽도록 더 큰 전지를 사용하는 보청기로 교환한다.

② 음량 및 음질에 대한 문제점

보청기의 적합 과정 혹은 착용 후의 적응 과정 중 음량 및 음질에 대한 주요 문제점은 대화음의 크기, 폐쇄효과 및 음향피드백이다. 이러한 문제점은 이득, 최대출력, 압축역치(CT), 압축비율(CR), 압축시간(AT) 및 해제시간(RT) 등의 전기음향적 조절 및 보청기 몸체 또는 귀꽂이의 변형을 통하여 해결할 수 있다.

1) 대화음의 크기

보통 대화음의 크기는 보청기를 착용하였을 때, 화자에게서 1~2 m 거리에서 대화음의 크기를 의미하며, 선형 증폭시스템은 음량조절기를 사용하여 이득을 조절한다. 그러나 비선형 증폭시스템에서는 1~2 m 거리의 대화음뿐만 아니라, 5~6 m 거리에서 들려오는 작은 대화음과 30 cm 이내의 가까운 곳에서 들리는 큰 대화음도 확인해야 한다.

(1) 선형 증폭시스템의 조절

선형 증폭시스템의 음량 조절은 1~2 m의 거리에서 보통 크기의 대화음을 난청인이 원하는 적당한 크기로 조절한다. 선형 증폭시스템에서 음량조절기를 내리면, [그림 11-3]과 같이 보통 대화음뿐만 아니라 작은 소리와 큰 소리의 크기 또한 줄어든다. 그리고 음량조절기를 올리면, 모든 크기의 대화음이 커지게 된다. 물론 보청기에서 나오는 최대출력의 크기는 보청기의 이득이 너무 낮은 경우를 제외하고, 음량조절기의 위치와 관계없이 일정하다.

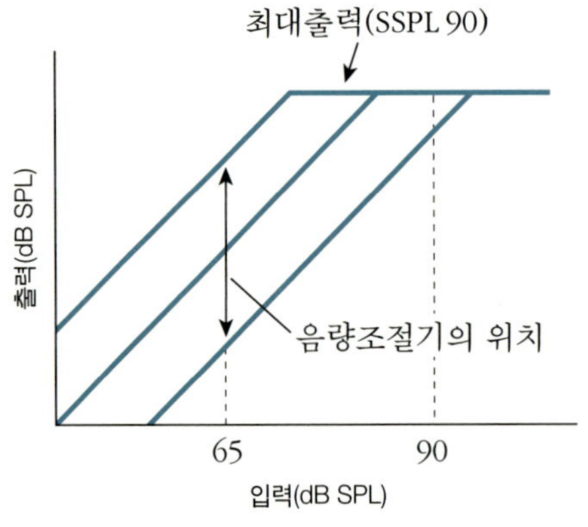

[그림 11-3] 선형 증폭시스템의 음량 조절

(2) 비선형 증폭시스템의 조절

비선형 증폭시스템의 음량 조절은 일반적으로 대화음의 크기를 [그림 11-4]의 (A)와 같이 작은 대화음(50~55 dB SPL), 보통의 대화음(60~65 dB SPL) 그리고 큰 대화음(75~80dB SPL)으로 나누어 조절한다. 조절 방법은 먼저 선형 증폭시스템과 마찬가지로 보통 대화음인 65 dB SPL을 중심으로 조절한 다음에 큰 소리의 대화음인 80 dB SPL을 확인하는데, 30 cm의 거리에서 약간 큰 목소리 또는 주변의 큰 소리를 난청인이 어떻게 느끼는지 확인한다. 그런 다음, 큰 소리의 이득을 조절한다. 일반적으로 작은 소리에 대한 이득은 압축역치, 큰 소리에 대한 이득은 압축비율을 이용하여 조절한다.

[그림 11-4]는 비선형 증폭시스템의 음량조절기(A), 압축역치(B) 및 압축비율(C)의 조절에 따른 이득(그림의 위쪽) 및 압축역치와 압축비율(그림의 아래쪽)의 변화를 나타낸 것이다. [그림 11-4]의 (A)에서 음량조절기를 조절하면 전주파수에서 작은, 보통, 큰 소리에 대한 이득이 동시에 조절된다. 이때 압축역치와 압축비율은 변하지 않는다. [그림 11-4]의 (B)에서 압축역치가 65 dB SPL 이하일 때 압축역치를 조절하면 작은 소리에 대한 이득만 변화하며, [그림 11-4]의 (C)에서 압축비율을 조절하면 압축역치가 65 dB SPL 이상일 때 큰 소리에 대한 이득만 조절된다.

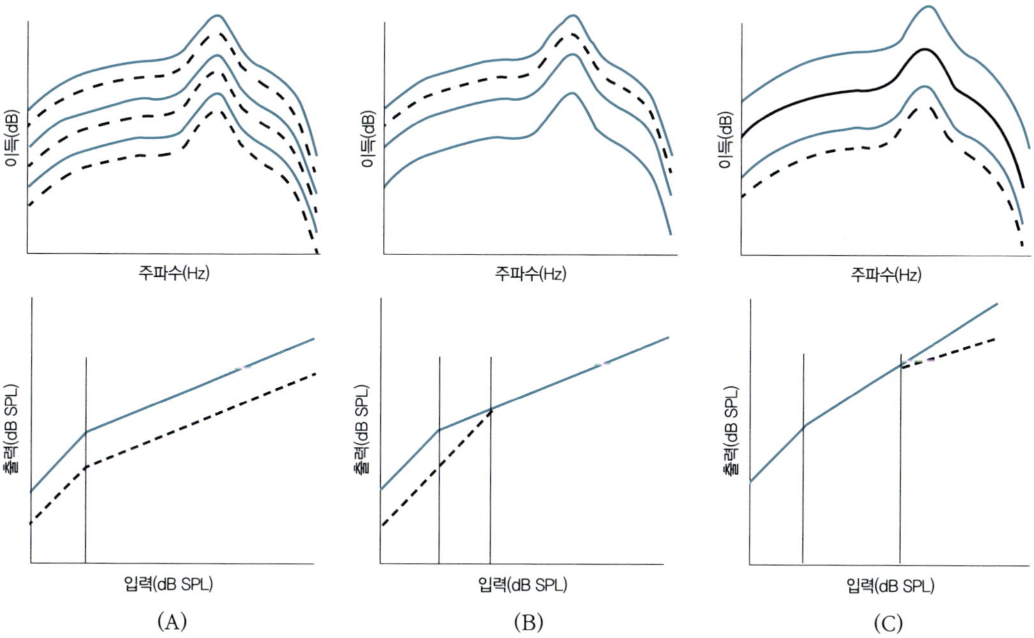

[그림 11-4] 비선형 증폭시스템의 조절

위쪽은 이득, 아래쪽은 압축역치 및 압축비율의 변화, (A): 음량조절기의 조절, (B): 압축역치의 조절, (C): 압축비율의 조절

(3) 다채널 증폭시스템의 음량 조절

다채널 증폭시스템은 주파수 특성에 따라 저주파수, 중주파수, 고주파수 등으로 나누어 이득을 조절하며, 입력음압레벨의 크기 및 조절 목적에 따라 비선형 증폭시스템과 같은 방법으로 조절한다. 소리에 대한 주파수의 특성은 [그림 11-5]와 같이 그 소리

가 갖고 있는 주파수와 크기를 파악한다. 예를 들어, 자동차 엔진소리는 주파수 분포가 500 Hz 전후의 저음영역, 진폭은 85 dB SPL 이상의 큰 소리에 속한다. 따라서 자동차 엔진소리가 너무 크게 들리면 저음영역에서 85 dB SPL의 이득을 내리게 되며, 이때 압축역치 이상에서의 압축비율은 상승한다.

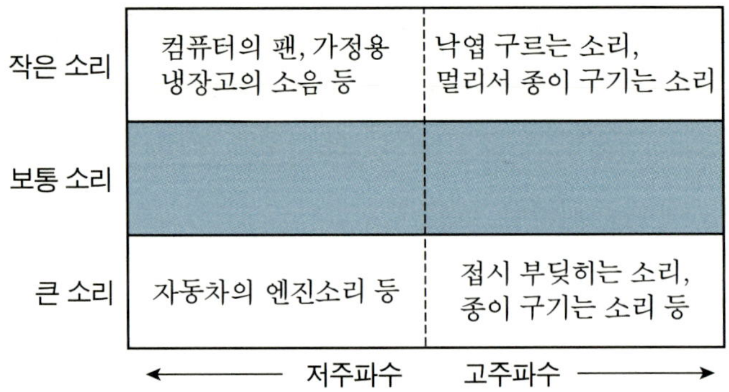

[그림 11-5] 대표적인 주변 소음의 크기와 주파수 특성

(4) 착용 기간에 따른 이득 조절

보청기 착용 기간에 따른 이득 조절이 필요한 이유는 보청기를 처음 사용하는 사용자들이 소리에 적응할 시간을 갖도록 하기 위함이다. 초기에는 낮은 이득으로 설정하여 편안한 소리를 제공하고, 착용 기간이 지나면서 점차 높은 이득으로 조정하여 사용자들이 더 많은 음성 정보에 접근할 수 있도록 조절한다(Koo et al., 2022). 이때 실이삽입이득(REIG) 측정을 통해 주파수별 이득량을 확인할 수 있다.

2) 폐쇄효과

폐쇄효과(occlusion effect) 또는 울림현상은 주로 보청기를 통해 증폭된 본인 혹은 타인의 목소리가 울려서 들리거나 너무 부드럽다고 느끼며, 공기압에 의한 압박감 또는 답답함으로 표현된다.

(1) 원인

귓속형 보청기의 몸체 또는 귀걸이형 보청기의 귀꽂이가 외이도를 밀폐하기 때문에 폐쇄감 또는 압박감을 느끼게 되며, 저주파수의 증폭으로 인해 소리가 울리게 된다. [그림 11-6]에서 성대의 울림은 주위의 측두하악골 등을 울리고, 이 진동은 외이도 주변의 연골부로 전달된다. 난청인이 보청기를 착용하고 있는 경우, 음향피드백 방지를 위해 보청기를 연골부에 꼭 맞게 제작하는데, 이로 인해 연골부의 진동이 고막 쪽으로 향하게 되어 울림현상이 발생한다(손민구 외, 2002; 이상연, 2005; 이수현, 이경원, 2013). 울림현상은 신체적인 구조와 대화음의 특성상 주로 /이/, /우/ 등 저주파수대역의 특성을 가진 폐쇄모음에 의해 발생하며(이수현, 이경원, 2013; Dillon, 2012), 중이강과 외이도의 기압 차이로 인해서도 발생할 수 있다. 실제로 소리의 울림은 RIC, 귓속형 보청기 등에서 여전히 어려운 경우가 많다.

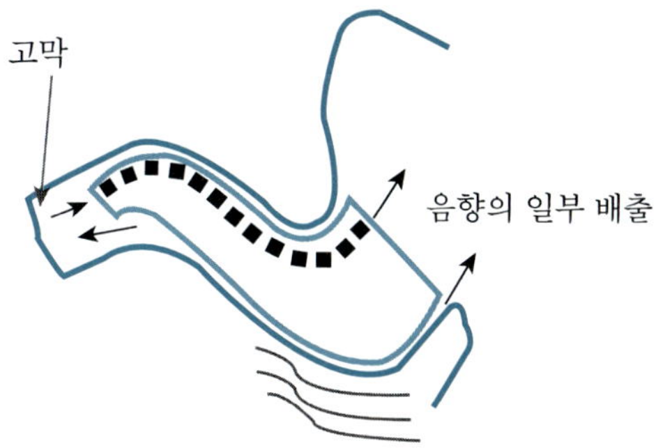

[그림 11-6] 울림현상의 발생과 음향의 배출

(2) 해결 방법

① 전기음향적 방법

[그림 11-7]과 같이 저주파수조절기(low cut)을 이용하여 저주파수대역의 이득을 줄여서 폐쇄효과를 개선할 수 있다. 그러나 이 방법은 근본적인 울림현상의 해결에는 어려움이 있다.

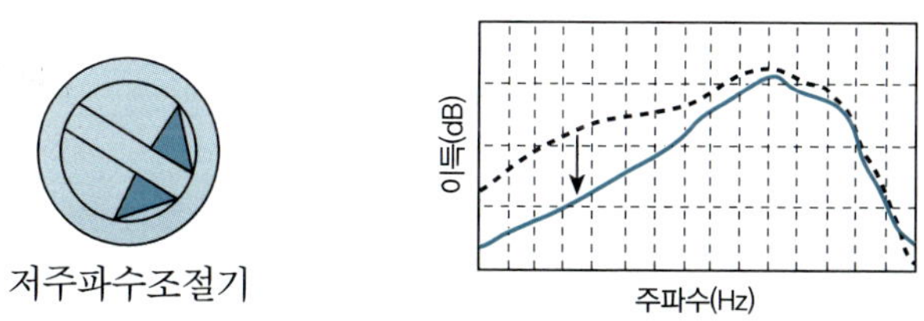

[그림 11-7] 울림현상 개선을 위한 저주파수대역의 이득 감소

② 환기구에 의한 방법

울림현상을 개선하기 위해서 환기구(vent)를 넓히거나 길이를 줄였을 때 저주파수대역의 실이삽입이득(REIG)이 감소하여 효과적이라고 보고하였다(김민희 외, 2004; 이상연 외, 2005; 구성민 외, 2006; Kiessling et al., 2005). [그림 11-8]은 외이도 보청기에서 직경 1.1 mm의 환기구의 유무에 따른 실이삽입이득을 나타낸 것으로, 폐쇄모음 /이/를 발성했을 때 저주파수대역의 실이삽입이득은 환기구가 있을 때 감소한다. 환기구의 형태 중에서 평행환기구(parallel vent)는 귀꽂이나 귓속형 보청기에 모두 사용하며, 주로 500 Hz 부근에서 음압이 감소하는 효과를 얻을 수 있다. 대각환기구(diagonal vent)는 귀꽂이에서 사용하며, 500 Hz 이하에서 이득이 감소한다. 선택환기구(select-a vent)도 주로 귀꽂이에서 사용하며, 여러 종류의 직경을 선택할 수 있는 장점이 있다. 그리고 고도난청인의 경우에는 기압환기구(pressure vent)를 사용할 수 있는데, 이는 직경이 1.0 mm 미만으로 음향적인 특성에는 영향을 주지 않지만, 중이강과 외이도 내의 압력이 평형을 이루게 하여 울림현상을 줄이는 역할을 한다.

2000년대 중반 이후에는 환기구의 효과를 극대화하기 위하여 외이도를 최대한 개방하는 오픈형 이어팁을 사용하는 외이도내수화기(RIC) 보청기가 등장하여 울림현상의 해결에 도움을 주고 있다. 하지만 폐쇄형 이어팁을 사용하면 고막보청기와 비교했을 때 폐쇄효과의 차이가 없었다(Park & Lee, 2019).

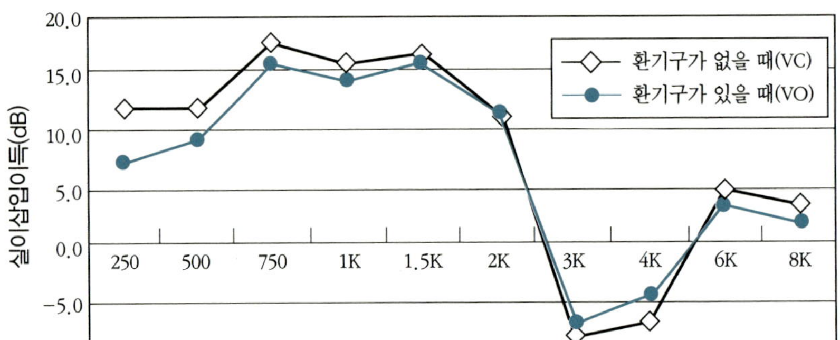

[그림 11-8] 외이도 보청기에서 /이/를 발성했을 때 1.1 mm의 환기구가 있을 때(VO)와 없을 때 (VC) 실이삽입이득의 변화

출처: 김민희 외(2004).

③ 보청기몸체 또는 귀꽂이 형태의 변경

폐쇄효과를 줄이기 위한 또 한 가지 방법은 성대의 진동이 외이도 내로 전달되어 재생성되는 것([그림 11-8] 참조)을 막는 것이다. 이 방법은 보청기몸체 또는 귀꽂이의 수화기 팁 부분을 외이도 내에 깊숙이 삽입하고 외이도의 표면에 꼭 맞게 삽입하도록 하여야 한다(이소예, 이경원, 2010; 이수현, 이경원, 2013; 이경원, 박진현, 2016). [그림 11-9]는 0.8 mm의 환기구를 설치한 외이도 보청기에서 골부(제2굴곡부에서 수화기 팁 사이의 거리)에 따른 실이삽입이득의 변화(이수현, 이경원, 2013)를 나타낸 것으로, 골부 부분을 외이도에 밀착시키고 /이/를 발성했을 때 골부의 길이가 길수록 800~1,000 Hz의 실이삽입이득이 감소한다. 이경원과 박진현(2016)의 연구에 의하면, 초소형고막보청기(IIC)의 울림현상이 고막보청기(CIC)보다 적은 것으로 나타났다.

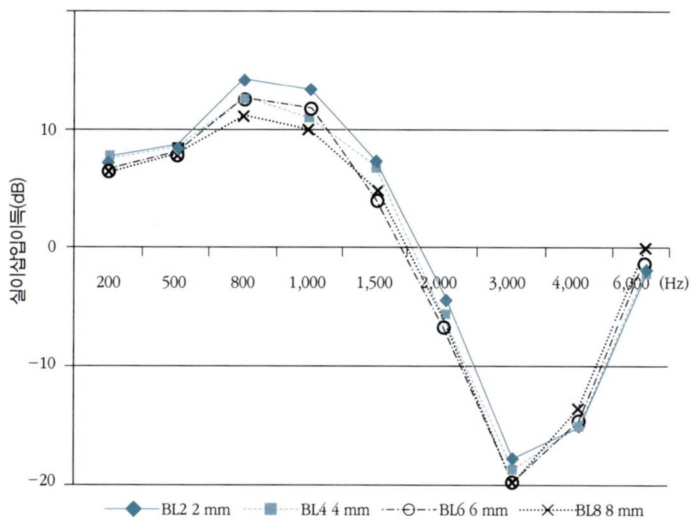

[그림 11-9] 0.8mm의 환기구를 설치한 외이도 보청기에서 골부(제2굴곡에서 수화기 팁 사이의 거리)에 따른 실이삽입이득의 변화

출처: 이수현, 이경원(2013).

3) 음향피드백 또는 날카로운 소리

음향피드백은 보청기의 수화기에서 외이도 밖으로 새어 나온 소리가 송화기로 되돌아가서 원하지 않는 진동을 생산하여 재증폭되는 소리로, 단순히 '되울림'이라고도 한다. '삐' 또는 '윙' 소리, 잡음(howling, squealing, ringing, humming, whistling) 등으로도 표현한다.

음향피드백의 주요 발생 요인은 크게 증폭시스템의 전자적 특성과 송화기, 수화기, 외이도의 음향적 특성으로 나눌 수 있다. 송화기와 수화기의 거리가 가까우면 음향피드백이 발생할 확률이 높은데, 주로 2~5 kHz에서 일어나며, 음향피드백이 발생하지 않더라도 증폭음이 날카롭게 들릴 수 있다. 그러나 이론상으로는 모든 주파수에서 일어날 가능성이 있고, 보청기 주변의 음향 조건에도 영향을 받는다. 수화기에서 새어 나온 소리가 송화기로 되돌아가서 재증폭하는 과정에서 전기회로(electric circuit)를 통과할 때의 위상(phase)이 특정 주파수에서 새로 입력되는 소리와 동일하면 음향피드백이 발생하기 쉽고, 위상이 다르면 음향피드백을 억제할 수 있다.

(1) 음향피드백의 유형과 원인

음향피드백이 발생하는 원인은 크게 보청기의 전기적, 기계 · 기구적, 음향적인 조립상 결함에 의한 내부 음향피드백과 난청인의 보청기 착용 조건에 의한 외부 음향피드백으로 구분할 수 있다.

① 내부 음향피드백

내부 음향피드백은 보청기 내부의 수화기와 연결된 튜브(receiver tube) 또는 송화기와 연결된 튜브(microphone tube)에서 소리가 새어 나오거나 환기구 내부에 균열 또는 작은 구멍이 있을 때 발생한다. 귓속형 보청기는 내부의 부품이 서로 맞닿아 있거나([그림 11-10]의 ① 경로) 수화기의 진동이 송화기로 전달될 때([그림 11-10]의 ② 경로) 발생하기 쉽다. 보청기몸체의 두께가 너무 얇아도 수화기의 진동이 송화기로 전달되어 음향피드백이 발생할 수 있다.

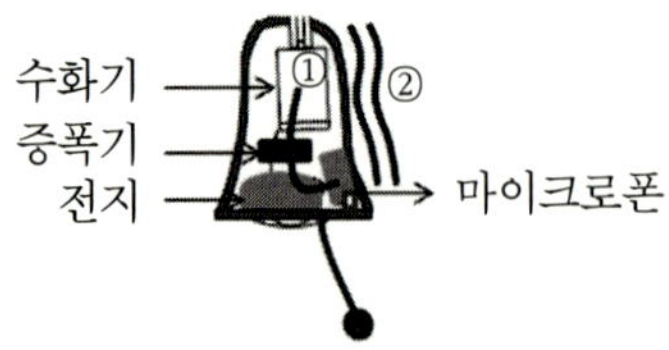

[그림 11-10] 내부 음향피드백의 발생 원인

② 외부 음향피드백

외부 음향피드백은 첫째, [그림 11-11]처럼 음향의 누출(acoustic leakage)로 인해 발생할 확률이 가장 높다. 소리의 누출은 귓본의 제작이 부정확할 때, 귀꽂이 또는 귓속형 보청기의 몸체를 외이도에 정확하게 삽입하지 못할 때, 튜브가 귀꽂이에 밀폐되지 않을 때, 귀꽂이, 튜브 또는 이어후크(ear hook) 등에 균열이 있을 때 발생하기 쉽다. 둘째, 보청기 자체의 특성상 음향피드백이 발생할 수 있다. 고주파수의 사용이득이 너무 크거나, 보청기의 크기가 작아서 송화기와 수화기 사이의 거리가 너무 가까울 때 또는 환기구가 너무 클 때 수화기에서 나오는 소리가 송화기로 되돌아가서 다시 증폭될 확률이 높다. 셋째, 귓바퀴가 외이도 입구를 덮어서 소리가 반사될 때, 외이도공명이 예외적으로 클 때, 귀지가 많을 때, 수화기의 음구가 외이도 벽을 향할 때, 측두하악골(temporomandibular joint)의 움직임이 클 때 등과 같이 사용자의 특성에 따라 음향피드백이 발생할 수 있다. 넷째, 송화기 부근에 반향물체가 있거나(예를 들어, 전화기, 모자), 실이측정 시 탐침송화기와 귀꽂이 또는 보청기몸체와 외이도 벽 사이에 형성된 틈으로 증폭 음향이 새어 나오면 음향피드백이 발생할 확률이 높다.

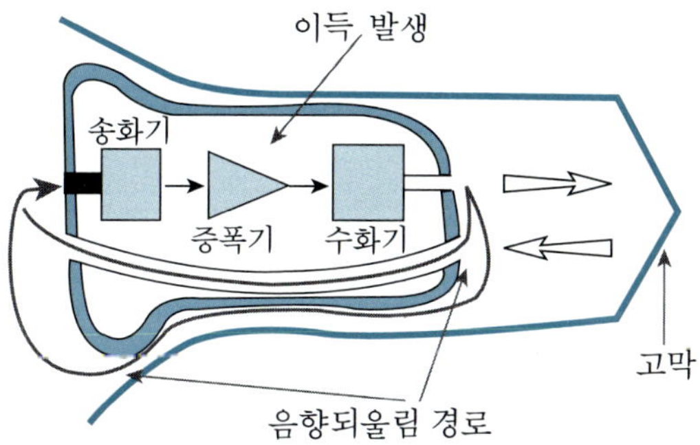

[그림 11-11] 음향의 배출과 외부 음향피드백의 발생

(2) 내부 및 외부 음향피드백의 확인

이득조절기의 위치를 최대로 하고 청음기(stethoscope)의 팁을 수화기 튜브에 꽂고 들을 때([그림 11-12]의 (A) 참조) 또는 손가락을 이용하여 송화기의 음구를 손가락으로 막고 들을 때([그림 11-12]의 (B) 참조) 음향피드백이 멈추면 보청기의 외부적인 요소에 의해 발생한 경우라고 생각할 수 있다. 하지만 청음기로 들을 때 또는 송화기의 음구를 막아도 음향피드백이 계속 들리면 보청기 내부의 문제로 발생한 것으로 제조사에 수리를 의뢰해야 한다.

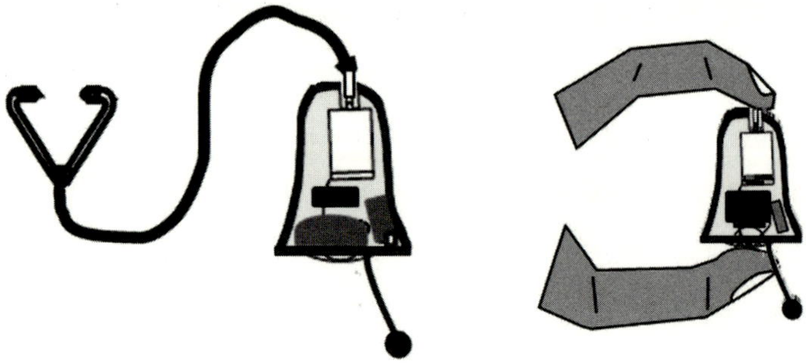

(A) (B)

[그림 11-12] 내부 음향피드백의 확인 방법

(3) 음향피드백의 해결

보청기전문가는 음향피드백이 난청인의 보청기에서 발생하면 다음과 같이 여러 가지 방법으로 해결할 수 있다.

① 전기음향적 해결

고주파수의 이득이 너무 크면 사람의 목소리 혹은 주위의 배경소음이 날카롭게 들리거나 음향피드백이 발생한다. 간단한 해결 방법은 음량조절기를 사용하여 음향피드백이 사라질 때까지 고주파수의 이득을 줄인다([그림 11-13] 참조). 보청기 착용자가 소리가 약하다고 불평하면 다른 방법을 시도한다.

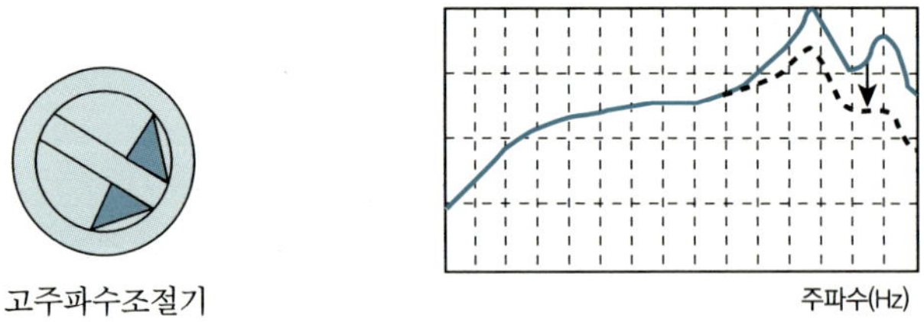

[그림 11-13] 날카로운 소리의 개선을 위한 고주파수대역의 이득 감소

② 음향적 해결

첫째, 환기구를 제거하거나 직경을 줄이거나, 외이도를 단단히 밀폐하여 소리의 누출을 막는 것이다. 이 방법은 간단하지만 폐쇄감 또는 압박감을 줄 수 있다. 둘째, 고막보청기, 초소형고막보청기, 외이도보청기 등에 고주파수조절기가 없으면 송화기 또는 수화기의 음구에 음향필터를 삽입하여 고주파수 이득을 감소시킨다([그림 11-14] 참조).

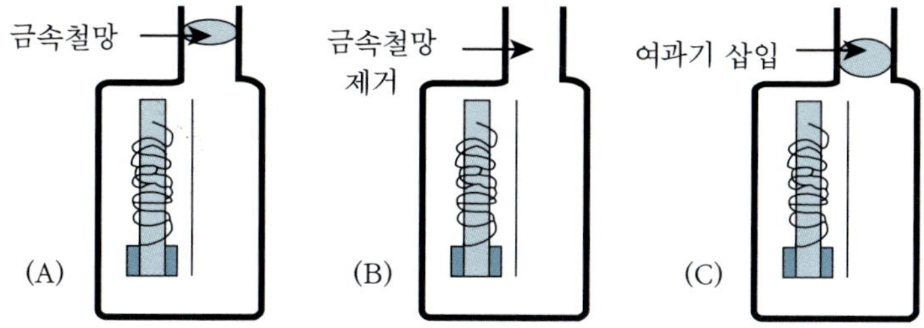

[그림 11-14] 날카로운 소리 또는 음향피드백의 개선을 위해 마이크로폰 또는 수화기 음구에 음향필터를 삽입하는 방법

(A): 음구에 위치한 금속철망을 삽입한 모습, (B): 금속철망을 제거한 후의 모습, (C): 음향필터(스펀지 등)를 삽입한 후의 모습

③ 덧씌우기 또는 재제작 의뢰

전기음향적 또는 음향적으로 해결이 안 되면 귀꽂이 혹은 귓속형 보청기의 표면을 다른 물질로 덧씌우기를 시도한다. 그래도 해결이 안 되면 제조사에 의뢰하여 귀꽂이 또는 보청기의 몸체를 고막 쪽으로 더 길게 제작하거나 수화기 쪽을 오목하게(canal bell) 변형하여 귀지 등에 의한 영향을 최소화한다. 보청기몸체 또는 귀꽂이의 변형에 대한 구체적인 방법은 뒷부분에서 설명하겠다.

③ 어음인지에 대한 문제점

1) 조용한 상황

이 문제에 대한 해결은 비선형 증폭시스템의 경우에는 압축역치를 낮추어 작은 소리에 대한 이득을 증가시키고, 압축비율을 높이거나 해제시간을 빠르게 설정하여 자모음비(consonant-to-vowel ratio)를 개선하는 방법(이소예, 이경원, 2010; 공혜경 외, 2013)을 생각할 수 있다. [그림 11-15]는 압축시간 및 해제시간을 빠르게 설정했을 때 압축역치의 조절에 따른 어음 파형의 변화로, 그림에서 압축역치[입력(dB SPL)]를 낮추면 작은 소리에 대한 이득이 높아진다. [그림 11-15]의 (B)는 압축역치가 높을 때, (C)는 압축역치가 낮을 때의 파형으로, (C)는 (B)에 비해 작은 소리 또는 자음의 진폭이 커진 것을 나타낸다. 그러나 너무 낮은 압축역치와 높은 압축비율 또는 빠른 해제시간은 음질을 나

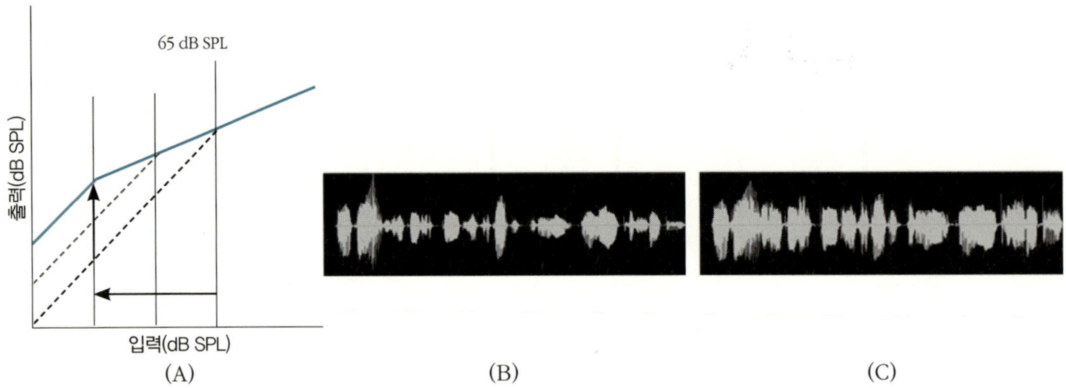

[그림 11-15] 압축시간 및 해제시간을 빠르게 설정했을 때 압축역치의 조절에 따른 어음 파형의 변화

(A): 압축역치의 조절에 따른 작은 소리의 이득 변화, (B): 높은 압축역치일 때 어음 파형, (C): 낮은 압축역치일 때 어음 파형의 변화

쁘게 하거나 주변의 소음이 더욱 증폭하여 난청인이 불편해 할 수 있다(Newman et al., 1998; Hansen, 2002; Gatehouse et al., 2006). 더 많은 이득을 필요로 하는 주파수영역을 찾기 위해서 난청인에게 저음단서(문, 붐 등의 음소)나 고음단서(쉬, 스 등의 음소)를 들려주고 보청기 착용자가 듣고 말하는 것에 근거하여 검사할 수 있다. 이때 검사음은 보통 30~35 dB HL 정도의 작은 말소리를 사용한다.

2) 소음 상황

보청기 착용 시 소음이 너무 커서 어음의 인지에 지장을 초래한다면 저주파수대역의 이득, 압축기능의 조절, 기타 보청기의 기능을 통해서 신호대잡음비를 개선할 수 있다.

① 저주파수대역의 이득 조절

만약 불쾌한 배경소음이 교통 혼잡음 또는 기계 소음과 같은 저주파수에 해당하면, 저주파수조절기(low cut)로 이득을 줄여서 문제를 해결할 수 있으며, 다채널 증폭시스템을 사용하면 더 효과적으로 소음 문제를 해결할 수 있다.

② 압축기능의 조절

비선형 증폭시스템은 압축역치, 압축비율에 따라 소음의 크기를 조절할 수 있다. [그

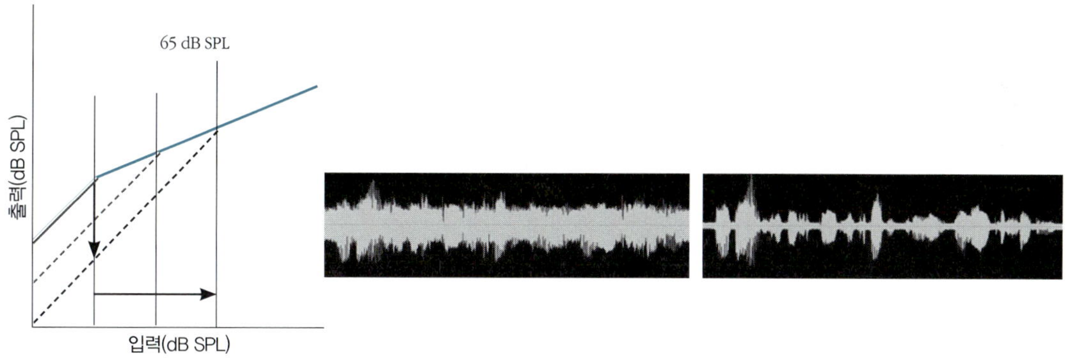

(A) (B) (C)

[그림 11-16] 압축시간 및 해제시간을 빠르게 설정했을 때 압축역치의 조절에 따른 어음과 잡음 파형의 변화

(A): 압축역치의 조절에 따른 작은 소리의 이득 변화, (B): 낮은 압축역치일 때 어음과 잡음의 파형 변화, (C): 높은 압축역치일 때 어음과 잡음의 파형 변화

림 11-16]은 압축시간 및 해제시간을 빠르게 설정했을 때 압축역치의 조절에 따른 어음 파형의 변화를 나타낸 것으로, [그림 11-16]의 (A)에서 입력(dB SPL)의 압축역치가 증가하면 작은 소리의 이득이 감소한다. [그림 11-16]의 (B)와 (C)는 압축역치에 따른 어음과 잡음의 파형으로, (C)의 압축역치가 높을 때에는 (B)의 압축역치가 낮을 때에 비해서 작은 소리에 대한 이득이 감소하여 주변의 작은 잡음 또한 감소한 모습을 보인다. 압축역치에 따른 어음 및 잡음의 강도 변화는 압축비율에 따라 그 정도가 다르다. 또한 해제시간의 조절을 통해서도 신호대잡음비의 개선 효과를 볼 수 있다. [그림 11-17]은 어음에 잡음이 섞여 있을 때([그림 11-17]의 A 참조), 해제시간의 조절에 따른 어음과 잡음 파형의 변화를 나타낸 것으로, [그림 11-17]의 (B)는 해제시간을 빠르게 설정했을 때, 에너지가 작은 어음에 대한 이득이 환원되어 주변의 작은 잡음의 진폭 또한 커진다. 그리고 [그림 11-17]의 (C)는 해제시간을 느리게 설정했을 때, 모음 등에 의한 압축이 지속되어 주변의 잡음의 진폭이 계속 억제되어 신호대잡음비가 개선된 모습이다.

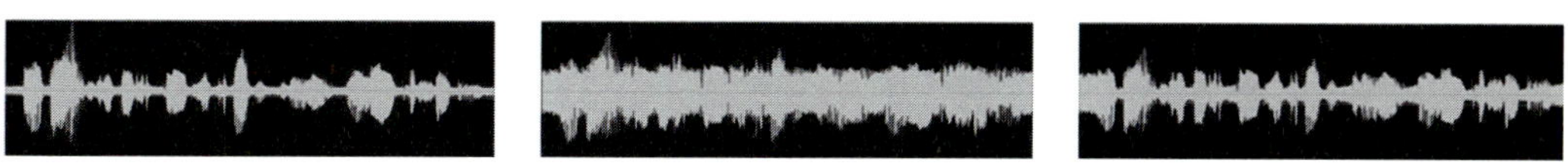

(A) (B) (C)

[그림 11-17] 해제시간의 조절에 따른 어음과 잡음 파형의 변화

(A): 잡음과 혼합된 파형(6 dB SNR)의 변화, (B): 해제시간을 빠르게 설정했을 때, (C): 해제시간을 느리게 설정했을 때

③ 소음감소 기능의 활용

소음이 어음과 비슷한 스펙트럼을 갖고 있으며 어음의 크기와 음질에 만족한다면, 방향송화기를 사용하거나, 다중기억 기능에 조용한 환경과 시끄러운 환경을 따로 입력하여 사용하면 효과적이다. 또한 보청기에 내장되어 있는 소음감소(noise reduction), 확장(expansion) 등의 기능을 활용할 수 있다.

3) 먼 곳의 대화음을 더 잘 이해하는 경우

가까이 있는 사람의 큰 소리는 과다한 이득으로 인해 왜곡 현상을 일으킬 수 있다. 이럴 경우에는 최대출력을 증가시키고, 출력의 제한방식을 [그림 11-18]과 같이 정점절단(peak clipping, 점선)에서 압축제한(compression limiting, 실선)으로 바꾸는 것도 한 방법이 된다.

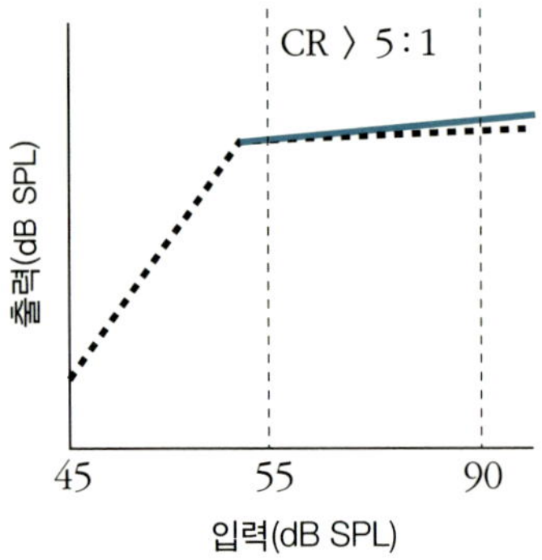

[그림 11-18] 정점절단에 의한 왜곡의 발생과 압축에 의한 왜곡의 방지

4) 대화음의 음질에 대한 문제점

대화음의 음질에 대한 문제점은 우선 저 · 고 주파수대역의 이득을 조절하여 개선할 수 있다. 그럼에도 불구하고 대화음의 음질 또는 주변 소음에 대한 문제점이 발생할 수 있는데, 이 경우에는 압축역치를 대화음 레벨 부근까지 높이거나 압축비율을 낮추는 방법을 생각해 볼 수 있다. 해제시간 또한 음질에 영향을 줄 수 있다. 해제시간이 빠르면 주변 소음과 어음의 진폭이 빠르게 변화하지만, 해제시간이 느리면 주변 소음과 어음의 진폭이 서서히 변화하여 안정적인 음질을 제공하는 것은 물론 신호대잡음비가 개선되는 효과를 기대할 수 있다.

④ 소음에 대한 문제점

보청기 착용 후, 소음에 대한 불만이 크면 먼저 소음의 원인을 밝혀야 한다. 만약 상담실에서도 소음을 들을 수 있다면 외부 소음의 증폭에 의한 가능성이 크다. 그리고 손으로 송화기를 막은 상태에서 들을 수 있다면, 보청기 내부의 소음일 가능성이 크다.

(1) 외부 소음

이 경우에는 보청기 착용자에게 먼저 소음의 원인을 알려 주고, 건청인들도 이런 소리를 들을 수 있는데, 이것은 다양한 생활환경의 일부분이라고 설명한다. 이러한 환경에 적응하면, 그 소리를 크게 느끼지 못하게 될 것이라고 설명한다. 만약 난청인의 불평이 지속되면 비선형 혹은 다채널 증폭시스템의 경우에는 압축역치를 높이거나 혹은 압축비율을 감소시켜 작은 소리의 이득을 줄이는 것이 바람직하다. 프로그램식 보청기 또는 디지털보청기의 경우에는 확장 또는 다양한 소음감소 기능을 사용하기도 한다. 그리고 난청인이 소음에 대해 민감하게 반응하면 압축역치를 대화음 레벨 부근까지 높이는 방법을 생각할 수 있다.

(2) 내부 소음

보청기를 성능분석기에 넣고 소음의 정도를 측정하여 규격(specification)에 맞는지 확인하여야 한다. 만약 규격 수치 내에 있다면 확장을 이용하여 저음이득을 줄일 수 있다. 그러나 이 경우에는 작은(soft) 대화음을 들을 수 없다는 단점이 있다.

⑤ 보청기몸체 또는 귀꽂이의 변형

귀꽂이나 귓속형 보청기가 외이도에 너무 꽉 차게 삽입되어 통증이 있거나, 반대로 너무 헐렁하여 쉽게 미끄러져 나오는 경우도 자주 발생하는 문제 중 하나다. 이 경우에는 일차적으로 귀꽂이 또는 보청기몸체를 깎아 내거나 덧씌워서 해결한다. 문제가 지속되면 귓본을 다시 만들어서 귀꽂이나 보청기몸체를 재제작해야 한다. 보청기를 변형하거나 수리할 때 사용되는 공구와 기구 그리고 수리할 수 있는 부분과 수리를 하는 주된 이유는 다음과 같다.

1) 공구의 준비

귀꽂이나 귓속형 보청기의 몸체를 변형 또는 수리하기 위해서는 다음과 같은 몇 가지 공구가 필요하다([그림 11-19] 참조).

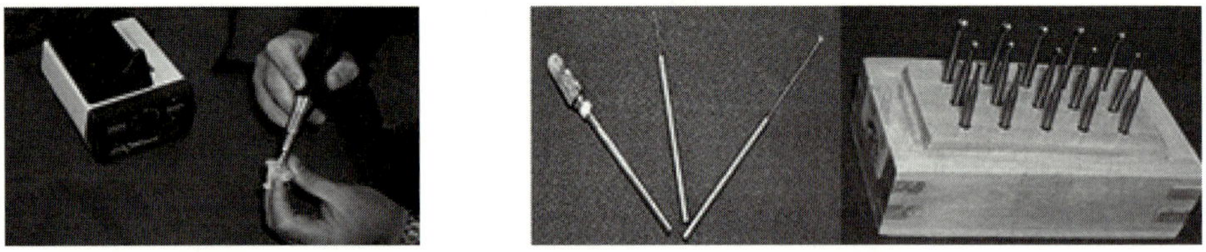

(A) (B)

[그림 11-19] 보청기몸체 및 귀꽂이를 변경할 때 사용하는 변형용 핸드 드릴(A)과 다양한 드릴 팁(B)

(1) 핸드 드릴과 드릴 팁

- **핸드 드릴(hand drill)**: 귀꽂이와 보청기몸체(hearing aid shell)를 변경할 때 쓰이는 가장 중요한 공구이다. 분당 회전 속도는 1,500 rpm 전후로 저속에서 고속으로 변환이 가능하고, 회전 방향을 전방향(forward) 혹은 역방향(reverse)으로 변환 가능한 것이 좋다. 또한 작업의 용이성을 위해 스위치를 발로 작동하는 것이 좋다.
- **드릴 팁(drill tip)**: 드릴 팁은 바(bur)라고도 하며, 일정한 방향으로 구멍을 뚫을 수 있는 트위스트형 드릴(twist drill), 자유로운 형태로 구멍을 뚫을 수 있는 원형, 그리고 귀꽂이 또는 보청기몸체의 표면을 연마할 수 있는 쐐기형이 있다. 가능한 한 여러 가지 형태와 직경(트위스트형 및 원형의 경우에는 ø0.5~2 mm 정도)을 준비하는 것이 좋다.

(2) 전기인두와 납

보청기 내부의 전선 등이 절단되었을 때, 이를 수리하는 도구로 인두가 필요하다. 인두는 온도 조절이 용이하고, 끝(tip)이 가늘며, 소비전력이 15 W 미만인 것이 좋다. 또한 ø0.4~0.5 mm 굵기의 가는 납이 필요하며, 납땜을 용이하게 하는 송진이 내부에 들어 있는 것이 좋다.

(3) 광택용 그라인더와 광택제

귀꽂이나 귓속형 보청기의 수리가 끝나면, 귀꽂이나 귓속형 보청기의 거친 표면을 다듬거나 광택을 내기 위한 그라인더가 필요하다. 또한 1,500~3,000 rpm의 회전 속도를 갖는 원형의 연마용 천과 광택제가 필요하다. 만약 그라인더를 준비할 수 없다면 광택을 내는 저자극성 래커를 사용하여 덧씌우기를 하여도 된다.

(4) 자외선조사기와 자외선액

- 자외선조사기: 자외선조사기는 액체를 UV(Ultra Violet)라는 빛에 의해 성형할 수 있는 기기를 말하며, 귀꽂이 3~4개를 넣을 수 있는 용량이면 충분하다.
- 자외선액: 자외선에 의해 고체로 성형되는 액을 말하며, 황인종이 많은 아시아권에서는 연주황(베이지 혹은 핑크)이 필요하다. 또한 고막보청기에는 착용 귀를 쉽게 구분하기 위해서 청색(왼쪽)과 적색(오른쪽) 등이 필요하며, 덧씌우기를 위해서는 저자극성인 자외선용 투명 광택제(lacquer)도 필요하다. 이러한 제품들은 보청기 제조사, 보청기 전문점 등에서 구입할 수 있다.

(5) 기타

경우에 따라 확대경, 고무찰흙(putty), 단면용 칼, 순간접착제, 부드러운 솔, 귀꽂이튜브, 가는 철사 등과 송화기, 수화기를 포함한 각종 보청기 관련 부품이 필요하다.

2) 귀꽂이와 보청기몸체의 변형 및 수리

여기서 설명하는 귀꽂이와 보청기몸체의 변형과 수리는 증폭시스템, 송화기, 수화기 등 보청기의 주요 부품과 납땜(soldering)을 제외한 간단한 변형과 수리를 의미하며, 보청기 부품의 중요한 고장 등은 보청기 제조사에 직접 의뢰하는 것이 좋다.

(1) 튜브의 교체

귀걸이형 보청기의 귀꽂이는 자주 튜브를 교체하게 되는데, 교체 시기는 어린이의 귀가 자라게 되어 음향피드백이 발생할 때, 튜브가 찢어졌거나 수축되었을 때, 튜브가 오래되어 색깔이 변하였을 때, 튜브가 딱딱해졌을 때, 튜브가 느슨하게 고정되었을 때 등이다. 교체 방법은 귀꽂이의 재료에 따라 다르다.

- 경질 귀꽂이(hard earmold): 드릴 등으로 남아 있는 튜브, 잔유물 등을 완전히 제거한다. 필요하다면 드릴을 이용하여 튜브가 들어갈 수 있는 구멍을 확장한다. 그리고 새로운 튜브를 삽입한 후 튜브의 끝을 정확한 각도에서 잘라 낸다. 귀꽂이를 아크릴로 만들었다면 튜브를 고정하기 위해 접착제를 사용하여 고정하는데, 갈라진 틈 주위를 중심으로 접착제를 골고루 바른 다음 고정한다.
- 연질 귀꽂이(soft earmold): 귀꽂이를 실리콘으로 만들었다면 접착제를 이용하는 것이 어렵다. 대신에 튜브가 들어갈 수 있는 구멍을 튜브의 외부 직경보다 약간 작게 뚫어 튜브를 고정할 수 있게 하는 것이 효과적이다. 이때 귀꽂이의 직경이 너무 작아 튜브가 수축되지 않도록 조심해야 한다. [그림 11-20]은 연질 귀꽂이의 튜브를 교체하는 방법을 나타낸 것이다.

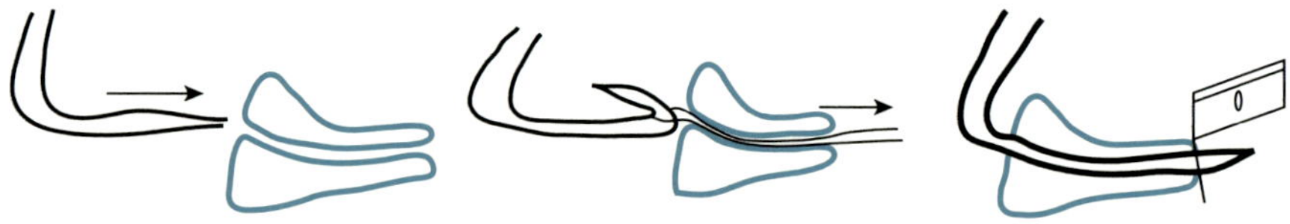

(A) 착용한 보청기에 알맞은 귀꽂이 튜브를 준비한다.
(B) 귀꽂이튜브에 가는 실 또는 철사 등을 걸어서 귀꽂이에 통과시킨다.
(C) 귀꽂이의 음구 끝부분에서 튜브의 남는 부분을 잘라 낸다.

[그림 11-20] 귀꽂이튜브의 교체 방법

(2) 귀꽂이와 보청기몸체의 변형

귀꽂이와 귓속형 보청기의 삽입을 쉽게 하기 위해서 외이도 부분을 짧게 하거나 가늘게 할 수 있으며, 귀꽂이와 귓속형 보청기로 인한 압박감을 제거하기 위해서 이개강 부위 혹은 외이도의 일부를 제거한다. 변형한 후, 거친 부분을 매끄럽게 연마하여 광택을 내거나 덧씌우기를 통해 마무리 작업을 하는 것이 중요하다. 귀꽂이와 귓속형 보청기의 파손 부위를 수리할 수는 있으나 귓속형 보청기의 수리는 고도의 숙련된 기술이 필요하다. 이때 주의할 것은 자외선액을 덧씌우는 과정에서 액이 보청기 내부로 들어가 부품이 손상되지 않도록 해야 한다. 그리고 덧씌워진 보청기의 표면을 다듬을 때, 원래의 보청기 표면이 변형되어 음향피드백이 발생하지 않게 해야 한다.

(3) 환기구의 변형

폐쇄효과를 감소시키기 위해서 환기구를 짧게 하거나 넓혀 준다([그림 11-21] 참조).

음향피드백을 감소시키기 위해서는 환기구의 직경을 줄이거나 외이도에 해당하는 특정 부분을 두껍게 덧씌우기를 할 수 있다. 보청기가 작거나 환기구의 설치가 용이하지 않으면 외부환기구 혹은 기압조절환기구를 설치한다. 보청기 적합 과정에서 환기구의 직경을 변형하는 것은 어렵다. 따라서 외이도의 크기가 충분히 크면 선택환기구를 사용하거나 접착제 등으로 환기구를 아예 없애는 방법도 고려한다. 선택환기구는 보청기의 환기구 크기를 사용자의 필요에 따라 조절할 수 있도록 설계된 장치이다. 이 환기구는 보청기 본체에 작은 구멍 형태로 설치되며, 사용자의 외이도 구조나 폐쇄효과 정도에 따라 환기구의 직경을 조절하여 음향 특성을 맞출 수 있다. 또한 환기구가 처음부터 없던 보청기는 외부환기구 또는 기압조절환기구를 설치한다. 외부환기구는 직경 ø0.5~1.2 mm의 원형드릴을 사용하여 송화기 반대쪽의 보청기몸체에 홈을 내는데, 수화기 쪽에서 면판 쪽까지 최단거리로 홈을 판다. 기압환기구를 만들 때에는 ø0.5 mm 이하의 드릴을 사용하여 보청기 내부에 있는 수화기, 증폭시스템, 전선 등이 다치지 않도록 조심해서 수화기 쪽의 보청기몸체에만 구멍을 내도록 한다. 이때 환기구의 직경이 너무 크면 음향피드백이 발생할 우려가 있다.

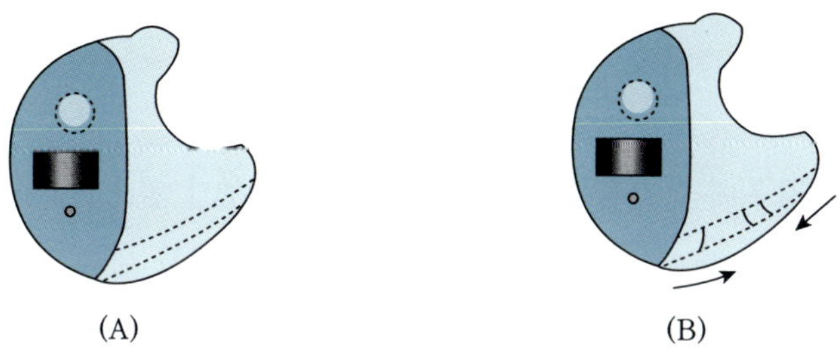

[그림 11-21] 환기구 길이의 조절

(A): 원래 환기구(점선)의 모습, (B): 환기구의 길이를 줄이는 방법(화살표)

(4) 음향피드백의 해결

보청기 착용 시 음향피드백은 수화기에서 나온 증폭된 음향신호가 보청기의 환기구 혹은 보청기와 외이도의 작은 틈새를 통해 또다시 송화기로 들어갈 때 특정한 주파수가 과다하게 증폭되어 발생한다. 오랫동안 보청기를 착용하거나 외이도의 확장 등으로 인해 음향피드백이 발생하면 보청기 전체 혹은 보청기 중 일부, 특히 제1굴곡 주위에 덧씌우기 작업을 하여 음향피드백을 방지할 수 있다. 이때 주의할 것은 덧씌우기 코팅이 송화기, 수화기, 전지덮개 혹은 환기구 등에 유입되지 않도록 주의해야 한다. 또한 귀의 굴곡이 심하지 않아서 보청기가 외이도 밖으로 조금씩 흘러나와 음향피드백이 발생하면 [그림 11-22]처럼 음향피드백 방지대(anti-feedback band)를 설치해도 효과가 있다. 그러나 이 방지대가 경골부에 위치하도록 하면 통증이 발생하므로 주의해야 한다.

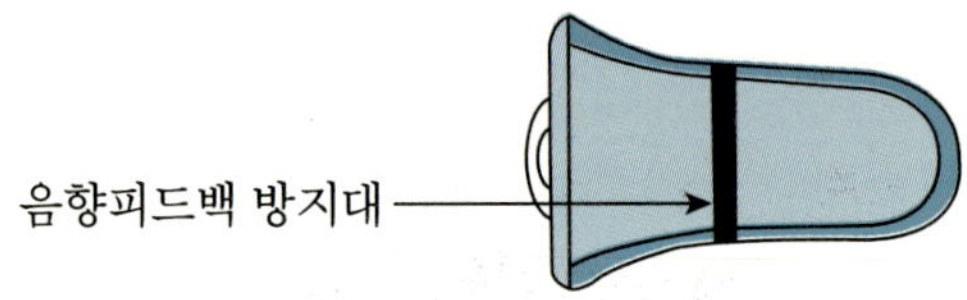

[그림 11-22] 음향피드백 방지대

음향피드백을 없애기 위한 또 다른 방법은 송화기 혹은 수화기에 음향필터를 주파수반응에 지장을 주지 않을 정도로 삽입하여 해결할 수 있다. 음향필터는 송수화기의 음구 또는 튜브에 꼭 맞는 것이 없으므로 보청기의 주파수반응곡선이 크게 변하지 않도록 주의하여 적당한 밀도의 스펀지를 삽입하는 것이 효과적이다. 음향필터 혹은 스펀지의 삽입은 보청기의 최대출력과 음향이득에 영향을 주기 때문에 이 작업을 위해서는 보청기전문가의 숙련된 기술이 필요하다.

(5) 손잡이 달기

고막보청기의 경우에는 가끔 손잡이가 파손되는 경우가 있으며, 외이도보청기의 경우에는 보청기 착용자의 신체적인 상황을 고려하여 손잡이를 새로 달아 주는 경우도 있다. [그림 11-23]은 보청기에 손잡이를 설치하는 과정이다.

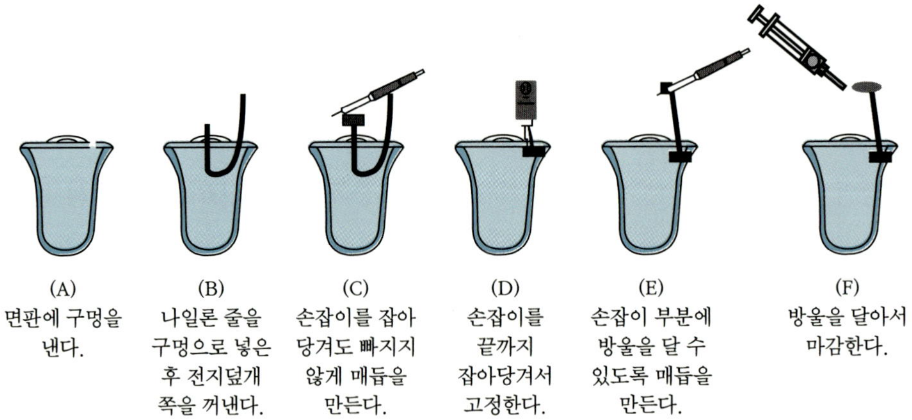

[그림 11-23] 귓속형 보청기(고막보청기)의 손잡이 달기

(6) 광택 내기

그라인더 등을 이용하여 귀꽂이 혹은 귓속형 보청기가 다치지 않도록 광택을 내기도 하지만, 그라인더가 없으면 덧씌우기 작업으로 대체할 수도 있다. 이때 특정 부분이 너무 두꺼워지지 않도록 조심해야 하며, 자외선액이 송화기, 수화기, 전지덮개, 환기구 등에 들어가지 않도록 조심해야 한다.

6 기타 보청기의 문제점과 해결책

〈표 11-1〉에서 〈표 11-5〉까지는 보청기에 특별한 이상이 발생할 때 그 진단법과 해결 방법을 제시한 것이다. 그러나 발생 원인을 알아내고 문제점을 해결하기 위해서는 적절한 공구와 많은 경험이 필요하다.

표 11-1 보청기의 출력이 약할 때

발생 원인	진단 방법	해결 방법
전지 접촉부의 오염	• 접촉부를 육안으로 확인	• 접촉부 청소
수화기의 오염	• 음구를 육안(현미경)으로 확인	• 음구의 이물질 제거
송화기의 오염	• 음구를 현미경으로 확인	• 음구의 이물질 제거
송화기의 결함	• 잡음 혹은 증폭음의 왜곡 발생	• 마이크로폰 교체
주파수반응곡선의 변화	• 보청기의 특성 측정	• 이상 시 재프로그램

표 11-2 수화기에서 소리가 나지 않는 경우

발생 원인	진단 방법	해결 방법
전지의 방전	• 전지 검사 • 새 전지로 교체해 봄	• 새 전지로 교환
전지 접촉부의 불량	• 전지덮개를 열고 닫음을 반복해서 잡음이 들리는지를 확인	• 접촉부 청소
송화기의 불량	• 증폭기의 잡음이 들리는지를 확인	• 음구 내 이물질 제거 • 마이크로폰 교체
수화기의 막힘/불량	• 전혀 소리가 안 남	• 음구 내 이물질 제거 • 이물질 제거/수화기 교체

음량조절기의 불량	• 음량조절기를 돌려서 잡음이 발생하는지를 확인	• 음량조절기의 교체
각종 스위치의 불량	• 스위치를 움직여서 잡음 확인	• 스위치 교체
결선의 불량 또는 파손	• 보청기 몸체 여러 곳을 눌러 단속음이 생기는지 확인	• 재결선

표 11-3 귓속보청기의 음향피드백

발생 원인	진단 방법	해결 방법
불완전한 보청기의 삽입	• 보청기의 삽입 상태 관찰	• 보청기 삽입법 재설명
삽입 상태가 헐거움	• 보청기의 삽입 상태 관찰	• 덧씌우기(coating)
내부 음향피드백	• 내부 음향피드백 확인	• 보청기의 재제작
수화기 튜브의 이탈	• 수화기의 음구를 육안으로 확인	• 수화기 튜브의 재설치
송화기의 위치	• 착용했을 때 송화기 주변의 이주 등이 가까이 있는지 확인	• 방해물질 제거 • 송화기 위치 조정(재제작)
고주파수의 이득 과다	• 보청기의 특성 측정 • 임계이득 확인	• 고주파수 이득의 감소 • anti-feedback system의 활성화(ON)

표 11-4 귀걸이보청기(RIC 포함)의 음향피드백

발생 원인	진단 방법	해결 방법
귀꽂이의 삽입이 잘못됨	• 귀꽂이의 삽입 상태 관찰	• 보청기 착용 방법 재설명
귀꽂이가 헐겁게 삽입됨	• 귀꽂이의 삽입 상태 관찰	• 귀꽂이의 코팅 또는 재제작
송화기 튜브의 이탈	• 송화기의 음구를 막았을 때에도 계속 음향 되울림 발생	• 보청기를 분해하여 송화기 튜브를 재설치
수화기 튜브의 이탈	• 수화기의 음구를 막았을 때에도 계속 음향 되울림 발생	• 보청기를 분해하여 수화기 튜브를 재설치
이어후크에 금이 감	• 이어후크 중 음이 나오는 부분을 막아도 음향피드백이 계속 발생	• 이어후크의 교체
귀꽂이튜브에 금이 감	• 귀꽂이의 음구를 막아도 음향피드백이 계속 발생	• 귀꽂이튜브의 교체
이어팁 환기구의 직경이 큼(RIC)	• 음압의 과다 누출	• 환기구의 직경이 작은 이어팁으로 교체
고주파수의 이득 과다	• 보청기의 특성 측정 • 임계이득 확인	• 고주파수 이득의 감소 • anti-feedback system의 활성화(ON)

표 11-5 음질의 불만족

발생 원인	진단 방법	해결 방법
송화기 음구에 이물질	• 음질이 둔탁해짐 • 특성 측정 시 고주파수 이득의 감소 • 주변의 잡음이 적게 들림	• 청소 및 재제작
수화기 음구에 이물질	• 상기와 같음	• 청소 및 재제작
둔탁한 소리	• 저주파수 이득 과다 • 고주파수 이득 과소	• 저주파수 이득 감소 • 고주파수 이득 증가
날카로운 소리	• 고주파수 이득 과다	• 고주파수 이득 감소
본인 목소리의 울림	• 저주파수 이득 과다 • 작은 직경의 환기구	• 저주파수 이득 감소 • 외부 환기구로 변형

참고문헌

공혜경, 주연미, 이경원(2013). 어음잡음하에서 자모음비에 따른 감각신경성난청인의 무의미음절인지도. Audiology and Speech Research, 9, 33-39.

구성민, 이경원, 임덕환, 이정학(2006). 보청기의 물리적 변경을 통한 폐쇄효과의 해소: 사례보고. Audiology and Spccch Research, 2, 174-178.

김민희, 이정학, 이경원, 조창건(2004). 발성음 '이'에 대한 외이도보청기의 환기구와 음향필터의 삽입이득 효과. 대한청각학회지, 8(2), 104-108.

손민구, 이정학, 이인재(2002). 골도청력검사에서 이어폰의 종류와 착용위치에 따른 폐쇄효과 비교. 대한청각학회지, 6(2), 148-151.

이경원, 박진현(2016). 고막보청기와 초고막보청기의 폐쇄효과 비교. 제19차 한국청각언어재활학회 학술대회, 83-84.

이상연, 이경원, 이정학(2005). 고막보청기의 환기구 길이 및 잔여용적에 따른 실이삽입이득의 고찰. 대한청각학회지, 9(2), 175-179.

이소예, 이경원(2010). 고막보청기 착용 시 꽉찬적합을 통한 폐쇄효과의 해결: 사례보고. Audiology and Speech Research, 6, 178-181.

이수현, 이경원(2013). 고막보청기의 골부 길이에 따른 폐쇄효과의 음향적 그리고 심리음향적 변화. Audiology and Speech Research, 9, 157-164.

이정학, 이경원(2005). 보청기평가. 서울: 학지사.

Dillon, H. (2012). *Hearing Aids* (2nd ed.). Sydney: Boomerang Press.

Gatehouse, S., Naylor, G., & Elberling, C. (2006). Linear and nonlinear hearing aid fittings: Patterns of benefit. *International Journal of Audiology*, *45*, 130–152.

Hansen, M. (2002). Effects of multi-channel compression time constants on subjectively perceived sound quality and speech intelligibility. *Ear and Hearing*, *23*, 369–380.

Kiessling, J., Brenner, B., Groth, J., Jespersen, C. T., & Jensen, O. D. (2005). Occlusion effect of earmolds with different venting system. *Journal of American Academy of Audiology*, *16*, 237–249.

Koo, E., Ahn, S., & Lee, K. (2022). Change in Preferred Gain, Word Recognition Scores, and Sound Qualities as Hearing Aid Wearing Period. *Audiology and Speech Research*, *18*(3), 141–148.

Martin, R. L., & Pirzanski, C. Z. (1998). Techniques for successful CIC fittings. *The Hearing Journal*, *51*(7), 72, 74.

Park, J., & Lee, K. (2019). Comparison of Occlusion Effect between Ear-Tip Type of Receiver-In-Canal Hearing Aids and Completely-In-the-Canal. *Audiology and Speech Research*, *15*(2), 95–100.

제12장

난청인의 상담과 교육

1. 보청기적합관리 절차
2. 고객정보 상담
3. 청각검사 결과에 대한 상담
4. 보청기의 선택
5. 보청기의 착용 및 조절
6. 보청기적합의 확인
7. 청능훈련
8. 사후관리
9. 기타

의학적 처치가 곤란한 청각손실로 인해 난청인이 일상생활에서 의사소통의 어려움이 있으면 보청기 착용을 고려할 수 있다. 보청기전문가(Hearing Aid Professional: HAP)는 난청인이 심리적 불안과 사회적 불이익에서 벗어날 수 있다는 확고한 신념과 용기를 주고, 난청을 극복할 수 있도록 도와주어야 한다. 이때 상담과 교육은 난청인은 물론 가족, 친구 등 주변인도 포함해야 하며 보청기적합관리(Hearing Aid Fitting Management: HAFM)의 전 과정에서 다양하게 이루어져야 한다(KSI 0562, ISO 21388). 이 장에서는 HAFM 절차에 따라 난청인 또는 주변인에게 시행해야 할 상담 및 교육에 대한 내용을 알아보기로 한다.

① 보청기적합관리 절차

상담(counselling)과 교육(orientation)은 보청기적합관리(Hearing Aid Fitting Management: HAFM)의 전 과정에서 다양하게 이루어져야 한다(이정학, 이경원, 2005; 국가직무능력표준, 2017; KSI 0562, 2018; ISO, 2020; ISO, 2024). HAFM의 절차는 상기 자료를 바탕으로 고객정보(client profile) 및 청각검사(counseling and audiometry), 보청기의 선택 및 귓본의 채취(hearing aid selection and impression taking), 보청기의 착용 및 조절(hearing aid wearing and adjustment), 보청기적합의 확인(hearing aid verification), 청능훈련(auditory training), 사후관리(follow up)로 구성할 수 있다([그림 12-1] 참조). HAFM 절차에 따른 상담 및 교육은 다양한 방법이 있지만 기본적인 내용은 다음과 같다.

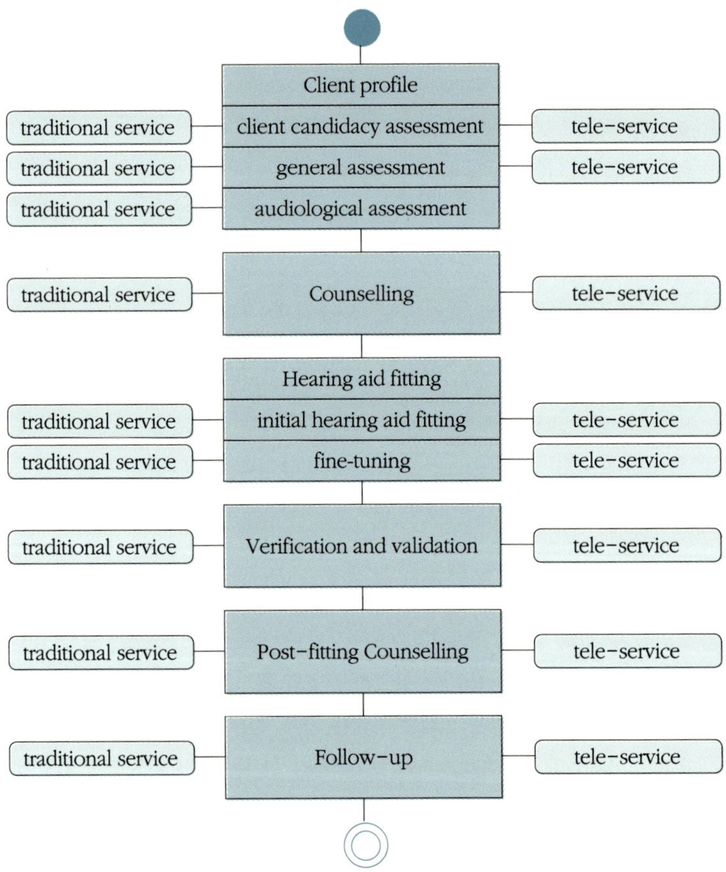

[그림 12-1] 보청기적합관리의 절차(ISO, 2024)

② 고객정보 상담

난청인이 보청기 관련 센터에 방문하면 체계적인 HAFM을 수행하기 위해 설문지(제9장의 참고 1 또는 2, KHHIE, K-PHAB-Q 등 참조)와 상담을 통하여 청각적·비청각적, 기타 요인에 대해서 파악해야 한다. 청각적 요인은 난청의 발생 시기, 청각 기관의 질병 유무, 의사의 진단 여부 등 비청각적 요인은 신체의 상태, 연령, 직업, 방문 동기 등을 확인하며, 기타 요인으로 의사소통 능력 및 사회생활의 불편함, 심리사회적인 영향 등을 확인한다. 설문지의 작성 또는 상담은 난청인의 가족, 친구 등의 주변인을 통해서도 확인할 수 있다.

③ 청각검사 결과에 대한 상담

순음청력검사와 어음청각검사의 결과를 난청인이 쉽게 알아들을 수 있도록 설명한다. 난청 때문에 발생하는 여러 가지 청각적인 특징과 의사소통장애 정도, 보청기의 착용 효과 등에 대해서도 언급한다.

1) 순음청력검사

순음청력검사의 결과는 청력손실의 정도, 유형, 형태, 쾌적음량레벨, 불쾌음량레벨, 역동범위 등과 이에 따른 보청기의 증폭 방식에 대해서 설명한다.

(1) 청각손실의 유형

보청기 착용자에게 청력손실의 유형을 설명할 때에는 전음성난청, 감각신경성난청, 혼합성난청 중 어떤 유형에 해당하는지를 설명한다. [그림 12-2]는 청각기관에서의 소리전달 과정을 보여 주며, 보청기 전문가는 대상자의 난청 유형에 따라 난청의 원인이 되는 영역에 대하여 설명한다. 이때 미리 준비한 청각기관에 대한 그림이나 모형을 이용하면 효과적이다.

〈표 12-1〉은 청각손실의 종류와 이에 따른 보청기의 효과적인 증폭시스템의 종류를

나타낸 것으로, 전음성난청의 경우에는 선형 증폭시스템으로도 난청을 쉽게 극복할 수 있지만 감각신경성 난청의 경우에는 비선형과 다채널의 증폭시스템이 효과적이다. 그러나 소음성난청(noise induced hearing loss)과 노화과정이 중복된 경우에는 1~2개월 정도 착용시도기간(trial period)을 권하는 것이 바람직하다.

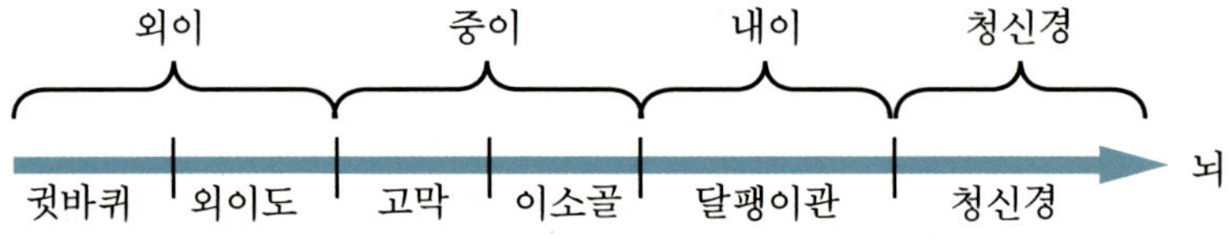

[그림 12-2] 청각기관에서의 소리의 전달 과정

표 12-1 청각손실의 종류에 따른 효과적인 보청기의 증폭시스템

청각손실의 종류	효과적인 증폭시스템
전음성난청(conductive hearing loss)	선형 증폭시스템으로도 쉽게 난청을 극복할 수 있다.
감각신경성 난청(SNHL)	비선형/다채널 증폭시스템의 사용을 고려한다.
혼합성 난청(mixed hearing loss)	비선형/다채널 증폭시스템의 사용을 고려한다.
중추청각처리장애(CAPD)	예후가 가장 나쁘며, 체계적인 청능훈련을 고려한다.

(2) 청력손실의 정도

청력손실의 정도를 [그림 12-3]과 같이 청력도를 통해 경도, 중도, 고도, 심도, 농(deaf) 등으로 나누어 이해하기 쉽게 설명하고, 보청기 착용 시 예측되는 효과를 알려 주도록 한다. 만약 청력손실이 심도 이상으로 심한 경우에는 보청기만으로 난청을 극복

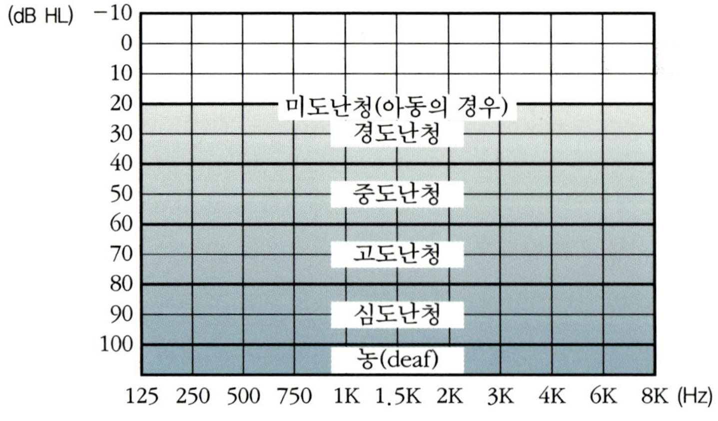

[그림 12-3] 청력손실의 정도

하기 어렵다는 것을 인식시키고, 보청기 외에 여러 가지 청각보조기구를 겸하여 사용할 것을 권한다.

(3) 청력손실의 형태

청력손실의 형태는 [그림 12-4]와 같이 수평형(flat sloping), 경사형(mid sloping), 고음급추형(ski sloping), 역경사형(reverse sloping), 산형(cookie bite), 접시형(dish) 등으로 나누어 설명한다. 또한 청력손실의 형태별 특징과 효과적인 보청기의 종류 등에 대해 설명한다.

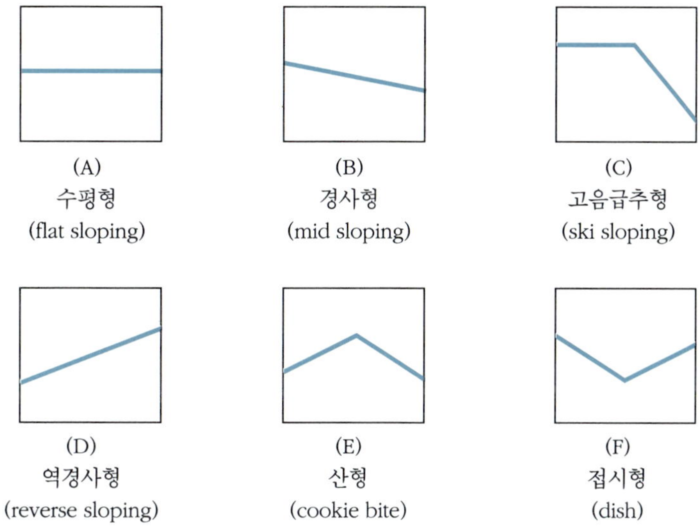

[그림 12-4] 다양한 청력손실의 형태

(4) 기타 청각손실의 특징

그리고 순음청력검사에서 측정한 기도 청력역치레벨, 쾌적음량레벨, 불쾌음량레벨을 포함한 역동범위는 보청기의 사용이득, 최대출력 또는 출력음압레벨90(OSPL90), 압축비율 및 압축역치에 영향을 준다. 〈표 12-2〉에서는 기도청력검사의 종류에 따라 영향을 줄 수 있는 보청기의 전기음향적 요소를 나타냈다.

또한 보청기전문가는 난청인에게 청력손실의 정도와 대화음 중 들을 수 있는 음과 들을 수 없는 음([그림 12-5] 참조)에 대해 설명해 주어야 한다. 또한 청력손실이 심하지 않더라도 특정한 음소를 약하게 듣거나 듣지 못함으로 인한 심리적·사회적 불이익과 어음분별력의 저하, 특히 잡음 속에서 말을 이해하기가 더욱 어려워지는 현상에 대해 설명한다.

표 12-2 기도 청력검사가 영향을 주는 보청기의 전기음향적 요소

기도 청력검사의 종류	보청기의 전기음향적 요소
기도 청력역치레벨	사용이득, 최대출력 또는 출력음압레벨90, 압축비율 및 압축역치
쾌적음량레벨	사용이득(난청인의 쾌적음량레벨에서 건청인의 쾌적음량레벨을 뺀 값)
불쾌음량레벨	최대출력 또는 출력음압레벨90(OSPL90)
역동범위	압축비율

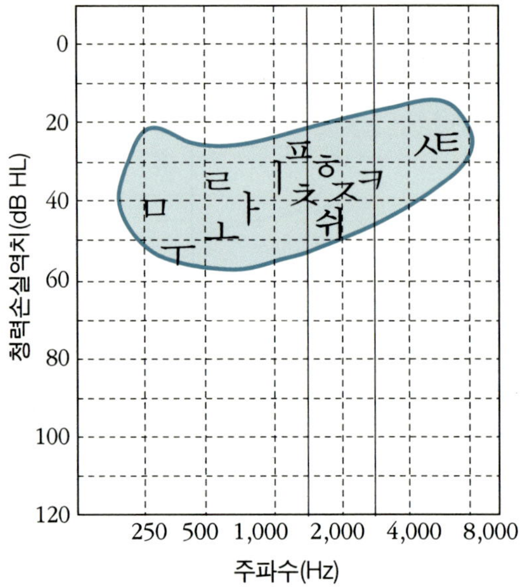

[그림 12-5] 어음의 대략적인 주파수 및 강도적인 분포

2) 어음청각검사

단어인지도, 문장인지도 등 어음청각검사의 결과는 외이, 중이, 내이는 물론 중추 및 중추 신경계를 포함하여 나타나는 종합적인 결과이므로 현재 및 보청기 착용 후에 예측되는 어음의 인지 능력에 대해서 설명한다(제9장 참조).

3) 설문지

기초상담 설문지, K-PHAB(김태화 외, 2016) 또는 K-PHAB-Q(Kim & Lee, 2020) KHHIE(구호림, 김진숙, 2000) 등의 설문 작성의 결과를 이용하여 현재 난청으로 인한 의사소통 능력의 어려움, 심리사회적 단점 등에 대해서 설명한다(제10장 참조).

4 보청기의 선택

난청인에게 청력손실과 보청기의 필요성에 대한 설명이 끝나면, 보청기전문가는 가장 적절한 보청기를 선택해야 하며, 보청기의 형태, 증폭기의 종류와 특징, 가격 등에 대해 논의해야 한다. 이때 난청인의 사회활동 범위, 정서적 · 신체적 특징, 경제력 등을 고려한다.

1) 보청기의 형태

처음 보청기를 착용하는 난청인은 자신에게 어떠한 보청기가 적당한지를 잘 모르는 경우가 대부분이다. 따라서 보청기전문가는 난청인에게 보청기의 형태별 특징과 장단점에 대해서 간단하게 설명하는 것이 효과적이다. 난청인과 보청기전문가 간의 의견 차이가 있을 경우에는 난청인의 생각이 왜 적절하지 못한가에 대하여 이유나 근거 등을 제시하여 서로 의견을 나누도록 한다. 이때 보청기를 착용하고 있는 사진 등이 필요하며, 대개는 보청기 제조사에서 지원을 받을 수 있다. 선택할 수 있는 일반(비이식) 보청기의 종류는 다양하며, 착용방법, 음향 및 전기음향적 특성, 전지의 사용 등에 있어서 서로 다른 특징을 가지고 있다(제2장의 〈표 2-1〉 참조). 따라서 대상자의 청각 및 신체적인 특징을 고려하여 보청기의 형태를 선택하는 것이 좋다. 이 외에도 난청인의 선호도, 청각기관의 해부학적 특징, 청력역치레벨의 정도, 의사소통 능력 등에 따라 특수보청기, 청취보조기기 또는 이식형 청각기기(implantable hearing devices)(제14~15장 참조)를 선택할 수도 있다.

2) 보청기의 종류

보청기전문가는 현재 시판되고 있는 증폭기 기술의 특징과 장단점을 정확하게 파악하고 있어야 한다. 그리고 청력손실의 종류, 형태, 정도에 따라 어떤 증폭기 기술이 적합한지를 평가할 수 있는 지식과 능력이 있어야 하며, 이러한 내용들을 난청인에게 쉽게 설명할 수 있어야 한다. 〈표 12-3〉은 증폭기의 구분과 아울러 증폭기에 대한 특징을 간단하게 나타낸 것이다. 난청인에게 보청기에 대해 설명할 때, 보청기의 형태와 기술적인 측면을 함께 설명하는 것이 바람직하다.

표 12-3 보청기의 구분 그리고 증폭기에 따른 특징

보청기의 구분	증폭기	특징 및 장점
증폭방식	선형 보청기	• 기본 증폭기이다. • 전음성난청 또는 역동범위가 비교적 경중도 이하의 청력손실에 적합하다. • 외부의 큰 소리가 입력될 때 증폭 음에 왜곡이 발생한다.
	비선형 보청기	• 역동범위가 좁은 감각신경성 난청에 적합하다. • 외부의 큰 소리의 입력에도 증폭된 음에 대한 왜곡이 적다. • 신호대잡음비 또는 자모음비의 개선에 유리하다.
조절방식	비프로그램식 보청기	• 음량, 음질 등의 조절기를 손 또는 드라이버 등을 이용하여 수동으로 조절한다. • 조절기의 수가 제한적이다.
	프로그램식 보청기	• 컴퓨터의 소프트웨어로 조절하며 많은 조절기를 설치할 수 있다. • 음질, 압축역치 및 압축비율 등의 전기음향적 요소의 조절이 쉽다. • 다중기억(multi-memory) 장치가 있다.
채널 수	단채널 보청기	• 전체 주파수의 반응곡선을 한꺼번에 조절한다. • 다채널 증폭기에 비해 신호대잡음비 또는 자모음비의 개선이 어렵다.
	다채널 보청기	• 주파수 영역을 나누어 전기음향적 요소를 조절한다. • 잡음, 음향피드백 등의 조절이 용이하다. • 청력 형태에 따라 서로 다른 역동범위의 개선이 가능하다. • 단채널 증폭기에 비해 신호대잡음비 또는 자모음비의 개선이 용이하다.
신호처리 방식	아날로그 보청기	• 일반적으로 채널이 2개 이하이다. • 조절 및 어음의 처리 기능이 디지털보청기에 비해 적다.
	디지털 보청기	• 다양한 신호처리를 구현할 수 있다. • 음향피드백, 신호대잡음비의 조절이 원활하다. • 잡음을 극소화할 수 있다. • 스마트폰, 음향기기 등 다양한 주변기기와의 연결이 가능하다.

3) 기타 고려할 사항

대부분의 난청인은 보청기를 구입할 때 보청기의 기술적인 측면과 가격을 함께 고려한다. 난청인이 보청기를 구입할 때 보청기의 수명 그리고 수명이 다할 때까지 드는 비용, 즉 전지의 구입비용, 보증기간 외의 수리비용 등을 포함한 총 비용을 하루 평균으로 계산하여 보청기 구입자에게 설명하는 것도 한 방법이 될 수 있다(Sweetow, 1999). 이 외에도 착용시도기간, 보증기간 등과 관련하여 설명해야 한다. 이러한 내용들은 회사마다 소비자에 대한 정책이 다를 수 있으므로 보청기전문가는 이를 잘 요약하고 정리해 둘 필요가 있다.

5 보청기의 착용 및 조절

보청기를 선택한 후, 보청기전문가는 난청인에게 보청기의 사용과 관리 방법에 대해 설명해야 한다. 내용은 보청기의 삽입, 제거, 스위치와 음량조절기의 조작 방법, 전지의 교환시기와 방법 및 안전수칙, 보청기의 보관 방법, 보청기를 착용할 때 발생할 수 있는 상황 등이다.

1) 보청기의 착용

보청기전문가는 난청인이 보청기를 착용할 때 불편하거나 통증을 느끼는 부위는 없는지 확인하여야 한다. 만약 난청인이 불편을 호소한다면 그에 따른 적절한 조치를 취한 후에 보청기의 착용과 제거 방법에 대해 설명해야 한다. 보청기의 착용과 제거는 상황에 따라서 한 손 또는 양손을 사용할 수 있으며, 유·소아, 노인 혹은 손놀림이 불편한 사람 등에 대해서는 난청인의 보호자 혹은 주변인에게도 설명해야 한다.

2) 각종 조절기와 스위치 조작 방법

각종 조절기와 스위치는 귀걸이형 보청기와 귓속형 보청기 등에 따라서 달라질 수 있으므로 종류에 따라 알맞게 설명한다.

(1) 전원 스위치

귀걸이형 보청기에서는 'M-T-O' 스위치로 불리며, 'M'은 송화기, 'T'는 텔레코일, 'O'는 전원 끔(power off)의 의미다. 보통 대화 시에는 스위치를 'M'에 둔다. 그러나 귓속형 보청기에서는 'M-T-O' 스위치가 없으며, 음량조절기 또는 전지덮개를 열고 닫음으로 인해 전원을 켜고 끄는 경우가 대부분이다.

(2) 음량조절기

감각신경성 난청인이 선형 증폭방식의 보청기를 착용하면 대화음이 작을 때에는 소리를 너무 작게 듣고, 클 때에는 너무 크게 듣는다. 이 경우에 난청인은 보청기에 달려 있는 음량조절기 또는 스마트폰 전용앱을 이용하여 주변의 소리를 적당한 크기로 조절하도록 한다. 그러나 유·소아, 손이 불편한 자 등 음량조절기를 움직일 수 없는 경우에는 증폭기를 비선형 증폭방식으로 교체하거나 음량조절기를 고정하여 사용할 수 있도록 한다.

(3) 텔레코일

텔레코일은 난청인이 전화를 받거나 강당, 극장 등 공공장소에 설치된 루프시스템(loop system)과 같은 청취보조기기와 연결할 때 사용하는 장치이다. 일부 전화기는 수화기에서 자기장이 제대로 형성되지 않아 사용할 수 없는데, 이 경우에는 자기장의 형성이 가능한 전화기를 구입하는 것이 효과적이다. 또한 귓속형 보청기는 텔레코일이 부착되지 않은 경우가 많은데, 이때는 수화기로 인해 음향피드백이 발생하지 않도록 수화기의 각도와 거리를 적당히 조절하는 연습이 필요하다. 최근의 보청기는 전화사용 모드로 변환하거나 음향피드백을 억제하여 전화기 사용이 훨씬 편리해졌다. 다만, 귓속형과 귀걸이형 등 보청기의 형태에 따라 송화기의 위치가 다르므로 이를 대상자에게 설명해야 한다.

(4) 다중기억 스위치

다중기억 스위치(multi-memory switch)는 주변의 청취 상황에 따라 주파수반응곡선을 바꿀 수 있는 스위치이다. 따라서 보청기전문가는 난청인이 특정한 청취 상황에서 가장 효과적인 증폭량을 찾을 수 있도록 프로그램을 바꾸는 연습을 하도록 유도한다. 그러나 유·소아는 스스로 판단할 수 있을 때까지 모든 다중기억 스위치의 기능을 끄거나 동일하게 프로그램하는 것도 효과적이다.

(5) 방향송화기 스위치

방향송화기 스위치(directional microphone switch)는 특정한 방향의 소리를 잘 듣도록 하는 기능을 하며, 소음이 많은 곳, 사람들이 많이 모인 곳 등에서 사용하면 효과적이다. 하지만 유 · 소아는 뒤에서 부르는 소리가 약화되지 않도록 방향송화기의 기능을 없애기도 한다.

(6) 음질과 최대출력 조절기

음질과 최대출력 조절기는 보청기의 주파수반응곡선과 최대출력을 조절할 수 있는 장치로 난청인이 함부로 손을 대지 않도록 주의시켜야 한다. 그러나 최근의 보청기는 스마트폰 앱을 사용하여 음량 및 음질을 조절할 수 있으며, 조절 후 원하지 않는 음량과 음질이 나타나는 경우 간단하게 원래의 주파수반응으로 되돌릴 수 있다.

3) 전지의 관리 요령

전지 사용에 대한 설명으로는 전지의 구분, 사용시간, 교환 방법, 시기, 관리 요령 및 안전수칙 등이 중요하다.

(1) 전지의 구분과 사용시간

귓속형 및 귀걸이형의 보청기에 사용하는 전지는 크기에 따라서 분류하며, 5 A, 10 A, 312 A, 13 A, 675 A 등이 있다. 또한 전지는 크기를 쉽게 알아볼 수 있도록 색상으로도 표시한다. 〈표 12-4〉에 기도보청기에서 사용하는 전지의 종류, 색상 및 대략적인 용량을 나타냈다. 전지의 사용 일수는 전지의 총 용량을 보청기의 소비전류와 하루 평균 사용시간을 곱한 값으로 나누어서 확인할 수 있다.

표 12-4 전지의 종류, 색상의 표시 및 대략적인 용량

전지	색깔 표시	용량(mAh)
675 A	청색(blue)	575
13 A	주황색(orange)	260
312 A	갈색(brown)	140
10 A	노랑색(yellow)	70
5 A	적색(red)	35

(2) 전지의 교환 방법과 시기

전지에는 양극과 음극의 극성이 있어서 방향이 바뀌면 보청기가 동작하지 않는다는 것을 반드시 난청인에게 알려야 한다. 또한 보청기에 따라서 전지덮개를 여는 방법과 전지를 넣고 빼는 방법을 상세하게 알려야 하며, 유 · 소아 혹은 노인은 부모, 가족 등에게도 설명해야 한다. 전지의 극성이 바뀌면 전지덮개가 잘 닫히지 않는데, 전지의 방향을 바꾸도록 지도하며, 무리하게 닫지 않도록 주의시켜야 한다. 전지의 교환 시기 또한 별도로 설명해야 하는데, 전지가 약할 때 난청인이 들을 수 있는 경고음을 들려주는 보청기가 개발되어 전지의 교체 시기를 확인하는 데 도움을 주고 있다.

(3) 전지의 관리 요령과 안전수칙

전지를 오랫동안 사용하기 위해서는 잘 관리해야 하며, 특히 어린이 등이 전지를 삼키지 않도록 보관하는 것이 중요하다. 〈표 12-5〉는 전지의 기본적인 관리 요령과 안전수칙에 관한 내용이다.

표 12-5 전지의 관리 요령 및 안전수칙

관리 요령	• 습기가 많은 냉장고 등에 보관하지 않도록 한다. • 수명이 다한 전지는 보청기 안에 남겨 두지 않도록 한다. • 보청기가 땀, 빗방울 등에 노출된 경우에는 잘 닦아 준다. • 전지의 검사는 보청기 사용 후 저녁에 하도록 한다. • 수명이 다한 전지는 용기에 모아서 버리도록 한다.
안전수칙	• 어린이의 손이 닿지 않는 곳에 보관한다. • 노인의 경우에는 복용하는 알약과 같이 보관하지 않도록 한다. • 보청기용 전지 등을 충전기에 꽂지 않도록 한다. • 전지를 삼켰을 때에는 병원에서 적절한 조치를 받도록 한다.

(4) 충전형 전지의 사용

최근의 보청기는 귀걸이형은 물론 일부 귓속형 보청기에도 충전식 전지를 사용하여 보청기의 사용 및 관리가 편해졌다.

4) 보청기의 보관과 관리 요령

보청기를 처음과 같은 성능을 유지하면서 오랫동안 잘 사용하기 위해서는 무엇보다 보청기의 보관, 관리, 청소가 중요하다. 보청기는 전지를 제거한 다음 튼튼한 보관 상자에 넣어 밟아서 깨지거나 분실되지 않도록 주의해야 한다. 이때 습기제거기 등에 넣어서 보관하는 것도 효과적이다. 〈표 12-6〉은 보청기를 빼야 하는 경우이다. 보청기는 사용하고 난 후, 잠들기 전에 매일 청소하는 것이 좋다. 이때 부드러운 천 혹은 솔 등을 사용하는 것이 좋다. 그러나 청소 시에는 보청기의 내부 부품과 외부 부품이 손상되지 않도록 상당한 주의를 기울여야 한다. 청소해야 할 부분은 보청기의 몸체, 송·수화기의 음구, 환기구 등이 있다. 특히 귀꽂이튜브에 수증기가 생기면 즉시 제거하거나 교환한다. 〈표 12-7〉은 귀꽂이의 관리 요령이다.

표 12-6 보청기를 빼야 하는 경우

- 머리를 감거나, 목욕, 수영 등을 할 때
- 헤어드라이어를 사용할 때
- 헤어스프레이를 사용하거나 화장을 할 때
- 스웨터 등의 정전기가 발생하는 옷을 입을 때

표 12-7 귀꽂이의 관리 요령

- 귀꽂이의 음구 등에 귀지가 끼지 않도록 하며, 귀지가 있을 때에는 제거하도록 한다.
- 귀꽂이튜브에 수증기가 생기면 즉시 제거하도록 한다.
- 다음의 경우에는 튜브 또는 귀꽂이를 교체하도록 한다.
  - 튜브가 경화되거나 노화되기 시작했을 때
  - 튜브의 색깔이 변했을 때
  - 튜브가 꼬이거나 균열이 있을 때
  - 귀꽂이에서 귀꽂이튜브가 빠질 때
  - 귀꽂이가 잘 맞지 않아 음향 되울림이 발생할 때

5) 보청기 착용 시 주의사항

신경가소성(neuroplasticity)의 원리에 따라서 우리의 뇌가 새로운 소리에 대해 순응하기 위해서는 몇 개월 정도의 시간이 필요하다(Gatehouse & Killion, 1993; Sandlin, 2000). 따라서 난청인이 보청기를 처음 착용하거나 새로운 보청기를 착용할 때, 적응기간이 필요한 이유를 알려 주어야 한다. 보청기에 효과적인 적응을 위해 처음 일주일간은 하루 2~4시간 착용하며, 점차 시간을 늘려 가는 것이 좋다. 특히 처음부터 큰 소리나 잡음에 노출되지 않도록 주의해야 한다. 또한 난청인은 잡음 등에 대해서 예민하게 반응하므로 잡음을 무시하는 습관과 상대방의 말을 잘 이해하지 못한 경우에는 다시 말을 해 달라고 요청할 수 있는 용기를 가질 수 있도록 주지시켜야 한다. 처음에는 상대방의 입술을 보고 들음으로써 새롭게 들리는 말소리에 익숙해지고 배울 수 있도록 충고한다. 보청기 착용은 새로운 환경에 적응하는 단계이므로 신체가 쉽게 피곤해질 수 있다. 이때에는 보청기를 빼고 잠시 쉬도록 권한다. 〈표 12-8〉에 보청기 착용 시 주변에서 들리는 소리에 대한 적응과정을 요약하였다.

표 12-8 보청기 착용 시 적응과정

단계	내용
1단계	• 보청기의 착용과 제거 방법 • 보청기를 켜고 끄는 법 • 원하는 음량으로의 크기 조절법
2단계	• 보청기를 착용하고 방과 같이 조용한 곳에서 소리를 들어 보며 어떻게 들리는지 확인한다. - 어떠한 소리를 들을 수 있는지 - 보청기를 통해서 들리는 소리는 어떻게 다른지 - 어떠한 새로운 소리가 들리는지를 평가한다.
3단계	• 보청기를 착용하고 집안의 여러 곳에서 사용하며 어떻게 들리는지 확인한다. - 주방의 여러 가지 소리가 너무 크지는 않은지 - 욕실의 소리가 너무 울리지는 않는지 - 침실이 너무 조용하지는 않은지를 평가한다.
4단계	• 보청기를 착용하고, 친한 사람들과 대화를 시도해 본다. 처음에는 상대방을 보면서 대화를 하고, 다음에는 보지 않고 듣는다.
5단계	• 보청기를 착용하고, 약간 잡음이 있는 곳에서 친한 사람들과 대화를 시도해 본다. 처음에는 상대방을 보면서 대화를 한다.
6단계	• 약간 잡음이 있는 곳에서 여러 사람들과 대화를 시도해 본다. • 보청기 착용자는 말하는 사람에게 신경을 집중하고, 주위의 잡음에 대해서는 무시하려 노력한다.
7단계	• 텔레비전을 시청하고 말을 이해하도록 한다.
8단계	• 전화를 사용해 본다.
9단계	• 보청기를 착용한 채로 밖으로 나가서 다음의 사항을 확인한다. - 소리의 방향을 알아내도록 노력한다. - 듣고자 하는 소리에 집중하고 다른 잡음들은 무시한다. - 대화 시에는 말소리에 집중하고 다른 잡음은 무시한다. - 상황을 파악하고, 대화 내용에서 그 내용을 이해하려고 노력한다.

6) 보청기의 조정 과정에 대한 상담

일반적으로 보청기를 처음 착용하는 난청인은 보청기 착용 후 처음부터 타인과 원활한 대화를 원한다. 따라서 보청기 구입 후 보청기를 통해 들리는 새로운 소리와 계속적인 보청기센터 방문에 대하여 못마땅해 하는 경우가 있다. 보청기전문가는 인간의 뇌가 새로운 소리에 대해 반응하기 위해서는 몇 개월 정도의 시간이 필요하다는 것과 보청기는 한 가지 특정한 상황에서만 사용하는 것이 아니기 때문에 보청기평가를 통한 조정 과정을 거쳐야 한다는 것을 주지시켜야 한다. 아울러 효과적으로 대화를 청취할 수 있는 방법 등에 대해서도 설명한다.

7) 청취 전략

청취 전략은 보청기 착용자의 말소리 분별력을 높일 수 있는 방법 중 하나이다. 대체적으로 난청인은 어음분별력이 저하되거나 여러 환경에서 소리를 듣는 능력이 떨어지기 때문에 적절한 청취 전략을 세울 필요가 있다. 이때 보청기의 착용효과를 높이기 위해 청취보조기기(assistive listening device)를 사용할 수도 있다.

(1) 화자와 주변의 관찰

난청이 심할수록 어음분별력이 저하된다. 특히 잡음 속에서는 이러한 현상이 더욱 심해지기 때문에 난청인이 대화음 청취를 위해서 화자(speaker)와 그 주변을 관찰하는 것이 중요하다.

① 입술 읽기

듣기가 어려운 상황에서는 청력손실이 있든 없든 자연적으로, 그리고 무의식 중에 말하는 사람의 입술을 쳐다보고 중요한 정보를 얻을 수 있다. 따라서 보청기전문가는 청취훈련 프로그램에 있어서 입술 읽기(lip reading)의 가치에 대해서 잘 설명하는 것이 중요하다. 입술 읽기가 왜 중요한지 몇 가지의 시연을 통해서 난청인이 인식하도록 한다.

② 표정 또는 몸짓 읽기

난청인이 입술을 통해서만 정보를 얻을 수 있는 것은 아니다. 미소, 찌푸린 얼굴, 놀람, 슬픔, 불쾌감 등의 얼굴 표정은 화자가 말하려는 의도를 난청인에게 전달할 수 있다. 또한 몸짓 등도 화자가 말하려고 하는 의도를 한층 더 확실하게 해 준다. 이렇듯 입술 읽기, 표정 · 몸짓 읽기 등이 복합되면 화자의 말을 이해하기가 쉽다.

③ 분명한 발음

말을 천천히 하면 대화음은 자연적으로 분명하게 된다. 그리고 음소 간의 길이가 길어져서 발음이 정확해진다. 그 이유는 모음의 발음이 완전한 형태를 갖추고, 마지막에 나오는 자음의 파열이 멈추어 길어지기 때문이다. 따라서 보청기전문가는 난청인을 위해 그의 가족, 혹은 주변인에게 대화 시 발음을 천천히 분명히 하도록 조언을 해야 한다. 또한 난청인 주위에 잡음이 있는 경우에도 신호대잡음비를 높이기 위해 말소리의 강도를 높이는 것이 효과적이다. 말의 강도를 높이면 발음이 분명해지는데, 이는 자음의 강도가 커지기 때문이다(Picheny et al., 1986).

④ 주제의 파악

난청인이 대화의 주제를 파악하고 있다면, 말소리가 잘 들리지 않더라도 말을 추측하거나 듣는 것이 한층 쉬워진다. 이미 대화를 하고 있는 중이라면 잠시 멈추고, 주제를 파악한 다음에 계속할 수 있는 용기가 필요하다.

(2) 청취 환경의 조정

난청인이 대화음 청취를 위해 노력해야 할 것은 화자의 입술, 표정, 몸짓 등을 관찰하는 것 외에도 더 나은 청취 환경을 조성하는 것이다. 이를 위해 조명, 위치, 소음, 잔향음 등의 조정이 필요하다.

① 조명

화자를 잘 관찰하기 위해서 밝은 조명은 필수적이다. 난청인은 화자가 잘 보이는 곳으로 옮기거나 화자에게 다른 곳으로 옮기도록 요청할 수 있어야 한다. 대개 화자의 등 뒤에 조명이 있는 경우에는 화자의 표정 등을 살피기가 힘들다.

② 위치

말소리를 쉽게 청취하기 위해서 난청인의 위치가 중요하다. 난청인이 화자 가까이에 있다면 신호음의 강도가 높아지고, 신호대잡음비가 개선되면, 잔향음을 줄이는 데 도움을 줄 수 있다. 이러한 두 가지 개선이 어음분별력에 중요한 역할을 한다(Loven & Collins, 1988).

③ 소음

대화 중 잡음이 감소하면 말소리를 한층 더 쉽게 이해할 수 있다. 따라서 난청인은 소음을 줄일 수 있는 방법을 생각해야 한다. 주로 TV의 볼륨을 낮추거나, 창문을 닫거나, 조용한 곳으로 옮겨서 대화하는 방법 등이 있다.

④ 잔향음

일반적으로 잔향(reverberation)이 있는 곳보다는 없는 곳에서 대화음을 이해하기가 더 쉽다(Payton et al., 1994). 가정, 사무실 등에서는 커튼, 책상, 의자, 액자, 가구 등으로 인해 잔향이 적다. 하지만 큰 방 혹은 가구 등이 없는 빈 공간은 잔향음이 많으므로 피하는 것이 좋다.

6 보청기적합의 확인

1) 기능이득의 결과

방음실에서 구한 기능이득을 통하여 청력이 어느 정도 개선이 되었는지를 설명한다. 그리고 기능이득에 적용한 보청기적합공식의 목표이득 등과 비교하여 목표이득에 어느 정도 근접했는지를 설명한다.

2) 방음실에서의 어음청각검사 결과

방음실에서 보청기 착용 전후, 편측과 양측 착용, 조용한 상황 또는 소음하에서 측정한 단어 또는 문장인지도 결과의 비교를 통해 보청기 착용 후에 의사소통 능력이 어느 정도 개선이 되었는지를 설명한다. 이때 헤드폰을 통해서 쾌적음량레벨에서 구한 어음인지도가 보청기 착용 후 어음인지도의 예상 수치임을 함께 설명한다.

3) 2 cc 커플러측정 및 실이측정의 결과

착용한 보청기의 2 cc 커플러측정을 통해서 보청기의 이득 또는 여러 가지 전기음향적 요소의 변화를 설명한다. 그리고 실이측정에서 현재 착용한 보청기의 실이삽입이득(REIG)이 목표이득과 어느 정도 차이가 나는지를 설명한다.

4) 방향분별력의 결과

방향분별력 검사를 통하여 방향을 구분할 수 있는 능력을 설명한다. 이때 방향을 구분하는 능력, 즉 음원탐지 능력이 일상생활에서 얼마나 중요한가에 대해서도 설명하며, 청력의 상태에 따라 필요시 양이 착용을 권한다.

7 청능훈련

청능훈련 시작 전과 후로 구분하여 교육한다. 청능훈련 시작 전에는 청능훈련이 필요한 이유, 방법, 과정, 기간 등에 대해서 설명한다. 청능훈련을 종료한 후에는 방음실에서의 어음청각검사, 설문지 평가 등을 통하여 의사소통 능력 및 심리사회적 어려움(handicap)의 변화 등에 대해서 설명한다.

8 사후관리

주기적인 청각검사, 보청기 상태의 점검, 의사소통 능력의 변화 확인 등에 대한 필요성을 설명한다. 이에 따라 청능재활센터의 방문일자 등 예약 상황에 대해서 알려 준다.

9 기타

1) 난청인의 주변인

난청인의 부모, 친구 등 주변인과 함께 상담하는 것이 더욱 큰 효과를 얻을 수 있다. 주변인은 난청인의 고충에 대해 잘 이해하지 못하는 경향이 있다. 따라서 주변인 역시 재활과정에 참여하여 난청인의 특징을 이해하고, 도울 수 있도록 하는 것이 필요하다(Hetu et al., 1993). 주변인이 보청기전문가로부터 난청인을 위해서 무엇을 해야 하는지를 알면, 난청인은 쉽게 주변인의 도움을 얻을 수 있으며, 청능재활에 대한 확고한 신념과 용기를 가질 수 있다.

2) 보청기로 인한 청각손실

난청인에게 보청기 착용에 대한 교육 시, 또 다른 소음의 노출로 인해 발생하는 청력손실에 대해서도 언급해야 한다. 보청기 착용 후에도 큰 소음에 노출되지 않도록 하며, 주변 소음이 보청기의 최대출력(maximum power output) 이상으로 커지지 않기 때문에 적절하게 처방한 보청기 착용으로 인한 청력손실은 거의 발생하지 않는다는 것을 주지시킨다.

참고문헌

구호림, 김진숙(2000). 한국 노인성난청의 청각장애지수(KHHIE)에 관한 검사-재검사 신뢰도. 언어청각장애연구, 5(1), 1-22.

국가직무능력표준(2017). 청각관리. 서울: 한국산업인력공단.

국가기술표준원(2018). 음향-보청기적합관리 (KS I 0562:2018). 서울: 한국표준협회.

김태화, 심송용, 이경원(2016). 한국어판 보청기이득평가 설문지 개발. Audiology and Speech Research, 12(4), 209-220.

Gatehouse, S., & Killion, M. C. (1993). HABRAT: Hearing aid brain rewiring accommodation time. *Hearing Instrument*, *44*(10), 29-32.

Hétu, R., Jones, L., & Getty, L. (1993). The impact of acquired hearing impairment on intimate relationships: Implications for rehabilitation. *Audiology*, *32*(6), 363-381.

International Organization for Standardization (ISO). (2020). ISO 21388: Acoustics-Hearing aid fitting management (HAFM). Geneva, Switzerland: ISO.

International Organization for Standardization (ISO). (2024). ISO 21388-2: Acoustics-Hearing aid fitting management-Part 2: Tele-services as part of hearing aid fitting management (tHAFM). Geneva, Switzerland: ISO.

Kim, D., & Lee, K. (2020). Development of Korean version of profile of hearing aid benefit-quick version. *Audiology and speech Research. 2020*, *16*(3), 196-205.

Loven, F. C., & Collins, M. J. (1988). Reverberation, masking, filtering, and level effects on speech recognition performance. *Journal of Speech, Language, and Hearing Research*, *31*(4), 681-695.

Payton, K. L., Uchanski, R. M., & Braida, L. D. (1994). Intelligibility of conversational and clear speech in noise and reverberation for listeners with normal and impaired hearing. *Journal of The Acoustical Society of America*, *95*(3), 1581-1592.

Picheny, M. A., Durlach, N. I., & Braida, L. D. (1986). Speaking clearly for the hard of hearing. II: Acoustic characteristics of clear and conversational speech. *Journal of Speech, Language, and Hearing Research*, *29*(4), 434-446.

Sandlin, E. (2000). *The textbook of hearing aid amplification*. Sandiego, DA: Singular.

Sweetow, R. W. (1999). Counseling: It's the key to successful hearing aid fitting. *Hearing Journal*, *52*(3), 10-17.

제13장

청능훈련

난청이 발생하면 보청기, 인공와우 등 증폭시스템의 착용을 고려할 수 있지만 청각기기의 착용만으로는 의사소통 능력을 개선하기에는 한계가 있다. 따라서 난청인이 소음 상황 등 다양한 곳에서의 의사소통 능력을 극대화하기 위해서는 청능훈련이 필요하다. 청능훈련은 착용한 청각기기의 기능을 극대화하는 것뿐만 아니라, 어음인지와 관련된 뇌의 신경연결망을 재구성하는 과정이 포함되기 때문에 지속적이고 반복적으로 이루어져야 한다. 훈련은 주당 2~3회 정도를 기준으로 최소 5주 이상 진행하는 것이 필요하다. 아울러 난청인의 보청기 착용 만족도를 높이기 위해서는 보청기의 최신 기술과 난청의 특성을 충분히 숙지하고 있는 보청기전문가(Hearing Aid Professional: HAP)가 개별화교육계획(individualized education plan)에 근거하여 청능훈련을 시행해야 한다. 이 장에서는 청능훈련의 정의, 효과 및 고려사항 등에 대한 전반적인 내용을 살펴보았다.

1 청능훈련이란

청능훈련(auditory training)은 다양한 이유로 어음인지도가 저하된 청각기기 사용자의 의사소통능력을 극대화하기 위해 듣기훈련을 집중적·반복적·체계적으로 수행하는 것이다. Sweetow와 Sabes(2006, 2010)는 소음 상황 등 다양한 곳에서 난청인의 의사소통 능력을 극대화하기 위해서는 청능훈련이 필요하다고 보고하였다. 또한 Morais 등(2015)은 난청인이 보청기, 인공와우(CI) 등 청각기기의 사용만으로는 어음을 인지하는 데 한계가 있기 때문에 청각기기를 착용한 후 반복적으로 듣는 연습을 통해 의사소통 능력을 향상시킬 수 있다고 보고하였다. 선행 연구들을 종합해 보면, 난청인의 의사소통 능력을 개선하기 위한 청능훈련은 청능재활(aural or audiologic rehabilitation)에서 중요한 과정 중 하나이며, 표준에서도 필요시 청능훈련을 권장하고 있다(한국산업안전공단, 2017; 국가기술표준원, 2018; ISO, 2020, 2024).

2 청능훈련의 효과

청능훈련의 효과는 신경가소성(neuroplasticity), 즉 뇌의 구조와 기능이 경험에 따라 변화하고 적응하는 능력으로 설명할 수 있다(Brouns et al., 2011). 구체적으로, 청능훈련은 청각 자극을 반복적으로 제공함으로써 뇌의 신경회로를 재조직하고 강화하여 청각 처리 능력을 향상시킬 수 있다. 이러한 과정은 청각 피질뿐만 아니라 관련된 인지 기능과 연관된 뇌 영역에서도 일어나며, 이는 듣기, 말소리 인식 및 언어 이해력을 개선하는 데 기여한다(Fostick et al., 2020). 청능훈련은 이러한 원리를 이용하여 난청인이 청각기기를 착용한 후 훈련을 통하여 의사소통 능력을 개선할 수 있다. 다양한 연구자가 청능훈련 후 훈련 중 사용하지 않은 자극음의 인지도 함께 향상되고, 청능훈련 후에도 어음 등 다양한 소리의 인지 효과가 유지됨을 보고하였다(이재희 외, 2016; Humes et al., 2014). Stecker 외(2006)는 감각신경성 난청인이 잡음하에서 음절을 인지하는 훈련을 집 또는 별도로 마련한 훈련실에서 8주간 실시했을 때 무의미음절(nonsense syllable)의 인지도가 개선되었으며, Burk과 Humes(2008)는 난청 노인이 소음하에서 단어를 이용한 청능훈련을 5주에서 15주간 실시했을 때 단어인지도가 향상되었음을 보고하였다. 또한

Humes 등(2014)은 단어를 기반으로 청능훈련을 실시했을 때 유의미한 단어인지도의 개선이 나타났다고 하였다. 국내의 연구에서도 청능훈련에 대한 다양한 연구가 있었는데, 소음하에서 김형근과 이경원(2010)은 단어, Kwon 등(2013)의 연구에 의하면 일반 문장 및 속도가 빠른 문장을 이용하여 8주간 청능훈련을 실시했을 때 소음하에서 감각신경성 난청인의 단어인지도 및 문장인지도가 향상되었다. 여성희 등(2014)은 난청 성인을 대상으로 소음하에서 문장을 사용하여 6주간 청능훈련을 실시했을 때 보청기에 대한 만족도와 소음하에서의 문장인지도가 향상되었으며, 김지희와 이경원(2017)은 감각신경성 난청인에게 환경음을 이용하여 8주간 청능훈련을 실시했을 때 훈련 전에 비해 단어 및 문장인지도의 개선이 있었다. 전반적으로 청능훈련은 증폭시스템의 착용 후에 의사소통 능력을 개선하기 위한 효과적인 과정임을 알 수 있다. 〈표 13-1〉에 한국에서 보고한 청능훈련 도구 및 방법, 훈련 횟수 및 기간, 대상자 및 훈련 결과에 대해서 정리하였다.

표 13-1 한국에서 보고한 청능훈련 도구 및 방법, 훈련 횟수 및 기간, 대상자 및 훈련 결과

연구자	게재 년도	훈련도구 및 방법	훈련 횟수/기간	대상자	훈련 결과
김형근, 이경원	2010	잡음하에서 단음절어 제시	2회/8주	감각신경성 난청의 노인	8주 후 소음하 단어인지도 상승
이예슬	2012	소음하에서 대상자가 주로 틀리는 음소	1회/12주	보청기 착용 노인	소음하 단음절 및 문장인지도 향상, 주관적인 보청기 만족도 상승
조윤영, 방정화, 이재희	2013	시간압축된 문장을 소음하에서 제시	1회/8주	보청기 착용 노인 1명	문장인지도 향상, 훈련 후 보청기에 대한 주관적 만족도 향상
여성희, 방정화, 이재희	2014	소음하에서 문장 제시	2회/6주	보청기 착용 성인	소음하 문장인지도 향상, 주관적인 만족도 향상
권윤진	2014	시간압축된 문장을 소음하에서 제시	-	보청기 착용 성인 및 노인	소음하 단음절 및 문장인지도 향상, 주관적인 만족도 향상
이승곤	2015	단어, 환경음, 문장을 조용한 환경에서 제시	1회/10주	보청기 착용 노인	문장인지도 향상, 난청으로 인한 청각장애지수 감소

3 청능훈련 시 고려사항

청능훈련 시 고려해야 할 사항은 청능훈련에 필요한 도구, 기간, 장소, 방법 등이 있다.

1) 청능훈련 도구

청능훈련 시 한 가지 종류의 제시음을 30분 이상 반복하여 듣고 따라 하게 하는 경우에는 대상자가 지루해 하거나 거부감 또는 불만을 나타낼 수 있다. 따라서 청능훈련에 사용하는 도구는 대상자가 흥미를 가지고 적극적이며 자발적으로 참여할 수 있도록 개발하는 것이 중요하다(Laplante-Le′vesque et al., 2010; Sweetow & Sabes, 2010). 청능훈련 도구는 어음을 포함하여 환경음, 음악 등 다양한 음원을 사용할 수 있다. 최근까지 한국에서 개발한 청능훈련 도구를 중심으로 살펴보면 다음과 같다.

(1) 어음을 이용한 청능훈련 도구

다양한 연구를 통해 대상자의 흥미를 유발할 수 있는 음소(Lee, 2011), 단어(Burk & Humes, 2008), 문장(조윤영 외, 2013; 여성희 외, 2014) 등의 어음을 듣고 따라 말하는 형식의 청능훈련이 어음인지능력을 개선시키는 효과가 있음을 알 수 있다. 한국에서는 단어와 문장을 중심으로 대상자의 나이를 고려하고 흥미를 유발하기 위한 다양한 청능훈련 도구를 개발하였다. 백신성과 이재희(2016)는 가로세로 단어 퀴즈, 이미경(2016)은 이음절어, 이재인 등(2017)은 그림판을 통해 문장 내 단어를 선택하는 도구를 개발하였다. 임은희와 방정화(2016)는 이야기와 질문, 장성환과 이정학(2016)은 문장, 김나경과 방정화(2017)는 성인용 이야기 등의 도구를 개발하였다. 그리고 이장원 등(2016)은 문장을 듣고 문장 내 단어를 보기 안에서 고를 수 있는 객관식형 문장인지 형식의 도구를 개발하였다. 2010년 이후에 한국에서 개발한 청능훈련 도구 및 개발자를 간략히 정리하면 〈표 13-2〉와 같다.

표 13-2 한국에서 개발한 어음 및 환경음을 이용한 청능훈련 도구

개발자	연도	내용	상세 내용
백신성, 이재희	2016	가로세로 단어 퀴즈를 이용한 청능훈련	• 가로세로 단어 퀴즈판을 통해 단어 혹은 문장의 힌트를 듣고 목표단어를 연상하여 맞추는 형식의 청능훈련 도구
이장원, 이동운, 이정학, 이재희	2016	객관식형(multiple choice) 문장을 이용한 청능훈련	• 문장을 듣고 문장 내 단어를 보기 안에서 고를 수 있는 객관식형 문장인지 청능훈련 도구
임은희, 방정화	2016	이야기와 질문	• 훈련 시 이야기를 잘 듣고 이해하였는지 확인하기 위하여 질문을 포함함. • 두 가지 유형으로 개발
장성환, 이정학	2016	문장	• 난청인들이 지루해 하지 않고 도전의식을 가질 수 있도록 난이도를 고려한 말추적 청능훈련용 문장목록을 개발
김나경, 방정화	2017	성인용 이야기	• 문장 안에서 핵심단서를 잡을 수 있는 전략을 키우는 것을 목적으로 한 이야기를 이용한 청능훈련 도구 개발
이미경	2017	이음절어를 이용한 청능훈련 도구	• 첫 음절이 동일한 5개의 이음절어 중 목표단어를 변별 및 확인하는 청능훈련 도구(예를 들어, '가구, 가수, 가루, 가마, 가시')
이재인, 방정화, 이재희	2017	그림판을 통해 문장 내 단어를 선택하는 아동용 청능훈련 도구	• 문장을 듣고 아동이 그림의 보기에서 문장 내 단어를 선택이 가능하도록 그림판을 이용하는 문장인지 청능훈련 도구 • 건청 아동을 대상으로 그림판 및 청능훈련 도구의 난이도 검증을 완료
안표희, 이경원	2016	환경음	• 일상생활에서 접하기 쉬운 보편적인 환경음원을 수집한 후 체계적인 검증을 통해 청능훈련용 환경음원 개발
최은아, 이재희	2023	실생활 환경 소음을 활용한 공간 청능훈련	• 실생활 환경소음(학교, 식당, 지하철역 등) 속 목표어음 인지 훈련 도구

어음을 이용한 청능훈련 도구의 예를 살펴보면 [그림 13-1] 및 〈표 13-3〉과 같다. [그림 13-1]은 가로세로 단어 퀴즈판(퍼즐 퀴즈)을 통해 단어 혹은 문장의 힌트를 듣고 목표단어를 연상하여 맞추는 형식으로 대상자의 흥미를 유발할 수 있으며, 아동과 성인 모두가 사용할 수 있다. 〈표 13-3〉은 문장을 이용한 아동(이재인 외, 2017) 및 성인(장성환,

1. 유	2. 모	차
	자	
		3. 오
4. 병	아	리

1. 놀	2. 부			
병	3. 채	4. 소		
병	병	5. 금	붕	어

[그림 13-1] 가로세로 단어 퀴즈판(퍼즐 퀴즈)을 통해 단어 혹은 문장의 힌트를 듣고 목표단어를 연상하여 맞추는 형식의 청능훈련 도구

출처: 백신성, 이재희(2016).

이정학, 2016)용 도구로 연령에 따라 적절하게 선택할 수 있다. 아동용은 잡음이 없는 상황, 0 dB, 3 dB, 6 dB의 신호대잡음비 그리고 성인용은 잡음이 없는 상황 및 0 dB의 신호대잡음비에서 훈련이 가능하도록 하였으며, 두 가지 모두 CD음원을 제작하였다. 아동용 청능훈련 도구는 [그림 13-2]와 같이 아동이 문장을 듣고 그림의 보기에서 문장 내 단어 선택이 가능하도록 하였다. 〈표 13-4〉는 훈련 시 이야기를 잘 듣고 이해하였는지 확인하기 위하여 개발한 것으로, 각 이야기는 2개의 문장으로 구성하였으며, 답안이 되는 단어는 두 번 이상 포함되도록 하였다(임은희, 방정화, 2016).

표 13-3 문장을 이용한 아동 및 성인용 청능훈련 도구

아동용	성인용
원숭이가 빨간색 엉덩이를 가리킨다.	나는 처음 듣는 이야기였다.
오리가 노란색 입을 가리킨다.	밤 기차를 타고 돌아갈 생각이다.
도마뱀이 초록색 꼬리를 가리킨다.	컵에 물을 따라 마셨다.
캥거루가 주황색 귀를 가리킨다.	시계탑 밑에서 오빠를 기다렸다.
돼지가 분홍색 코를 가리킨다.	현관문을 열고 마당으로 나왔다.
오징어가 하얀색 다리를 가리킨다.	한복을 입고 화사하게 웃었다.
고릴라가 검은색 팔을 가리킨다.	국은 간이 맞고, 겉절이는 고소했다.
코알라가 갈색 눈을 가리킨다.	눈물이 그렁그렁 고여 있었다.

출처: 이재인 외(2017), 장성환, 이정학(2016).

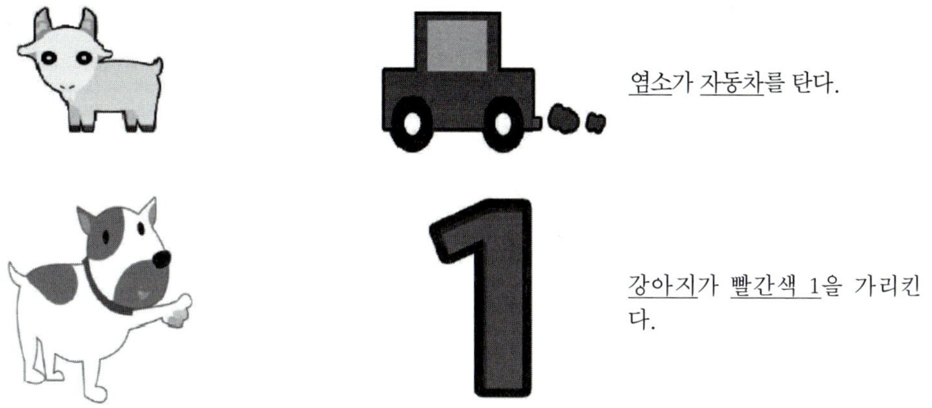

[그림 13-2] 그림을 활용한 아동용 청능훈련 도구

출처: 이재인 외(2017).

표 13-4 훈련 시 이야기를 잘 듣고 이해하였는지 확인하기 위하여 질문을 포함하고 있는 문장

1. 이야기: 부산은 항구를 개방하여 서구 문화가 들어오는 항구입니다. 개항 이후, 전 세계 여러 나라의 배가 부산항을 찾아와 물건을 사고팔았습니다.
   * 질문: 어디에 대하여 이야기하고 있습니까?
2. 이야기: 칼국수는 집에서 쉽게 만들어 먹을 수 있는 별미입니다. 칼국수는 밀가루나 메밀가루를 반죽하여 얇게 민 다음 칼로 썰어 끓여서 만듭니다.
   * 질문: 어떤 음식에 관하여 이야기하고 있나요?

출처: 임은희, 방정화(2016).

(2) 환경음 또는 음악을 이용한 청능훈련 도구

청능훈련 도구로는 어음 이외에도 환경음, 음악 등 다양한 음원을 이용할 수 있는데, Parkinson 등(1998)과 Tyler와 Kelsay(1990)는 환경음 인지의 향상은 일상생활에서 안전함과 편안함을 증가시킬 수 있다고 하였다. 또한 김지희와 이경원(2017)은 환경음을 이용한 청능훈련은 조용한 곳과 소음하에서 단어 및 문장의 인지도를 개선할 수 있다고 하였으며, Slater 등(2015)은 음악 훈련이 소음하에서 어음인지도 향상 보고하여 환경음 및 음악 또한 어음과 마찬가지로 청능훈련 도구로서의 가치가 있음을 입증하였다.

환경음인지도는 어음인지도와의 상관관계를 보이는데, 이는 환경음을 처리하는 복합적인 과정이 어음을 인지하는 방법과 공통적인 요인을 포함하고 있기 때문이다(Shafiro et al., 2011). Reed와 Delhorne(2005)은 80~94%의 높은 환경음인지도를 가진 피검자는 그렇지 않은 피검자에 비해 단어인지도가 높았다고 보고한 바 있다. 또한 Inverso와 Limb(2010)은 조음구조와 시간적 단서가 어음과 비슷한 환경음일수록 높은 인지도를 갖는 것을 근거로 환경음 인지능력의 향상이 어음인지의 개선에 미치는 긍정적 상관관계를 밝혔으며, 비언어적 청능훈련 도구 개발의 중요성을 강조하였다. 국내의 연구에서 이재희와 김지희(2011)는 인공와우 및 보청기를 착용한 난청인을 대상으로 단음절과 환경음의 인지도를 분석한 결과, 환경음인지도가 우수한 난청인일수록 단어인지도 또한 높게 나타남을 보고하였다. 선행 연구를 종합해 보면, 환경음을 이용한 반복적인 청능훈련은 궁극적으로 보청기 또는 인공와우 착용인의 어음인지 향상에 도움을 주어 의사소통 능력의 개선을 가져오며, 이에 따라 난청인의 삶의 질 개선에 긍정적인 역할을 기대할 수 있다. 따라서 어음과 더불어 환경음을 이용한 청능훈련 도구 및 훈련 프로그램의 개발은 중요하다.

환경음을 이용한 청능훈련 도구를 살펴보면 흥미를 유발하여 자발적으로 참여하도록 한 후 유사한 단어, 소음하 문장, 환경음 찾기가 포함된 eARena(Sweetow & Sabes, 2006) 등이 있으며, Shafiro(2008)는 40개의 청능훈련용 환경음을 개발하였다. 국내에서는 안표희와 이경원(2016)이 청능훈련에 사용할 수 있는 환경음 44개를 개발하였다(〈표 13-5〉 참조). 최위주 등(2017)은 인공와우를 착용한 아동에게 음악을 이용한 청능훈련을 실

표 13-5 한국에서 개발한 청능훈련에 사용할 수 있는 환경음 44개

Doorbell	초인종 소리	Frog croaking	개구리 울음소리
Train running	기차 달리는 소리	Wind blowings	바람 부는 소리
Cow	소 울음소리	Car horn	자동차 경적 소리
Door closing	문 닫는 소리	Drum	드럼 연주 소리
Coughing	기침 소리	Baby crying	아기 울음소리
Bird chirping	새가 지저귀는 소리	Ship whistle	뱃고동 소리
Siren	사이렌 소리	Crickets	귀뚜라미 울음소리
Horse	말 울음소리	Keyboard	키보드 치는 소리
Clapping	박수 소리	Cicadas	매미 울음소리
Piano	피아노 연주 소리	Knocking	노크 소리
Phone rings	전화벨 소리	Guitar	기타 연주 소리
Chicken	닭 울음소리	Glass bursting	병 깨지는 소리
Toilet flushing	변기 물 내리는 소리	Snoring	코 고는 소리
Car starting	자동차 시동 거는 소리	Waves	파도 소리
Bowling pins	볼링 핀 넘어지는 소리	Whistle (tool)	호루라기 소리
Dog barking	개 짖는 소리	Sudden braking-car	자동차 급정거하는 소리
Whistling-human	휘파람 소리	Screaming	비명 소리
Aircraft engines	비행기 엔진 소리	Beat box	비트박스 하는 소리
Wolf	늑대 울음소리	Burping	트림 소리
Gunshot	총소리	Motorcycle	오토바이 소리
Camera shutter	카메라 셔터 누르는 소리	Cat	고양이 우는 소리
Thunder	천둥소리	Laughing	웃음소리

출처: 안표희, 이경원(2016).

시했을 때 어음인지와 작업기억력에 향상이 있었음을 보고하였다. 〈표 13-6〉은 앞의 연구에서 사용한 훈련 방법 및 절차를 나타낸 것이다.

표 13-6 인공와우를 착용한 아동에게 실시한 음악을 이용한 청능훈련의 방법 및 절차

회기	음악훈련의 내용
1	집 안에서 나는 여러 가지 사물의 소리를 듣고 기억하여 찾기
2	자연에서 나는 여러 가지 소리를 듣고 기억하여 찾기
3	2박, 3박, 4박의 다양한 박자를 느끼고 그 박자에 맞추어 신체표현을 하거나 리듬을 따라 연주하기
4	리듬악기를 선택하여 교사가 들려주는 1마디, 2마디, 3마디의 리듬을 기억하여 연주하기
5	'뻐꾸기' 동요의 리듬 꼴을 주의 깊게 듣고 그 리듬 꼴을 기억하여 연주하기
6	'뻐꾸기' 동요를 익혀 불러 보고 앞 사람이 연주한 리듬 꼴을 들은 다음 자신의 리듬 꼴을 이어 연주하기
7	'당신은 누구십니까?' 동요의 리듬 꼴을 주의 깊게 듣고 그 리듬 꼴을 기억하여 연주하기
8	'당신은 누구십니까?' 동요를 익혀 불러 보고 앞 사람이 연주한 리듬 꼴을 들은 다음 자신의 리듬 꼴을 이어 연주하기
9	• '여름냇가' 동요의 리듬 꼴을 주의 깊게 듣고 그 리듬 꼴을 기억하여 연주하기 • '여름냇가' 동요를 익혀 불러 보고 앞 사람이 연주한 리듬 꼴을 들은 다음 자신의 리듬 꼴을 이어 연주하기 • 예정된 한 절을 빠르거나 느리게 템포의 변화를 주며 노래하기
10	• '퐁당퐁당' 동요의 리듬 꼴을 주의 깊게 듣고 그 리듬 꼴을 기억하여 연주하기 • '퐁당퐁당' 동요를 익혀 불러 보고 앞 사람이 연주한 리듬 꼴을 들은 다음 자신의 리듬 꼴을 이어 연주하기 • 예정된 한 절을 빠르거나 느리게 템포의 변화를 주며 노래하기

출처: 최위주 외(2017).

2) 청능훈련 장소

청능훈련은 난청인의 청각손실, 의사소통 능력 등에 따라 조용한 곳이나 다화자잡음, 광대역잡음 등의 다양한 소음하에서 실시할 수 있다. 따라서 청능훈련 장소는 별도로 마련한 훈련실 이외에도 훈련 대상자가 거주하는 방 등 실생활의 다양한 장소에서도 가능하다. 그리고 여러 가지 다양한 이유로 청능훈련 대상자가 청능재활센터를 방문하기가 번거로운 측면을 고려하여 훈련 장소 이외의 곳에서도 청능훈련이 가능하도록 웹사이트 또는 스마트폰을 이용한 청능훈련 프로그램도 있다(Schumann et al., 2015; Zhang et al., 2014; Ratnanather et al., 2021). [그림 13-3]은 스마트폰을 이용한 청능훈련용 애플리케이션의 예를 나타낸 것이다.

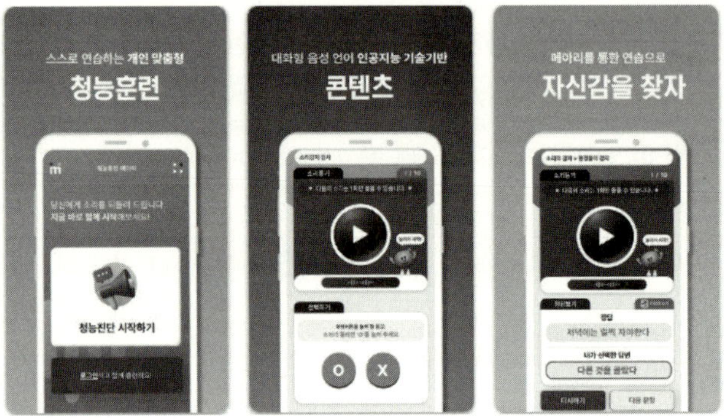
스스로 연습하는 개인 맞춤형
청능훈련
청능진단 시작하기
대화형 음성 언어 인공지능 기술기반
콘텐츠
메아리를 통한 연습으로
자신감을 찾자

청능훈련 메아리
(https://play.google.com/store/apps/details?id=com.voiceproject)

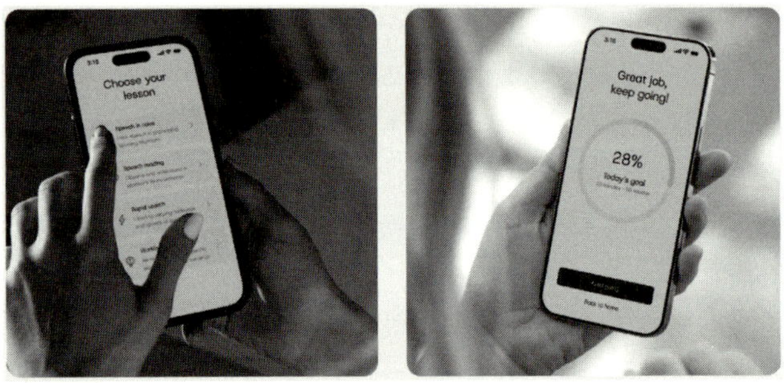

LACE
(https://www.laceauditorytraining.com/)

[그림 13-3] 스마트폰을 이용한 청능훈련용 애플리케이션의 예

3) 청능훈련 기간

Humes 등(2014)에 의하면 효과적인 청능훈련 기간은 주당 훈련 횟수에 따라 달라지는데, 청능훈련을 실시했을 때 조용한 곳 및 소음하에서 유의미한 단어인지도의 개선이 나타나려면 주 3회씩 5주에서 주 2회씩 15주 정도의 기간이 필요하다고 보고하였다. 그러나 청각손실의 종류, 정도 및 형태, 단어인지도, 청능훈련에 대한 적극성 등 청능훈련 대상자의 개인적인 조건에 따라서 청능훈련 기간과 주당 훈련 횟수에 차이가 나타날 수 있다.

4) 청능훈련 방법

난청인에게 성공적으로 청능재활을 제공하기 위해서는 청능평가, 보장구 적합 및 상담과 함께 난청인 개개인에게 최적화된 청능훈련을 실시하는 것이 중요하다(Gordon-Salant, 2005; Sweetow & Sabes, 2006). 청능훈련 시 한 가지 종류의 자극음을 30분 이상 반복하여 듣고 따라 하는 청능훈련을 시행할 경우에 난청인이 지루함을 느끼거나 거부감을 호소할 수 있다(Laplante-Lévesque et al., 2010; Sweetow & Sabes, 2010). 따라서 청능훈련 방법은 단어, 문장을 따라 하기, 이야기에 대한 답변, 주제어 찾기, 가로세로 단어판(퍼즐) 또는 환경음 맞추기 등 다양한 방법을 이용하여 난청인이 훈련에 대해 흥미를 가지고 적극적으로 참여하도록 유도하는 것이 효과적이다.

보청기전문가는 난청인의 청능훈련을 계획할 때 탐지, 변별, 확인, 이해의 청각기술 발달 순서를 기준으로 훈련에 사용할 자극음을 선택하며, 자극음 단위에 따라 음소, 단어 위주의 상향식(bottom-up) 분석적(analytic) 훈련을 시행하거나 문장 또는 이야기 등으로 구성하는 하향식(top-down) 종합적(synthetic) 훈련을 시행할 수 있다.

5) 청능훈련 구성의 예

청능훈련 방법은 우선 대상자가 흥미를 가질 수 있도록 구성하는 것이 중요하다. 따라서 한 가지 방법을 지속적으로 사용하는 것보다는 다양한 환경과 방법으로 진행하는 것이 효율적이다. 청능훈련 시간은 회기당 40분 내외로 구성하며, 회기당 훈련 내용은 김지희와 이경원(2017)의 경우에는 보청기 점검 5분, 상담 5분, 청능훈련 20~25분으로 구성하였다(〈표 13-7〉 참조).

표 13-7 보청기 착용인의 회당 청능훈련 구성의 예

	보청기 점검	훈련 전 상담	청능훈련	훈련 후 상담
소요 시간	5	5	20~25	5

④ 청능훈련 사례

본 사례는 보청기를 착용한 후에도 의사소통에 어려움을 나타내는 감각신경성 난청 노인이 다양한 도구를 사용하여 청능훈련을 실시했을 때 의사소통능력이 개선된 사례로 김시온과 이경원(2018)의 연구에서 발췌하여 각색한 것이다.

1) 대상자의 기본 정보 및 방문목적

대상자는 방문 당시 66세로 2009년경에 난청이 있음을 인지하였으며, 12채널의 고막형 보청기를 양측에 착용하고 있었다. 난청 관련 가족력은 없고, 갑상선 질환을 앓고 있으며, 2017년 초 백내장 수술을 받은 바 있다고 하였다. 문구류 제조업에 종사하고 있으나 난청으로 인해 타인과의 대화 시간이 적다고 하였다. 대상자는 1.0 mm의 환기구를 설치한 고막형의 6채널 디지털 보청기를 착용하고 있었으며, 다양한 환경에서의 의사소통 및 TV 시청에 어려움이 있어서 이를 해결하고자 방문하였다.

2) 청각평가 내용

(1) 기도 청력역치레벨

〈표 13-8〉에서 대상자의 2010년과 2017년 기도 청력역치레벨을 비교해 보면 좌측의 경우는 250 Hz와 8,000 Hz에서 15 dB이 상승하였을 뿐 전체적으로 큰 변화는 나타나지 않았다. 그러나 우측의 경우는 250 Hz, 500 Hz, 2,000 Hz의 청력역치레벨이 25~30 dB 정도 상승하였다.

표 13-8 대상자의 옥타브 주파수(kHz)별 기도 청력역치레벨(dB HL)의 변화

일자	주파수(우측)						주파수(좌측)					
	0.2	0.5	1	2	4	8	0.2	0.5	1	2	4	8
2010. 12. 01.	45	30	20	35	65	80	70	55	60	60	65	75
2014. 04. 11.	75	65	50	50	80	100	60	65	70	55	70	85
2017. 02. 02.	75	70	45	60	70	90	85	80	65	60	65	85

(2) 어음청각검사

〈표 13-9〉에서 대상자의 2010년과 2017년 TDH-50 헤드폰을 통한 단어인지도를 비교해 보면 좌측은 34%에서 28%로 변화하여 비슷하게 나타났지만, 우측은 72%에서 28%로 저하된 것으로 나타났다. 그리고 〈표 13-10〉의 음장에서 양측에 보청기를 착용한 상태에서의 문장인지도는 2010년의 56%에서 2014년의 40%로 저하되었다. 그리고 2015년과 2017년, 좌우측을 각각 측정한 문장인지도는 28~36%로 비슷하게 나타났다.

표 13-9 TDH-50 헤드폰 착용 시 단어인지도(%)

일자	우측		좌측	
	단어인지도(%)	제시음압레벨	단어인지도(%)	제시음압레벨
2010. 12. 01.	72	60 dB HL	34	80 dB HL
2014. 04. 11.	18	65 dB HL	32	90 dB HL
2017. 02. 02.	28	80 dB HL	28	95 dB HL

표 13-10 방음실의 스피커에서 한국표준 문장을 50 dB HL로 제시했을 때 연도별 문장인지도의 변화

연도	방향	문장인지도(%)
2010	양측	56
2014	양측	40
2015	우측	36
	좌측	36
2017	우측	36
	좌측	28

(3) 심리음향적(K-PHAB) 평가

방문 당시 대상자의 의사소통능력은 김태화 외(2016)가 한국어로 개발한 K-PHAB (Korean version of Profile of Hearing Aid Benefit) 설문지를 이용하여 평가하였는데, 방문 당시의 범주(category)별 점수는 쉬운 의사소통 상황(Easy Communication: EC)은 21.8%, 잡음 상황(Background Noise: BN)은 87.0%, 울리는 공간(Reverberation: RV)은 84.0%, 그리고 날카로운 음(Aversiveness: AV)은 65.5%, 위치탐지(Localization: LC) 능력은 75.0%로 나타났다([그림 13-4] 참조).

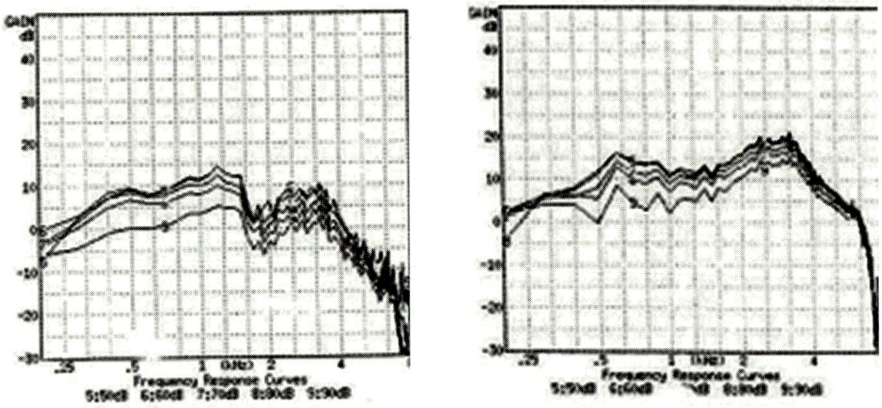

[그림 13-4] 대상자의 보청기를 ANSI S3.42로 분석했을 때의 분석 그래프

3) 착용한 보청기

(1) 보청기의 선택

방문 당시 착용한 보청기의 K-PHAB 결과를 토대로 잡음 및 울리는 공간에서 어음인지능력을 개선하기 위해 잡음감소(noise reduction) 기능이 있는 12채널의 보청기로 교체하였다. 보청기의 형태는 고막형으로 직경 1.0 mm의 환기구 그리고 손잡이(removal handle)를 설치하였다.

(2) 보청기의 조절 및 확인

보청기의 조절은 NAL-NL2(National Acoustic Laboratories, version 2)를 기준으로 대상자가 느끼는 음량 및 음질을 토대로 조절하였다. 실이측정(real-ear measurement)에서 보통 크기의 어음을 제시했을 때 어음스펙트럼이 NAL-NL2의 목표 출력음압에 근접함을 확인하였다. 2017년 5월 16일에 최종적으로 조절한 보청기의 성능을 측정했을 때 최대이득은 20 dB 내외로 나타났다([그림 13-4] 참조). 그림에서 우측의 보청기는 음향피드백의 영향으로 음향피드백제어(anti-feedback reduction system) 기능을 켬으로 인해 고주파수 대역의 이득이 낮게 나타났다.

4) 청능훈련

(1) 청능훈련 도구

청능훈련 도구는 난청인의 훈련에 대한 흥미를 유발하기 위하여 안표희와 이경원(2016)이 개발한 환경음 그리고 임은희와 방정화(2016)가 개발한 이야기답변 도구를 혼합하여 사용하였다.

(2) 청능훈련의 구성

회당 청능훈련의 구성과 이에 소요되는 시간은 착용한 보청기의 확인 5분, 훈련 전 상담 5분, 청능훈련 25분, 훈련 후 상담 5분으로 총 소요시간은 40분이었다. 훈련의 구성에 따른 주요 내용은 〈표 13-11〉에 나타내었다.

표 13-11 청능훈련의 구성

항목	소요시간(분)	상세내용
보청기 점검	5	• 보청기의 특성 측정 • 간단한 보청기 수리(응급조치)
훈련 전 상담	5	• 방문 전 청취 관련 사항 확인(다양한 환경에서의 의사소통, TV 시청, 전화의 사용 등) • 기타 특이사항
청능훈련	25	• 청능훈련
훈련 후 상담	5	• 훈련에 대한 사항 • 다양한 환경에서의 청취전략 등

(3) 청능훈련 계획 및 요약

청능훈련 기간은 Humes 등(2014)의 연구를 기초로 하여 총 16주의 훈련을 계획하였으나 대상자 개인의 사정으로 훈련을 지속할 수 없어서 6주 후에 청능훈련을 종료하였다. 본 사례에서 실시한 6주간의 청능훈련 도구 및 환경 그리고 대상자의 반응 및 보고 사항은 〈표 13-12〉에 정리하였다.

표 13-12 청능훈련의 요약 및 대상자의 반응

회차	훈련 도구/훈련 환경	대상자의 반응 및 보고사항
1	환경음/ 조용한 환경	• 20개의 환경음을 사용하여 조용한 환경에서 두 번씩 맞추도록 함 • 환경음의 명칭을 떠올리는 것을 힘들어 함 • 비교적 쉬운 소리도 잘 맞추지 못함(기침소리를 드럼소리로 인지하며, 아이가 우는 소리를 맞추지 못함)
2	환경음/ 조용한 환경	• 특이사항 없음
3	환경음/ 조용한 환경	• 집중력 상승함 • 대화능력이 상승했으며, 자연스러운 대화가 가능하다고 함(이전에는 대화하는 시간이 거의 없었음) • TV 볼 때 집중 안 해도 들리는 것 같다고 함 • 소리가 작게 들린다고 함 → 음향피드백 제어시스템을 끄고(off) 덧씌우기 시행 → 음질/음량이 개선되었다고 함
4	환경음/ 6 dB SNR (white noise)	• 영어로 된 악기 이름도 잘 기억함 • 두 번째 맞추기에서 외우기 능력 증가 • 스스로 적극성을 띔 • 6 dB SNR에서 잡음이 작게 들린다고 함
5	환경음/ 6 dB SNR (white noise)	• 반복해서 환경음을 제시했을 때 천장효과(ceiling effect)가 나타남 • 타인과의 대화가 용이하지만 더 나은 TV 시청을 원함 • 1차 평가 진행
6	이야기 답변/ 조용한 환경	• 얼굴 마주 보고 문답 실시했을 때 천장효과가 나타남
7	이야기 답변/ 조용한 환경	• 대상자의 뒤에서 질문 • 거의 알아듣지 못하여 2~3회 반복해서 들려주어야 맞춤 • 화자를 볼 수 없기 때문에 알아듣기 힘들다고 함 • 첫마디가 문맥을 잡는 데 굉장히 중요하다고 함
8	이야기 답변/ 6 dB SNR (babble noise)	• 정면에서 이야기를 들려줌(AO) • 60% 정도로 전주에 비해서 잘 맞춤
9	이야기 답변/ 6 dB SNR (babble noise)	• 잡음이 없을 때보다 오히려 목소리가 커서 잘 들린다고 함 → Babble noise하에서는 질문자의 목소리가 커지기 때문으로 생각함
10	이야기 답변/ 6 dB SNR (babble noise)	• 보통 크기의 목소리로 질문 • 잡음 때문에 듣기 힘들어 했음에도 비교적 잘 맞춤 • 들을 수 있다는 자신감 생겼다고 함
11	이야기 답변/ 6 dB SNR (babble noise)	• 첫 단어를 못 들어도 문맥을 이해하여 정답을 맞춤 • 2차 평가 진행

5) 청능훈련의 결과

(1) 단어인지도 및 문장인지도의 변화

헤드폰 착용 시 훈련 전, 훈련 3주 후와 6주 후의 단어인지도는 우측이 28%, 48%, 48%로 나타났으며, 좌측은 28%, 40%, 36%로 나타났다. 단어인지도에서 좌우측 모두 훈련 3주 후에 훈련 전과 비교했을 때 가장 큰 차이를 나타냈다. 방음실에서의 문장인지도는 훈련 3주 후의 47.5%에서 6주 후에는 77.5%로 개선된 것으로 나타났다(〈표 13-13〉 참조).

표 13-13 헤드폰을 착용했을 때의 단어인지도 및 방음실의 스피커에서 신호음을 제시했을 때의 문장인지도

기간	측정 귀	단어인지도(%)		증폭 문장인지도(%) : 조용한 상황	
		헤드폰 착용	제시음압	방음실	제시음압
2017. 02. 02. (훈련 전)	우측	28	80 dB HL	37.5	50 dB HL
	좌측	28	95 dB HL	27.5	50 dB HL
2017. 06. 03. (훈련 3주 후)	우측	48	85 dB HL	-	50 dB HL
	좌측	40	90 dB HL	-	50 dB HL
	양측	-	-	47.5	50 dB HL
2017. 06. 21. (훈련 6주 후)	우측	48	85 dB HL	-	50 dB HL
	좌측	36	85 dB HL	-	50 dB HL
	양측	-	-	77.5	50 dB HL

(2) K-PHAB의 변화

6주 후의 K-PHAB는 EC는 15.3%, BN은 62.3%, RV는 81.0%, AV는 34.3%, LC는 50.0%로 나타나 대부분의 상황에서 의사소통능력의 개선이 있었음을 확인하였다. 그러나 소리가 울리는 공간(RV)에서의 의사소통능력은 훈련 전과 비교했을 때 차이가 없는 것으로 나타났다([그림 13-5] 참조).

본 사례에서는 청능훈련이 보청기 등의 청각기기를 착용한 난청인의 어음인지 등 의사소통 능력의 개선에 도움을 줄 수 있음을 확인할 수 있었다. 그러나 실제 청능재활 현장에서는 청능훈련 대상자의 여러 가지 상황으로 인해 훈련을 시행하기 어려울 수 있으므로 시간과 장소에 구애를 받지 않고 훈련을 실시할 수 있는 청능훈련을 위한 웹 또는 앱의 개발이 난청인의 청능훈련에 도움을 줄 수 있을 것이다.

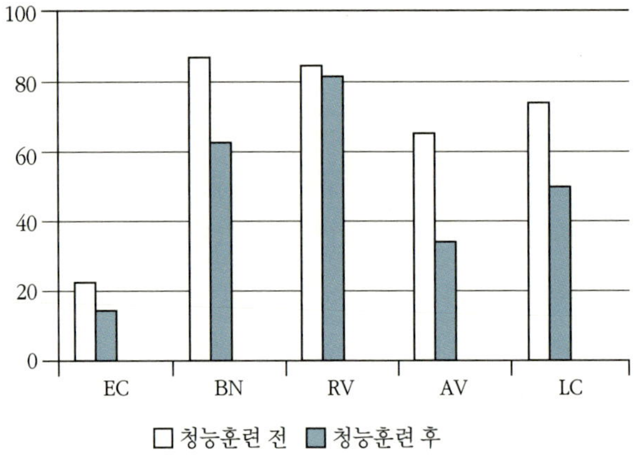

[그림 13-5] 훈련 전후 K-PHAB 점수의 변화

EC: 조용한 상황, BN: 잡음 상황, RV: 울리는 공간, AV: 크고 날카로운 음, LC: 위치 탐지 능력

참고문헌

국가기술표준원(2018). 음향-보청기적합관리 (KS I 0562:2018). 서울: 한국표준협회.

권윤진(2014). Effects of 8-week training: Compressed speech and speech in noise. 석사학위논문: 한림국제대학원대학교.

김나경, 방정화(2017). 성인 난청인을 위한 이야기를 이용한 청능훈련 도구 개발 및 청능훈련 효과에 관한 연구. Audiology and Speech Research, 13(2), 133-140.

김지희, 이경원(2017). 환경음을 이용한 청능훈련이 난청 노인의 단어 및 문장인지에 미치는 효과. Audiology and Speech Research, 13(2), 115-122.

김형근, 이경원(2010). 보청기를 착용한 노인의 청능 훈련기간에 따른 단어인지도의 변화. Audiology and Speech Research, 6, 159-163.

백신성, 이재희(2016). 청능훈련을 위한 가로세로 단어판 개발. Audiology and Speech Research, 12(2), 103-108.

안표희, 이경원(2016). 청능훈련을 위한 환경음원의 개발. Audiology and Speech Research, 12(2), 82-88.

여성희, 방정화, 이재희(2014). 보청기 착용자를 대상으로 문장을 이용한 소음하 청능훈련의 효과에 관한 연구. Audiology and Speech Research, 10(1), 65-75.

이미경(2016). 주파수 하강 기능이 보청기 착용자의 어음인지도 및 음질에 미치는 영향. 석사학위논문: 한림국제대학원대학교.

이승곤(2015). 10주간의 폐쇄형, 개방형 청능훈련이 보청기 착용자의 인지도에 미치는 영향. 석사학위논문: 한림국제대학원대학교.

이예슬(2011). 무의미 단음절을 이용한 보청기 착용 난청 노인의 청능재활 효과. 석사학위논문: 한림국제대학원대학교.

이장원, 이동운, 이정학, 이재희(2016). 청능훈련용 객관식형 문장음원의 예비평가. Audiology and Speech Research, 12(2), 97-102.

이재인, 방정화, 이재희(2017). 아동용 청능훈련 도구의 개발 및 검증. Audiology and Speech Research, 13(2), 123-132.

이재희, 김지희(2011). 인공와우 및 보청기 착용자의 단음절, 환경음 인지도와 오류패턴 비교. Audiology and Speech Research, 7(1), 28-39.

임은희, 방정화(2016). 이야기와 질문을 이용한 청능훈련 도구개발에 관한 연구. Audiology and Speech Research, 12(2), 109-114.

장성환, 이정학(2016). 문장을 이용한 청능훈련 도구개발. Audiology and Speech Research, 12(2), 89-96.

조윤영, 방정화, 이재희(2013). 보청기 착용 노인의 청능훈련 사례. Audiology and Speech Research, 9(2), 190-194.

최위주, 오수희, 방정화(2017). 음악을 이용한 청능훈련이 인공와우 착용 아동에 있어서 어음인지와 작업기억력에 미치는 효과. Audiology and Speech Research, 13(1), 70-77.

한국산업인력공단(2017). 국가직무능력표준: 청각관리. 한국산업인력공단.

Brouns, K., El Refaie, A., & Pryce, H. (2011). Auditory training and adult rehabilitation: A critical review of the evidence. *Global Journal of Health Science*, *3*(1), 49-63.

Burk, M. H., & Humes, L. E. (2008). Effects of long-term training on aided speech-recognition performance in noise in older adults. *Journal of Speech, Language, and Hearing Research*, *51*(3), 759-771.

Choi, E., & Lee, J. H. (2023). Efficacy of auditory spatial training with real-life environmental noise on speech-in-noise intelligibility of children with hearing loss. *Audiology and Speech Research*, *19*(3), 171-178.

Fostick, L., Taitelbaum-Swead, R., Kreitler, S., Zokraut, S., & Billig, M. (2020). Auditory training to improve speech perception and self-efficacy in aging adults. *Journal of Speech, Language, and Hearing Research*, *63*(4), 1270-1281.

Gordon-Salant, S. (2005). Hearing loss and aging: New research findings and clinical implications. *Journal of Rehabilitation Research & Development*, *42*(4), 9-24.

Humes, L. E., Kinney, D. L., Brown, S. E., Kiener, A. I., & Quigley, T. M. (2014). The effects of dosages of auditory training for older adults with hearing impairment. *Journal of the Acoustical Society of America*, *136*(3), EL224-230.

Inverso, Y., & Limb, C. J. (2010). Cochlear implant-mediated perception of nonlinguistic sounds. *Ear and Hearing, 31*(4), 505-514.

International Organization for Standardization (ISO). (2020). ISO 21388: Acoustics-Hearing aid fitting management (HAFM). Geneva, Switzerland: ISO.

International Organization for Standardization (ISO). (2024). ISO 21388-2: Acoustics-Hearing aid fitting management-Part 2: Tele-services as part of hearing aid fitting management (tHAFM). Geneva, Switzerland: ISO.

Kwon, Y., Oh, C. J., Lim, E. H., & Bahng, J. (2013). Proceedings from 16th Korean Academy of Audiology. *period Effects of 8-Week Auditory Training: Time Compression Sentences and Sentences in Noise* (pp. 65-69). Daegu: Daegue Catholic University.

Laplante-Lévesque, A., Hickson, L., & Worrall, L. et al., (2010). Rehabilitation of older adults with hearing impairment: A critical review. *Journal of Aging and Health, 22*(2), 143-153.

Morais, A. A., Rocha-Muniz, C. N., & Schochat, E. (2015). Efficacy of auditory training in elderly subjects. *Frontiers in Aging Neuroscience, 7*, Article 78.

Parkinson, A. J., Parkinson, W. S., Tyler, R. S., Lowder, M. W., & Gantz, B. J. (1998). Speech perception performance in experienced cochlear implant patients receiving the SPEAK processing strategy in the Nucleus Spectra-22 cochlear implant. *Journal of Speech, Language, and Hearing Research, 41*(5), 1073-1087.

Reed, C. M., & Delhorne, L. A. (2005). Reception of environmental sounds through cochlear implants. *Ear and Hearing, 26*(1), 48-61.

Schumann, A., Serman, M., Gefeller, O., & Hoppe, U. (2015). Computer-based auditory phoneme discrimination training improves speech recognition in noise in experienced adult cochlear implant listeners. *International Journal of Audiology, 54*, 190-198.

Shafiro, V. (2008). Development of a large-item environmental sound test and the effects of short-term training with spectrally-degraded stimuli. *Ear and Hearing, 29*(5), 775-790.

Shafiro, V., Gygi, B., Cheng, M. Y., Vachhani, J., & Mulvey, M. (2011). Perception of environmental sounds by experienced cochlear implant patients. *Ear and Hearing, 32*(4), 511-523.

Slater, J., Skoe, E., Straita, D. L., O'Connell, S., Thompson, E., & Kraus, N. (2015). *Music training improves speech-in-noise perception: Longitudinal evidence from a community-based music program Behavioural Brain Research, 291*, 244-252.

Stecker, G. C., Bowman, G. A., Yund, E. W., & Herron, T. J. (2006). Perceptual training improves syllable identification in new and experienced hearing aid users. *Journal of Rehabilitation Research and Development, 43*(4), 537-552.

Sweetow, R. W., & Sabes, J. H. (2006). The need for and development of an adaptive Listening and Communication Enhancement (LACE) program. *Journal of the American Academy of Audiology*, *17*(8), 538-558.

Sweetow, R. W., & Sabes, J. H. (2010). Auditory training and challenges associated with participation and compliance. *Journal of the American Academy of Audiology*, *21*(9), 586-593.

Tyler, R. S., & Kelsay, D. (1990). Advantages and disadvantages reported by some of the better cochlear-implant patients. *The American Journal of Otology*, *11*(4), 282-289.

Zhang, M., Miller, A., & Campbell, M. M. (2014). Overview of nine computerized, home-based auditory-training programs for adult cochlear implant recipients. *Journal of American Academy of Audiology*, *25*, 405-413.

제14장

특수보청기 및 청취보조기기

1. FM 시스템
2. 적외선 시스템
3. 유선 또는 인덕션루프 시스템
4. 골도보청기
5. 크로스보청기
6. 이명차폐기
7. 촉각보청기
8. 청취보조기기

보청기는 형태, 용도, 신호처리, 신호전달방식의 복잡성에 따라서 일반보청기와 특수보청기로 구분하기도 한다. 일반보청기는 난청인 개인이 사용하는 것으로, 구조와 기능이 비교적 간단하며 수술이 불필요한 기도보청기를 의미한다. 이에 비해 특수보청기는 구조와 기능이 다르거나 특수한 기능을 수행하는 보청기, 집단(group)을 위한 증폭이나 개인용 보청기에 연결하여 사용하는 기기 또는 수술이 필요한 인공와우, 인공뇌간, 인공중이, 이식형 골전도보청기 등을 포함한다. 특수보청기는 일반보청기를 통해 어음분별력 등의 효과를 보기가 어려운 고·심도의 청력손실이나 양쪽 귀의 차이가 심한 비대칭형 청력손실의 경우에 주로 사용되며, 대부분 청능훈련이 필수적이다. 그 이유는 처음 특수보청기를 착용하는 경우, 일반보청기로 들을 수 없는 소리를 듣게 되면 오히려 혼란을 일으킬 수 있기 때문이다. 따라서 청능훈련을 통해서 뇌의 중추신경계가 새로운 소리에 순응하도록 도와주는 것이 필요하다. 이 장에서는 다양한 특수보청기의 구조와 기능 및 특성을 소개하였다.

① FM 시스템

난청인이 집단, 먼 거리, 소음 상황 등에서 효과적인 대화음 청취를 위해서는 높은 신호대잡음비(Signal-to-Noise Ratio: SNR)를 갖는 보청기가 필요한데, 그중 하나가 FM(Frequency Modulation, 주파수변조) 시스템이다. FM 시스템은 초창기에는 상자보청기로 개발되었으며, 현재는 귀걸이형의 기도와 FM 겸용 보청기로 발전하였다.

1) 작동 원리

FM 시스템은 [그림 14-1]과 같이 크게 FM 송신기(transmitter)와 FM 수신기로 나뉜다. [그림 14-1]의 (A)에서 송신기의 송화기로 들어온 음향신호는 전기신호로 바뀐 다음 증폭기에서 증폭되며, 증폭된 신호는 주파수변조기(frequency modulator)에서 MHz 또는 GHz 대역의 주파수로 변조된 후 송신기 안테나를 통해 수신기 안테나로 전달된다. [그림 14-1] (B)의 수신기는 안테나에서 받아들인 신호를 주파수복조기(frequency demodulator)에서 원하는 신호로 분리하고, 이 신호를 다시 증폭한 다음 수화기에서 인간이 들을 수 있는 음향신호로 변환한다. 주파수변조에 사용하는 FM 주파수는 과거의 경우에는 72~76 MHz 정도였으나(AVR사 등) 2000년대 이후에는 216~217 MHz의 주파수대역을 허가받아 사용한다(Phonak사 등). 최근에는 2.4 GHz의 ISM(Industry Science Medical) 대역도 사용하며, 채널 간의 혼선을 방지하기 위해 사용자 그룹 간에 서로 다른 주파수를 이용하는 주파수분할 또는 정해진 시간에 따라 주파수를 바꾸어 가면서 통신하는 주파수호핑(frequency hopping) 방식을 이용하고 있다.

[그림 14-2]에서 (A)는 AVR 사에서 개발한 초창기의 FM 시스템이고, (B)와 (C)는 Phonak사와 Oticon사에서 개발한 FM 시스템의 송수신기 모습이다. FM 시스템의 형태는 주로 귀걸이형이지만 수신기 모듈을 별도로 개발하여 FM 전용 또는 기존의 기도보청기 및 골도보청기, 인공와우(cochlear implant), 인덕션루프시스템(induction loop system)과의 연결이 가능하다.

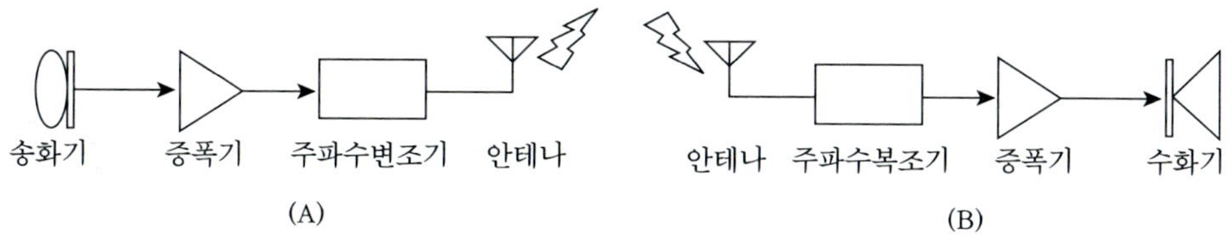

[그림 14-1] FM 시스템의 간단한 구조도

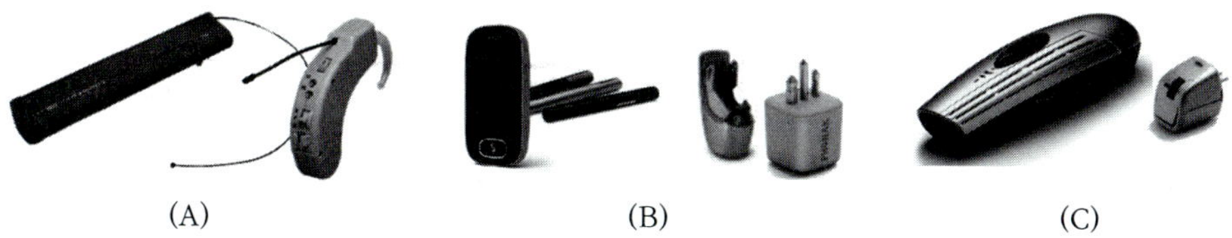

[그림 14-2] FM 시스템의 실제 모습

(A): AVR사, (B): Phonak사, (C): Oticon사

2) 착용 대상자

FM 시스템은 보청기, 인공와우 등의 증폭기기를 착용했을 때 좀 더 높은 신호대잡음비가 필요한 난청인으로, 회의, 교육환경, 식당, 업무 등 청자의 집중이 필요할 때 고려할 수 있다. 특히 아동의 경우에는 교육현장에서 선생님의 소리를 선별적으로 듣고 싶거나 청력손실로 인해 집중력이 떨어질 때 효과적이다(Crandell et al., 1995). 사용 방법은 일반보청기, 인공와우 등에 FM 수신기를 부착하여 난청인의 귀에 착용하고, 이동용 송화기를 화자의 입 주변에 설치하여 청자와 화자의 거리에 상관없이 증폭량이 일정하고 화자가 송신하는 특정 주파수의 신호에만 반응하도록 해서 듣고자 하는 화자의 말소리만 선별적으로 증폭하고, 주변 소음의 증폭을 억제한다. 이러한 방법은 FM 시스템의 특성인 신호대잡음비를 증강하는 효과를 극대화할 수 있다. 건청인의 언어이해도는 약 +15 dB의 신호대잡음비, 즉 주변 소음보다 말소리가 15 dB 클 때 최고치에 이를 수 있지만, 난청인은 +20~+30 dB의 신호대잡음비에서 청각을 최대로 활성화할 수 있다. 따라서 FM 시스템은 난청인의 언어인지에 효과적이다(Ross, 1992). 소리의 근원과 송화기의 거리가 두 배로 짧아지면 6 dB 신호대잡음비의 증강효과를 확인할 수 있다([그림 14-3] 참조).

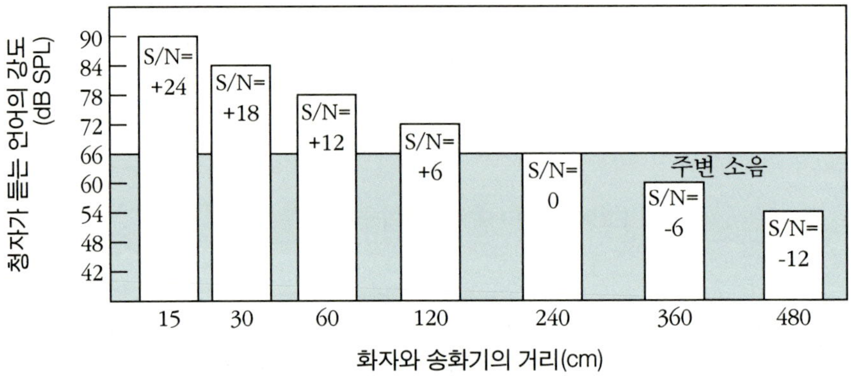

[그림 14-3] 청자와 화자의 거리에 따른 신호대잡음비(막대그래프 안의 숫자)의 변화

3) 활용 방법

FM 시스템의 형태는 주로 귀걸이형이고, 이동용 무선송화기는 화자가 목에 걸거나 화자의 입 주변 옷깃 등에 장착하여 사용한다. [그림 14-4]는 강의실, 회의, 식당, 일상생활, 업무 등의 다양한 환경에서 FM 시스템의 활용 예이다.

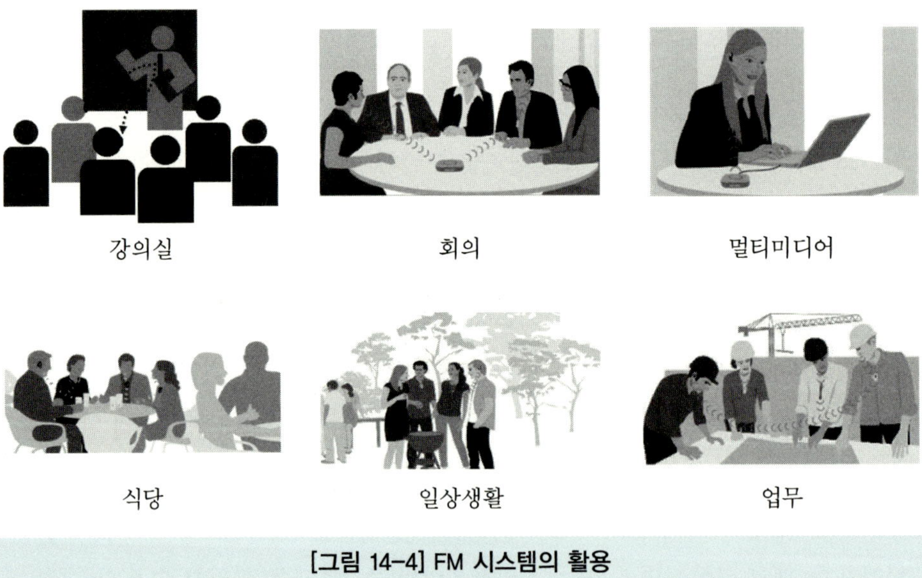

[그림 14-4] FM 시스템의 활용

4) 특징

FM 시스템을 착용한 난청인은 이동용 무선송화기를 장착한 화자가 말할 때에만 FM 수신기에서 신호를 받을 수 있다. 따라서 무선송화기는 전기적인 잡음이 발생하지 않아야 하며, 민감도(sensitivity)가 좋아야 한다. FM 시스템의 단점으로는, 첫째, 보안성이 없다는 것이다. 즉, 벽 등의 밀폐된 공간 밖에서도 송화기와 같은 주파수대역의 FM 수신기를 착용하고 있다면 화자의 말을 들을 수 있다. 둘째, 주변의 전기 · 전자기기는 물론 자동차의 엔진 등에 영향을 받아서 수신기 내에 잡음을 일으킬 수 있다. 그러나 최근의 FM 시스템 또는 주파수호핑(frequency hopping) 방식은 GHz 대역의 높은 변조주파수를 사용하기 때문에 전자기기의 영향을 거의 받지 않는다.

2 적외선 시스템

적외선(infrared light) 시스템은 FM 시스템과 마찬가지로 난청인이 대화음을 청취할 때 신호대잡음비를 개선하기 위해서 사용할 수 있는 또 다른 형태의 보청기이다.

1) 작동 원리

적외선 시스템은 무선송화기, 증폭기, 적외선변환기, 적외선수신장치로 구성되며, 작동 원리는 [그림 14-5]의 (A)와 같다. 송화기가 음향신호를 전기신호로 바꾸고, 이를 적외선변환기로 전송하며, 전기신호를 적외선 신호로 변환하여 청자의 수화기에 전송한다. 적외선수신장치는 적외선 신호를 감지하여 전기신호로 변환하며, 전기신호는 음향에너지로 바뀌어 인덕션루프(induction loop) 혹은 텔레코일을 통해 청자의 수화기로 전달된다.

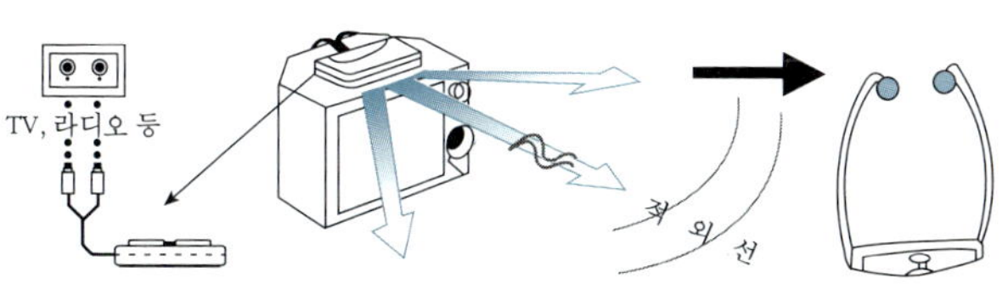

(A)

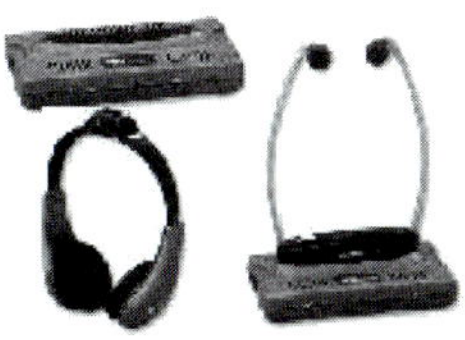
(B)

[그림 14-5] FM 시스템의 활용

2) 착용 대상자

적외선 시스템의 착용 대상자는 FM 시스템과 비슷하지만 TV의 시청, 수업 등에 있어서 신호대잡음비의 개선이 필요한 난청인이다.

3) 활용 방법

일반적으로 넓은 공간, 예를 들어 강당, 회의장, 극장, 교회 등에서 사용할 수 있다. 이런 공간에서는 모든 청자의 수신장치가 적외선 송신 장치를 향하도록 하여야 한다.

4) 특징

적외선 시스템의 장점은 전 세계적으로 사용되며, 전자기의 영향을 받지 않으면서 저렴한 비용으로 구입이 가능하고, 다른 보청기에 비해 보안성이 좋다. 단점은 건물 벽 등의 단단한 물질을 통과하지 못하기 때문에 송신기와 수신기가 일직선상에 놓여 있어야 하며, 햇빛의 영향을 받기 때문에 야외나 밝은 방에서는 사용하기가 어렵다.

3 유선 또는 인덕션루프 시스템

교실 등 실내에서 여러 사람의 신호대잡음비를 개선하기 위한 증폭시스템으로는 FM 또는 적외선 시스템 외에도 유선(hard wired) 또는 인덕션루프시스템이 있다. 교실 내의 증폭기구 중 가장 간단한 유선시스템은 [그림 14-6]의 (A)와 같이 하나의 입력장치와 증폭기에 여러 개의 출력장치를 전선으로 연결한 구조이다. 구조가 간단하지만 전선의 길이 문제로 사용 범위가 제한적이라는 단점이 있다. 이러한 단점을 보완하기 위해 [그림 14-6]의 (A), (B)와 같이 출력장치를 유도코일로 대체하여 교실 내 곳곳에 장치한 다음, 유도코일에서 나오는 자기장에너지를 받는 루프(loop)를 학생의 목에 걸게 하여 개인보청기의 텔레코일로 증폭된 신호를 수신하는 인덕션루프시스템도 있다. 이러한 교실 내 증폭시스템은 교회, 극장, 강당 등 공공집회장소의 증폭에도 사용할 수 있으며, 신호의 전달매체가 전기자기장 에너지가 아닌 적외선으로 대체한 구조도 생각할 수 있다.

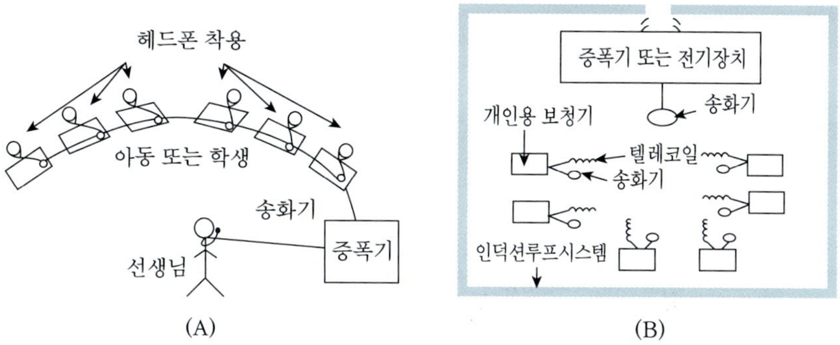

[그림 14-6] 실내에서 신호대잡음비를 개선하기 위한 증폭시스템

(A): 유선시스템(hard wired system), (B): 인덕션루프시스템(induction loop system)

4 골도보청기

외이도 또는 중이의 염증, 난청인의 선호도 등 다양한 이유로 기도보청기의 착용이 어려운 경우에는 골도보청기(bone conduction hearing aid)의 착용을 고려할 수 있다.

1) 작동 원리

기도보청기는 보청기의 구성요소 중 출력장치에서 증폭한 전기에너지를 음향에너지로 바꾸어 고막에 전달하는 반면, 골도보청기의 출력장치는 외이와 중이를 거치지 않고 내이의 건강한 와우를 기계적 진동으로 직접 자극한다([그림 14-7]의 A 참조). 그러므로 와우의 보존 상태, 즉 골도청력의 정도가 보청기 효능의 성패를 좌우한다. 골도보청기의 형태는 머리띠(head band) 또는 안경에 출력장치인 골진동체(bone vibrator)를 부착하여 두개골 또는 유양돌기(mastoid) 부분을 자극한다. 또한 측두골이나 중이구조물에 골진동체를 수술로 삽입하는 이식형 골도보청기(골도이식기라고도 함)도 있다. [그림 14-7]의 (B)와 (C)는 안경형 그리고 머리띠형 골도보청기의 모습이다.

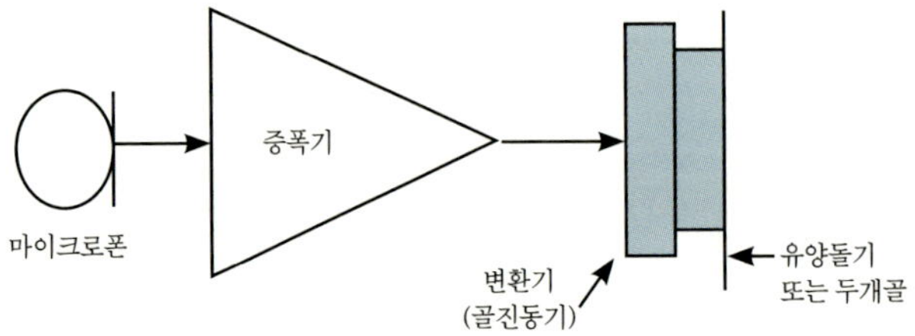

(A)

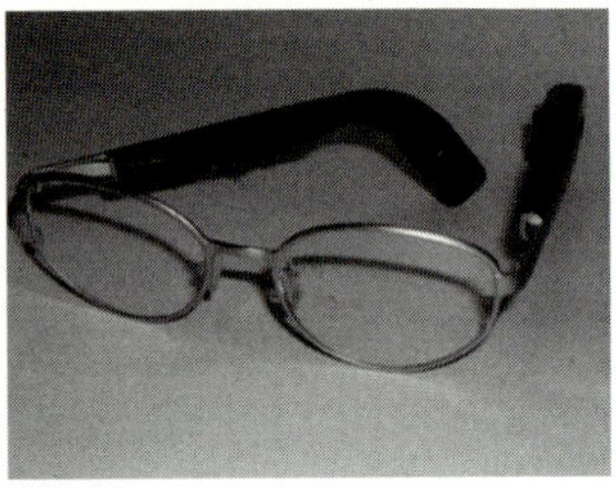

(B)

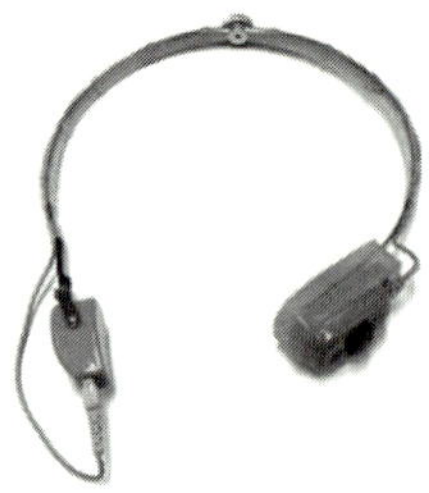

(C)

[그림 14-7] 골도보청기의 구조도(A)와 안경형(B) 및 머리띠형(C) 골도보청기의 실제 모습

2) 착용 대상자

골도보청기의 착용 대상자는 만성중이염 등으로 인한 전음성난청 혹은 여러 가지 이유로 골도청력역치가 경도인 혼합성 난청일 경우에 효과적이다. 특히 양측 선천성외이기형으로 이개나 외이도에 보청기를 장착할 공간이 없거나 수술 전에 보청기 착용이 필수적일 때 사용할 수 있다. 골도이식기(bone conduction implantable device)는 국소마취로 수술이 간편하며, 일반 골도보청기에 비해 안정감이 있다는 장점이 있다. 그러나 피부의 청결 유지가 어렵고, 외상을 방지해야 한다는 단점도 있다. 더 자세한 사항은 제15장에서 다루기로 한다.

⑤ 크로스보청기

크로스(Contralateral Routing Of Signal: CROS)보청기는 주로 편측성 혹은 비대칭형의 청력손실에 사용하며, 신호가 청력이 나쁜 쪽 귀에서 들어오는 경우에도 청취가 가능하다. 크로스보청기는 크게 외부(external)와 내부(internal) 크로스보청기로 구분한다.

1) 외부크로스보청기

청력이 나쁜 쪽 귀에서 들어온 신호를 무선 혹은 유선을 사용하여 청력이 좋은 쪽 귀로 전달하는 방식을 외부크로스(external CROS)보청기라고 하며, 단일크로스(simple CROS), 바이크로스(Bilateral CROS; Bi-CROS), 스테레오크로스(stereo CROS)보청기 등이 있다.

(1) 단일크로스보청기

① 작동 원리

소리의 전달방식은 [그림 14-8]의 (A)와 같이 보청기의 내부장치 중 청력이 좋은 쪽 귀에는 보청기의 출력장치(수화기)를, 나쁜 쪽 귀에는 입력장치(송화기)를 분리 · 장착하여 나쁜 쪽 귀에서 입력되는 소리신호를 좋은 쪽 귀로 우회하여 듣게 한다. 일반적으로 사용되는 형태는 무선 귀걸이형 보청기 또는 유선 귓속형 보청기 등이 있으나, 최근에는 무선 귓속형 보청기도 출시하고 있다.

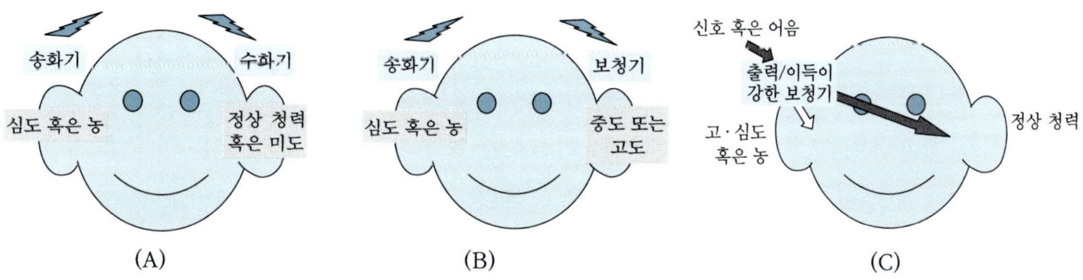

[그림 14-8] 외부크로스보청기의 종류와 작동 원리

(A): 단일크로스(simple CROS), (B): 바이크로스(Bi-CROS), (C): 스테레오크로스(stereo CROS)

② 착용 대상자

단일크로스보청기는 한쪽 청력은 정상 또는 경도이고, 다른 한쪽은 심도나 농 상태의 감각신경성 난청이어서 일반보청기로 도움을 받을 수 없는 편측성 혹은 비대칭적 난청일 때 고려할 수 있는 보청기이다. 소리의 강도와 입력시간의 차이로 구별되는 방향감각을 되살릴 수 있고, 배경소음이 심한 곳이나, 대화자가 많은 상황 혹은 청력이 좋지 않은 귀에 들리는 소리가 너무 작아서 스트레스가 많을 때 유용하다.

③ 특징

단일크로스보청기의 장점으로는, 첫째, 소리가 발생한 방향에 관계없이 청력이 좋은 쪽 귀에서 들을 수 있으며, 둘째, 머리의 회절(head diffraction)로 인해 청력이 나쁜 쪽 귀로 말소리가 들어올 때 소음 속에서도 이해력을 높일 수 있다. 셋째, 송화기와 수화기가 분리되어 있어 음향피드백의 문제가 감소한다.

이에 비해 단점으로는 무선 귀걸이형은 양쪽 귀에 수화기와 보청기를 따로 착용해야 하며, 유선 귓속형은 전선으로 좌우측의 보청기를 연결하므로 미용상 또는 착용상 문제점이 발생하기가 쉽다. 그러나 최근에는 귓속형 보청기에도 무선시스템의 적용이 가능하여 미용적 측면에 구애받지 않는 크로스보청기를 출시하고 있다. 주의 사항은 소음이 청력이 나쁜 쪽 귀로 들어오거나 말소리가 청력이 좋은 쪽 귀로 들어올 때에는 크로스보청기로 인하여 이해력이 오히려 감소할 수 있다는 점이다.

(2) 바이크로스보청기

① 작동 원리

바이크로스보청기의 소리 전달방식은 [그림 14-8]의 (B)와 같이 단일크로스보청기와 비슷하다. 그러나 중 · 고도의 난청, 즉 청력이 더 좋은 귀에 일반보청기를 착용하는 점이 다르다. 그러므로 심도나 농의 경우처럼 청력이 나쁜 쪽 귀에는 또 하나의 입력장치를 착용하여 그쪽에서 입력되는 소리신호를 보청기 착용효과가 좋은 쪽 귀로 우회한 후, 중 · 고도의 난청이 있는 귀에 직접 입력되는 소리와 함께 증폭된 소리를 고막에 전달한다. 보청기의 형태는 역시 무선 귀걸이형이나 유선 귓속형 등이 있다.

② 착용 대상자

바이크로스보청기는 좋은 쪽 귀는 중도에서 고도로 일반보청기의 도움을 받을 수 있지만, 청력이 나쁜 쪽 귀는 심도나 농 상태의 난청이어서 일반보청기의 도움을 받을 수 없는 비대칭적 난청인 경우에 적용이 가능하다.

③ 특징

이 보청기도 양측으로 입력되는 소리신호를 증폭하므로 방향감각이 어느 정도 향상될 수 있고, 청각 환경이 개선되므로 청력에 긍정적 역할을 한다. 특히 배경소음이 심하거나 대화자가 많은 상황 등에서 효과적이다. 하지만 청력이 좋은 쪽 귀의 일반보청기에 의한 음향피드백이 발생할 가능성이 있다.

(3) 스테레오크로스보청기

① 작동 원리

스테레오크로스보청기는 분리된 2개의 단일크로스보청기로 구성한다. 왼쪽 마이크로폰으로 들어온 소리는 오른쪽 수화기로 전달되어 증폭되고, 오른쪽 마이크로폰으로 들어온 소리는 왼쪽 수화기로 전달되어 증폭된다([그림 14-8]의 C 참조). 단일크로스형처럼 음향피드백을 감소시키고, 바이크로스형처럼 머리의 양쪽에서 정보를 얻을 수 있는 장점이 있다. 따라서 일반보청기와 비교하였을 때, 음향피드백 없이 높은 이득을 얻을 수 있다.

② 착용 대상자

양쪽 귀 모두 저주파수영역은 거의 정상이지만, 고주파수영역이 고도난청인 경우에 사용이 가능하다.

③ 특징

[그림 14-8]의 (C)에서 볼 수 있듯이, 보청기 환기구의 음향임피던스로 인하여 고주파수음은 발생 위치와 다른 쪽에서 들리고, 저주파수음은 같은 쪽에서 들리기 때문에 난청인이 처음으로 스테레오크로스보청기를 착용하면 초기에는 청각체계가 혼동될 수도 있다. 최근에는 주파수를 다양하게 조절할 수 있는 디지털보청기의 등장으로 거의 사용하지 않고 있다.

2) 내부크로스보청기

① 작동 원리

내부크로스(internal or transcranial CROS)보청기는 [그림 14-8]의 (C)와 같이 편측성 고·심도의 감각신경성 난청일 때, 청력이 나쁜 쪽 귀를 직접 자극함으로써 두개골을 울리고, 반대측 와우를 통해서 듣게 하는 방식이다. 소리의 전달방식은 난청 귀에 출력과 이득이 강한 일반보청기를 이용하여 두개골을 울려서 건청 귀의 와우를 자극하여 듣게 한다. 보청기의 형태는 일반적으로 귀걸이형 또는 갑개보청기를 사용하지만, 양이감쇄(interaural attenuation)가 작은 경우에는 고막보청기(CIC)도 가능하다(이정학, 이경원, 2000).

② 착용 대상자

이 보청기는 난청 귀의 차폐 전 청력역치와 건청 귀의 청력역치의 차이, 즉 양이감쇄가 적을수록, 그리고 난청 귀의 차폐 전 역동범위(dynamic range)가 넓을수록 효과가 높은 것으로 알려져 있다. 하지만 외부크로스보청기보다 효과가 적기 때문에(이정학, 이경원, 2000) 난청인이 미관상의 이유로 외부크로스보청기 사용을 꺼릴 때 고려해 볼 수 있다.

6 이명차폐기

이명차폐기(tinnitus masker)는 외부에서 소리 자극 후에 발생하는 잔여억제(Residual Inhibition: RI) 효과로 이명이 사라지거나 감소하는 경우에 이명의 특성과 유사한 소음이나 증폭음 등을 들려주어 이명을 차폐한다. 이는 심리음향학적으로 내부의 음향적 청감각보다 외부의 음자극에 주의를 집중할 때, 더 안정적인 상태를 유지할 수 있다는 점을 고려한 것이다. 이명차폐기의 종류에는 정상청력인에게 사용할 수 있는 소리발생기(sound generator), 난청인에게 증폭 역할도 하는 차폐증폭기(masker-aid), 일반보청기 등이 있다.

1) 작동 원리

소리발생기의 구조는 신호발생기에서 순음, 광대역잡음(broad band noise), 협대역잡음(narrow band noise) 등 다양한 소리를 발생한 다음 대역통과필터에서 원하는 주파수 대역을 추출하여 증폭한 다음 스피커로 전달한다([그림 14-9] 참조). 귀걸이형, 갑개, 외이도, 고막보청기의 형태로 제작이 가능하며, 잡음의 주파수 성분을 바꿀 수 있는 프로그램식 이명차폐기, 소리발생기의 기능을 탑재한 기도보청기도 개발되어 있다.

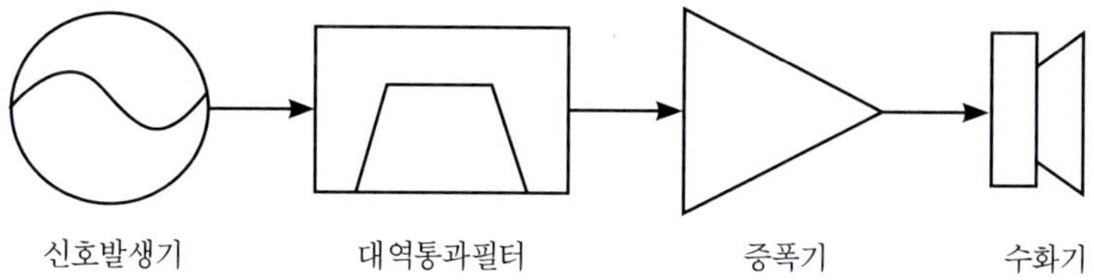

[그림 14-9] 소리발생기의 간단한 구조도

2) 이명차폐기의 적합

이명차폐기를 적합 또는 조절할 때 잡음의 크기는 [그림 14-10]과 같이 이명의 크기와 너무 차이가 나지 않도록 하여야 한다. 쉽게 말하면, 이명이 발생하는 귀에 잡음을 들려주었을 때 이명을 약간 들을 수 있도록 잡음의 크기를 조절한다. 체내·외부의 여러 가지 소리에 적응을 하도록 유도하는 적응요법(habituation therapy)과 소리발생기를 병행하는 이명재훈련치료(Tinnitus Retaining Therapy: TRT)를 통하여 어느 정도 효과를 볼 수 있다(이호기, 2002; Jastreboff, 1994). 이때 소리발생기는 이명의 크기보다 작은 소리를 일정 기간 동안 들려주어 이명 소리에 적응함으로써 고통을 덜어 준다. 소리발생기 기반 소리치료를 통해 이명의 완화를 기대하기 위해서는 적어도 하루 3시간 이상 최소 3개월 이상 꾸준히 조용한 환경에서 소리치료 음원을 청취하는 것이 도움이 된다(Jin et al., 2022). 그러나 소리발생기의 효과를 보기 위해서는 충분하고 지속적인 상담이 필수적이다. 일반보청기의 경우에는 보청기 자체 혹은 주변 소음으로 인한 차폐효과, 긴장감 해소, 그리고 심리적인 이유 등으로 이명을 차폐하는 데 어느 정도 효과가 있는 것으로 알려져 있다.

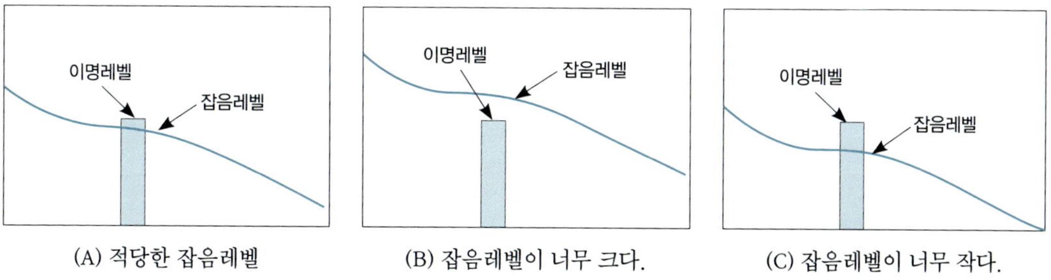

[그림 14-10] 이명차폐기의 적합

⑦ 촉각보청기

촉각보청기(tactile aid) 역시 일반보청기로 증폭효과를 얻을 수 없을 때, 소리 자극을 진동이나 전기로 변환하여 피부 자극으로 소리를 인식하게 하는 증폭시스템의 일종이다.

1) 작동 원리

촉각보청기의 작동 원리는 송화기로 들어온 음향신호를 어음처리기 및 증폭기에서 적절하게 조절한 다음 변환기, 즉 진동기(vibrator)로 전달하여 이를 피부 등에 접촉하게 하여 사용한다. 기본적인 구조는 일반 기도보청기와 비슷하지만 촉각보청기의 변환기는 수화기 대신 진동기를 사용한다([그림 14-11]의 A 참조). [그림 14-11]의 (B)는 촉각보청기의 모습이다. 그러나 인간의 귀가 반응하는 주파수와 진폭의 범위보다 피부가 반응하는 범위가 좁아서 촉각보청기를 통하여 다양한 소리의 영역을 모두 감지하기에는 무리가 있다.

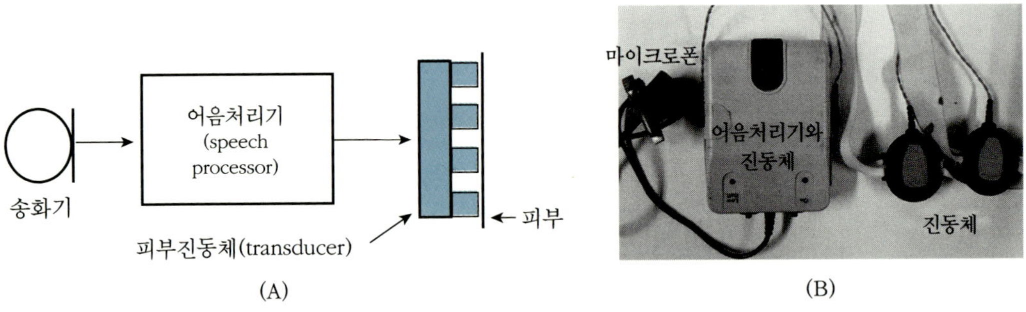

[그림 14-11] 촉각보청기의 간단한 구조도(A)와 실제 모습(B)

2) 착용 대상자

촉각보청기의 착용 대상자는 농(deaf)과 맹(blind)이 겹친 사람의 독화 또는 언어훈련 시 보조기로 고려할 수 있다.

3) 활용 방법

촉각보청기는 사용상의 불편함 때문에 인공와우(CI)로 대체되고 있다. 자극의 형태는 진동(vibrotactile)이나 전기(electrotactile) 자극이 있지만, 주로 진동 자극을 사용하며, 변환기인 진동기는 손목, 팔, 흉부 등에 착용한다.

8 청취보조기기

청취보조기기(Assistive Listening Device: ALD)는 보청기, 인공와우 등 증폭기기의 효율을 높여서 다양한 대화음의 청취 능력을 극대화하기 위해서 사용한다. 대부분의 청취보조기기는 신호대잡음비의 개선, 전화 사용, TV 시청, 라디오 청취 등에 도움을 줄 수 있으며, 청능훈련 및 언어훈련의 목적으로도 사용할 수 있다. 최근에 출시한 보청기는 블루투스 기능을 탑재하고 있어서 스마트폰 등의 음향기기와의 연결이 가능해졌으며, 이를 통해 난청인 또한 다양한 문화콘텐츠를 손쉽게 즐길 수 있게 되었다. 이 장에서는 증폭기기와 더불어 난청인이 사용할 수 있는 청취보조기기의 종류, 기능, 활용 방법 등에 대해서 알아보기로 한다.

1) 신호대잡음비의 개선

난청인 또는 보청기, 인공와우 등의 증폭기기를 착용하는 사람들의 신호대잡음비를 개선하기 위한 청취보조기기는 FM 시스템과 적외선 시스템이 있다. 두 가지 시스템은 앞 부분에서 설명하였듯이 신호대잡음비의 개선뿐만 아니라 멀리 떨어져 있는 화자의 어음을 청취하는 데에도 효과적이다.

(1) 텔레코일

보청기에 내장된 텔레코일(Tele-coil 또는 T-coil)은 전화기의 수화기에서 발생한 자기장을 수신하는 부품이다. 작동원리는 텔레코일에서 수신한 자기장을 전기신호로 변환하여 증폭한 후 음향신호로 변환하여 난청인이 들을 수 있도록 한다. 일반적으로 텔레코일은 비교적 크기가 큰 귀걸이형(BTE) 또는 갑개보청기(ITE)에서 사용하며([그림

14-12] 참조), 귀걸이형 보청기의 경우에는 스위치를 'T'로 전환하여 사용한다. 그러나 근래에 전화기, 스마트폰 등에서는 주로 양극에 전압을 가하면 음향신호가 발생하는 피에조 스피커(Piezo speaker)를 사용하기 때문에 텔레코일을 사용할 수 없다. 텔레코일이 내장된 보청기는 극장, 회의장 등 코일이 설치된 장소에서 사용할 수 있다.

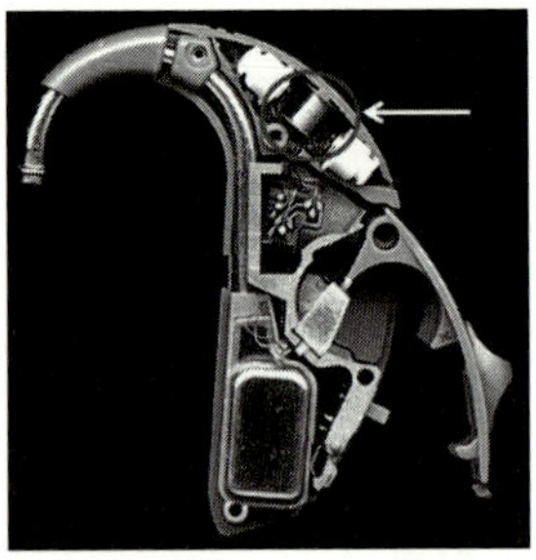

(A)

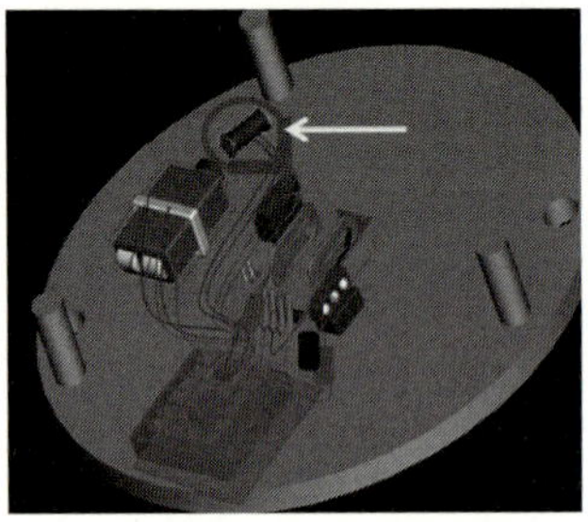

(B)

[그림 14-12] 귀걸이형 보청기와 갑개보청기의 면판(face plate)에 내장된 텔레코일의 모습(화살표가 가리키는 부품이 텔레코일임)

(A): 귀걸이형, (B): 귓속형

(2) 스마트폰

2000년대에 등장한 스마트폰은 문자 전송, 동영상 통화 등을 통하여 난청인의 의사소통에 많은 도움을 주고 있다. 그리고 보청기와 스마트폰의 연결을 통한 신호대잡음비의 개선은 난청인이 다양한 환경에서의 대화는 물론 전화 통화, TV 시청, 라디오 청취 등에 도움을 주고 있다. [그림 14-13]은 여러 보청기 제조사에서 출시한 제품으로, 보청기와 스마트폰을 연결했을 때의 화면을 나타낸 것이다. 스마트폰은 이 외에도 문자메시지, 영상통화, 다양한 SNS(Social Network System) 등을 통하여 청각장애인의 일상생활에 많은 도움을 줄 수 있다.

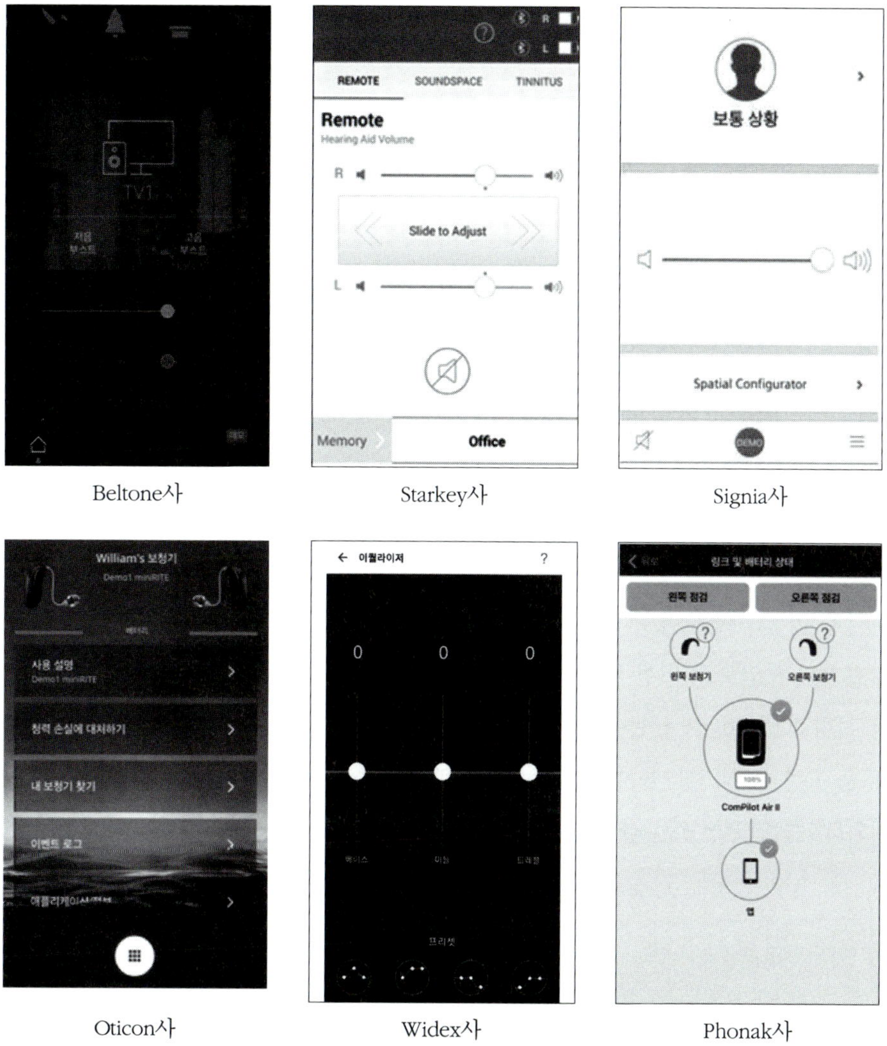

[그림 14-13] 보청기와 스마트폰을 연결한 화면

(3) 전화 증폭시스템

난청인이 전화통화를 할 때 신호대잡음비를 개선하기 위한 방법으로 신호음의 증폭시스템을 들 수 있다. 이 방법은 신호음의 강도를 높이는 것으로, 난청과 신호대잡음비를 모두 개선할 수 있다. [그림 14-14]는 난청인을 위한 전화 증폭시스템으로, (A)는 수화기의 손잡이 부근에 음량조절기를 부착하여 청력손실의 정도에 맞게 하였으며, (B)는 수화기에 추가적으로 증폭기를 부착하여 신호음을 좀 더 증폭할 수 있도록 하였다. [그림 14-14]의 (C)는 기도 및 골도 겸용 수화기로 전음성 또는 경도 이하의 난청인은 골진

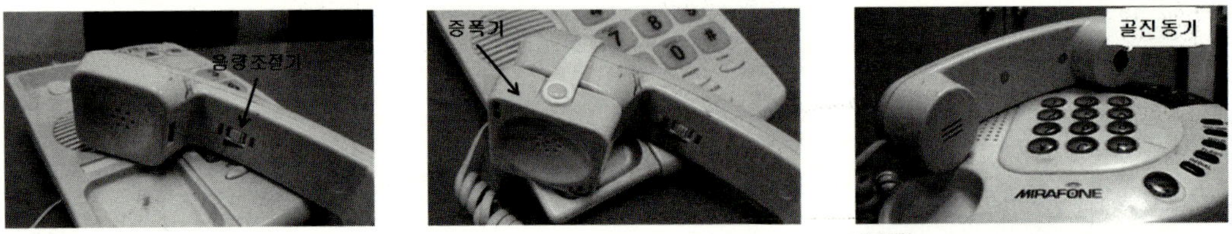

(A) (B) (C)

[그림 14-14] 난청인을 위한 전화 증폭시스템

(A): 음량조절기의 부착, (B): 증폭기 부착, (C): 기도골도 겸용 수화기

동기를 이마 또는 유양돌기에 부착해서 사용하면 좀 더 효과적으로 신호음을 청취할 수 있다.

(4) TV 시청

자막을 이용하여 도움을 받을 수도 있는데, 한국의 경우에는 지상파 방송국과 방송통신위원회의 사업으로 인한 자막 방송이 증가하는 추세이다. 미국에서는 1993년 7월 1일부터 시행된「Television Decoder Circuitry Act」라는 법령에서 13인치 이상으로 제조되는 모든 TV는 자막기능을 첨부하도록 하였다. 또한 블루투스(bluetooth)를 이용하여 보청기와 TV를 연결한 제품을 출시하여 TV 청취에 도움을 주고 있다.

2) 기타 경보시스템

청각경보시스템은 음향자극을 증폭된 음향, 진동, 혹은 불빛 자극으로 변환한다. 이러한 자극은 난청자에게 전화벨 소리, 아기 울음소리, 화재 경보 소리, 초인종 소리 등을 쉽게 감지하도록 도와준다. [그림 14-15]는 여러 가지 형태의 청취보조기기의 모습이다.

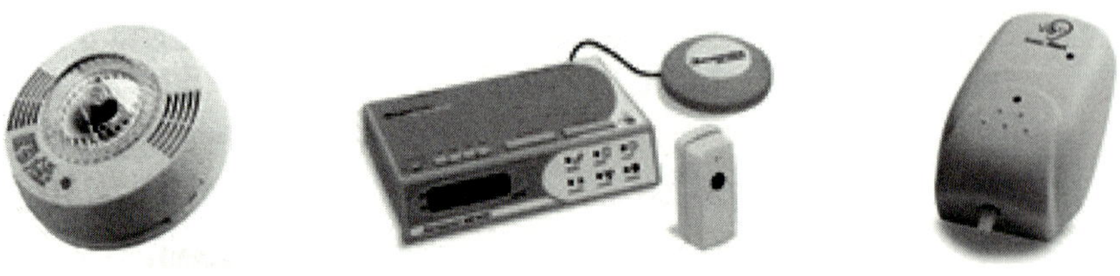

(A) (B) (C)

[그림 14-15] 난청인을 위한 각종 경보기

(A): 화재경보기, (B): 자명종 시스템, (C): 아기 울음 경보기

참고문헌

이정학, 이경원(2000). 내부크로스와 외부크로스 보청기의 착용효과 비교. 대한청각학회지, 4(2), 163-169.

이호기(2002). 이명재훈련치료. 대한청각학회지, 6(2), 71-75.

Crandell, C. C., Smaldino, J. S., & Flexer, C. (1995). *Sound-Field FM Amplication: Theory and Applications*. San Diego: Singular Publishing Group.

Jastreboff, P. (1994). Instrument and tinnitus: A neurophysiological approach. *Hearing Instruments*, *45*, 7-11.

Jin, I. K., Choi, S. J., Ku, M., Sim, Y., & Lee, T. (2022). The impact of daily hours of sound therapy on tinnitus relief for people with chronic tinnitus: A randomized controlled study. *Journal of Speech, Language, and Hearing Research*, *65*(8), 3079-3099.

Ross, M. (1992). *FM Auditory Training Systems*. Baltimore, MD: York Press.

제15장

이식형 청각기기

1. 인공와우의 구조와 기능
2. 인공와우의 적합관리
3. 기타 이식형 청각기기
4. 맺음말

이식형 청각기기(implantable hearing devices)는 시술을 통해서 청각기기를 유양돌기, 중이, 와우 또는 청신경에 삽입하는 특수한 형태의 보청기라고 할 수 있다. 인공와우(Cochlear Implant: CI)는 가장 대표적인 이식형 청각기기로서 와우이식기라고도 하며, 청신경에 전기자극을 제공함으로써 손상되거나 상실된 와우 내 유모세포의 기능을 대행하는 전기적 장치이다. 인공와우의 전극은 정원창(round window)을 거처서 고실계(scalar tympani) 내부에 삽입되어 소리자극을 받지 못하는 청신경을 전기적 에너지로 직접 자극한다. 이 이식장치는 일반보청기로 도움이 되지 않는 양측성 심도 감각신경성 난청 혹은 농 상태에 이른 난청인의 어음인지에 상당한 효과를 보이는 것으로 잘 알려져 있다. 최근 코클리어사(시드니, 호주)가 지난 40년간 65만 개의 인공와우 판매를 보고하였고(Cochlear limited, 2021), 모든 인공와우 제조사를 포함하여 세계적으로 대략 100만 개의 누적 판매를 추산하고 있다(Zeng, 2022). 인공와우 대상자도 유 · 소아에서 노인에 이르기까지 이식 대상자의 연령범위가 넓어졌을 뿐 아니라 잔존청력이 남아 있는 대상자와 편측성 난청에 이르기까지 대상자 범위가 확대되었다(Warner-Czyz et al., 2022; Zeitler et al., 2024).

이제 나이는 더 이상 인공와우 이식의 장애요소가 아니며, 인공와우가 노인의 어음인지력과 삶의 질 향상에 상당한 공헌을 하고 있다. 과학 기술의 향상과 더불어 인공와우의 음향 처리 방식 및 내부전극 기술도 지속적으로 발전하고 있으며, 와우의 형태도 더욱 소형화되고 디자인도 세련되고 있다. 현재 임상 연구 개발 단계에 있는 외부장치가 없는 완전 내장형도 머지않은 장래에 임상에 적용될 것이다(Babajanian et al., 2024). 이러한 인공와우의 양적 · 질적 성장과 함께 난청인 개개인에게 적절하고 효과적인 청능재활 프로그램의 중요성이 더욱 부각되고 있다(이정학, 2010; 이정학, 오수희, 2025). 먼저 인공와우의 기능과 적합 방법을 중점적으로 다루고, 기타 이식형 청각기기들은 마지막 부분에서 간단히 소개하였다.

① 인공와우의 구조와 기능

세계적으로 여러 가지 인공와우 모델들이 있지만 기본적인 구조는 송화기(microphone), 음향처리기(sound processor), 송신기(transmitter)로 구성된 외부장치([그림 15-1]과 [그림 15-2] 참조)와 수신자극기(receiver-stimulator)와 전극이 전선으로 연결된 복합체인 내부장치([그림 15-3] 참조)를 포함한다. 인공와우의 모든 외부장치를 하나로 통합한 일체형 음향처리기도 개발되었다(예: MED-EL사 Rondo, Cochlear사 Kanso 등). 송화기는 보청기와 마찬가지로 음향에너지를 전기에너지로 변환하는 입력장치이고, 음향처리기는 증폭기와 신호변환기의 역할을 동시에 함으로써 입력신호를 여러 가지 방법으로 조작한다. 음향처리기에서 변형된 신호는 송신기를 통하여 무선주파수(Radio Frequency: RF)로 피부 속에 있는 수신자극기로 전달하며, 수신자극기는 외부장치로부터 전달받은 신호를 와우 내 전극(electrode)으로 전달한다. 전극은 최종적으로 와우신경을 직접 자극하는 역할을 한다. 인공와우의 주요 구조와 기능은 다음과 같이 설명할 수 있다.

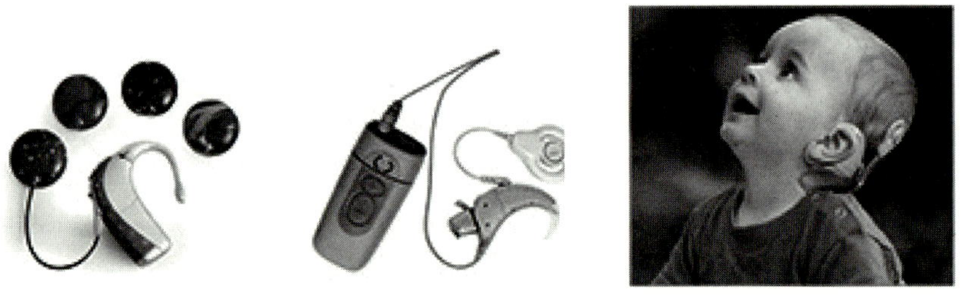

[그림 15-1] 여러 가지 형태의 인공와우 외부장치와 인공와우를 착용한 아동의 모습

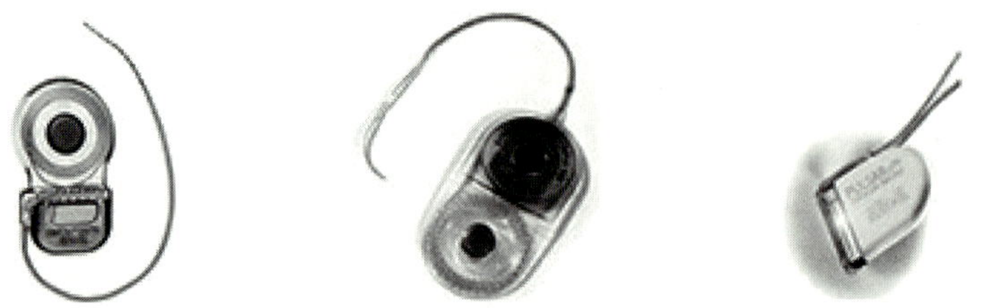

[그림 15-2] 수신자극기와 전극이 연결된 복합체인 인공와우 내부장치의 여러 가지 형태

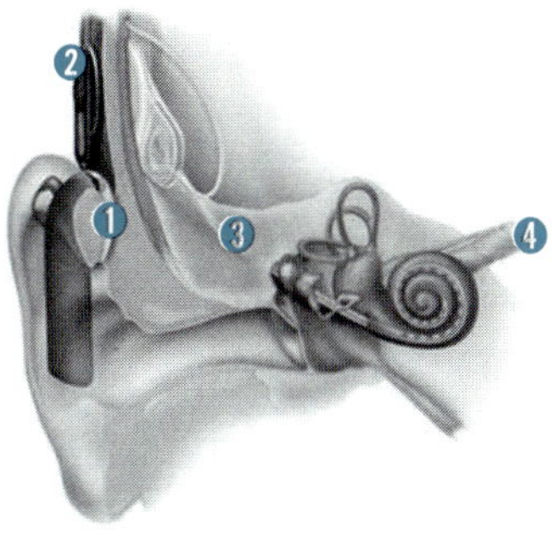

[그림 15-3] 인공와우 이식 귀의 모습

① 음향처리기, ② 송신기, ③ 수신자극기와 전극이 연결된 전선, ④ 청신경

1) 음향처리기

인공와우에서의 음향처리기(sound processor)란 입력된 음향신호를 3차원, 즉 주파수(frequency), 진폭(amplitude), 시간(time)으로 미세하게 분석한 다음 여과, 증폭 및 재증폭 과정을 거쳐서 난청인이 듣기에 적절한 전기적 신호로 바꾸어 주는 장치를 의미한다. 보통 넓은 대역의 주파수(약 100~8,500 Hz)에서 많은 양의 음향자료를 산술적으로 계산하는 고속푸리에변환(Fast Fourier Transform: FFT) 방식을 사용한다. 음향처리기의 주요 기능을 살펴보면 다음과 같다.

(1) 음향역동범위(Acoustic Dynamic Range: ADR)

음향처리기에서 지정한 음향자극의 역동범위, 즉 최대입력음압레벨과 최소입력음압레벨의 차이를 의미하며 입력역동범위(Input Dynamic Range: IDR)라고도 한다.

(2) 감도조절(sensitivity control)

송화기의 민감도를 조절하는 기능을 의미한다. 민감도가 높으면 주변 및 환경 잡음을 포함한 작은 소리는 잘 들리지만 자동이득조절(Automatic Gain Control: AGC) 기능이 작동하는 레벨이 낮아지기 때문에 큰 소리를 구별하는 능력이 떨어진다. 반대로 민감도가 낮으면 작은 소리는 덜 들리지만 큰 소리를 구별하는 능력은 증가한다. 시끄러운 청각 환경에서는 실시간으로 신호대잡음비(Signal-to-Noise Ratio: SNR)를 향상시키기 위해서 자동감도조절(Automatic Sensitivity Control: ASC) 기능을 사용한다. 이 기능은 들어오는 음향신호의 소음대(troughs of the envelope)에 근거하여 송화기의 민감도를 자동 조절함으로써 SNR을 개선하는 방법이다.

(3) 음향처리방식(sound processing strategy)

음향처리방식은 인공와우 제조회사와 음향처리기 모델에 따라서 약간씩 차이가 있지만 보통 두 가지 이상의 처리방식을 사용하며, 보청기전문가(Hearing Aid Professional: HAP)가 그중에서 각 난청자에게 적절하다고 판단하는 방법을 선택한다. 인공와우에서 사용하는 기본적인 음향 처리 방식은 크게 두 가지 분야, 즉 시간단서(temporal cues)를 강조하는 기법과 주파수단서(spectral cues)를 강조하는 기법으로 구분할 수 있다([그림 15-4] 참조). 물론 어느 한쪽으로 치우치지 않고 좀 더 중점을 두는 정도라고 할 수 있다.

① 시간단서를 강조하는 기법

- CIS(Continuous Interleaved Sampling) 기법: 음향자극의 빠른 시간적 변화(temporal changes)에 근거하므로 다른 기법보다 채널 숫자가 적어도 효과적으로 와우를 자극할 수 있고, 비교적 빠르게 정해진 속도(high fixed rates)로 전극을 순차적으로 자극한다. 단순하면서도 가장 효율적인 기법으로서, 다른 기법의 기초가 되고 있다(Wilson, 2006; Wilson & Dorman, 2012). 20개 이상의 채널까지 사용 가능하지만 보통 10개 이하의 채널을 선택하여 고정 상태로 사용하며, 전극당 자극률(pulse rate)은 1,000 pps(pulses per second) 정도이다. 대부분의 제조회사에서 기본적인 음향 처리 방식 중 하나로 CIS 기법을 포함하고 있다. Med-El사에서는 음악 및 소음 속 어음의 인지능력 향상에 도움을 주기 위해서 CIS 기법을 더욱 발전시킨 HDCIS(High Definition CIS) 기법, 시간적 미세 단서(temporal fine structure)를 구현하고자 고안된 FSP(Fine Structure Processing) 기법 등을 개발하였다(Magnusson, 2011).
- HiRes 기법: 미국 Advanced Bionics사에서 개발한 기법으로서 빠른 자극률(2,800~5,600 pse)과 전극쌍(pairs of electrodes)을 사용하는 것이 특징이다. 특히 전극쌍을 사용할 경우에는 동시자극(simultaneous stimulation)을 병행하기 때문에 자극률이 더욱 빨라진다. HiRes 이전 버전의 음향처리기법에는 동시 자극을 강조한 SAS(Simultaneous Analog Stimulation), PPS(Paired Pulsatile Sampler)[MPS(Multiple Pulsatile Sampler)라고도 함] 등이 있으며, 최근에는 HiRes를 더욱 발전시켜 소음하 어음, 음악 소리 또는 환경음의 인지능력 향상을 목표로 hires fidelity 120 기법을 개발하였다.

② 주파수단서를 강조하는 기법

- **N-of-M 기법**: 음향신호가 입력되면 M개의 채널 중에서 에너지가 강한 N개의 채널을 선택하여 순차적(sequential), 즉 비동시적(non-simultaneous) 자극으로 처리하는 기법으로서 N개의 채널은 상대적으로 강한 에너지를 가진 주파수대역을 포함하기 때문에 입력신호에 따라서 가변적이다. N-of-M 기법에서는 약 1,000 Hz 이하의 주파수대역에서는 선형분포(linear distribution)를 사용하고, 그 이상의 고주파수대역에서는 비선형분포(non-linear distribution), 즉 로그분포(logarithmic distribution)를 사용한다(Wilson, 2006).
- **SPEAK 기법**: N-of-M의 변형으로서, 호주의 Cochlear사 제품에 적용되었으며, 와우 내 전극(intracochlear electrode)과 와우의 위치에 따른 주파수 선택 능력에 근거한다. 되도록 많은 수의 와우 내 전극을 사용하며, 약 1,850 Hz 이하의 주파수대역에서는 선형분포를 사용하고, 그 이상의 고주파수대역에서는 로그분포를 사용한다(Wilson, 2006).
- **ACE(Advanced Combination Encoder) 기법**: 난청인의 어음인지 능력을 더욱 향상시키고자 SPEAK 기법을 개선한 방식으로서 N-of-M 기법의 또 다른 변형이라고 할 수 있다. 이 기법에서는 약 1,300 Hz 이하의 주파수대역에서는 선형분포를 사용하고, 그 이상의 고주파수대역에서는 로그분포를 사용한다(Wilson, 2006). Cochlear사에서 ACE 기법을 더욱 발전시켜 환경음과 음악의 인지에도 더 많은 도움을 줄 수 있도록 Hi-ACE 기법을 개발하였다.

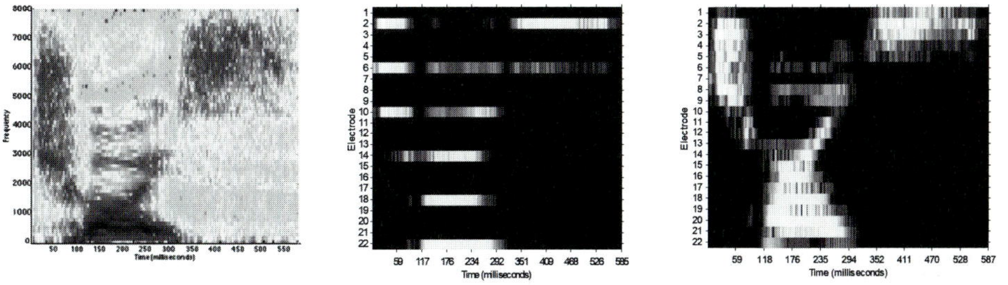

(A) (B) (C)

[그림 15-4] 음향 처리 방식에 따른 'choice' 어음의 스펙트럼

(A) 음향스펙트로그램: 종축은 주파수, 횡축은 시간을 나타내며, 어두울수록 진폭이 큼, (B) 시간단서(temporal cues) 강조기법: 종축은 주파수대(채널)를 나타내며 많은 채널 중 6개를 고정채널로 선택하였고, 횡축은 시간을 나타내며, 밝을수록 인공와우의 전기에너지가 큼, (C) 주파수단서(spectral cues) 강조기법: 종축은 주파수대(채널), 횡축은 시간을 나타내는데, 각 시간단위에서 전기에너지가 상대적으로 큰 채널만 작동

(4) 이득조절(gain control)

음향처리기의 내부기능으로서 전체이득(global gain) 또는 채널이득(channel gain)을 조절한다. AGC(Automatic Gain Control) 기능은 최대쾌적레벨에 도달하는 음향에너지가 들어오면 압축 기능이 자동으로 작동하도록 설정되어 있는 시스템을 의미한다.

(5) 음량조절(volume control)

음향처리기의 외부기능으로서 최종 출력(output)을 조절한다. 조절기의 조작이 어려운 난청 아동 또는 노인의 경우에는 조절기능을 사용하지 못하도록 막을 수도 있다.

2) 수신자극기

음향처리기와 송신기를 거쳐서 수신자극기(receiver-stimulator)에 전달된 무선주파수(Radio Frequency: RF) 신호는 전기에너지로 변환되어 와우의 고실계에 삽입된 전극으로 청신경을 자극한다. 이를 위해서 동일한 양의 전류에너지가 양극으로 충전되어 있는 전류펄스(charge-balanced biphasic current pulse)를 사용하며 인체에 안전한 것으로 알려져 있다.

(1) 채널(channel)

전류를 생성하는 한 쌍의 전극, 즉 비전환전극[noninverting electrode: 양성(positive), 활성(active) 또는 자극(stimulation) 전극이라고도 함]과 전환전극[inverting electrode: 음성(negative), 중성(indifferent), 기준(reference) 전극이라고도 함]을 채널이라고 한다.

(2) 전극 연결방식

전기자극을 주면 각 채널에서 비전환전극과 전환전극 사이에 전류가 흐르고, 그 사이에 위치한 청신경이 자극을 받는다. 두 전극의 연결방식은 다음과 같다.

① 단극(MonoPolar: MP) 자극

비전환전극은 와우 내(intracochlear)에, 전환전극은 와우 밖(extracochlear)에 존재하므로 양 전극의 거리가 비교적 멀다. 따라서 자극범위가 넓어 한 번의 자극으로 많은 양의 청신경을 자극할 수 있고, 자극속도도 빨라서 적합에서 가장 많은 유연성과 가능성을 제공하며, 음조체계(tonotopic organization)도 그대로 보존된다. 또한 적은 양의 전류로 역동범위에 도달할 수 있기 때문에 건전지 사용량이 적어서 귀걸이형에도 사용한다. 하지만 와우 밖의 전환전극 때문에 와우 외의 구조물을 자극하는 부작용이 있을 수도 있다([그림 15-5]의 A 참조).

② 양극(BiPolar: BP) 자극

비전환전극과 전환전극 모두 와우 내에 위치하고 연결방식에 따라 자극거리를 가깝거나 멀게 조절할 수 있다. 따라서 비전환전극과 전환전극 사이의 나선신경절세포(spiral ganglion cell)가 자극을 받는다. 특히 MP 자극이 안면신경을 활성화하면 BP 자극을 사용할 수 있다([그림 15-5]의 B 참조).

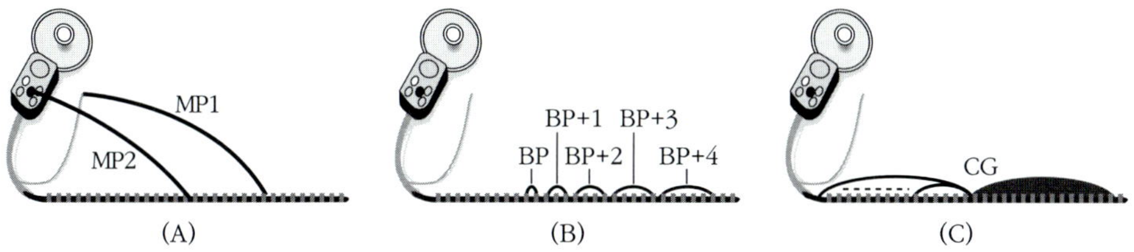

[그림 15-5] 전기자극의 연결 방식

(A): 단극자극, (B): 양극자극, (C): 공통접지자극

③ 공통접지(Common Ground: CG) 자극

정해진 비전환전극으로부터 다른 모든 전극으로 전류가 흐른다. 즉, 비전환전극을 뺀 모든 전극이 전환전극이다. 이 방법은 와우 밖 전극은 사용하지 않으며, 전극의 자가점검으로 유용하게 쓰인다([그림 15-5]의 C 참조). 채널 수는 한 쌍의 전극을 연결하는 방식에 따라서 전극 수와 같을 수도 있고, 적거나 많을 수도 있다. MP 자극에서는 동일하지만 BP 자극에서는 전극 수보다 적다.

두 개 이상의 인접한 전극을 동시적 또는 순차적으로 활성화(current steering with multipolar)하여 전류 비율을 조절함으로써 전극 사이에 가상채널(virtual channel)을 생성하면 채널 수가 전극 수보다 많을 수 있다(Hughes, 2013). 가상채널은 전극의 중간 지점에서 자극을 제공하여 주파수 해상도를 향상시키고, 이를 통해 음악 인지 및 소음 환경에서의 음성 이해력을 개선하는 데 효과적이다(Dhanasingh et al., 2024). 이 기술은 특히 성조 언어(중국어와 같은) 사용자와 소음 환경에서 청각 성능을 개선해야 하는 사용자에게 적합하다.

(3) 전기최대쾌적레벨(electric Maximum Comfortable level: M/C-level)

각 채널당 허용된 최대의 전기자극 레벨로, 제조사에 따라서 M-level 또는 C-level(이하 M/C-level이라고 부름)이라고 부른다. 인공와우에 순응하도록, 특히 아동은 초기에는 조심스럽게, 즉 높지 않게 설정한 다음 적응상태에 따라서 어느 정도까지 점진적으로 높일 수 있다.

(4) 전기역치레벨(electric Threshold level: T-level)

소리를 듣기 위한 최소의 전기적 자극 레벨을 뜻하는데, 각 채널의 주파수대역에서 청력역치레벨과 상관이 높은 편이지만 일치하지 않는 경우가 많다.

(5) 전기역동범위(Electric Dynamic Range: EDR)

M/C-level과 T-level의 차이를 의미하며, 출력역동범위(Outout Dynamic Range: ODR)라고도 한다.

3) 전기청성유발전위 원격측정[electric Auditory Evoked Potential(eAEP) telemetry]

와우 내 전극을 통해서 자극된 청신경은 생리적인 반응(eAEP)을 발생시킨다. 이러한 eAEP 중 초기반응인 복합활동전위(compound action potential)를 측정하여 표본화(sampling)와 증폭(amplifying)을 거쳐 역방향으로 음향처리기에 무선주파수(radio frequency)로 전송함으로써 인공와우의 기능을 수술 중 또는 수술 후에 객관적으로 확인하는 방법이다. 제조회사에 따라서 NRT(Neural Response Telemetry), NRI(Neural Response Imaging), ART(Auditroy Response Telemetry) 등으로 불린다.

4) 전기등골근반사역치(electric Stapedius Reflex Threshold: eSRT)

등골근이 수축하는 최소의 전기자극 레벨로서 수술 중 직접관찰을 통해서 확인할 수도 있고, 수술 후에 이미턴스분석기(immittance analyzer)에 연결하여 간접적으로 측정할 수도 있다.

표 15-1 인공와우 제조회사별 비교

제조사	Cochlear Ltd. Australia	Advanced Bionics Corp. U.S.A.	MED-EL Corp. Austria
미국 FDA 최초 승인	성인 1985 아동 1990	성인 1996 아동 1997	성인/아동 2000
Sound Processor (BTE ; Body)	CP 910/810, Nucleus 6/5 Freedom, Esprit3G; Sprint	Neptune, Naida, Harmony Auria, CII, Clarion; Platinum	Opus2, Opus1, Rondo Tempo+; CIS Pro+
Sound Processing Strategy	Hi-ACE, ACE, SPEAK, CIS	HiRes Fidelity 120, HiRes, CIS, MPS, SAS	FSP, HDCIS, CIS+, CIS N of M
Implant	Nucleus CI24RE Nucleus CI24M, CI24R Nucleus CI22M	HiRes 90K CII CI	Concerto Pulsar, Sonata, Combi40+
Implant Housing	Titanium/Silicone	Titanium/Silicone	Titanium/Silicone(C/S) Ceramic/Silicone(P)
Electrode No. Channel No.	22 + 2(ground) 22	16 + 2(ground) 8 (pairs-simultaneous) 16 (sequential)	24(12 pairs) + 2(ground) 12
Max Stim rate	32,000 pps*	83,000 pps	50,704 pps
Electrode mode	Monopolar	Monopolar Bipolar	Monopolar
MRI Compatibility	1.5T** : safe 3.0T : magnet removal	0.3T : safe 1.5T : magnet removal	1.5T : safe 3.0T : magnet removal
eAEP Telemetry	Impedance, NRT	Impedance, NRI	Impedance, eSRT, ART
Fitting Software	Custom Sound	Sound Wave	Maestro

pps*: pulses per second

테슬라(Tesla: T**): 자석 주위로 힘을 내는 공간[자기장(magnetic field), 자속(磁束) 밀도]에 대한 단위. 이 공간의 크기는 거리 제곱에 반비례

1tesla=1 weber/m^2=1kg/sec^2/A(ampere)=1newton/ampere.m=104 gauss=109 gamma. 미국의 발명가 Nicola Tesla(1851년~1943년)에서 유래

2 인공와우의 적합관리

일상생활에서 의사소통을 원활하게 하기 위하여 인공와우의 다양한 조절장치를 최적화(optimalization)하는 과정을 매핑(mapping) 또는 프로그래밍(programming)이라고 한다. 즉, 송화기로부터 입력된 음향정보를 음향처리기에서 여러 가지 방식으로 조작하여 난청인의 중추신경계가 전기적 자극을 효과적으로 듣도록 조율하는 과정을 의미한다. 적합(fitting)은 이러한 매핑과 더불어 청능훈련 및 착용효과의 확인 과정까지 포함하는 포괄적인 개념으로 사용한다. 일반적으로 청각시스템은 전기적 자극에 민감하게 반응하기 때문에 효과적인 적합을 위해서 인공와우의 모델에 따른 특성과 청신경의 청각적 이론 및 청능재활에 대한 충분한 이해와 경험이 필수적이다. 인공와우의 초기 매핑은 수술 후 상처의 치료 상태에 따라 다를 수 있지만 보통 2~4주 후에 시행하는데, 적합 전에 수술경과보고서, 수술 후 방사선검사, 전극삽입상태 등의 자료를 미리 검토하고 성인과 아동에 따라 적합실의 구조를 적절하게 조정해야 효과적이다(이정학, 이경원, 2005). 특히 전기음향자극(Electroacoustic Stimulation: EAS) 방식의 적합 또는 한쪽 귀는 인공와우, 다른 쪽 귀는 보청기를 착용하는 두 형태(bimodal) 적합의 경우에는 보청기 적합에 대한 충분한 경험이 필수적이다. 또한 양쪽 귀에 인공와우를 착용하는 양이 적합(bilateral fitting)의 경우에도 양이 보청기 적합의 경험이 많은 도움이 될 것이다. 이 절에서는 단이 인공와우의 기본적인 적합 절차를 설명하고자 한다.

1) 전극임피던스 원격측정(electrode impedance telemetry)

수술 후 첫 적합을 시작하기 전에 와우 내의 전극임피던스를 원격으로 측정하여 인공와우 전극의 기본적 성능을 점검한다. 임피던스는 ohm(Ω)으로 측정되며 전류의 흐름을 방해하는 저항값인데, 이는 전선, 전극 또는 생체 조직에 의하여 발생한다(저항값 = voltage/current). 이런 저항값으로 개방회로(open circuit) 혹은 합선회로(short circuit)를 파악할 수 있는데, 이러한 회로는 불량 제품이거나 수술 중에 발생할 수도 있다.

- **개방회로**: 보통 20 kΩ 이상의 고임피던스(high impedance)를 보이는 전극을 의미한다. 이는 전극을 싸고 있는 전선(lead wire)이 망가졌거나, 전극이 와우의 외부에

존재할 때 발생하며 자극을 주어도 반응이 없다. 단선(斷線)회로라고도 한다.

- **합선회로**: 보통 700 Ω 이하의 저임피던스(low impedance)를 보이는 전극으로서, 전선은 괜찮지만 전선을 싸고 있는 코팅이 파손된 경우에 주로 발생한다. 단락(短絡)회로라고도 한다.

2) 음향역동범위의 선정

제조회사와 모델에 따라 약간 차이가 나지만 보통 최소입력음압은 20~40 dB SPL, 최대입력음압은 70~95 dB SPL을 권장하며, 그 결과, 음향역동범위는 30~75 dB 정도가 된다. 음향역동범위는 감도조절기를 사용하여 추가 조정이 가능하다.

3) 전극연결방식의 선정

비전환전극과 전환전극을 선정하는 방식을 의미한다. 전기적 자극을 주면 각 채널에서 주 전극 사이에 전류가 흐르고 그곳에 위치한 청신경이 자극을 받게 된다. 적합에서 선택하는 전극은 비전환전극이고, 전환전극은 연결방식에 의해서 자동적으로 결정된다. 연결방식을 바꾸면 M/C-level과 T-level이 달라지므로 재조정해야 한다. 대부분의 제조사는 초기 형태로 MP 자극을 설정하고 있다.

4) 전기자극 속도 선정

전기자극 속도는 제조사의 모델에 따라서 차이가 있는데, 최근 모델에서는 점차 빨라지고 있다. 단위는 전체적으로는 pps(pulses per second)를 사용하고, 각 전극에 대해서는 pse(pps per electrode)를 사용하기도 한다. 초기에는 1,000 pse 이하를 사용하였으나 최근에는 대부분 1,500 pse 이상을 제공하고 있다. 보통 1,500 pse까지는 어음인지가 증가하나 3,000 pse 이상에서는 거의 증가하지 않는 것으로 알려져 있다(Cooper & Craddock, 2006).

5) 음향처리 방식의 선정

전기자극 형태와 마찬가지로 난청인의 특성에 따라서 적절한 음향처리 방식을 선정하여야 한다. 음향처리 방식은 제조사에 따라서 약간씩 다른데, 최초 적합에서는 제조사에서 추천한 초기 방식을 따르는 것이 안전하다. 하지만 적합과정에서 초기 방식으로 해결하기 어려운 문제가 발생하면 다른 방식을 사용할 수 있다.

6) 전기역동범위의 선정

전극연결 방식과 음향처리 방식이 결정되면 음향역동범위와 그에 따른 채널별 전기역동범위, 즉 M/C-level과 T-level을 선정해야 한다. 전기역동범위는 전류레벨(current level)로 조절한다. 결국 전류레벨에 따라서 중추신경계에서 인지되는 소리의 크기가 결정되는데, 실질적으로 전류레벨을 조절하는 두 가지 요소는 전류진폭(Current Amplitude: CA)과 펄스넓이(Pulse Width: PW)다. 전류진폭을 높이거나 펄스넓이를 넓히면 전류레벨이 상승하고 인지되는 소리의 크기가 커진다. 보통은 펄스넓이를 고정하고 전류진폭으로 전류레벨을 조절하여 T와 M/C-level을 결정한다. 인공와우에서 사용하는 전류진폭은 일반적으로 2 mA 이하이며, 각 제조회사의 적합소프트웨어에서는 편의상 임의단위를 사용한다.

전기역동범위의 측정은 심리음향검사법, 즉 음량지각(loudness perception)에 대한 검사를 통해서 직접 결정하는 방법과 전기생리검사, 즉 청신경의 반응을 측정함으로써 M/C-level과 T-level을 추정하는 방법이 있다. 심리음향검사에서 아동의 경우에는 첫 번째 자극은 짧고 낮은 전류 수준을 이용하여 이안반응(Auropalpebral Reflex: APR) 또는 자극코일을 만지거나, 갑자기 조용해지거나, 눈을 크게 뜨거나, 울거나 하는 반응을 보일 때까지 점진적으로 올려 가며 시행한다. 첫 인공와우적합 및 자극 회기는 비디오로 녹화하여 분석한다. 보통 2명의 보청기전문가가 참여하여 한 명은 인공와우적합 장비를 조작하고, 다른 한 명은 아동 곁에서 들을 준비를 시키고 반응을 관찰한다. 두 명 모두 반응이라고 인정해야 신뢰도가 구축되므로 두 명 모두 아이의 반응을 관찰할 수 있는 방의 구조가 필요하다. 지루한 과정이므로 아동에게 비디오를 보여 주거나, 조용한 장난감으로 아동이 흥미를 잃지 않도록 유도한다. 연령 및 지각능력에 따라 행동관찰청력검사(Behavioral Observation Audiometry: BOA), 시각강화청력검사(Visual

Reinforcement Audiometry: VRA), 놀이청력검사(Play Audiometry: PA) 등으로 실시한다. 성인의 경우에는 음량증가지각검사(loudness growth perception test) 결과에 따라서 M/C-level과 T-level을 조절한다.

심리음향적 방법이 어려울 경우에는 전기청성유발반응 원격측정법을 사용한다. 이 방법은 수술 중에는 마취상태이기 때문에 측정시간을 줄이기 위해서 높은 자극레벨에서 검사를 시작하는 하강법(descending method)을 사용하지만, 적합 시에는 난청인의 불편을 최소화하기 위해서 낮은 자극레벨에서 시작하는 상승법(ascending method)을 사용한다. 초기 적합에서 사용하는 상승법은 보통 수술 시 측정한 신경반응역치보다 더 낮은 자극단계에서 시작하여 동일레벨에서 반응이 두 번 나타날 때까지 반복하여 M/C-level과 T-level을 결정한다. 일반적으로 청각시스템은 전기적 자극에 상당히 민감하게 반응하기 때문에 인공와우 적합과정에서 일반보청기 적합 때와 마찬가지로 압축방식(compression system)을 적용한다.

7) 적정 전압컴플라이언스 확인

컴플라이언스(compliance)는 임피던스(impedance)의 역수(reciprocal)로, 채널에서 원하는 진류(current level)가 나올 수 있도록 충분한 전압(voltage)을 전달하는 능력이다. 자극이 일단 전압컴플라이언스(voltage compliance) 레벨에 도달하면 전류의 흐름이 더 이상 증가하지 않는다(Wolfe & Schafer, 2012). 과소 컴플라이언스는 와우의 최대 전압(voltage)이 원하는 전류를 발생시키기에 충분치 않은 상태를 의미하며, 이 상태에서는 적정한 강도의 음향 정보를 전달하기가 어렵다. 원인은 그 채널에 임피던스가 너무 높거나 소리를 인지하기 위해 더 많은 전류량이 필요하기 때문이다. 해결책은 자극 방법을 바꾸거나 펄스폭(pulse width)을 넓혀서 M/C-level과 T-level 또는 임피던스를 낮추는 것이다. 매핑 소프트웨어에 컴플라이언스를 자동 또는 수동으로 조절하는 기능이 있다.

8) 전극 간 전류레벨 조절

성인과 아동 모두에게 어려운 작업이기 때문에 지속적 평가를 통해서 결정해야 한다. 일반적으로 두 인접 전극의 레벨 차이가 20% 이하가 되도록 조절하여 음질의 왜곡 현상이 나타나지 않도록 한다.

9) 실제 음성 확인

전기자극으로 인공와우 적합을 한 후, 다음 두 가지 이유로 반드시 음성으로 인공와우 적합 상태를 확인한다. 첫째, 전기자극시간은 500 ms 내외로 짧지만, 음성은 지속적으로 유입되는 신호이다. 따라서 M/C-level과 T-level을 결정하는 잠시 동안은 괜찮겠지만, 지속적인 음성신호를 오랜 기간 동안 청취하게 되면 불편할 수 있다. 둘째, 음성신호는 여러 채널을 빠르게 자극하므로 전체적인 강도가 커질 수 있다. 실제음성검사법은 체계적인 말 듣기의 형태로 진행하며, 아동의 경우에는 큰 소리 자극에 갑자기 조용해지거나, 듣기를 거부하거나, 화를 내거나, 공격적이 되면 일부 채널 또는 전체적으로 M/C-level을 낮춘다.

10) 채널 이득 및 주파수 배열 조정

음질에 대한 추가적인 조절이 필요한 경우에는 각 채널의 이득 또는 주파수 배열(allocation) 조정기능을 사용한다. 고주파수로의 배열은 저주파수 변화에 대한 음고(pitch) 지각을 낮춘다. 와우의 해부학적 구조에 따른 주파수 정보가 적합하다면 최상의 어음인지 효과를 볼 수 있을 것이다.

11) 비청각적 반응 및 통증 확인

전기자극으로 청감각이 반응하지 않고 촉각이나 안면의 경련을 일으킬 수 있는데, 성인은 점검하기가 쉽지만 아동의 경우에는 쉽지 않다. 먼저, 임피던스가 높은 채널이 있는지 확인하고, 과도하게 높을 경우에는 해당 채널의 작동을 중지시킨 후 다시 전기자극의 반응을 확인한다. 해결이 되지 않으면 의심되는 모든 채널을 하나씩 작동 중지시키면서 전기자극의 반응을 점검해야 한다. 보통 역동범위가 너무 좁거나 옆 채널에 비해 상당히 좁을 때 나타나기도 한다. 전극 연결 방식을 바꾸거나 M/C-level을 낮추어도 해결이 어려우면 제조사에 통합점검(integrity examination)을 의뢰해야 하며, 드물게 재수술을 해야 하는 경우도 있다.

12) 교육 및 상담

인공와우의 초기 적합 후에는 적합 결과, 장치 사용과 관리법, 청신경의 적응과정, 청취전략 등의 설명과 함께 청능훈련(auditory training)의 중요성을 부각해야 한다. 특히 주변인도 함께 교육과 상담을 해야 효과적이다.

13) 청능훈련

인공와우의 전기역동범위는 개개인의 신경가소성(neuroplasticity)에 기인하여 3~12개월 정도가 지나야 안정되기 때문에, 초기 적합 후에는 일반보청기 적응의 경우와 마찬가지로 약 10주 정도의 기본적인 청능훈련을 받는 것이 중요하다. 이는 청능사(audiologist)가 난청인의 특성을 고려하여 새로운 소리에 청신경이 최단 기간에 적응할 수 있도록 개별화재활계획(Individualized Rahabilitation Plan: IRP)에 따라 시행하는 전문적이고 종합적인 재활서비스를 의미한다. 이러한 청능훈련은 보청기와 인공와우의 적합 경험이 많은 청능사가 아동과 성인, 선천성 난청과 후천성 난청, 개인의 심리적·사회적 특성에 따라서 IRP를 체계적으로 작성하고, 그에 따른 구체적인 훈련 방법과 도구를 준비해서 시행해야 효과를 볼 수 있다.

(1) 청능훈련 방법

인공와우 청능훈련 내용은 선천성난청 아동은 심리음향적 청각검사를 위한 준비부터 시작해야 할 수도 있다. 즉, 소리의 탐지와 변별 훈련단계를 포함한다. 하지만 후천성난청 성인은 확인(identification), 인지(recognition), 이해(comprehension)의 단계가 중요하며, 이를 위해서 음소단위의 분석적 접근(analytic approach)과 구문이해를 포함하는 종합적 접근(synthetic approach)을 모두 반복적으로 사용해야 상당한 효과를 볼 수 있다. 아동과 성인에 따라서 청능훈련실의 분위기도 조절해야 하며, 기본적인 훈련절차는 조용한 환경에서 소란스러운 환경으로, 쉬운 단어에서 복잡한 문장으로, 청각-시각 자극에서 청각 자극으로 점진적으로 청취 환경을 어렵게 하고, 훈련 전후의 결과 평가는 난이도가 쉬운 검사도구와 어려운 도구를 병행해서 자신감과 성취감을 함께 고취시켜야 한다. 어음청취에 대한 이해능력이 어느 정도 향상되면 음악, 소음 속 어음 및 다양한 환경음의 지각훈련도 포함시켜야 한다. 인공와우의 음향처리 기법은 이러한 비언어적 소리의 청취를 향상시킬 수 있도록 설계되어 있다(Inverso, 2012). Donnelly와 Limb(2009)의 연구에 의하면, 음악 지각은 말소리 지각과 공통점을 많이 가지고 있지만, 근본적으로 다른 점은 음악은 추상적이며, 해석도 음악적 훈련과 듣는 습관, 문화적 배경에 따라서 주관적이다.

(2) 청능훈련 기간

청능훈련 기간은 선천성과 후천성 등 청각적 특성, 학령 전기 아동, 학령기 아동, 성인, 노인 등 연령에 따라 달리 적용할 수 있다. 일반적인 청능훈련 기간은 회기별로 40~60분, 그리고 주 1~2회 또는 2주 1회를 기준으로 3~12개월의 기간이 필요하다. 언어발달이 이루어진 후에 인공와우를 이식한 후천성 난청인은 청능훈련만 받으면 대부분 의사소통에 지장이 없다. 하지만 선천성 아동의 경우에는 언어발달이 지연되었기 때문에 청능훈련을 통해서 어느 정도의 인공와우 적응과 신뢰성 있는 심리음향적 청각검사가 이루어진다면 언어치료를 병행하도록 권고한다. 그리고 적응 후에는 학령 전기는 3개월, 그리고 학령기 또는 그 이후는 6개월 단위로 인공와우 적합 재평가를 실시한다. 난청인의 상황에 따라 필요시 지속적으로 청능훈련을 시행한다.

(3) 청능훈련 보고서 작성

청능훈련 보고서 작성은 회기별 보고서와 종합보고서로 구분한다. 회기별 보고서에는 장단기 및 회기별 청능훈련 목표, 방법, 결과, 상담 및 제언 등을 포함하며, 종합보고서는 대상자의 배경정보, 청능훈련 결과 및 해석, 상담 및 제언으로 이루어진다.

14) 지속적 관리

안정된 인공와우 적합을 찾은 후에도 시간이 지남에 따라 M/C-level과 T-level 모두 전극과 생체 조직과의 조화로 변화할 수 있다. 따라서 40 dB HL 정도의 소리에 적절하게 반응하는지에 대한 지속적인 평가와 관리를 해야 한다.

(1) MAP의 변화

오랜 기간 동안의 작은 변화는 정상 과정일 수 있으나 짧은 기간 동안의 큰 변화는 장치 또는 난청인의 귀에 문제를 의심할 수 있다. 특히 아동의 경우에 30% 이상의 T-level

변화는 문제의 가능성이 높다. 그 이유는 M/C-level과 달리 T-level은 한 번 안정되면 크게 변화하지 않기 때문이다.

(2) 전극의 변화

근접한 여러 채널의 T-level은 관계된 전극 부근의 병적인 변화(중이염의 진행 등)나 전극의 위치 변화 등을 예측할 수 있다. 이때는 의과적 치료나 X-ray 촬영을 의뢰한다. 단독 채널의 변화는 어느 한 전극의 비정상을 의미하는데, 보통 수술 과정에서 어느 한 전극이 파손될 수 있다. 그러므로 첫 적합이나 초기에 파손된 전극을 찾아낼 수 있지만 때로는 시간이 경과한 후에 파손 상태가 나타나기도 한다.

3 기타 이식형 청각기기

인공와우 이외의 이식형 청각기기에는 골도이식기, 인공중이, 인공청성뇌간 등이 있다.

1) 골도이식기

골도이식기(Bone Conduction Implantable Device: BCID)는 양측 모두 외이도 폐쇄증 또는 만성중이염 등으로 인하여 전음성난청이 심한 경우 편측 혹은 양측에 시술할 수 있다. 혼합성 난청의 경우에는 골도청력역치레벨이 45 dB HL 이상이면 효과가 제한적이다(Bance et al., 2012). 대표적인 골도이식기는 유양돌기 부근에 피부를 관통하여(percutaneous) 시술한 연결장치에 골진동체를 부착하여 와우를 직접 자극하도록 설계되어 있다(Baha사, Ponto사 등). 이 제품들은 골도역치레벨이 40 dB HL 이상에서도 사용이 가능하다. 하지만 골도청력역치레벨이 35 dB HL 이하일 경우에는 자석으로 피부 사이를 연결하는(transcutaneous) 방식(Sophono사, Baha사, Attract사 등)을 사용해도 효과를 볼 수 있다(Reinfelt et al., 2015). 한 연구(Kitterick et al., 2016)는 한 귀가 거의 농 수준이고 좋은 귀가 정상 또는 경도 난청일 때 두영효과(head shadow effect)를 극복하기 위해서 나쁜 쪽 귀에 시술하는 경우도 있으나 후보자 선정에 주의해야 한다는 점을 강조하였다. 최근 Osia 시스템(2019년 FDA 승인)과 같이 압전자극 방식을 이용하는 골도이식기의 착용 효과를 보고한 연구(Lee & Seo, 2020; Moon & Moon, 2023)도 있었다. 이러한 연구 결과를 바탕으로 대상자의 특성을 고려한 적절한 형태의 골도이식기를 활용할 수 있을 것이다.

2) 인공중이

중이이식기라고도 하는 인공중이(Middle Ear Implant: MEI)는 중이와 후미로(retrocochlea)의 기능에 이상이 없는 중고도의 감각신경성 난청 성인을 대상으로 시술하고 있다. 인공중이의 형태는 외부장치가 있는 부분이식형과 외부장치가 없는 완전이식형으로 구분되며, 제조회사에 따라서 다양한 모델이 등장하고 있다. 부분이식형은 외부장치인 음향처리기(audio processor)와 내부이식장치인 수신코일(receiver coil) 및 이소골에 부착한 진동체로 구성되어 있다([그림 15-6] 참조). 음향처리기는 자석 형태로 수신코일에 부착되며, 입력음향에너지를 무선주파수신호로 전달한다. 수신코일에서 전달받은 무선신호를 전기신호로 바꾸어 진동체(transducer)를 자극하면 이소골이 움직여서 와우를 자극해서 음향을 감지하게 된다. 한 연구(Seo et al., 2015)는 편측성 난청과 이명을 지닌 부분이식형 인공중이 착용자 중 91%에서 이명이 개선되었다고 보고하였다. 완전이식형은 편리함에서는 최상이지만 음질과 충전방식 등에서 더욱 개선해야 많은 난청인이 혜택을 받을 수 있을 것이다. 인공중이 사용자의 장기 추적 연구에서 약 77%의 대상자가 인공중이를 지속적으로 사용하고 있었으며, 대부분의 전음성과 감각신경성 난청 모두 청력이 향상된 것으로 보고하였다(Brkic et al., 2019). 인공중이는 다양한 수술 방법과 기기가 지속적으로 발전하고 있으며, 적절한 대상자 선정과 적합 및 사후관리를 병행하면 사용자 혜택이 꾸준히 증가할 것이다.

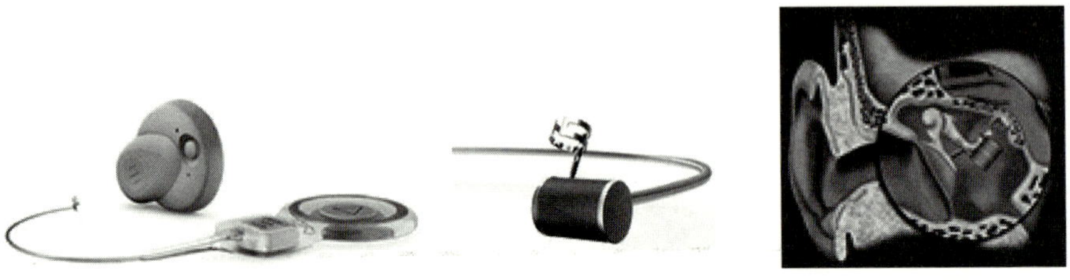

(A) (B)

[그림 15-6] 인공중이의 부품(A)과 이식 후의 모습(B)

3) 인공청성뇌간

뇌관이식기라고도 하는 인공청성뇌간(Auditory Brainstem Implant: ABI)은 양측 말초청신경의 이상으로 인해 인공와우시술이 불가능한 경우에 전극을 이용해서 뇌간을 직접 자극하는 장치로서 기본적인 구조는 인공와우와 유사하지만 전극 모양은 다르다([그림 15-7]의 B 참조). 유럽과 미국 그리고 최근 우리나라에서도 제2형 신경섬유종증(Neurofibromatosis type 2: NF2) 또는 와우기형, 와우골화 등으로 인공와우 수술이 불가능한 비종양(nontumor) 심도난청인을 대상으로 ABI 이식술을 시행하고 있다. ABI 전극의 삽입 위치는 와우핵(Cochlear Nucleus: CN) 부근인데([그림 15-7]의 A 참조), 인공와우 전극의 고실계처럼 골조직이 아니기 때문에 정확한 지점을 찾기가 쉽지 않다. 그래서 수술 중 전기청성뇌간반응(intra-operative electrically evoked auditory brainstem responses) 검사를 시행하여 반응이 잘 나타나는 위치를 확인한다. ABI 이식 후 어음인지결과는 NF2 이식자가 비종양 이식자보다 더 낮았으며(Colletti & Shannon, 2005), 전반적으로 CI 이식 후 결과보다 낮은 편이었다(Lin et al., 2012). 이렇게 낮은 이유 중 하나는 3차원 공간의 신경경로를 가진 CN에 2차원 공간의 전극배열일 수 있다는 주장(Kucha et al., 2004)도 있으며, 3차원 전극으로 시도했으나 효과를 보지 못했다는 보고(Otto et al., 2008)도 있다. 하지만 종양 제거로 인한 난청 기간이 짧을 경우에는 예후가 긍정적이라는 연구(Matthies et al., 2014)도 있다. 또한 ABI의 단점을 극복하기 위해서 전극을 하구(inferior colliculus) 레벨에 삽입하는 인공청성중뇌(Auditory Midbrain Implant: AMI)에 대한 연구도 보고하였다(Lim & Lenarz, 2015). ABI 이식은 난청의 정도가 심할 뿐 아니라 여러 복합적인 증상이 동반되어 수술, 장치의 사용 및 재활에 이르기까지 여러 고려해

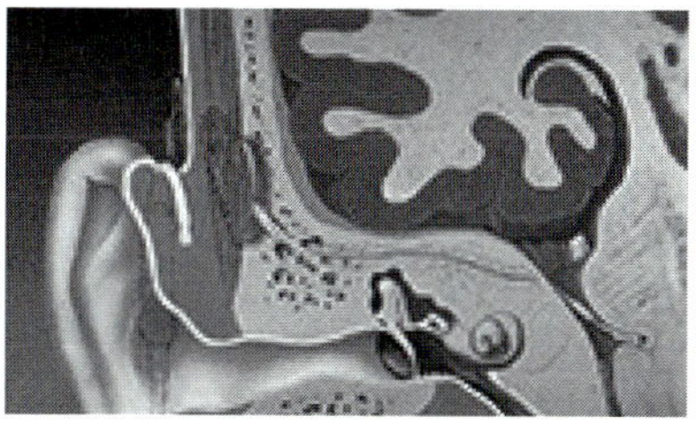

(A)

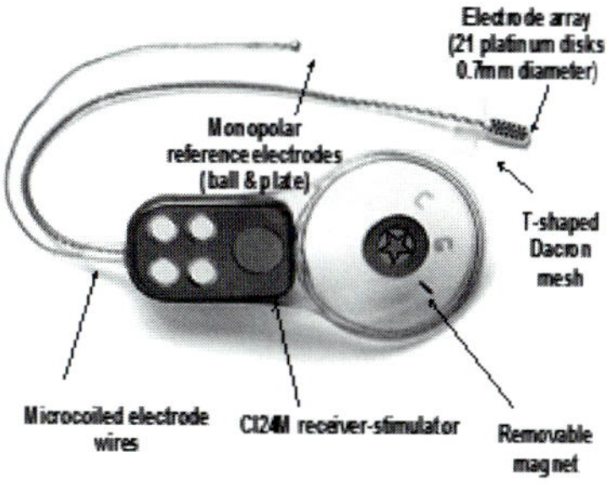

(B)

[그림 15-7] 인공청성뇌간(ABI)의 시술 위치(A)와 실제 모습(B)

야 할 사항이 있으며, 전문가 및 사용자와 그 가족의 적극적인 지원과 노력이 필요하다. 대상자 기준이 12개월 이상의 유·소아를 포함하고 여러 청신경 기형 및 인공와우 착용 후 효과가 없는 사용자에 이르기까지 확대되었으며 사용 결과도 좀 더 향상되는 추세이다(Dhanasingh & Hochmair, 2021). 충분한 상담과 임상 및 재활에서의 지원이 이루어진다면 기술의 발달과 함께 더 많은 혜택을 기대할 수 있을 것이다.

4 맺음말

인공와우를 비롯한 다양한 이식형 청각기기들은 그동안 많은 기술적 진보를 이루어 왔다. 하지만 기술적 발전이 아무리 급속히 이루어진다고 해도 효과적인 적합과정과 개별화된 청능재활이 뒷받침되지 않으면 만족도가 떨어질 수밖에 없을 것이다. 그러므로 이식형 청각기기의 매핑, 착용효과 평가, 사후관리 등의 전 과정에 걸쳐 이식형 청각기기 사용자의 특성에 최적화되도록 하는 관리과정인 이식형 청각기기 적합관리(국가직무능력표준)의 중요성이 커질 수밖에 없을 것이다. 특히 두 형태의 적합(bimodal fitting), 즉 한 귀는 이식형 청각기기 다른 귀는 일반보청기 또는 한 귀에 두 형태가 함께 장착된 전기음향시스템(Electroacoustic System: EAS)의 경우에는 보청기적합과 재활의 경험이 충분해야 한다. 이렇듯 효과적인 이식형 청각기기 재활을 위해서 보청기 전문가가 갖추어야 할 필수적 소양은 청각학 전반에 대한 충분한 지식과 다양한 경험이지만, 청각장애인에 대한 애정과 인내심이 없으면 결코 성공할 수 없을 것이라는 점을 무엇보다 강조하고 싶다.

참고문헌

이정학(2010). 청각장애. 의사소통장애의 이해(공저). 서울: 학지사.

이정학, 이경원(2005). 보청기평가. 서울: 학지사.

Babajanian, E. E., Dornhoffer, J. R., & Driscoll, C. L. (2024). Fully Implanted Cochlear Implants. *Current Otorhinolaryngology Reports*, *12*(3), 61-65.

Bance, M., Adamson, R. B. A., & Deas, R. W. (2012). Bone-conduction hearing devices. In M. J. Ruckenstein (Ed.), *Cochlear Implants and Other Implantable Hearing Devices* (pp. 349-337). San Diego: Plural Publishing.

Cabral Junior, F., Pinna, M. H., Alves, R. D., Malerbi, A. F. S., & Bento, R. F. (2016). Cochlear implantation and single-sided deafness: A systematic review of the literature. *International Archive of Otorhinolaryngolgy*, *20*, 69-75.

Colletti, V., & Shannon, R. V. (2005). Open-set speech perception with ABI?. *Laryngoscope*, *115*(11), 1974-1978.

Cooper, H. R., & Craddock, L. C. (2006). *Cochlear Implants*. London: Whurr publishers.

Dhanasingh, A., Nielsen, S. B., Beal, F., Schilp, S., Hessler, R., Jolly, C., & Hochmair, I. (2024). Cochlear implant electrode design for safe and effective treatment. *Frontiers in Neurology*, *15*, 1348439.

Donnelly, P. J., & Limb, C. J. (2009). Music perception in cochlear implant users. In J. K. Niparko (Ed.), *Cochlear implants: Priciples and practices* (p. 223). Philadelphia: Lippincott Williams & Wilkins.

Hughes, M. L. (2013). *Objective measures in Cochlear Implants*. San Diego: Plural Publishing.

Inverso, Y. (2012). Cochlear implant-mediated perception of environmental sounds and music. In M. J. Ruckenstein (Ed.), *Cochlear Implants and Other Implantable Hearing Devices* (pp. 285-302). San Diego: Plural Publishing.

Kitterick, P. T., Smith, S. N., & Lucas, L. (2016). Hearing instruments for unilateral severe-to-profound sensorineural hearing loss in adults: A systematic review and meta-analysis. *Ear and Hearing*, *37*(5), 495-507.

Kucha, J., Otto, S. R., Shannn, R. V., & Brackmann, D. E. (2004). The multichannel ABI: How many electroides make sense?. *Journal of Neurosurgery*, *100*(1), 16-23.

Lim, H. H., & Lenarz, T. (2015). Auditory midbrain implant: Research and development towards a second clinical trial. *Hearing Research*, *322*, 212-223.

Lin, H. W., Hermann, B. S., & Lee, D. J. (2012). Auditory brainstem implants. In M. J.

Ruckenstein (Ed.), *Cochlear Implants and Other Implantable Hearing Devices* (pp. 317–348). San Diego: Plural Publishing.

Magnusson, L. (2011). Comparison of the fine structure processing(FSP) strategy and the CIS strategy used in the MED-EL cochlear implant system: Speech intelligibility and music sound quality. *International Journal of Audiology*, *50*, 279–287.

Matthies, C., Brill. S., Varallyay, C., Solymosi, L., Gelbrich, G., Roosen, K., Ernestus, R. I., Helms, J., Hagen, R., Mlynski, R., Shehata-Dieler, W., & M?ler, J. (2014). Auditory brainstem implants in neurofibromatosis type 2: Is open speech perception feasible?, *Journal of Neurosurgery*, *120*(2), 546–558.

National Institutes of Health. (2016). Cochlear Implants. NIH Publication No. 00-4798.

Otto, S. R., Shannon, R. V., Wilkinson, E. P., Hitselberger, W. E., McCreery, D. B., Moore, J. K., & Brackmann, D. E. (2008). Audiologic outcomes with the penetrating electrode auditory brainstem implnat. *Otology & Neurotology*, *29*(8), 1147–1154.

Reinfelt, S., H?ansson, B., Taghavi, H., & Eeg-Olofsson, M. (2015). New developments in bone-conduction hearing implants: A review. *Medical Devices: Evidence and Research*, *8*, 79–93.

Seo, Y. J., Kim, H. J., Moon, I. S., & Choi, J. Y. (2015). Changes in tinnitus after middle ear implant surgery: Comparisons with the cochlear implant. *Ear & Hearing*, *36*, 705–709.

Wilson, B. S., & Dorman, M. F. (2012). Signal processing strategies for cochlear implants. In M. J. Ruckenstein (Ed.), *Cochlear Implants and Other Implantable Hearing Devices* (pp. 51–84). San Diego: Plural Publishing.

Wilson, B. S. (2006). Signal processing strategies. In H. R. Cooper & L. C. Craddock (Eds.)., *Cochlear Implants* (2nd ed., pp. 21–69). London: Whurr publishers.

Wolfe, J., & Schafer, E. C. (2012). Programming Cochlear Implants. Oxford: Plural Publishing.

Yang, Z., & Cosetti, M. (2016). Safety and outcomes of cochlear implantation in the elderly: A review of recent literature. *Journal of Otology*, *11*, 1–6.

Zeng, F. G. (2022). Celebrating the one millionth cochlear implant. *JASA Express Letters*, *2*(7), 077201. https://doi.org/10.1121/10.0012825

제16장

아동의 보청기적합

1. 아동의 신체적 특징
2. 연령과 난청의 정도에 따른 어음인지 및 언어발달 특성
3. 아동의 보청기적합 절차

아동은 성인과 비교하여 신체적 및 어음인지 특성이 다르게 나타나며, 보청기 착용은 난청 아동의 언어발달에 많은 영향을 미친다. 따라서 보청기적합 시, 아동의 신체적 성장과 발달 단계, 그리고 청력 정도를 고려한 적합 전략을 수립하는 과정이 필요하다. 또한 성인은 보청기적합의 적절성을 확인할 때, 실이측정 결과와 더불어 보청기 착용자의 반응을 함께 확인할 수 있으나, 아동은 의사소통을 통한 확인에 어려움이 따를 수 있다. 따라서 보청기적합을 확인하는 과정에서 실이측정과 같은 객관적인 절차의 중요성이 더 커진다. 아동의 보청기적합과정에서 신체적 특징과 관련된 요소로는 성인과 다른 귀의 크기와 형태, 지속적인 성장에 따른 귀 구조의 변화, 성인과 다른 중이 및 외이 환경, 손가락 움직임과 같은 소근육의 발달 등이 있다. 또한 연령과 청력 정도를 고려한 보청기적합을 고려해야 한다. 더불어 성공적인 청각 및 언어 발달을 위해서는 빠르고 정확한 난청 진단에서 장기적 추적 관리까지 체계적이고 지속적인 보청기적합과 관리를 제공해야 한다. 이 장에서는 아동의 신체적 특징, 연령 및 청력 정도에 따른 어음인지와 언어발달 특성 및 아동의 보청기적합 절차에 관한 내용을 알아보았다.

1 아동의 신체적 특징

아동은 성인과 비교하여 귀의 크기와 형태가 다르며, 외이도 및 중이의 감염 가능성이 높고, 소근육의 발달이 미숙한 점 등 신체적으로 차이점이 있다. 이러한 차이는 보청기적합 전략에 영향을 미칠 수 있다. 따라서 아동의 보청기적합 시, 성인과는 다른 신체적 특징을 고려해야 한다.

1) 귀의 크기와 형태

아동의 귀는 성인보다 크기가 작고, 외이도의 길이와 직경도 상대적으로 작다. 따라서 아동의 경우, 고막 부근에서의 음압레벨은 성인에 비해 더 높게 나타난다(Bagatto et al., 2005). 따라서 성인과 동일한 기준으로 보청기의 이득을 제공하면 과도한 증폭이 발생할 수 있다. 직경이 작고 길이가 짧은 신생아의 외이도 구조는 공명주파수가 약 2.7 kHz에서 형성되는 성인과 다르게 약 6.0 kHz 부근에서 나타난다. 이러한 이유로 아동의 청력역치레벨은 성인에 비해 6 kHz 부근에서 상대적으로 낮을 수 있으며, 2-3 kHz 부근의 청력역치레벨은 상대적으로 높을 수 있다(Voss & Herrmann, 2005). 따라서 보청기적합 시 공명주파수의 영향을 고려한 이득이 필요하다.

2) 성장의 지속

외이는 신생아에서 성인이 될 때까지 지속적으로 성장한다(Hoffman & Beauchaine, 2007; ASHA, 2008; Sankowsky-Rothe et al., 2022). 주요 시기별로 요약하면 다음과 같다. 신생아(출생부터 1세까지)의 경우, 외이도는 작고 짧으며, 성인에 비해 수평적인 형태를 가지고 있다. 평균적인 신생아의 외이도의 길이는 약 14~17.5 mm이며 직경은 약 4.4~6.3 mm이다. 유아기(1세~3세)는, 외이도가 빠르게 성장하며 성인과 유사한 굴곡을 갖추기 시작하지만 성인에 비해 여전히 짧고 좁은 형태를 보인다. 아동기(4~10세)는 외이도의 길이가 점차 길어지며 성인과 유사한 형태로 성장하지만 여전히 짧고 작은 외이도의 형태를 보인다. 청소년기(11~18세)는 외이도의 성장이 완료되는 단계지만 이 시기에도 지속적으로 성장하며 성인의 외이도 크기 및 굴곡과 거의 유사한 형태가 된다. 그 이후 성인기(18세 이후)가 되면 외이도의 성장이 완료되는데 평균적으로 약 23~25 mm 정도이며 직경은 약 10.4 mm 정도로 성장한다. 연령에 따른 평균 외이도 길이와 직경 정보를 〈표 16-1〉에 제시하였다(ASHA, 2008; Sankowsky-Rothe et al., 2022).

표 16-1 연령에 따른 평균 외이도 길이와 직경

연령대	외이도 길이(mm)	외이도 직경(mm)
0~1세	14~17.5	4.4~6.3
1~3세	18~20	6~7
4~10세	20~22	7~8
11~18세	22~23	9~10
성인(18세 이후)	23~25	10.4

*본 테이블에서 제시하는 수치는 표본집단에 따라 차이가 발생할 수 있음.

아동은 성인과 다른 구조뿐만 아니라 지속적인 성장이 이루어지기 때문에 이어몰드(earmold)를 자주 교체해 주어야 하며, 성인에 비해 외이도가 유연하기 때문에 통증 감소와 올바른 성장을 위해 부드러운 재질로 제작하는 것이 좋다(ASHA, 2008). 또한 아동의 성장은 외이도의 용적에도 변화를 발생시키기 때문에 실이측정을 직접 하거나 어려울 때는 실이대커플러차(Real-Ear to Coupler Difference: RECD)를 보청기적합 절차에 반드시 적용해야 한다(Bagatto et al., 2006).

3) 중이 및 외이의 환경

아동은 성인에 비해 감염(중이염 등)의 위험성이 높다. 그 이유는 아동의 외이도가 성인에 비해 길이가 짧으며 직선 형태여서 박테리아와 같은 병원체가 더 쉽게 침투할 수 있기 때문이다. 더불어 아동의 면역체계가 완전히 발달하지 않아서 감염에 더 취약할 수 있다(Bagatto et al., 2006). 특히 아동은 감기와 같은 호흡기 질환 후 중이염에 걸릴 확률이 높고 외이도 감염이 자주 발생할 수 있다. 상기의 이유로 성인에 비해 병원체 노출에 취약한 아동의 특성을 고려한 보청기적합이 필요하다. 예를 들면, 아동의 외이도가 빠르게 성장하기 때문에 이어몰드를 자주 교체해야 하는데, 아동의 성장속도에 맞는 이어몰드를 사용하지 않으면 귀에 느슨하게 삽입되어, 음향피드백(acoustic feedback)이 발생하거나 감염의 원인이 될 수 있다(Bagatto et al., 2006). 또한 외이도의 청결을 유지해야 하므로 이어몰드 주변 귀지 및 먼지를 자주 제거해야 하며, 특히 습기에 노출되지 않도록 해야 한다. 따라서 환기구가 큰 이어몰드를 선택하는 것은 적절한 전략이 될 수 있다.

4) 소근육의 발달

아동의 소근육(local muscle) 발달은 보청기 착용과 같은 활동에 중요한 영향을 미칠 수 있다. 소근육 발달이란 손가락, 손목 등 신체의 작은 근육을 조작하는 것을 의미하며, 아동은 연령에 따라 점진적으로 발달이 이루어진다. 특히 손으로 물체를 집거나 섬세하게 다루는 능력이 아직 완전히 형성되지 않은 아동은 보청기를 착용하거나 조작하는 데 어려움을 겪을 수 있다. 아동의 소근육 발달 특징을 주요 연령별로 보면 다음과 같다(ASHA, 2008). 0~2세의 경우, 아동은 손으로 물건을 잡고 간단한 동작은 취할 수 있지만, 세밀한 조작에 어려움이 따른다. 따라서 부모가 보청기를 직접 착용시켜 주어야 하며, 청결유지에도 주의를 기울여야 한다. 3~6세의 경우, 손가락 사용이 더 정교해지지만, 여전히 작은 보청기를 정확하게 착용하는 데 어려움을 느낄 수 있다. 따라서 작은 보청기는, 부모 또는 보호자의 도움을 받아 보청기를 착용할 수 있도록 하며, 큰 보청기는 발달 정도를 고려하여 직접 착용하는 연습을 고려할 수 있다. 7세 이상이 되면, 스스로 물건을 잡고 조작할 수 있는 능력이 향상되어 보호자는 아동의 소근육 발달 상태를 확인하여 스스로 보청기를 착용 및 조작하며, 관리할 수 있도록 도움을 주는 것이 필요하다.

2 연령과 난청의 정도에 따른 어음인지 및 언어발달 특성

아동은 연령이 증가함에 따라 어음인지 및 산출 능력이 점차적으로 발달한다. 그리고 어음인지 특성은 난청의 정도에 따라 변할 수 있다. 따라서 난청 아동의 보청기적합 시에는 이러한 연령에 따른 어음인지 특성과 난청정도에 따른 어음인지 능력의 변화를 고려해야 한다.

1) 연령에 따른 어음인지 및 언어발달 특성

연령에 따른 어음인지 및 언어발달 특성을 〈표 16-2〉에 제시하였다(Kuhl, 2004; Kim & Oh, 2013). 생후 6개월이 지나면서 유아는 음소를 구별할 수 있으며, 음소구별 능력이 급격히 향상된다. 또한 취학 전기(4~6세)에는 단어 및 음운인식 능력이 급격히 향상되며, 복잡한 문장을 이해하고 생성하는 능력이 발달하기 시작한다. 그리고 청소년기(11~18세)에는 성숙한 어음인지 및 산출 능력을 갖추게 되며, 감정적 표현이나 복잡한 구문에 대한 이해도가 높아지게 된다.

표 16-2 연령에 따른 어음인지 및 언어발달 특성

연령대	어음인지(speech perception)	언어발달(language development)
0~1세	• 다양한 언어의 음소를 구별하며, 부모나 친근한 사람의 목소리에 민감하게 반응함. • 대부분의 언어에 대한 음소 구별이 가능함.	• 옹알이 및 단순한 소리를 반복함. • 생후 1년경에 첫 단어 산출을 시작함.
1~2세	• 간단한 단어 및 의미를 인식하고 친숙한 단어에 반응함. • 일상적인 지시를 이해하기 시작하며, 음소 구별 능력이 강화되기 시작함.	• 단어와 짧은 문장 생성을 시도함. • 발음이 완전하지 않지만 일부 의미 전달이 가능해짐.
2~3세	• 어휘 및 문법 인식 능력이 향상됨. • 복잡한 구문과 지시를 이해하기 시작하며, 어휘력이 빠르게 증가하기 시작함.	• 점차 긴 문장 생성이 가능해짐. 발음이 더욱 명확해지지만, 여전히 일부 음소의 발음은 불완전할 수 있음.
4~6세	• 음운 인식 능력이 발달함. • 복잡한 어휘 및 문장 구조를 이해할 수 있음.	• 명확한 발음과 문장 구성 능력을 갖추기 시작함. • 과거 및 미래 시제 사용이 가능해짐. • 문법적으로 복잡한 문장 생성이 가능해짐.
7~10세	• 단어의 미세한 의미 차이를 구별할 수 있음. • 언어 규칙에 대한 깊은 이해와 새로운 언어 학습이 용이해짐.	• 거의 완전한 발음과 문법 구사가 가능해짐. • 논리적으로 이야기를 구성하여 설명하는 능력이 나타남.
11~18세	• 복잡한 의미와 추론적 내용을 이해할 수 있으며, 비유적 표현 및 감정적 언어를 이해할 수 있음.	• 성인과 유사한 수준의 언어능력을 갖춤. • 다양한 사회적 맥락에서 적절한 어휘와 표현의 사용이 가능해짐.

아동의 보청기적합 시 고려할 수 있는 중요한 특성 중 하나는 청각시간해상(auditory temporal resolution) 능력이다(Corbeil et al., 2016). 청각시간해상도란 소리의 시간적 변화를 감지하고 반응하는 능력으로, 음성 신호의 미세한 변화를 인식하는 능력을 의미한다. 아동의 경우, 뇌와 청각 시스템이 아직 완전히 성숙하지 않았기 때문에 성인보다 시간적 변화를 감지하는 능력이 저하될 수 있다. 예를 들어, 성인은 5 ms 정도의 시간 간격을 감지할 수 있지만, 아동은 25~40 ms 정도의 비교적 긴 시간 간격만 감지할 수 있다. 따라서 아동의 보청기적합 전략을 수립할 때, 소리의 빠른 변화나 복잡한 소리 패턴을 처리하는 방식을 아동의 발달 상태에 맞춰 신중히 선택해야 한다. 일반적으로 아동의 제한적인 청각시간해상도 능력을 고려할 때, 성인과 비교하여 느린 압축시간 및 해제시간 설정은 시간적 해상도를 보완하는 전략이 될 수 있다.

2) 청력역치레벨에 따른 아동의 어음인지 특성

청력역치레벨에 따른 아동의 어음인지 특성과 보청기적합 시 고려사항을 〈표 16-3〉에 제시하였다(Blamey et al., 2001; Desjardin et al., 2009). 아동의 경우, 청력역치레벨이 저하됨에 따라 어음인지 특성이 변하는데 미도 난청 수준에서부터 어음인지에 대한 어려움이 발생할 수 있다. 특히 언어 발달에 매우 중요한 시기이므로 난청을 발견하면 조기 중재와 보청기를 포함한 청각보조기기 사용을 고려해야 한다.

15 dB HL 이하의 경우, 정상 청력으로 어음인지에 문제가 없다. 일상적인 대화 상황에서 어려움 없이 말소리를 인지하고 처리한다. 조용한 환경뿐만 아니라 일반적인 배경소음 상황에서도 의사소통에 어려움을 겪지 않는다. 따라서 특별한 중재가 요구되지 않으며, 정기적인 청력 검사를 통해 청력 상태를 모니터링하는 것으로 충분하다. 다만 청력이 변화할 가능성에 대비하여 정기적인 청력 검사는 유지하는 것이 좋다.

16~25 dB HL의 경우, 조용한 환경에서는 어음인지에 큰 문제가 발생하지 않는다. 그러나 소음 속 환경에서는 약 10% 정도 어음을 못 들을 수 있다. 특히 원거리에서 발생하는 소리나 작은 소리를 놓칠 수 있다. 모음의 인지에는 큰 어려움이 발생하지 않으나 무성자음을 일부 못 들을 수 있다. 이로 인해 학교 환경에서 교사의 지시를 놓치거나 또래와의 대화에서 어려움을 경험할 수 있다. 의사소통 전략(상대방의 얼굴을 바라보면서 대화하기 등)이 요구될 수 있다. 교실 내 아동의 자리 배치와 같은 환경적 조정이 도움이 된다. 청력 변화를 확인하기 위한 정기적인 청력 검사가 필요하다. 특히 학업 성취에 영향

을 미치는지 주의 깊게 모니터링해야 한다.

26~40 dB HL의 경우, 작은 소리를 인지하는 데 어려움이 발생할 수 있다. 소음 속 환경에서는 약 50% 정도 어음을 못 들을 수 있다. 특히 고주파수 자음 인식에 어려움을 겪을 수 있으며, 이로 인해 언어 발달과 학업 성취에 부정적 영향이 나타날 수 있다. 또래와의 자연스러운 의사소통에도 어려움을 경험하기 시작한다. 경도 난청 단계에서는 보청기 사용이 권고된다. FM 시스템 등 청각보조기기 사용을 고려할 수 있다. 보청기 적합은 아동의 발달 단계와 청력 특성을 고려하여 이루어져야 한다. 청각적 피드백이 충분히 제공되어야 언어 발달이 원활하게 이루어질 수 있다. 학교와 가정에서의 환경 조정도 함께 고려해야 한다.

41~55 dB HL의 경우, 일상적인 대화에서 청취에 어려움을 겪을 수 있다. 보통 대화음 수준에서 약 50~100%의 어음을 듣지 못할 수 있다. 특히 자음 구별에 더 많은 어려움이 나타나며, 이로 인해 말소리 발달과 어휘 습득에 지연이 발생할 수 있다. 언어 발달 지연은 학업 성취와 사회적 상호작용에도 영향을 미친다. 중도 난청 단계에서는 보청기 착용이 필수적이다. 더불어 청각재활프로그램 참여와 학습 환경 조정이 필요하다. 적절한 이득과 압축 설정을 통해 말소리 가청도를 최대화해야 한다. 학교에서는 FM 시스템이나 교실 음향 개선과 같은 추가적인 지원이 필요할 수 있다. 정기적인 재평가를 통해 보청기 적합을 지속적으로 조정해야 한다.

56~70 dB HL의 경우, 보통 대화음 수준에서는 어음의 인지가 거의 불가능하다. 큰 소리를 인지하는 데도 어려움이 발생한다. 구어 발달에 심각한 지연이 발생할 수 있으며, 보청기 없이는 일상적인 의사소통이 매우 제한적이다. 음성 패턴과 운율 인식에도 어려움을 겪을 수 있다. 따라서 고출력 보청기 사용이 필요하며, 조기 청각재활 개입이 필수적이다. 교실 등 학습환경에서 시청각 통합 훈련이 권고된다. 보청기 적합은 모든 말소리 주파수 대역에서 최적의 가청도를 제공하도록 설정해야 한다. 청각재활은 말소리 인식, 언어 발달, 청각 기술(auditory skill) 향상에 초점을 맞추어야 한다. 학부모와 교사를 위한 교육도 중요한 요소이다.

71~90 dB HL의 경우, 대화음의 크기와 상관없이 시각적 단서 없이 어음인지가 거의 불가능하다. 보청기를 통해서도 모든 말소리를 명확히 들을 수 없으며, 특히 고주파수 자음 인식에 심각한 어려움을 겪는다. 언어 발달에 심각한 지연이 발생하며, 음성 특성도 일반적인 발달 패턴과 다를 수 있다. 따라서 인공와우 또는 고출력 보청기 사용이 필수적이며, 조기 개입 및 언어 발달 모니터링과 함께 집중적인 청각재활프로그램이 요구

된다. 보청기 적합은 최대한의 말소리 정보를 제공하는 데 초점을 맞추어야 하며, 보청기 이득을 최대화하면서도 음질과 편안함을 유지하는 균형이 중요하다. 시각적 보조 수단(독화, 수화 등)을 함께 활용하는 것이 효과적일 수 있다.

91 dB HL 이상의 경우, 청각보조기기 착용 없이 어음인지가 불가능하다. 보청기를 통해서도 모든 말소리 인식이 어려울 수 있으며, 특히 환경음과 말소리를 구별하는 데 어려움을 겪을 수 있다. 자연적인 언어 습득이 심각하게 제한되며, 특별한 중재 없이는 구어 발달이 이루어지기 어렵다. 따라서 인공와우 착용과 집중적인 언어 및 청각재활이 요구된다. 보청기만으로는 충분한 이득을 얻기 어려운 경우가 많다. 따라서 인공와우 수술 시기와 방법에 대한 신중한 결정이 필요하다. 수화와 같은 시각적 의사소통 방법도 함께 고려할 수 있다. 가족 중심의 중재 접근법이 효과적이며, 청능사, 언어재활사, 특수교사, 이비인후과 및 소아과 전문의 등 여러 전문가의 협력적 접근이 필요하다.

표 16-3 청력역치레벨에 따른 아동의 어음인지 특성과 보청기적합 시 고려사항

청력역치레벨	어음인지 특성	보청기적합 시 고려사항
15 dB HL 이하 (정상 청력)	• 어음인지에 문제 없음. • 대부분의 언어 발달이 또래 수준과 유사하게 진행됨.	• 특별한 조치가 요구되지 않음.
16~25 dB HL (미도 난청)	• 조용한 환경에서는 어음인지에 큰 문제가 발생하지 않음. • 소음 속 환경에서는 약 10% 정도 어음을 못 들을 수 있음. • 모음의 인지에는 큰 어려움이 발생하지 않으나 무성자음을 일부 못 들을 수 있음.	• 의사소통 전략(상대방의 얼굴을 바라보면서 대화하기 등)이 요구될 수 있음. • 청력 변화를 확인하기 위한 정기적인 청력 검사가 요구됨.
26~40 dB HL (경도 난청)	• 작은 소리를 인지하는 데 어려움이 발생할 수 있음. • 소음 속 환경에서는 약 50% 정도 어음을 못 들을 수 있음.	• 보청기 사용이 권고됨. • FM 시스템 등 청각보조기기 사용을 고려할 수 있음.
41~55 dB HL (중도 난청)	• 일상적인 대화에서 청취에 어려움을 겪을 수 있음. • 보통 대화음 수준에서 약 50~100%의 어음을 못 들을 수 있음.	• 보청기 착용이 필요함. • 청각재활프로그램 참여와 학습 환경 조정이 필요함.

56~70 dB HL (중고도 난청)	• 보통 대화음 수준에서는 어음의 인지가 거의 불가능함. • 큰 소리를 인지하는 데도 어려움이 발생함.	• 고출력 보청기 사용이 필요함. • 조기 청각재활 개입이 필요함. • 교실 등 학습환경에서 시청각 통합 훈련이 권고됨.
71~90 dB HL (고도 난청)	• 대화음의 크기와 상관없이 시각적 단서 없이 어음인지가 거의 불가능함.	• 인공와우 또는 고출력 보청기 사용이 필수적임. • 조기 개입 및 언어 발달 모니터링과 함께 집중적인 청각재활프로그램이 요구됨.
91 dB HL 이상 (심도 난청)	• 청각보조기기 착용 없이 어음인지가 불가능함.	• 인공와우 착용과 집중적인 언어 및 청각재활이 요구됨.

* FM: Frequency Modulation; HL: Hearing Level

3 아동의 보청기적합 절차

청력 손실이 있는 아동에게 보청기를 적시에 착용하도록 하면 청각 자극을 통해 뇌의 발달을 도울 수 있으며, 이를 통해 언어와 의사소통 능력을 효과적으로 발달시킬 수 있다. 조기 발견을 통한 적절한 청각 자극은 언어 발달의 결정적 시기에 맞춘 자극 제공을 용이하게 하며, 난청 아동이 또래와 비슷한 언어 및 사회적 발달을 이루도록 도울 수 있다. 보청기의 적절한 사용은 학업 성취도와 전반적인 사회적 상호작용에도 긍정적인 영향을 미친다. 이 장에서는 아동의 보청기적합 절차를 초기 선별 및 진단, 보청기 선택, 초기 적합, 보청기 검증, 사용 안내 및 순응, 적합성 평가 및 장기적 추적 관리로 나누어 설명하였다.

1) 초기 선별 및 진단

영유아청력위원회인 JCIH(Joint Committee on Infant Hearing)는 신생아와 영유아의 청력 문제를 조기에 발견하고 적절한 중재(intervention)를 제공하는 데 중점을 둔 전문가 단체이다(JCIH, 2019). JCIH에서는 아동 난청의 조기 발견과 중재의 중요성을 강조하고 있으며, EHDI(Early Hearing Detection and Intervention) 프로그램을 보고하였는데, 이 프로그램은 신생아와 영유아의 청력 손실을 조기에 발견하고, 진단과 개입을 통해 언어와 인지 발달을 지원하는 내용을 포함하고 있다. 특히 생후 1개월 이내에 청력검사를 수행하고, 3개월 이내에 진단을 완료하며, 6개월 이내에 조기 중재를 시작하는 '1-3-6 원칙'을 따르도록 제안하고 있다([그림 16-1] 참조).

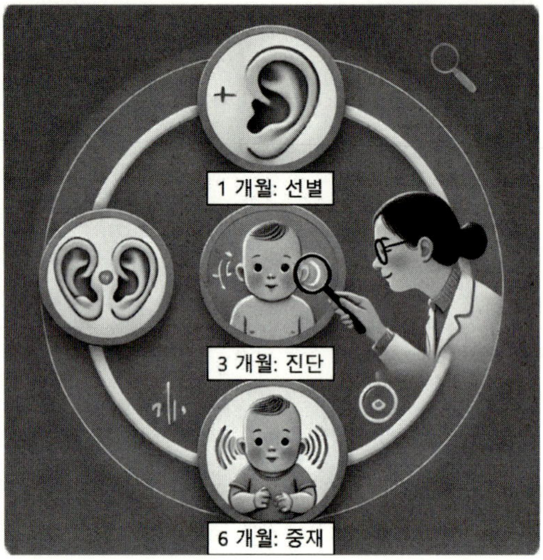

[그림 16-1] EHDI 프로그램의 1-3-6 원칙

* EHDI(Early Hearing Detection and Intervention)

(1) 원칙 '1'

EHDI 프로그램은 출생 직후 청력 손실 여부를 조기에 확인하기 위하여 생후 1개월 내 청력 선별(screening) 검사를 수행하도록 권고한다. 측정 검사 도구로는 외이와 중이 상태 및 청각 경로의 이상 여부를 평가할 수 있는 자동청성뇌간반응(Automated Auditory Brainstem Response: AABR)과 이음향방사(Otoacoustic Emissions: OAE) 검사를 활용한다(Hoffman & Beauchaine, 2007). AABR 검사의 경우, 반응이 감지되지 않거나 일관되지 않으면 난청으로 간주한다. OAE 검사의 경우, 내이의 외유모세포 활동이 감지되지 않으면, OAE 반응이 나타나지 않는데 이 경우 중등도 이상의 청력손실 가능성이 있다.

(2) 원칙 '3'

EHDI 프로그램은 청력 손실 의심 아동의 청력 상태를 명확히 확인하기 위해 생후 3개월 시점에 진단용 검사를 통해 진단을 실시하도록 권고한다. 주 측정 검사 도구는 청성뇌간반응(Auditory Brainsten Response: ABR) 검사로 이는 청각 신경과 뇌간의 반응을 전기생리학적으로 측정하는 검사이다. 일반적인 진단 기준은 약 20 dB HL보다 큰 자극에서 반응이 없을 때 청력 손실이 있다고 평가하며 정밀 진단이 필요한 기준으로 활용한다. 그 외에 중이의 상태 파악을 통해 전음성 난청을 확인하기 위한 고주파 중이 검사(high-frequency tympanometry)와 주파수별 청력 민감도를 평가해 청력 손실의 정도를 추정하기 위한 청성지속반응(Auditory Steady State Response: ASSR) 검사를 수행할 수 있다(Garbaruk et al., 2021).

(3) 원칙 '6'

난청으로 진단을 받게 되면, 6개월 이내에 적절한 언어 및 청각 자극을 제공할 수 있도록 조기 중재프로그램의 수행을 고려해야 한다. 이때 보청기 착용과 더불어 언어 및 청능재활을 고려할 수 있다. 난청 진단 후 가능한 한 빨리 조기중재를 실시하여야 하며, 적절한 보청기의 선택과 적합도 최대한 빨리 진행해야 한다.

(4) 생후 6개월 이후

생후 6개월이 지난 영유아 및 아동의 난청 진단을 위해서는 연령과 발달 단계에 적합한 행동 청력검사 및 순음청력검사를 적용할 수 있다(Cain et al., 2020). 이 시기부터는 시각강화청력검사(visual reinforcement audiometry), 놀이청력검사(play audiometry) 등 행동 반응을 기반으로 한 청력평가가 가능해지며, 아동의 협조가 가능한 경우에는 헤드폰이나 이어폰을 이용한 순음청력검사도 실시할 수 있다. 헤드폰 및 이어폰을 통한 순음청력검사를 시행할 때, 아동의 외이도는 성인보다 직경이 좁고 길이가 짧아 주파수별 음압 분포가 달라지므로, 개별 실이대다이얼차(real ear-to-dial difference) 측정을 통해 다이얼 설정값과 실제 귀 내 음압 차이를 보정해야 한다. 이러한 행동 청력검사는 객관적 청력검사(ABR, OAE 등)로 얻은 정보를 보완하여, 실제 환경에서의 청각 반응과 청력 역치를 확인하는 데 중요한 역할을 한다. 특히 언어 발달과 사회적 상호작용이 활발해지는 시기이므로, 청력 손실이 의심되는 경우에는 신속하게 행동 청력검사 및 순음청력검사를 통해 난청 여부와 정도를 정확히 평가하고, 필요시 보청기 적합 및 조기 청각재활을 연계하는 것이 원칙이다. 이러한 절차를 통해 아동의 청각 및 언어 발달을 최대한 지원할 수 있다.

2) 보청기 선택

아동은 지속적으로 성장하기 때문에 성장 단계에 따른 보청기의 선택과 변경 및 조정의 과정이 요구된다. 따라서 청력손실의 정도 및 유형, 아동의 연령 및 발달 상태, 귀 및 두개 안면의 해부학적 특성 및 의학적인 상태, 손 움직임의 정교함, 보청기 외 청각 보조기기의 필요성 및 어음인지도 등을 기준으로 보청기의 조정 및 변경을 고려해야 한다(ASHA, 2023). 아동이 가장 많이 사용하는 보청기의 종류는 귀걸이(Behind-The-Ear: BTE)형이다. 아동의 귀 및 신체 성장에 따라 이어몰드를 교체할 수 있어 사용 기간이 길고, 타 보청기 종류에 비해 상대적으로 다양한 신호처리 기능과 높은 증폭 성능을 가지며, 전지 용량이 크고, 쉽게 착용과 제거를 할 수 있는 장점을 가지고 있다.

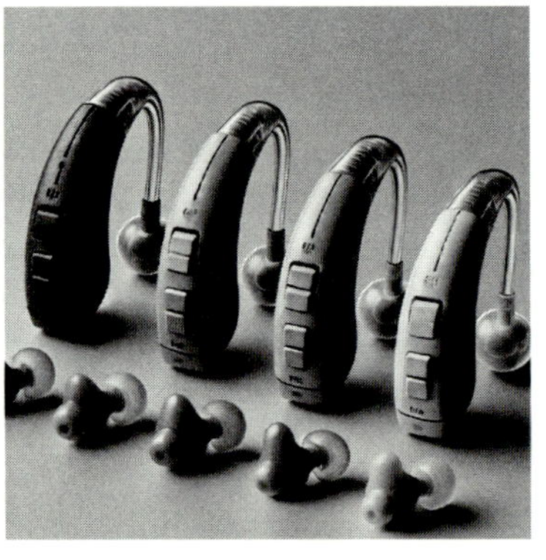

[그림 16-2] 다양한 색상으로 구성된 아동용 귀걸이형 보청기 디자인 예시

[그림 16-2]의 예시처럼 아동용 보청기는 색을 화려하게 제작하여 분실 위험을 줄일 수 있으며, 귀걸이형 보청기는 구조상 귀 뒤에 안정적으로 고정할 수 있다(Bagatto et al., 2005). 이는 활발한 활동을 하는 아동에게 중요한 요소이다. 또한 귀걸이형 보청기는 부모나 교사가 기기를 손쉽게 관리하고 조정할 수 있으며, 기기 청소 시에도 용이한 장점이 있다(ASHA, 2023). 더불어 귀걸이형 보청기는 텔레코일 또는 블루투스와 같은 기능을 포함하고 있어 FM 시스템 또는 타 음향기기와 연결하여 청취력을 향상시킬 수 있다(JCIH, 2019). 이와 같은 이유들로 인해 아동의 보청기 선택에서 귀걸이형 보청기가 최우선적으로 고려될 수 있지만, 아동의 청력 및 발달 상태, 손의 정교함, 선호 등에 따라 귓속형 보청기 등 다른 타입의 보청기도 선택 가능하다.

생후 12개월 미만의 아동은, 심도 이상의 난청을 가진 경우라도 인공와우(Cochlear

Implant: CI) 수술은 12개월 이후에 고려하는 것을 권고한다(ASHA, 2008). 인공와우 이식은 전신 마취가 필요한 수술적 접근법이 필요한데, 아동의 신체 발달이 어느 정도 이루어진 후에야 안전한 수술의 진행이 가능하다. 일반적으로 생후 12개월이 되면 신체적으로 수술이 가능한 신체 발달상태에 도달한다(Kuhl, 2004). 하지만 인공와우 수술 결정 전에는 보청기 사용을 통해 청각 자극을 뇌로 전달하도록 해야 한다. 이는 뇌가 소리에 대한 신경 회로를 활성화하는 데 도움을 주어, 이후 인공와우 수술을 받을 때 더 나은 예후를 기대할 수 있게 한다(JCIH, 2019). 소리 자극을 통해 청각 경로의 활성화를 유지하는 것은 언어 발달에도 긍정적인 영향을 준다. 따라서 보청기를 통한 초기 청각 자극은 청각 및 언어의 초기 발달에 중요한 역할을 한다고 볼 수 있다. 유소아와 비교하여 학령기 아동은 귀 구조가 더 발달되어 상대적으로 다양한 형태의 보청기 선택이 가능하며, 연령에 따라 독립적으로 보청기를 사용할 수도 있으므로 사용자 교육이 중요하다(Bagatto et al., 2005). 또한 학령기 아동은 유소아에 비해 더 복잡한 음향환경 속에서 학습 및 청취를 해야 하므로 소음감소, 방향송화기를 포함한 다양한 신호처리기능이 필요할 수 있다(ASHA, 2008).

3) 초기 적합(initial fitting)

초기 적합의 목적은 보청기가 아동의 청력손실 정도에 맞춰 적절한 소리 증폭을 제공할 수 있도록 하는 것이다. 이를 통해 아동이 일상생활에서 발생하는 다양한 소리를 명확하게 들을 수 있도록 하여 청각 및 언어 발달을 촉진하는 것이다(McCreery et al., 2013).

(1) 실이대커플러차(Real-Ear to Coupler Difference: RECD)

아동은 성인과 비교하여 작은 귀를 가지고 있다. 따라서 초기 보청기적합에서 RECD를 고려한 적합을 진행해야 한다. 연령대에 따른 평균 RECD 값을 〈표 16-4〉에 제시하였다(Bagatto et al., 2002; 이상미 외, 2005; McCreery et al., 2023). 아동의 연령이 어릴수록 RECD 값은 더 커지는 것을 확인할 수 있다. RECD 값이 크다는 것은 귀 크기가 작아 고막에 전달되는 음압이 상대적으로 더 높다는 의미이다. 따라서 아동의 초기 적합 시, RECD를 반드시 측정하여 실제 아동의 귀 크기에 적합한 증폭량을 설정하도록 해야 한다. 〈표 16-4〉의 RECD 값은 다수의 국내외 연구에서 측정된 데이터를 종합하여 평균값으로 산출한 것이므로, 특정 개인의 귀 특성을 충분히 반영하지 못할 수 있다. 따라서 실제 보청기 적합 시에는 직접 측정을 통해 각 개인에게 적합한 RECD를 적용하는 것이 바람직하다.

표 16-4 연령 및 주파수에 따른 실이대커플러차(RECD) 비교

주파수(Hz)	RECD(dB)			
	0~12개월	1~3세	4~10세	성인
250	5.2±3.1	4.8±2.9	3.5±2.5	-2.0±1.8
500	13.5±2.8	11.5±2.8	8.5±2.8	1.6±2.8
1,000	17.9±3.4	15.0±3.4	12.0±3.4	5.3±3.4
2,000	19.4±4.2	16.2±3.9	13.1±3.9	2.5±2.7
4,000	15.8±5.3	12.6±4.8	9.3±4.1	8.2±2.1

* Hz: Herz; RECD: Real-Ear to Coupler Difference

(2) NAL-NL2 vs DSL v5.0

NAL-NL2(National Acoustic Laboratories Non-Linear version 2)와 DSL v5.0(Desired Sensation Level verson 5.0) 보청기적합공식은 아동을 위한 고유의 적합 특징을 반영하고 있는데 두 적합공식의 주요 특징을 〈표 16-5〉에 제시하였다(Scollie et al., 2005; Ching & Dillion, 2013). 두 보청기처방법은 아동의 발달적 특징과 청력 손실 정도를 고려한 적합공식을 적용하고 있지만 적합의 주요 목표에는 차이점도 존재한다. 대표적으로 NAL-NL2의 경우에는 말 명료도와 청취 편안함의 균형에 초점을 둔 반면에, DSL v5.0의 경우에는 청취 시 편안함보다는 가청영역 확보에 중점을 두어 개발되었다.

표 16-5 아동용 NAL-NL2와 DSL v5.0 보청기적합공식 주요 특징 비교

특징	NAL-NL2	DSL v5.0
보청기적합 설계	말 명료도를 극대화하면서 전체적인 소리 크기를 편안하게 청취하도록 설계	말소리와 환경음을 다양한 입력 수준에서 편안하게 들리도록 설계
말 명료도와 청취의 편안함 균형	말 명료도와 청취 시 편안함을 균형 있게 5:5 비율로 고려	청취 시 가청영역 확보를 편안함보다 우선하도록 고려
연령에 따른 조정	증폭 처방에 연령 관련 요인을 반영하나, 주로 말 명료도에 중점을 두도록 조정	귀의 음향 변화와 발달 정도를 고려하여 증폭 정도를 조정
고심도 난청에 따른 고려	DSL보다 적은 증폭 제공, 편안함에 중점을 두어 적합하도록 고려	가청영역 확보를 위해 더 많은 증폭을 제공하도록 고려

* DSL v5.0: Desired Sensation Level version 5.0; NAL-NL2: National Acoustic Laboratories Non-Linear version 2

(3) 이득의 조절

아동은 성인과 비교하여 유사한 어음인지도를 얻기 위해 더 높은 이득이 필요하다. 예를 들어, 생후 9~11개월의 아동은 성인보다 약 25~28 dB 높은 소리 강도에서 말소리를 변별할 수 있으며, 5세 아동은 성인보다 약 17 dB 더 높은 소리 강도가 필요하다. 이러한 변별 능력은 아동이 약 8세에 이르면 성인과 유사한 수준에 도달한다. 그러나 과도한 증폭은 잔존 청력의 손실을 초래할 수 있으며, 오히려 어음인지도를 저하시킬 위험이 있어 신중한 접근이 필요하다(Ching et al, 2001; Fitzpatrick et al., 2019).

(4) 보청기 기능

아동의 보청기적합 시, 언어 및 청각 능력의 발달 진행 상태를 고려해야 한다. 예를 들어, 방향송화기(directional microphone) 또는 소음감소(noise reduction)와 같은 기능은 아동의 언어발달 초기에 뇌, 언어 및 청취력 발달을 지연시킬 수 있다. 효과적인 뇌, 언어 및 청각능력 발달을 위해서는 모든 방향에서 다양한 말소리 및 환경음을 청취할 수 있도록 적합을 진행하는 것이 유리할 수 있음을 주의해야 한다(McCreery et al., 2012). 하지만 언어 및 청각 능력 발달이 어느 정도 이루어진 후에는 대화 시 의사소통 능력 향상을 위해 방향송화기 등 신호처리 기능의 사용을 고려할 수 있다.

4) 보청기적합확인(hearing aid fitting verification)

아동의 보청기적합 과정에서 검증 단계는 보청기가 적절한 증폭을 제공하는지를 확인하는 단계로, 주요 목적은 아동이 일상적인 환경에서 말소리를 포함한 다양한 소리를 잘 청취할 수 있도록 하는 것이다. 따라서 보청기의 소리 증폭이 처방한 목표치에 부합하는지 확인하는 절차로 진행하며, 실이측정(Real-Ear Measurement: REM)과 RECD 측정을 고려할 수 있다(McCreery et al., 2013).

REM 절차 예시를 [그림 16-3]에 제시하였다(Hoffman & Beauchaine, 2007; McCreery et al., 2013). 탐침(probe) 위치 확인 단계에서는 탐침관(probe tube)을 고막 근처에 위치시킨 후 고막과 탐침관 간 거리가 적절한지 확인해야 한다. 일반적인 고막과 탐침관 간 적정 거리는 약 2~5 mm이다. 다음은 실이공명반응(Real-Ear Unaided Response: REUR) 측정으로 보청기를 착용하지 않은 상태에서 아동의 귀에서 발생하는 자연적인 소리 반응을 측정하는 것이다. REUR 측정 후에는 보청기를 착용하고 전원을 켠 상태에서 다양한 소리 수준(작은 소리, 보통 소리, 큰 소리 등)에 대한 반응을 측정하는 실이증폭반응(Real-Ear Aided Response: REAR) 또는 REIG 측정을 진행한다. 이때 측정한 값을 설정한 처방 목표와 비교하여 증폭의 적정성을 평가한다. 이후 필요에 따라 보청기의 이득(gain)을 조정한 후, REAR을 재측정하여 처방 목표에 맞는지 확인하는 절차를 통해 검증을 진행한다.

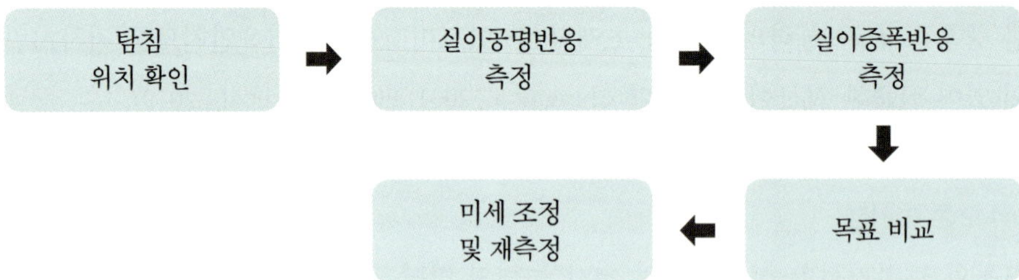

[그림 16-3] 아동의 실이측정 절차 예시

[그림 16-4]는 실이측정 장비인 Verifit2(Audioscan사)를 통한 목표 처방 값과 실이증폭반응의 결과를 보여 주는 예시이다. 주파수별로 목표 처방 값이 표시되어 있으며, 현재 예시는 실이증폭반응이 전 주파수에 걸쳐 목표 처방 값에 매칭(matching)되도록 조정한 결과를 보여 주고 있다.

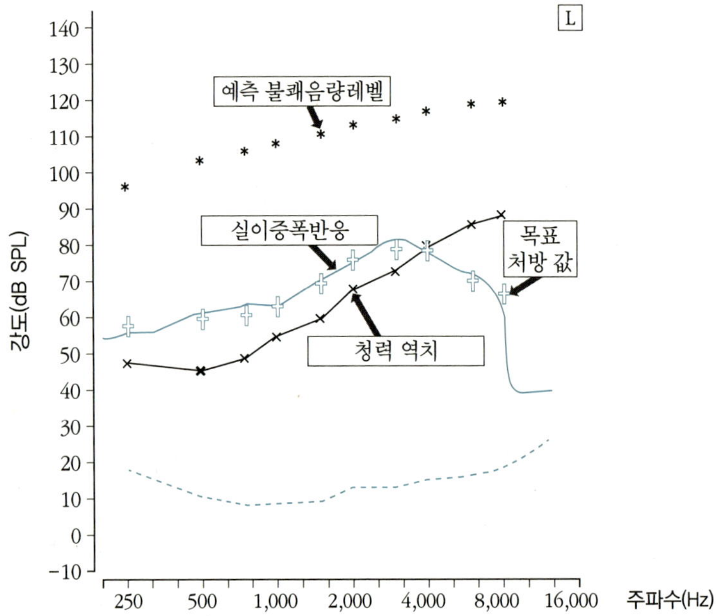

[그림 16-4] 실이측정에서 목표 처방 값과 실이증폭반응 매칭 예시

아동의 귀는 빠르게 성장하며, 귀의 크기와 모양이 지속적으로 변한다. 이는 귀 내부의 음향 특성을 바꿔, 초기 측정값과 차이를 만들 수 있다(McCreery et al., 2013). 이에 따라 새로운 이어몰드를 만들거나 보청기의 적합 상태를 조정한 경우, RECD값을 재측정해야 보청기의 성능과 적합의 적정성을 정확히 평가할 수 있다. RECD값은 실제 귀에서 발생하는 소리의 증폭량을 예측하기 위해 사용되므로, 아동의 현재 RECD값을 보청기 검증과정에서 반영해야 최적 적합(optimized fitting) 여부를 정확히 확인할 수 있다.

보청기적합확인의 기본 원리는 성인과 아동이 동일하지만, 아동의 연령과 발달 단계에 따라 자신이 듣는 소리에 대해 피드백(feedback)을 제공할 수 없을 수 있다. 이때는 아동의 연령과 발달 단계에 따라 보청기적합확인 전략을 조정해야 한다. 연령에 따른 주요 보청기적합확인 전략을 〈표 16-6〉에 제시하였다(AAA, 2013; McCreery et al., 2013). 연령에 따라 적용 가능한 보청기적합확인 방법과 주요 고려사항에 차이가 있는데, 영아기(0~2세)는 객관적 측정법에 의존하며, 귀 성장이 빠르므로 1~2개월마다 재측정이 필요하다. 유아기(3~4세)는 객관적 측정과 제한적 행동 반응을 병행하여 진행할 수 있으며, 간단한 지시 이해가 가능하다. 학령전기(5~6세)는 기본적인 행동 반응이 가능하고 단순한 어음인지검사를 도입할 수 있다. 학령기(7~12세)는 성인과 유사한 검증 방법 적용이 가능하며, 학교 환경 청취를 고려해야 한다. 청소년기(13~18세)는 다양한 청취 환경 검증과 첨단 기능 검증이 중요하며, 성인(19세 이상)은 표준화된 실이측정 프로토콜과 주관적 피드백을 활용하여 보청기적합확인을 진행할 수 있다.

표 16-6 연령에 따른 주요 보청기적합확인 방법 및 고려사항

연령	보청기적합확인 방법	고려사항
영아기 (0~2세)	• 객관적인 측정법에 전적으로 의존 • RECD 및 REIG 측정 • 음향변환을 통한 ABR 역치 활용 • 2 cc 커플러 기반 측정	• 귀 성장이 빠르므로 1~2개월마다 재측정 필요 • 행동 반응 확인 불가능 • 피드백 문제 빈번하게 발생 • 이어몰드 착용 순응도 문제
유아기 (3~4세)	• 객관적 측정과 제한적 행동 반응 병행 • REM 및 RECD 측정 • 시각강화청력검사 결과 활용 • 간단한 탐지 과제 가능	• 검사 협조가 제한적 • 주의집중 시간 짧음 • 간단한 지시 이해 가능 • 환경음 인식 능력 평가 필요

학령전기 (5~6세)	• 객관적 측정과 행동 반응 병행 • REM 및 RECD 측정 • 기능이득 측정 가능 • 단순한 어음인지검사 도입	• 협조가 향상되나 여전히 제한적 • 단순한 피드백 제공 가능 • 소음 환경에서의 평가 시작 • 학습 환경 준비를 위한 평가 중요
학령기 (7~12세)	• 성인과 유사한 검증 방법 적용 가능 • REM 및 2 cc 커플러 측정 • 다양한 입력 레벨 검증 • 소음 속 어음인지 평가	• 자기 보고 능력 발달 • 학교 환경 청취 요구 반영 • 다양한 음향 환경 고려 • 또래 상호작용 중요성 증가
청소년기 (13~18세)	• 성인과 거의 동일한 검증 방법 • REM을 통한 전주파수 확인 • 다양한 청취 환경 검증 • 첨단 기능 검증(방향성, 소음감소 등)	• 미용적 요소 중요성 증가 • 다양한 소음 환경 대응 필요 • 블루투스 등 연결성 요구 • 자기관리 능력 발달
성인 (19세 이상)	• 표준화된 실이측정 프로토콜 • 주관적 피드백 활용 • 다양한 청취 환경 시뮬레이션 • 첨단 알고리즘 효과 검증	• 개인의 청취 요구와 환경 반영 • 직업적 청취 요구 고려 • 인지적 요소 반영 • 장기적 사용 경험 평가

*RECD: Real-Ear to Coupler Difference; REM: Real-Ear Measurement; REIG: Real-Ear Insertion Gain

5) 사용 안내(orientation) 및 순응(acclimatization)

아동의 보청기 사용 안내 및 순응 절차는 아동의 원활한 보청기 착용을 돕고 효과적으로 사용하는 데 중요한 역할을 한다. 주요 절차는 사용 안내와 순응으로 구분할 수 있다.

(1) 사용 안내

사용 안내는 기기 조작법, 청각적 점검 방법 및 보청기 관리 방법이 주요 구성 요소이다(ASHA, 2023). 기기 조작법은 부모 또는 보호자에게 보청기의 작동 원리와 기본 조작법을 설명하는 내용으로 구성하며, 보청기 전원 켜고 끄기, 전지 교체 또는 충전, 음량을 포함한 조절과 프로그램 변경 등을 포함한다. 청각적 점검 방법은 청음기를 활용한 보청기 음질 확인, 보청기 앱을 활용한 기기 상태 점검 등으로 구성한다. 보청기 관리 방법은 보청기를 청결하게 유지하고, 올바르게 보관하는 방법으로 습기 또는 먼지로부터 보청기를 보호하도록 제습기 또는 건조기를 사용하는 방법을 포함한다.

(2) 순응

순응은 점진적 착용 시간 증가, 일상 속 사용 촉진 및 정기적 피드백 수집이 주요 구성 요소이다(ASHA, 2023). 점진적 착용 시간 증가는 보청기 착용 초기에는 짧은 시간 동안 착용하다 점차 착용 시간을 늘려가는 개념이다. 이는 아동이 보청기에 대한 적응력을 높이고 보청기를 통한 새로운 듣기 환경에 순응하도록 돕는다. 일상생활에서의 사용 촉진은 집, 학교, 공원 등 다양한 환경에서 보청기 사용을 장려하는 내용으로 구성하며, 이는 다양한 소리 청취를 통한 청각 발달에 도움을 줄 수 있다. 정기적 피드백 수집은 부모나 보호자가 아동의 반응을 관찰하고, 불편함이나 문제가 있을 경우 이를 기록해 보청기전문가(Hearing Aid Professional: HAP)에게 전달하는 과정을 포함한다. 피드백을 통해 수집된 보고 내용은 보청기의 적합 조절 및 상담을 위한 근거 자료로 활용한다.

6) 적합성 평가(validation)

아동의 보청기적합 과정에서 적합성 평가는 아동이 보청기를 착용한 후 실제 생활환경에서 보청기가 얼마나 효과적으로 작동하는지를 평가하는 데 그 목적이 있다. 이는 보청기 사용이 아동의 청각 및 언어 발달에 최적의 긍정적인 영향을 제공하기 위한 중요한 과정이다. 적합성 평가의 세부 목적은 실제 환경에서의 평가, 언어 및 청각 발달 모니터링 및 보청기적합 설정의 확인으로 구분할 수 있다. 첫째, 실제 환경에서의 효과 평가의 경우, 보청기 착용 아동이 다양한 소리 환경에서 얼마나 잘 듣고 있는지, 특히 일상적인 대화나 주변 환경음을 얼마나 잘 인식하는지를 확인해야 한다(Garbaruk et al., 2021). 이는 아동이 학교, 가정 및 공공장소 등에서 효율적으로 청각적 정보를 얻을 수 있도록 도울 수 있다. 둘째, 언어 및 청각 발달 모니터링의 경우, 아동이 보청기를 통해 들은 소리를 잘 이해하고, 그 결과로 언어 발달이 적절하게 이루어지고 있는지를 평가한다(JCIH, 2019). 아동의 발음, 단어 사용, 문장 구사 능력 등이 연령에 맞게 발달하는지를 관찰하는 과정이 포함될 수 있다. 셋째, 보청기적합 설정의 확인은 적합성 평가 과정에서 청취력 향상 및 청각과 언어 능력 발달을 촉진하기 위해 보청기적합 설정의 변경이 필요하다면 주파수별 이득 및 신호처리 설정을 변경해야 한다(ASHA, 2023). 이 과정을 통해 보청기가 아동에게 최적의 듣기 환경을 제공하도록 한다.

보청기의 적합성 평가에 포함될 수 있는 내용에는 부모 및 교사 보고, 설문지 및 체크리스트 평가, 언어 발달 평가 및 보청기 조정 및 재검사 과정이 포함될 수 있다. 부모 및 교사 보고의 경우에는 아동의 보청기 착용 후 일상생활에서의 반응을 부모 또는 교사가 관찰하고 기록하는 일지 형식으로 보고할 수 있다(JCIH, 2019). 이는 아동이 보청기를 통해 소리를 잘 인식하고 있는지 평가하는 데 도움을 제공한다. 설문지 및 체크리스트 평가의 경우에는 아동의 청각 반응과 일상생활에서의 듣기 능력을 평가하기 위해 설문지나 체크리스트를 작성한다. 다양한 설문지가 한국어버전으로 개발되어 사용되고 있지만 이 장에서는 청각통합능력검사(Meaningful Auditory Integration Scale: MAIS)와 영유아 청각통합능력검사(Infant-Toddler MAIS: IT-MAIS)를 소개하고자 한다(김진숙 외, 2014a; 김진숙 외 2014b).

(1) 청각능력통합검사(MAIS: Meaningful Auditory Integration Scale)

청각능력통합검사는 보청기 또는 인공와우를 착용한 3세 이상 아동의 청각 행동 변화를 평가하는 목적으로 활용할 수 있다. 주로 아동이 청각적 자극에 어떻게 반응하는지를 평가하며, 보청기 또는 인공와우를 사용하면서 얻는 청각적 이득을 확인하는 데 초점을 둔 설문지이다. 주요 평가 영역은 보청기에 대한 친밀감, 소리에 대한 주의력 및 청각적 의미를 도출하는 능력이다(〈표 16-7〉 참조). 평가는 부모 또는 보호자와의 면담을 통해 아동의 청각 행동에 대해 평가하는 인터뷰 형식으로 진행한다.

(2) 영유아청각능력통합검사(IT-MAIS: Infant-Toddler Meaningful Auditory Integration Scale)

영유아청각능력통합검사는 언어 발달 이전 단계인 0~3세의 영유아의 청각 반응을 평가하는 목적으로 활용할 수 있다. 주로 영유아의 발성 행동, 소리 감지 능력 및 소리와 의미를 연결하는 능력을 평가한다. 본 설문지는 아동의 언어 발달이 본격적으로 나타나기 이전 단계에서 소리에 대한 반응을 중심으로 평가하도록 설계되어 있다(〈표 16-8〉 참조). 평가는 부모와의 면담을 기반으로 하지만, 보청기전문가는 영유아의 행동을 관찰하면서 진행한다. 이는 영유아가 아직 언어적으로 명확한 피드백을 제공하기 어려운 점을 보완하기 위한 것으로, 보청기 전문가는 부모와의 면담에서 얻은 정보 외에 아동의 자연스러운 반응을 관찰하면 더 정확한 평가를 할 수 있다. 구체적으로는 소리 자극에 대한 아동의 눈 맞춤, 표정, 움직임 등의 반응을 관찰하며, 이러한 행동적 반응을 평가에 반영함으로써 보청기와 같은 청각기기 사용이 영유아에게 어떤 영향을 미치고 있는지를 더욱 정확하게 파악할 수 있다.

표 16-7 청각능력통합검사 설문지 문항 정보

문항	질문	전혀	거의	가끔	자주	항상	부모 보고
1	a. 아동은 깨어 있는 시간 동안 거부하지 않고 보장구를 착용합니까? b. 아동은 보장구를 착용시켜 달라고 요구하거나 혹은 시키지 않아도 스스로 보장구를 착용합니까?	0	1	2	3	4	
2	어떤 이유로든 보장구가 작동하지 않으면 아동은 그것을 표현하거나 속상해합니까?	0	1	2	3	4	
3	조용한 환경에서 이름을 부르면 아동은 시각적 단서 없이 청각적 단서만으로 자발적으로 반응합니까?	0	1	2	3	4	
4	배경소음이 있는 환경에서 이름을 부르면 아동은 시각적 단서 없이 청각적 단서만으로 자발적으로 반응합니까?	0	1	2	3	4	
5	누가 말해 주거나 가르쳐 주지 않아도 아동은 집 안의 환경음(초인종 소리, 전화벨 소리)에 자발적으로 주의를 기울입니까?	0	1	2	3	4	
6	아동은 새로운 환경에서 청각적 신호에 자발적으로 주의를 기울입니까?	0	1	2	3	4	
7	아동은 학교나 가정생활에서 청각적 신호들을 자발적으로 알아듣고 반응합니까?	0	1	2	3	4	
8	아동은 청각적인 단서만으로 두 사람의 목소리(예: 엄마와 아빠 목소리 간, 부모와 형제/자매 목소리 간)를 자발적으로 구별할 수 있습니까?	0	1	2	3	4	
9	아동은 소리만 듣고 말소리와 말소리가 아닌 소리를 자발적으로 구별할 수 있습니까?	0	1	2	3	4	
10	아동은 소리만 듣고 목소리 톤과 연관된 의미(화남, 흥분, 걱정)를 자발적으로 알 수 있습니까?	0	1	2	3	4	
총점		/ 40					

출처: 김진숙 외(2014a).

표 16-8 영유아청각능력통합검사 설문지 문항 정보

문항	질문	전혀	거의	가끔	자주	항상	부모 보고
1	아동은 보장구(인공와우나 보청기)를 착용하고 있을 때 발성에 변화를 보입니까?	0	1	2	3	4	
2	아동은 말소리처럼 들리는 음절이나 연속적인 음절을 산출합니까?	0	1	2	3	4	
3	조용한 환경에서 이름을 부르면 아동은 청각적 단서만으로 자발적으로 반응합니까?	0	1	2	3	4	
4	배경소음이 있는 환경에서 이름을 부르면 아동은 청각적 단서만으로 자발적으로 반응합니까?	0	1	2	3	4	
5	누가 말해 주거나 가르쳐 주지 않아도 아동은 집 안의 환경음(개 짖는 소리, 장난감 소리 등)에 자발적으로 주의를 기울입니까?	0	1	2	3	4	
6	아동은 새로운 환경의 환경음에 자발적으로 주의를 기울입니까?	0	1	2	3	4	
7	아동은 일상생활의 청각적 신호들을 자발적으로 인지합니까?	0	1	2	3	4	
8	아동은 청각적인 단서만으로 두 사람의 목소리 차이를 자발적으로 구별할 수 있습니까?	0	1	2	3	4	
9	아동은 소리만 듣고 말소리와 말소리가 아닌 소리를 자발적으로 구별할 수 있습니까?	0	1	2	3	4	
10	아동은 소리만 듣고 목소리 톤과 연관된 의미(화남, 흥분, 분노)를 파악합니까?	0	1	2	3	4	
총점		/ 40					

출처: 김진숙 외(2014b).

7) 사후관리

아동의 보청기적합 과정에서 사후관리(follow-up)는 아동의 청각 발달과 보청기적합 상태를 점검하는 것을 의미하며, 청각 발달 평가, 기기 성능 점검 및 조정, 부작용 및 이상 징후 확인 등이 주요 내용이다. 청각 발달 평가는 보청기가 아동의 청각 및 언어 발달에 효과적으로 기여하고 있는지 확인하는 과정으로 진행한다(Hoffman & Beauchaine,

2007). 기기 성능 점검 및 조정은 아동이 성장함에 따라 귀 모양과 크기가 변할 수 있어, 주기적으로 보청기 및 이어몰드를 조정하여 적절한 성능을 유지하도록 한다(McCreery et al., 2013). 이때 보청기의 적합 상태가 아동의 청력 변화나 성장을 반영하도록 최적화한다. 부작용 및 이상 징후 확인은 보청기를 포함한 청각기기 사용 중 발생할 수 있는 부작용(예: 중이염, 외이도염, 청각 과민 반응 등)을 조기 발견하여 적절히 치료할 수 있도록 한다(JCIH, 2019).

(1) 정기적인 평가 주기

일반적으로 2세 미만의 아동은 3개월마다 청력 평가와 보청기 점검을 권장한다(ASHA, 2023). 2~6세 아동은 6개월마다, 그 이후에는 1년마다 점검하는 것을 고려할 수 있다. 이러한 주기는 아동의 청력 변화를 지속적으로 모니터링(관찰)하기 위함이다(ASHA, 2023).

(2) 청각 및 언어 발달 평가

부모 또는 보호자와 함께 언어 발달 상황을 평가하여 보청기의 유효성을 판단하고, 필요시 청능 및 언어 치료나 청각 기기의 조정 등을 고려할 수 있다(ASHA, 2008). 생후 6개월 미만은 청성뇌간반응(ABR) 또는 이음향방사(OAE) 검사를 시행할 수 있으며, 6개월~3세 아동은 시각강화청력검사(visual reinforcement audiometry), 영유아청각능력통합검사(IT-MAIS) 등의 검사를 시행할 수 있다(ASHA, 2023). 3세 이상의 아동은 청각능력통합검사(MAIS), 놀이청력검사(play audiometry) 등을 시행할 수 있다(ASHA, 2023).

(3) 교육 지원

보청기전문가는 부모 및 보호자에게 보청기 착용 및 사용 방법과 유지 관리 방법 등을 교육해야 한다. 더불어 보청기 착용과 관리의 중요성을 인식시켜 아동이 지속적으로 보청기를 사용하도록 한다(ASHA, 2023).

(4) 가정 내 청각 자극 환경 조성 지원

보청기전문가는 아동이 청각 자극을 최대한 많이 받을 수 있도록 가정에서 청각 자극의 환경 조성을 돕고, 관련된 조언을 제공할 수 있다(JCIH, 2019). 조언의 예시로는 일상적인 대화 늘리기, 아동과 대화할 때는 조용한 환경에서 시도하기, 대화 시 아동이 화자의 얼굴을 볼 수 있도록 하기, 청각 자극을 촉진하기 위한 놀이 활동 안내(예: 소리가 나는 장난감이나 악기를 활용한 청각 인식 돕기 등), 상황별 듣기 연습(예: 소리가 나는 방향을 찾게 하는 놀이 등), 꾸준한 보청기 착용을 통해 일관된 청각 자극의 제공, 읽기 활동을 통한 청각 자극 등을 포함한다.

참고문헌

김진숙, 김지민, 문형아, 박성혜, 박영덕, 박현영, 배미란, 이지연, 이미소, 장현숙, 장선아, 허명진(2014a). 청각통합능력검사(Meaningful Auditory Integration Scale, MAIS)의 이해와 해석본 연구. Audiology and Speech Research, 10(2), 99-124.

김진숙, 문형아, 박미혜, 박성혜, 박영덕, 박현영, 배미란, 오수희, 이미소, 이한아, 장현숙, 하효정, 허명진(2014b). 영유아의 청각통합능력 검사의 해석본 연구. Audiology and Speech Research, 10(1), 3-24.

이상미, 조소현, 조수진(2005). 정상 성인에서 실이대다이얼차와 실이대커플러차에 대한 고찰. 대한청각학회지, 9(1), 77-82.

질병관리청(2024). 유소아 난청. 국가건강정보포털.

American Academy of Audiology (2013). *Clinical practice guidelines on pediatric amplification*.

American Speech-Language-Hearing Association(2008). *Guidelines for audiologists providing informational and adjustment counseling to families of infants and young with hearing loss birth to 5 years of age*, 1-29.

American Speech-Language-Hearing Association (2023). *Hearing Aids for Children*.

Bagatto, M. P., Scollie, S. D., Seewald, R. C., Moodie, K. S., & Hoover, B. M. (2002). Real-ear-to-coupler difference predictions as a function of age for two coupling procedures. *Journal of the American Academy of Audiology*, *13*(8), 407-415.

Bagatto, M. P., Seewald, R. C., Scollie, S. D., & Tharpe, A. M. (2006). Evaluation of a probe-tube insertion technique for measuring the real-ear-to-coupler difference (RECD) in young infants. *Journal of the American Academy of Audiology*, *17*(8), 573-581.

Bagatto, M., Moodie, S., Scollie, S., Seewald, R., Moodie, S., Pumford, J., & Liu, K. R. (2005). Clinical protocols for hearing instrument fitting in the Desired Sensation Level method. *Trends in amplification*, *9*(4), 199-226.

Blamey, P. J., Sarant, J. Z., Paatsch, L. E., Barry, J. G., Bow, C. P., Wales, R. J., ... & Tooher, R. (2001). *Relationships among speech perception, production, language, hearing loss, and age in with impaired hearing*, *44*, 264-285.

Cain, S. E., Gomes, T., Leisner, D., Lenzen, N., Rall, E., Schicke, E., & Uhler, K. M. (2020). Clinical guidance document: Assessment of hearing in infants and young children. *American Academy of Audiology*, 1-56.

Ching, T. Y., & Dillon, H. (2013). A brief overview of factors affecting speech intelligibility of people with hearing loss: implications for amplification. *American Journal of Audiology*, *22*(2), 306-309.

Ching, T. Y., Dillon, H., & Byrne, D. (2001). Children's amplification needs-same or different from adults?. *Scandinavian Audiology*, *30*(2), 54-60.

Corbeil, M., Trehub, S. E., & Peretz, I. (2016). Singing delays the onset of infant distress. *Infancy*, *21*(3), 373-391.

DesJardin, J. L., Ambrose, S. E., Martinez, A. S., & Eisenberg, L. S. (2009). Relationships between speech perception abilities and spoken language skills in young with hearing loss. *International journal of audiology*, *48*(5), 248-259.

Fitzpatrick, E. M., Cologrosso, E., & Sikora, L. (2019). Candidacy for amplification in children with hearing loss: a review of guidelines and recommendations. *American Journal of Audiology*, *28*(4), 1025-1045.

Garbaruk, E. S., Kozhevnikova, E. V., & Struzhkin, M. L. (2021). Basic principles of early intervention for with hearing loss. *Pediatrician (St. Petersburg)*, *12*(1), 51-57.

Hoffman, J., & Beauchaine, K. (2007). Babies with hearing loss: Steps for effective intervention. *The ASHA Leader*, *12*(2), 8-23.

Joint Committee on Infant Hearing. (2019). Year 2019 position statement: Principles and guidelines for early hearing detection and intervention programs. *Journal of Early Hearing Detection and Intervention*, *4*(2), 1-44.

Kim, B. J., & Oh, S. H. (2013). Age-related changes in cognition and speech perception. *Korean Journal of Audiology*, *17*(2), 54-58.

Kuhl, P. K. (2004). Early language acquisition: cracking the speech code. *Nature reviews neuroscience*, *5*(11), 831-843.

McCreery, R. W., Bentler, R. A., & Roush, P. A. (2013). Characteristics of hearing aid fittings in infants and young children. *Ear and hearing*, *34*(6), 701-710.

McCreery, R. W., Bentler, R. A., & Roush, P. A. (2013). Characteristics of hearing aid fittings in infants and young children. *Ear and Hearing*, *34*(6), 701-710.

McCreery, R. W., Grindle, A., Merchant, G. R., Crukley, J., & Walker, E. A. (2023). Predicting wideband real-ear-to-coupler differences in children using wideband acoustic immittance. *The Journal of the Acoustical Society of America*, *154*(2), 991–1002.

McCreery, R. W., Venediktov, R. A., Coleman, J. J., & Leech, H. M. (2012). An evidence-based systematic review of directional microphones and digital noise reduction hearing aids in school-age children with hearing loss. *American Journal of Audiology*, *21*(2), 295–312.

Sankowsky-Rothe, T., van de Par, S., & Blau, M. (2022). Parametric model of young infants' eardrum and ear canal impedances supporting immittance measurement results. Part I: Development of the model. *Acta Acustica*, *6*, 53.

Scollie, S., Seewald, R., Cornelisse, L., Moodie, S., Bagatto, M., Laurnagaray, D., & Pumford, J. (2005). The desired sensation level multistage input/output algorithm. *Trends in amplification*, *9*(4), 159–197.

Voss, S. E., & Herrmann, B. S. (2005). How does the sound pressure generated by circumaural, supra-aural, and insert earphones differ for adult and infant ears?. *Ear and hearing*, *26*(6), 636–650.

부록 1

HAI-V1 Fitting Formula

- 이정학 외(2013). 청각기기 임상프로토콜 개발. 삼성전자(주) 종합기술원 기술협력과제 최종보고서
- 주특허 제10-2069892호(2020), 제10-2069893(2020) 외 보조특허 7건

1. 청력역치, 입력음압 및 압축역치에 따른 주파수별 적합공식

[기본 매개변수(parameters): Korean, Adult, BTE, 2 cc, Experienced, Unilateral, SNHL, Occluded vent, #13 tubing]

*X1=HTL ; X2=Input level

*When Y < 0, Y = 0으로 처리

(1) CT 31 & 41

	ET30	When ×2=< 30 dB SPL
125,250	1	Y(ET30)=0.714×1+0.016×2-37.243
500	2	Y(ET30)=0.630×1+0.075×2-20.364
800	3	Y(ET30)=0.598×1+0.094×2-13.206
1K	4	Y(ET60)=0.566×1+0.108×2-3.016
1.6K	5	Y(ET30)=0.548×1+0.108×2+0.327
2K, 3K	6	Y(ET30)=0.513×1+0.063×2+2.934
4K	7	Y(ET30)=0.302×1+0.063×2+4.271
6K, 8K	8	Y(ET30)=0.240×1+0.048×2+1.266

	ET31	When ×2=< 31 dB SPL
125,250	1	Y(ET31)=0.714×1+0.062×2-34.143
500	2	Y(ET31)=0.630×1+0.301×2-5.314
800	3	Y(ET31)=0.598×1+0.377×2+5.644
1K	4	Y(ET31)=0.566×1+0.432×2+18.584
1.6K	5	Y(ET31)=0.548×1+0.433×2+21.323
2K, 3K	6	Y(ET31)=0.513×1+0.433×2+24.584
4K	7	Y(ET31)=0.302×1+0.250×2+16.771
6K, 8K	8	Y(ET31)=0.240×1+0.192×2+10.866

	ET40	When ×2=< 40 dB SPL
125,250	1	Y(ET40)=0.714×1+0.016×2-37.243
500	2	Y(ET40)=0.630×1+0.075×2-20.364
800	3	Y(ET40)=0.598×1+0.094×2-13.206
1K	4	Y(ET40)=0.566×1+0.108×2-3.016
1.6K	5	Y(ET40)=0.548×1+0.108×2+0.327
2K, 3K	6	Y(ET40)=0.513×1+0.063×2+2.934
4K	7	Y(ET40)=0.302×1+0.063×2+4.271
6K, 8K	8	Y(ET40)=0.240×1+0.048×2+1.266

	ET41	When ×2=< 41 dB SPL
125,250	1	Y(ET41)=0.714×1+0.062×2-34.143
500	2	Y(ET41)=0.630×1+0.301×2-5.314
800	3	Y(ET41)=0.598×1+0.377×2+5.644
1K	4	Y(ET41)=0.566×1+0.432×2+18.584
1.6K	5	Y(ET41)=0.548×1+0.433×2+21.323
2K, 3K	6	Y(ET41)=0.513×1+0.433×2+24.584
4K	7	Y(ET41)=0.302×1+0.250×2+16.771
6K, 8K	8	Y(ET41)=0.240×1+0.192×2+10.866

(2) CT 51 & 61

	Linear	When ×2=< 50 dB SPL
125,250	1	Y(Lin)=0.714×1−37.243
500	2	Y(Lin)=0.630×1−20.364
800	3	Y(Lin)=0.598×1−13.206
1K	4	Y(Lin)=0.566×1−3.016
1.6K	5	Y(Lin)=0.548×1−0.327
2K, 3K	6	Y(Lin)=0.513×1+2.934
4K	7	Y(Lin)=0.302×1+4.271
6K, 8K	8	Y(Lin)=0.240×1+1.266

	CT51	When ×2=< 51 dB SPL
125,250	1	Y(CT51)=0.714×1+0.062×2−34.143
500	2	Y(CT51)=0.630×1+0.301×2−5.314
800	3	Y(CT51)=0.598×1+0.377×2+5.644
1K	4	Y(CT51)=0.566×1+0.432×2+18.584
1.6K	5	Y(CT51)=0.548×1+0.433×2+21.323
2K, 3K	6	Y(CT51)=0.513×1+0.433×2+24.584
4K	7	Y(CT51)=0.302×1+0.250×2+16.771
6K, 8K	8	Y(CT51)=0.240×1+0.192×2+10.866

	Linear	When ×2=< 60 dB SPL
125,250	1	Y(Lin)=0.714×1−37.243
500	2	Y(Lin)=0.630×1−20.364
800	3	Y(Lin)=0.598×1−13.206
1K	4	Y(Lin)=0.566×1−3.016
1.6K	5	Y(Lin)=0.548×1−0.327
2K, 3K	6	Y(Lin)=0.513×1+2.934
4K	7	Y(Lin)=0.302×1+4.271
6K, 8K	8	Y(Lin)=0.240×1+1.266

	CT61	When ×2=< 61 dB SPL
125,250	1	Y(CT61)=0.714×1+0.078×2−33.507
500	2	Y(CT61)=0.630×1+0.37625×2+2.211
800	3	Y(CT61)=0.598×1+0.47125×2+15.069
1K	4	Y(CT61)=0.566×1+0.540×2+29.384
1.6K	5	Y(CT61)=0.548×1+0.54125×2+32.148
2K, 3K	6	Y(CT61)=0.513×1+0.54125×2+35.409
4K	7	Y(CT61)=0.302×1+0.3125×2+23.021
6K, 8K	8	Y(CT61)=0.240×1+0.240×2+15.666

(3) CT 71

	Linear	When ×2=< 70 dB SPL
125,250	1	Y(Lin)=0.714×1−37.243
500	2	Y(Lin)=0.630×1−20.364
800	3	Y(Lin)=0.598×1−13.206
1K	4	Y(Lin)=0.566×1−3.016
1.6K	5	Y(Lin)=0.548×1−0.327
2K, 3K	6	Y(Lin)=0.513×1+2.934
4K	7	Y(Lin)=0.302×1+4.271
6K, 8K	8	Y(Lin)=0.240×1+1.266

	CT51	When ×2=< 71 dB SPL
125,250	1	Y(CT71)=0.714×1−0.103333×2−30.0097
500	2	Y(CT71)=0.630×1−0.501667×2+14.75267
800	3	Y(CT71)=0.598×1−0.628333×2+3.077733
1K	4	Y(CT71)=0.566×1−0.720×2+47.384
1.6K	5	Y(CT71)=0.548×1−0.8217×2+50.192
2K, 3K	6	Y(CT71)=0.513×1−0.7217×2+53.453
4K	7	Y(CT71)=0.302×1−0.41667×2+33.43767
6K, 8K	8	Y(CT71)=0.240×1−320×2+23.666

2. 입력음압 및 압축역치에 따른 주파수별 이득(for 50 dB flat SNHL)

(1) 125~1,000 Hz

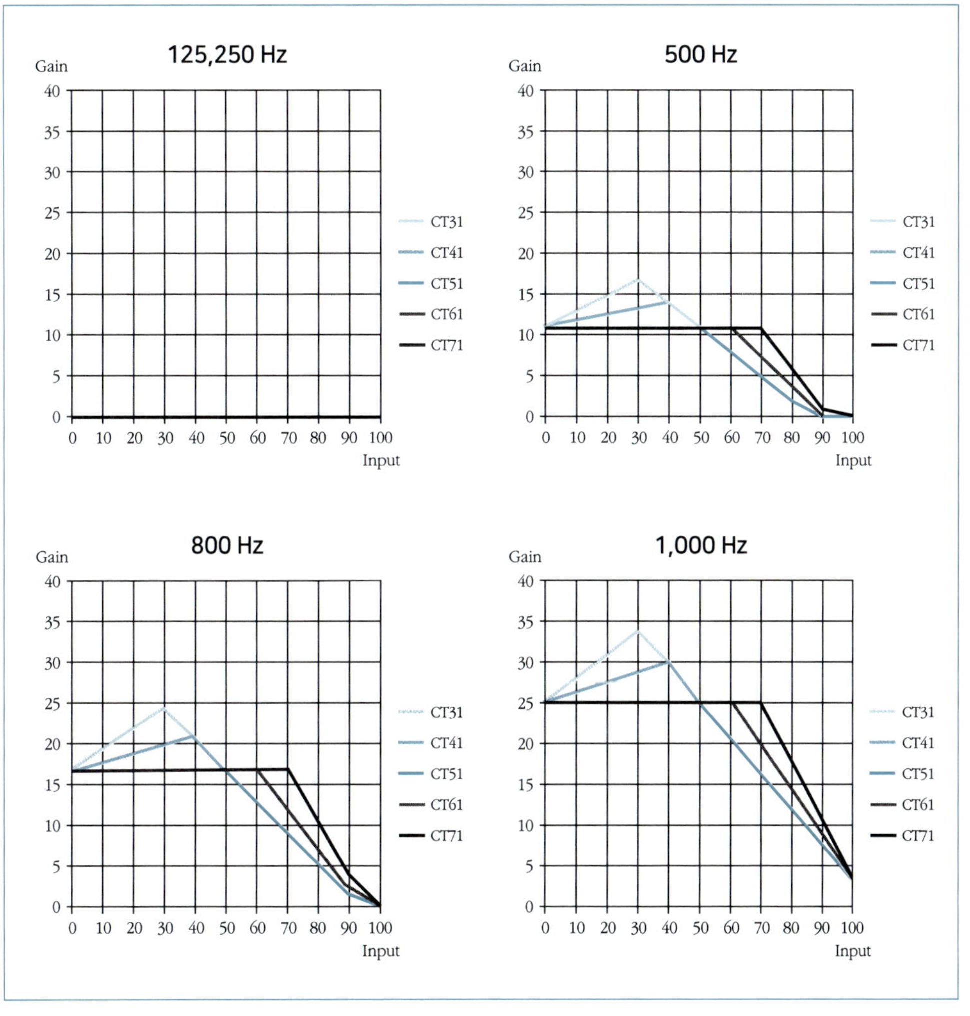

(2) 1,600~8,000 Hz

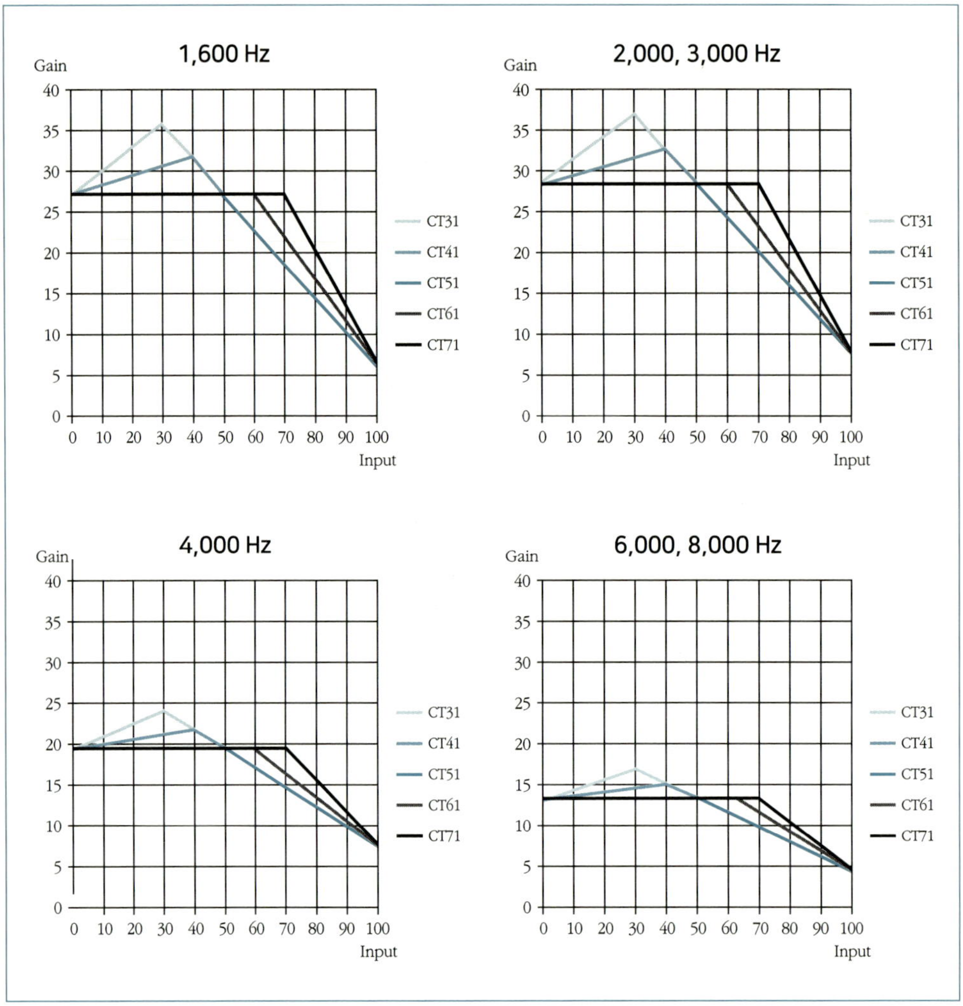

3. 입력음압 및 압축역치에 따른 주파수별 출력(for 50 dB flat SNHL)

(1) 125~1,000 Hz

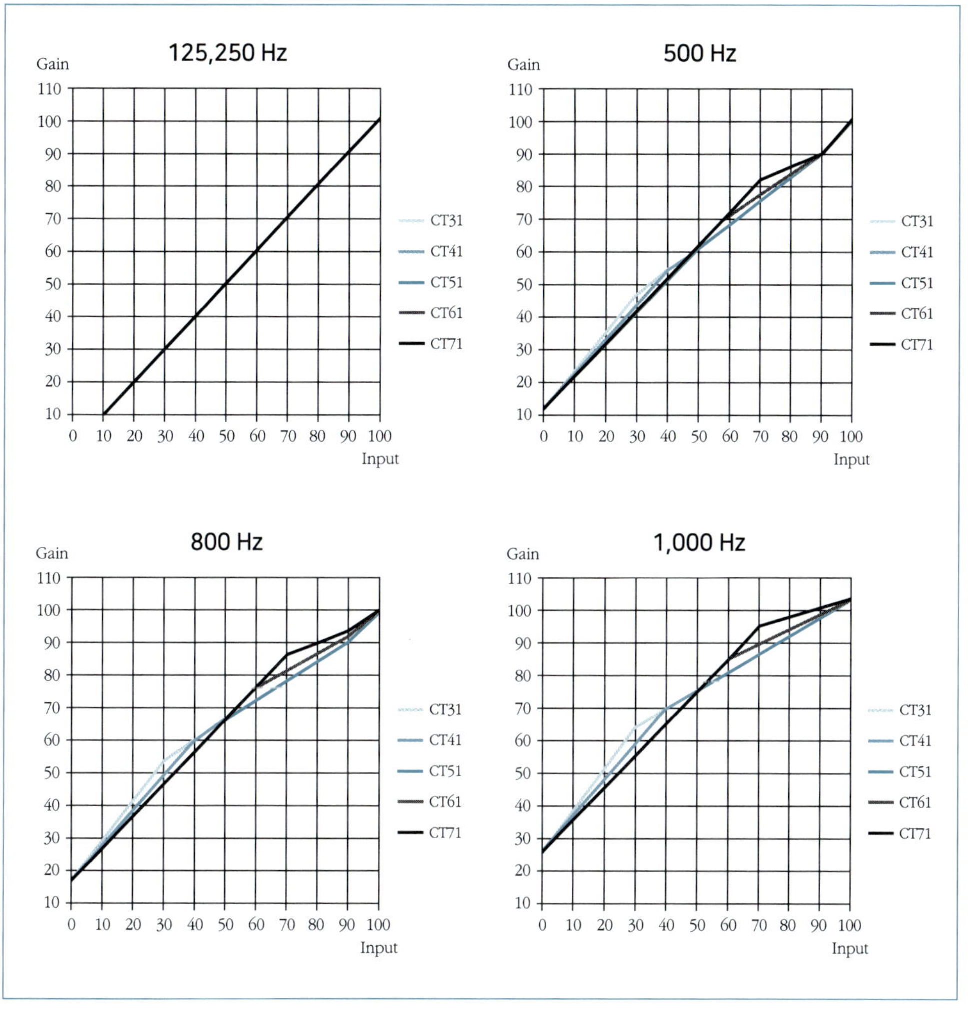

(2) 1,600~8,000 Hz

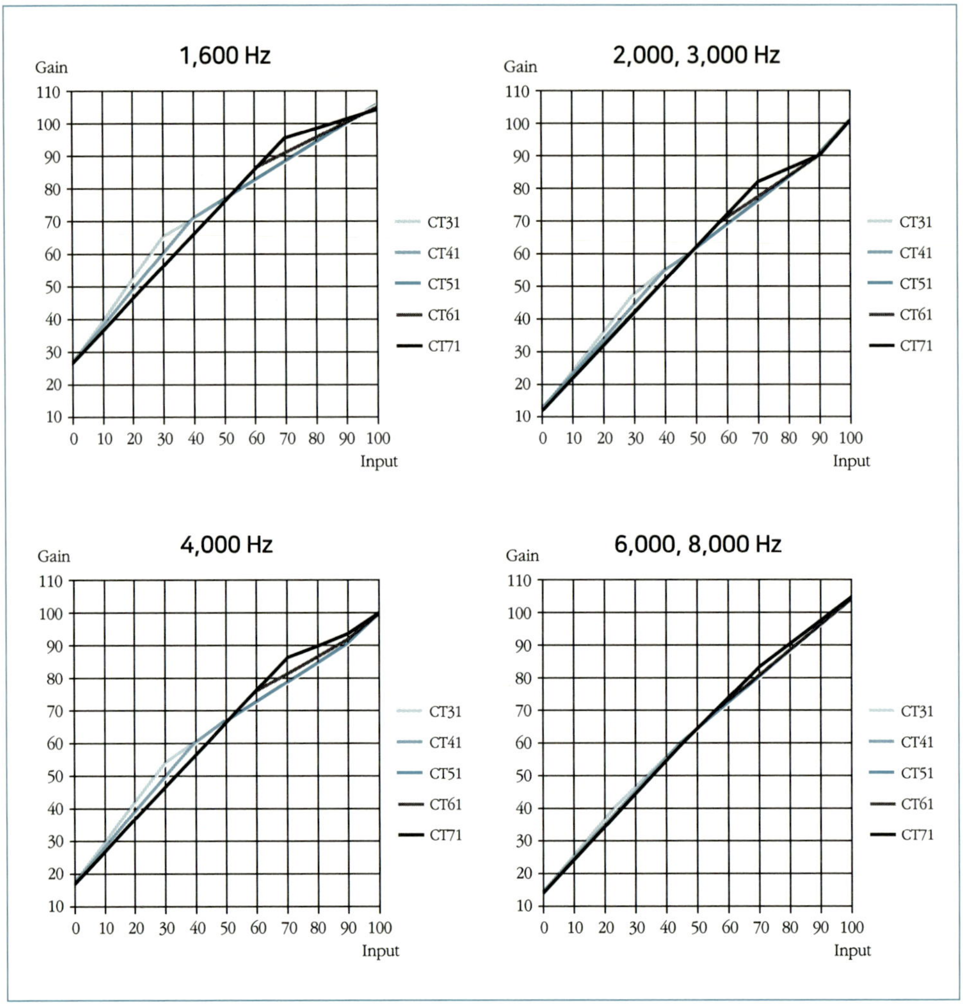

4. 입력음압 및 압축역치에 따른 주파수 이득곡선(for 50 dB flat SNHL)

(1) CT 31 & 41

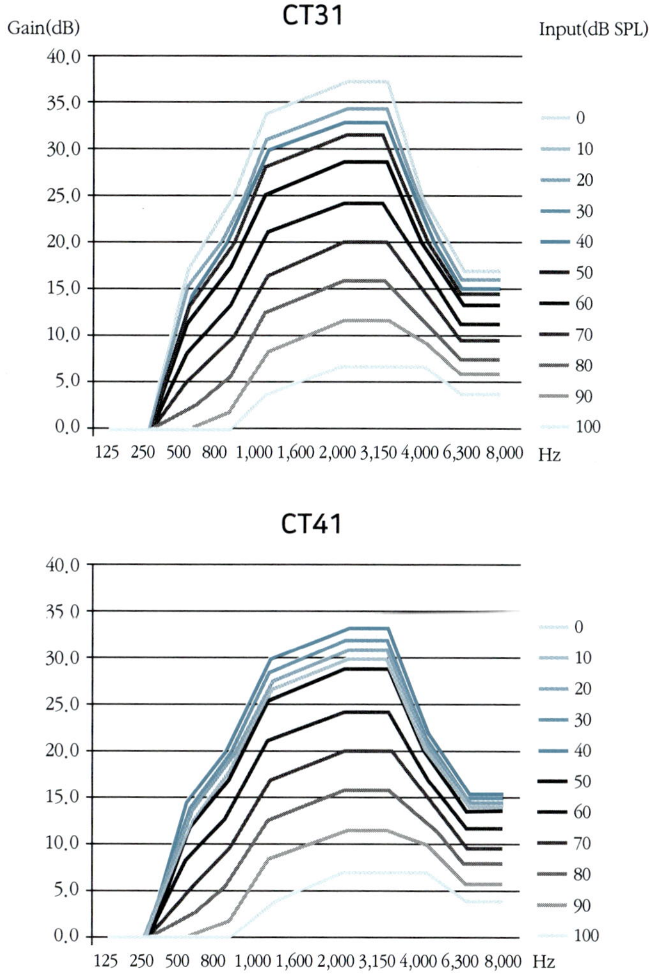

(2) CT 51, 61 & 71

CT51

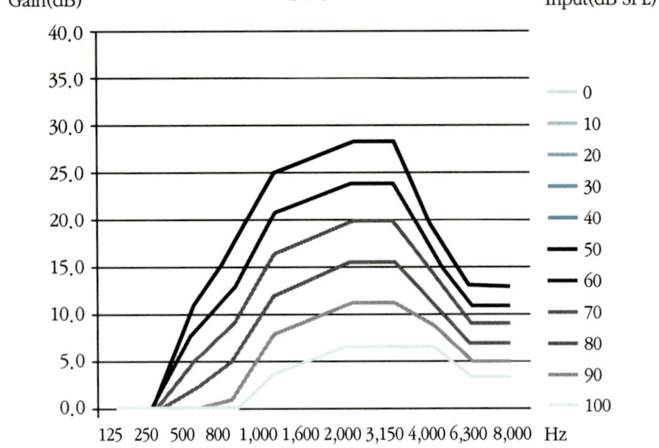

CT61

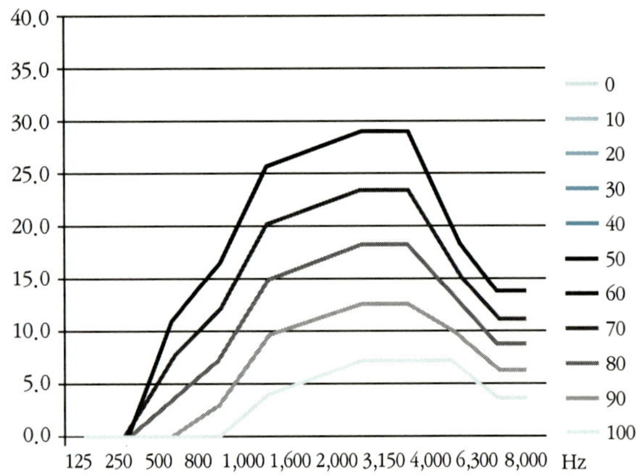

CT71

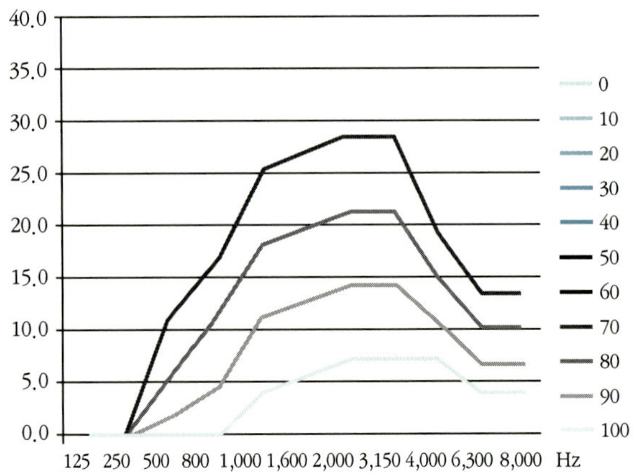

5. 입력음압 및 압축역치에 따른 주파수 출력곡선(for 50 dB flat SNHL)

(1) CT 31 & 41

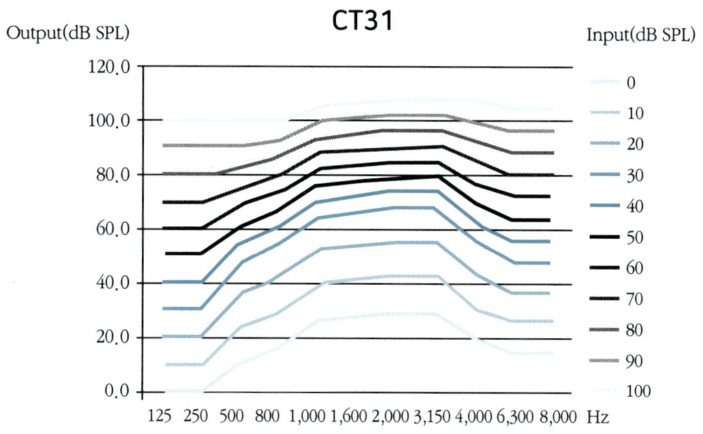

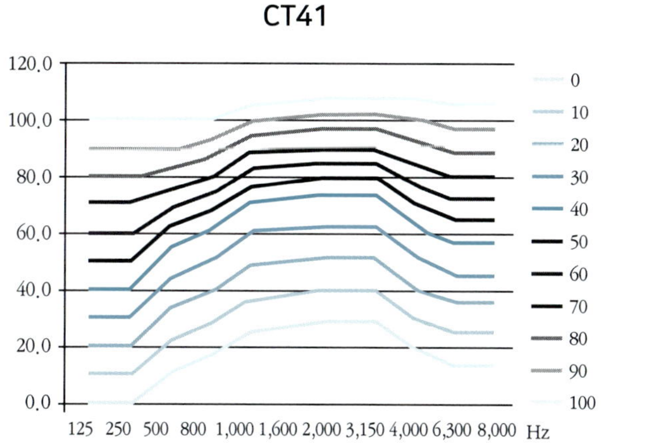

(2) CT 51, 61 & 71

CT51

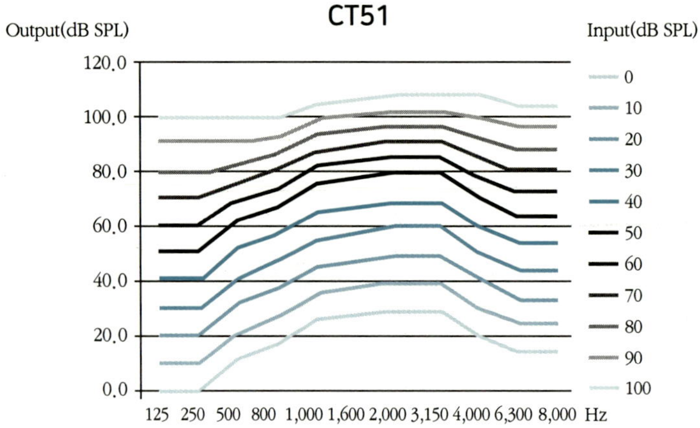

CT61

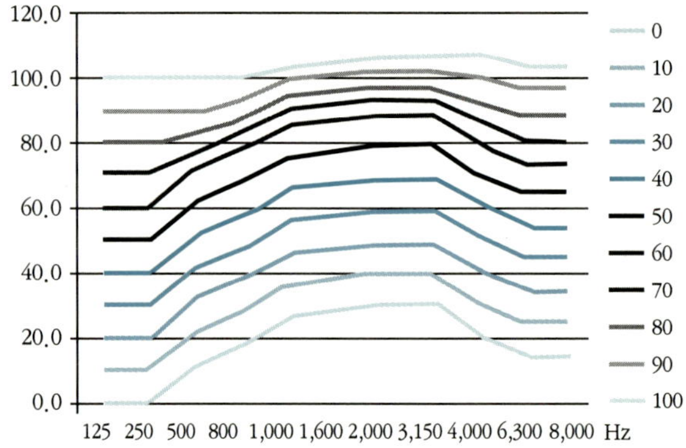

CT71

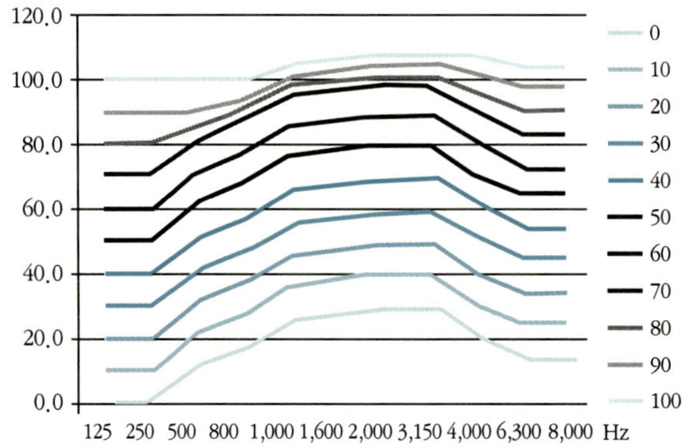

6. 추가 매개변수에 따른 이득 조절

	Hz	250	500	750	1,000	1,500	2,000	3~4,000	6~8,000
Hearing Aid Type	BTE (HA2 2cc)	0.0	0.0	0.0	0.0	0.0	0.0	0.0	0.0
	ITE (HA1 2cc)	0.0	0.0	0.0	-2.0	-2.0	-2.0	-5.0	-3.0
	ITC (HA1 2cc)	0.0	0.0	-1.0	-2.0	-3.0	-4.0	-7.0	-3.0
	CIC (HA1 2cc)	0.0	0.0	-2.0	-3.0	-4.0	-6.0	-9.0	-3.0
	RIC (HA1 2cc)	0.0	0.0	-2.0	-3.0	-5.0	-8.0	-12.0	-3.0
Experience	Experienced	0.0	0.0	0.0	0.0	0.0	0.0	0.0	0.0
	New User	-5.0	-5.0	-5.0	-5.0	-5.0	-5.0	-5.0	-5.0
Hearing Loss Type	Unilateral SNHL	0.0	0.0	0.0	0.0	0.0	0.0	0.0	0.0
	Bilateral SNHL	-3.0	-3.0	-3.0	-3.0	-3.0	-3.0	-3.0	-3.0
	Unilateral SNHL	+ (ABG×1/4)							
	Bilateral SNHL	+ (ABG×1/5)							
Venting type	Occluded	0.0	0.0	0.0	0.0	0.0	0.0	0.0	0.0
	Closed dome	12.0	5.0	3.0	1.0	0.0	-2.0	-3.0	-2.0
	Open dome	18.0	12.0	8.0	4.0	0.0	-4.0	-5.0	-3.0
	Power dome	15.0	8.0	5.0	3.0	0.0	0.0	0.0	0.0
Transducer type	Supra-aural headphone	0.0	0.0	0.0	0.0	0.0	0.0	0.0	0.0
	Insert earphone	0.0	0.0	0.0	0.0	0.0	0.0	0.0	0.0
	0° Loudspeaker	0.0	0.0	0.0	0.0	0.0	0.0	0.0	0.0
Age	Adult	0.0	0.0	0.0	0.0	0.0	0.0	0.0	0.0
	Child(12~48 mos)	+3.0	+4.0	0.0	0.0	-2.0	-3.0	-7.0	-7.0
	Infant(<12 mos)	+5.0	+5.0	0.0	-2.0	-3.0	-5.0	-8.0	-8.0
Language	Korean	0.0	0.0	0.0	0.0	0.0	0.0	0.0	0.0
	English	-5.0	-3.0	-1.0	0.0	+3.0	+5.0	+5.0	+3.0

부록 2

한국표준 어음청각검사 목록

(KS: 음향학-청력검사 방법, 제3부: 어음청각검사; KS I ISO 8253-3, 2009; 청각검사지침 2판, 제7장 어음청각검사, 대한청각학회 편저, 2017)

1. 이음절어표

이음절어표(Korean Standard-Bisyllabic Word Lists: KS-BWL)는 각 연령대에 적합하도록 일반용(만 13세 이상), 학령기용(만 6~12세) 및 학령 전기용(만 3~5세)으로 각각 나누어 제작하였다. 피검자의 연령에 따른 이음절어의 수는 〈표 A-1〉, 그리고 한국산업표준 일반용(〈표 A-2〉), 학령기용(〈표 A-3〉) 및 학령 전기용(〈표 A-4〉) 이음절어표는 다음과 같다.

표 A-1 한국산업표준 이음절어표(KS-BWL)의 구성

	일반용(KS-BWL-A)	학령기용(KS-BWL-S)	학령 전기용(KS-BWL-P)
대상	만 13세 이상	만 6~12세	만 3~5세
이음절어표	36개 단어 (12개 단어×3개 목록)	24개 단어 (12개 단어×2개 목록)	12개 단어 (그림판)

표 A-2 한국산업표준 이음절어표 – 일반용(KS-BWL-A)

KS-BWL-A1	편지	달걀	시간	육군	신발	땅콩	안개	마음	허리	욕심	노래	저녁
KS-BWL-A2	사람	토끼	병원	등대	논밭	과일	송곳	딸기	문제	나무	극장	가위
KS-BWL-A3	그림	아들	팥죽	동생	목표	냄새	바다	자연	접시	권투	방석	느낌

표 A-3 한국산업표준 이음절어표 – 학령기용(KS-BWL-S)

KS-BWL-S1	날개	창문	동생	약국	호박	자연	거울	토끼	회사	노래	신발	딸기
KS-BWL-S2	나무	참새	달걀	우산	학교	장갑	그림	풍선	전화	병원	과일	땅콩

표 A-4 한국산업표준 이음절어표 – 학령 전기용(KS-BWL-P)

거울	안경	전화	풍선	당근	가위	사과	나무	신발	모자	연필	기차

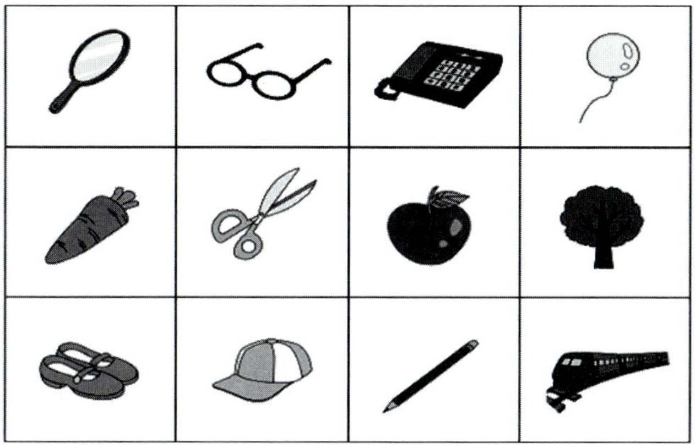

[그림 A-1] 한국산업표준 단음절어표 – 학령 전기용(KS-BWL-P) 그림

2. 단음절어표

단음절어표(Korean Standard-Monosyllabic Word Lists: KS-MWL)는 피검자의 연령에 따라 일반, 학령기 및 학령 전기로 구분한다. 피검자의 연령에 따른 단음절어의 수는 〈표 A-5〉, 그리고 일반용(〈표 A-6〉), 학령기용(〈표 A-7〉) 및 학령 전기용(〈표 A-8〉) 한국산업표준 단음절어표는 다음과 같다.

표 A-5 한국산업표준 단음절어표(KS-MWL)의 구성

	일반용(KS-MWL-A)	학령기용(KS-MWL-S)	학령 전기용(KS-MWL-P)
대상	만 13세 이상	만 6~12세	만 3~5세
단음절어표	각 목록당 50개 단음절어 (50×4개 목록=총 200개)	각 목록당 25개 단음절어 (25×4개 목록=총 100개)	각 목록당 25개 단음절어(그림판) (25×4개 목록=총 100개)

표 A-6 한국산업표준 단음절어표 – 일반용(KS-MWL-A)

	목록1(A1)	목록2(A2)	목록3(A3)	목록4(A4)
1	귀	난	국	산
2	남	위	마	두
3	해	죽	봄	공
4	밀	더	이	말
5	옷	값	농	넋
6	잔	모	학	방
7	댁	금	들	힘
8	겁	효	간	야
9	시	성	컵	짐
10	병	빛	새	그
11	소	서	등	차
12	점	날	개	읍
13	키	깨	징	수
14	앞	잠	손	돌
15	무	표	유	넷
16	논	눈	밤	검
17	자	길	예	놀
18	글	코	십	한
19	용	숯	얼	포
20	겉	오	쥐	의
21	다	감	또	섬
22	뜰	외	파	은
23	피	장	너	때
24	상	대	맛	사
25	네	육	끼	집
26	벌	미	틀	배
27	추	솔	나	솜
28	만	벼	곳	화
29	죄	담	운	절
30	일	처	덤	뇌
31	구	강	주	귤
32	삼	띠	침	여
33	도	전	억	칼
34	알	늘	후	씨
35	꽃	양	당	돈

36	연	회	매	엿
37	달	겹	신	꿀
38	혀	인	뼈	막
39	녹	답	낫	비
40	김	노	교	궁
41	약	불	발	단
42	덕	목	저	요
43	조	계	굴	빵
44	군	실	꾀	늪
45	잎	애	살	옥
46	폐	널	님	재
47	꿈	안	왕	탈
48	터	쑥	곰	기
49	샘	종	면	멋
50	능	음	열	우

표 A-7 한국산업표준 단음절어표 – 학령기용(KS-MWL-S)

	목록1(S1)	목록2(S2)	목록3(S3)	목록4(S4)
1	귀	강	곰	종
2	산	십	예	남
3	들	햄	쥐	빛
4	용	끈	둘	동
5	감	잠	앞	애
6	돈	비	씨	글
7	짐	추	등	서
8	물	겉	논	통
9	입	매	수	미
10	셈	조	피	배
11	귤	김	꽃	눈
12	너	닭	자	활
13	끝	옆	육	꿈
14	소	줄	침	약
15	해	왕	겁	길
16	공	네	방	탑
17	집	흙	힘	국
18	코	무	말	달
19	쌀	뒤	떡	점

20	멋	손	개	초
21	이	일	혀	형
22	깨	또	칼	은
23	북	상	양	사
24	차	털	금	뼈
25	영	오	새	위

표 A-8 한국산업표준 단음절어표 - 학령 전기용(KS-MWL-P)

	목록1(P1)	목록2(P2)	목록3(P3)	목록4(P4)
1	곰	돈	돌	손
2	빵	양	강	왕
3	털	벌	절	별
4	새	총	개	용
5	풀	문	귤	춤
6	영	뼈	병	혀
7	산	파	삼	차
8	떡	컵	턱	껌
9	초	똥	소	꽃
10	밤	팥	감	탈
11	종	공	콩	몸
12	잼	뱀	햄	책
13	입	칠	집	일
14	코	눈	오	북
15	십	침	실	김
16	금	육	은	흙
17	밥	닭	약	탑
18	꿀	물	뿔	불
19	성	배	형	해
20	칼	활	말	쌀
21	씨	빛	이	입
22	톱	점	솥	섬
23	귀	피	쥐	비
24	창	발	방	달
25	국	붓	꿈	옻

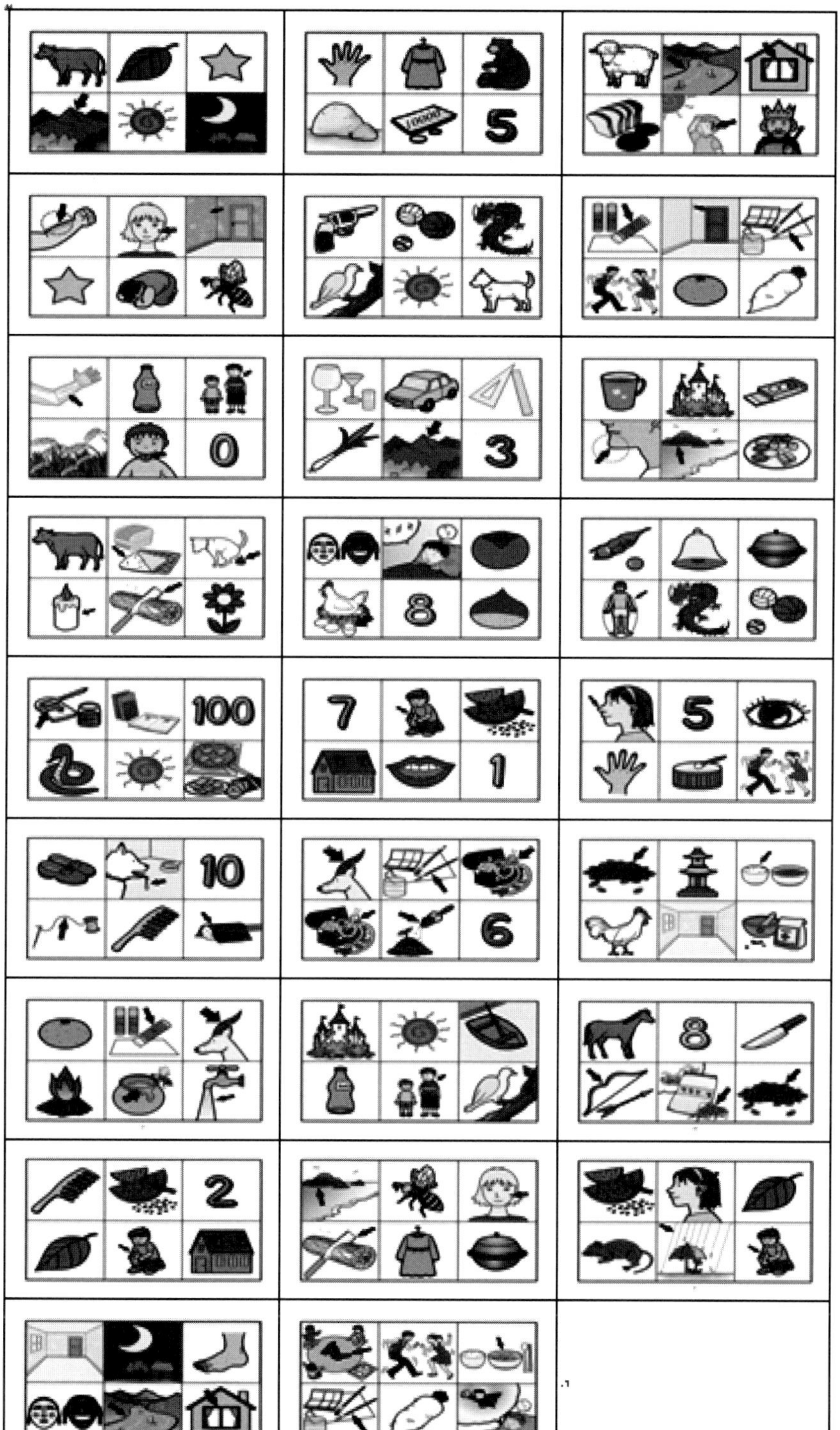

[그림 A-2] 한국산업표준 단음절어표-학령 전기용(KS-MWL-P) 그림

3. 문장표

한국산업표준 문장표(Korean Standard-Sentence Lists, KS-SL)는 피검자의 연령에 따라 일반, 학령기 및 학령 전기로 구분한다. 피검자의 연령에 따른 문장의 수는 〈표 A-9〉, 그리고 일반용, 학령기용 및 학령 전기용 한국산업표준 문장표는 〈표 A-10〉에서 〈표 A-26〉과 같다.

표 A-9 한국산업표준 문장표(KS-SL)의 구성

	일반용 (KS-SL-A)	학령기용 (KS-SL-S)	학령 전기용 (KS-SL-P)
대상	만 13세 이상	만 6세~12세	만 3세~5세
문장표	8목록/ 80문장 1목록(10문장/40목표단어)	8목록/ 80문장 1목록(10문장/40목표단어)	4목록/ 40문장 1목록(10문장/10그림판)

표 A-10 한국산업표준 문장표 - 일반용1(KS-SL-A1)

1. 백화점에 가서 목걸이와 반지를 샀습니다.
2. 휴지를 버려 주세요.
3. 우체국은 병원 앞에 있어요.
4. 약을 하루에 두 번씩 드세요.
5. 감기에 걸리지 않도록 조심해라.
6. 내가 퇴근하는 시간은 항상 같다.
7. 물이 차다.
8. 오늘처럼 눈이 오는 날은 조심해서 운전해야 한다.
9. 당신이 만든 작품을 설명해 보세요.
10. 당근은 무슨 색입니까?

표 A-11 한국산업표준 문장표 – 일반용2(KS-SL-A2)

1. 커피를 마셔서 잠이 오지 않는다.
2. 여기서 기다리세요.
3. 전화번호가 어떻게 됩니까?
4. 오래된 음식은 먹지 마세요.
5. 눈이 내리는 겨울이 빨리 왔으면 좋겠습니다.
6. 아침에 안개가 껴서 앞을 보기가 힘들었다.
7. 수박이 달다.
8. 일을 마치고 갈 시간이 충분합니다.
9. 내가 읽은 책을 너한테 빌려 줄게.
10. 음악을 들으며 운동해 보세요.

표 A-12 한국산업표준 문장표 – 일반용3(KS-SL-A3)

1. 청소를 하다가 내가 잃어버렸던 반지를 찾았다.
2. 해가 뜬다.
3. 주소를 알려 주세요.
4. 좋아하는 음식이 뭡니까?
5. 외투와 장갑을 벗고 들어와요.
6. 경찰이 이곳으로 곧 온다고 했어요.
7. 길이 너무 막혀서 약속에 늦었습니다.
8. 편식을 하는 습관은 건강에 해로워요.
9. 한 줄로 똑바로 서 주십시오.
10. 냉면을 먹으러 식당에 갑니다.

표 A-13 한국산업표준 문장표 – 일반용4(KS-SL-A4)

1. 사진을 찍어 주세요.
2. 저녁에 무엇을 먹을까?
3. 배가 고프다.
4. 열쇠가 없어서 문을 열지 못했다.
5. 어두운 곳에서 책을 읽지 마세요.
6. 버스에 사람이 많아서 내가 앉을 자리가 없다.
7. 냉장고에서 두부와 야채를 꺼냅니다.
8. 매일 강아지를 데리고 산책을 간다.
9. 차가 내뿜는 연기 때문에 하늘이 뿌옇다.
10. 숫자가 적혀 있는 카드를 골라 보세요.

표 A-14 한국산업표준 문장표 - 일반용5(KS-SL-A5)

1. 화장실은 어디에 있습니까?
2. 빨간 불에 건너가지 마십시오.
3. 밥을 먹자.
4. 칭찬을 받는 것은 기분 좋은 일입니다.
5. 우리 가족은 모두 여섯 명입니다.
6. 일을 빨리 끝내고 집으로 갈게요.
7. 창문을 열어 주세요.
8. 가을이 오면 나무에 단풍이 든다.
9. 비가 내린 길은 미끄러워서 매우 위험하다.
10. 우리가 이겼다는 소식을 듣고 감격했다.

표 A-15 한국산업표준 문장표 - 일반용6(KS-SL-A6)

1. 설명서를 읽어 보고 사용하세요.
2. 신발을 벗어 주세요.
3. 회사 앞에서 일곱 시에 만납시다.
4. 주차장은 지하에 있습니다.
5. 옷이 크다.
6. 나는 고추가 들어간 음식은 맵지만 좋아한다.
7. 냉장고가 고장 나서 수리를 맡겼습니다.
8. 우표 한 장은 얼마입니까?
9. 물건을 훔친 도둑을 경찰이 차에 태웠다.
10. 쓰레기를 분리하는 것을 잊지 마세요.

표 A-16 한국산업표준 문장표 - 일반용7(KS-SL-A7)

1. 전화가 온다.
2. 내일 친구와 만나서 영화 보러 갈 거야.
3. 우유를 컵에 가득 따라 마십니다.
4. 아이들이 노래를 부르며 걸어갑니다.
5. 이곳에서 담배를 피우지 마세요.
6. 내가 사고 싶은 바지가 있지만 너무 비싸다.
7. 손을 들어 주세요.
8. 택배가 언제 옵니까?
9. 우리는 유명한 가수가 온다는 소식을 들었다.
10. 거짓말을 하는 것이 분명합니다.

표 A-17 한국산업표준 문장표 – 일반용8(KS-SL-A8)

1. 고기는 좋아하지만 생선은 싫어한다.
2. 기차를 탈 분은 줄을 서서 기다리세요.
3. 짐이 무겁다.
4. 그가 아프다는 연락을 받고 무척 놀랐다.
5. 의사가 머리를 다친 환자를 치료한다.
6. 영화는 언제 시작합니까?
7. 화분에 물을 자주 주었지만 꽃이 시들었다.
8. 새벽에 천둥이 치고 비가 내렸어요.
9. 팔 층을 눌러 주세요.
10. 쓰레기 태우는 냄새가 고약하다.

표 A-18 한국산업표준 문장표 – 학령기용1(KS-SL-S1)

1. 꼬마가 노래를 부르며 춤을 춘다.
2. 오늘 날씨가 어때?
3. 의사가 환자를 치료한다.
4. 바다에서 고기를 잡았다.
5. 꽃을 함부로 꺾지 마세요.
6. 비를 맞아서 옷이 젖었어.
7. 편지를 읽어.
8. 운동을 하는 것은 힘들지 않다.
9. 키가 작은 내 친구는 귀엽고 예쁘다.
10. 새로 산 카메라가 고장이 났습니다.

표 A-19 한국산업표준 문장표 – 학령기용2(KS-SL-S2)

1. 학교에 누구하고 왔니?
2. 다리에 상처가 나서 약을 발랐다.
3. 양말을 신어.
4. 할머니께서 만드신 김밥이 제일 맛있다.
5. 공을 던져 상자에 넣어라.
6. 비가 내린 하늘에 예쁜 무지개가 떴어요.
7. 숙제를 마치고 컴퓨터를 했어요.
8. 친구는 안경을 씁니다.
9. 미용실에서 머리를 자릅니다.
10. 문제를 푸는 것이 쉽지 않아요.

표 A-20 한국산업표준 문장표 – 학령기용3(KS-SL-S3)

1. 전화를 받아.
2. 동생이 놀이터에서 그네를 타요.
3. 운동을 해서 땀이 났습니다.
4. 비행기 타는 것은 무섭지 않아요.
5. 친구와 사이좋게 지내세요.
6. 가족이 몇 명이야?
7. 내가 찍은 사진을 벽에 걸었다.
8. 시계가 울리는 소리를 듣고 잠에서 깼다.
9. 누나는 빵을 먹고 우유를 마신다.
10. 오빠가 피리를 붑니다.

표 A-21 한국산업표준 문장표 – 학령기용4(KS-SL-S4)

1. 고기를 먹는 것을 좋아하지 않아요.
2. 친구 이름이 뭐야?
3. 싸움을 하던 여자애들이 선생님께 혼났다.
4. 코피가 나서 병원에 갔어.
5. 냉장고에서 사과를 꺼내 주세요.
6. 더러운 옷을 깨끗이 빱니다.
7. 엄마가 전화를 받습니다.
8. 풍선을 불어.
9. 소리가 큰 라디오 때문에 귀가 아프다.
10. 우리는 기차에서 내려 버스를 탔어요.

표 A-22 한국산업표준 문장표 – 학령기용5(KS-SL-S5)

1. 엄마가 설거지를 하신다.
2. 동생은 부러진 팔이 아파서 울었다.
3. 공책에 이름을 쓰세요.
4. 친구가 보낸 카드를 받고 기뻐했다.
5. 복도에서 조용히 해 주세요.
6. 눈이 와서 길이 너무 위험하다.
7. 어느 학교에 다녀?
8. 오빠가 간식을 먹으며 책을 읽는다.
9. 기차를 타는 것은 즐겁지 않아요.
10. 옷을 입어.

표 A-23 한국산업표준 문장표 – 학령기용6(KS-SL-S6)

1. 비가 오는 날이어서 우산을 쓰고 갔다.
2. 모든 반찬을 골고루 먹어라.
3. 물건을 훔친 도둑이 차를 타고 도망갔다.
4. 문을 열어.
5. 길이 막혀서 학교에 늦었습니다.
6. 어느 동네에 살아?
7. 과수원에서 배를 땄습니다.
8. 엄마와 제과점에 가서 케이크를 샀어요.
9. 언니는 피아노를 친다.
10. 숙제를 하는 것을 미루면 안 돼요.

표 A-24 한국산업표준 문장표 – 학령기용7(KS-SL-S7)

1. 아빠가 컴퓨터를 껐습니다.
2. 자리에 앉아.
3. 영화를 보러 극장에 갔습니다.
4. 엄마가 사 주신 책가방을 메고 학교에 갔다.
5. 나는 여기서 내려야 합니다.
6. 물고기가 든 어항을 깨지 않도록 조심해라.
7. 좋아하는 동물이 뭐야?
8. 학생들이 손을 들고 길을 건너요.
9. 주사를 맞는 것이 무섭지 않아요.
10. 쓰레기통에 휴지를 버리세요.

표 A-25 한국산업표준 문장표 – 학령기용8(KS-SL-S8)

1. 자동차가 많아서 길이 복잡합니다.
2. 나는 외투를 입고 장갑을 꼈어요.
3. 자전거를 타기가 쉽지 않아요.
4. 좋아하는 음식이 뭐야?
5. 계단에서 빨리 뛰지 마세요.
6. 저 가수가 부르는 노래는 너무 슬프다.
7. 동생이 연필을 깎는다.
8. 문방구에서 공책 다섯 권을 샀어요.
9. 불을 켜라.
10. 여기 구멍이 난 노란 양말은 누구 거야?

표 A-26 **한국산업표준 문장표 – 학령 전기용(KS-SL-P)**

그림판	목록 1	목록 2
연습 1	토끼가 잠을 자.	토끼가 뛰어간다.
연습 2	새가 앉아 있다.	거북이 잠을 자.
1	자전거 그려.	그네 타.
2	우산을 펴요.	우산을 접어요.
3	차에 타.	포도를 먹어.
4	운동장에서 달리기 할 거야.	운동장에서 공놀이 할 거야.
5	형은 복숭아를 먹는다.	누나가 복숭아를 씻는다.
6	냉장고에 주스 넣자.	가방에 장난감 넣자.
7	엄마가 머리를 만져요.	동생이 코를 만져요.
8	강아지가 놀이터에서 나오네.	호랑이가 나무에서 내려오네.
9	신발을 던진다.	수건을 준다.
10	코끼리와 곰이 있다.	모자하고 곰이 있다.

그림판	목록 3	목록 4
연습 1	새가 날아가.	거북이 잠을 자.
연습 2	거북이 기어간다.	새가 앉아 있다.
1	물고기 그려.	자전거 타.
2	책을 펴요.	책을 덮어요.
3	포도를 씻어.	배를 먹어.
4	놀이터에서 달리기 할 거야.	바다에서 공놀이 할 거야.
5	누나가 빵을 먹는다.	형이 손을 씻는다.
6	가방에서 주스 꺼내자.	바구니에 우유 담자.
7	동생이 풍선을 불어요.	아기가 풍선을 터트려요.
8	고양이가 집에서 나오네.	강아지가 집으로 들어가네.
9	양말을 신는다.	신발을 신는다.
10	코끼리하고 자동차가 있다.	모자하고 물컵이 있다.

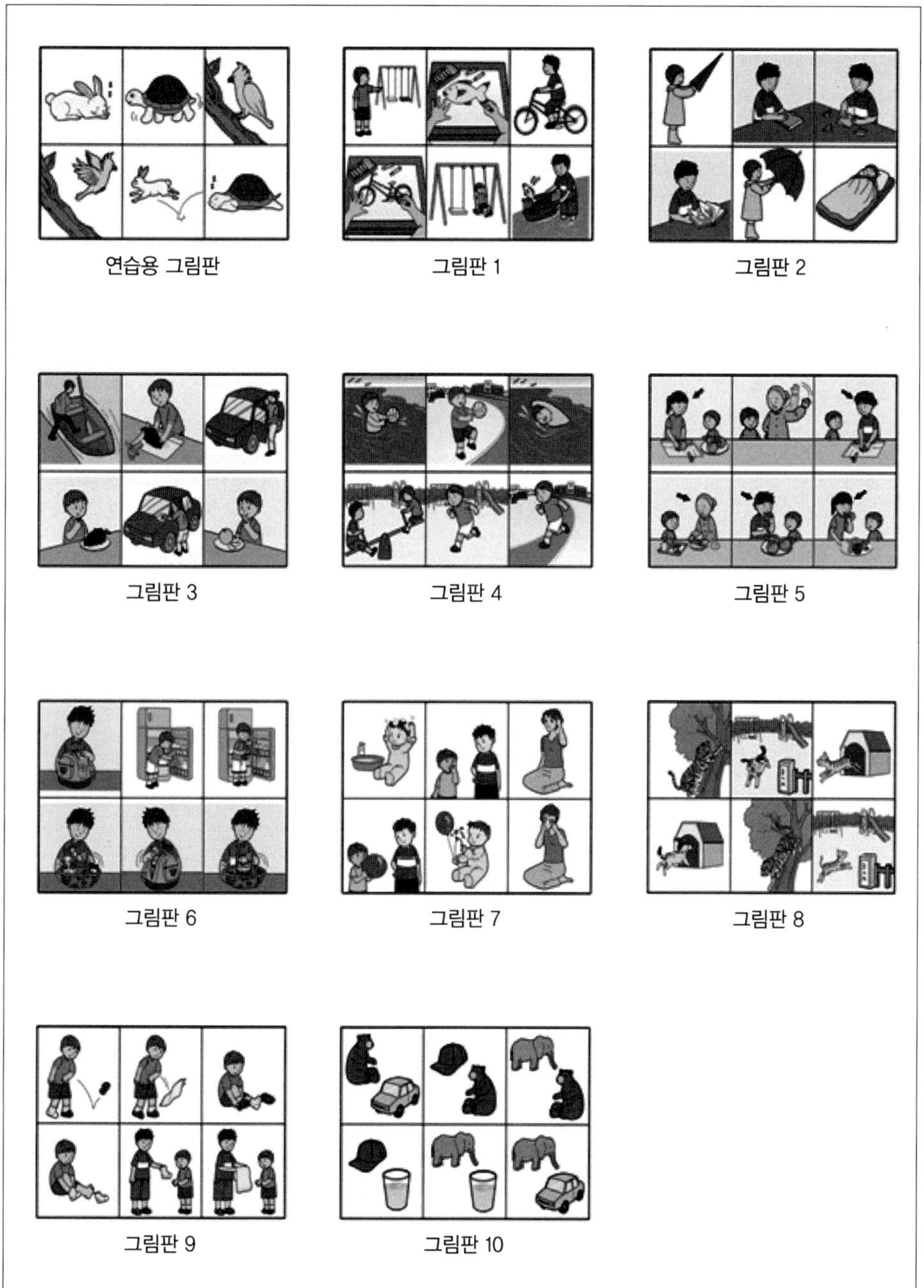

[그림 A-3] 한국산업표준 문장표-학령 전기용(KS-SL-P) 그림

4. 어음청각검사 결과의 해석

(1) 어음인지도에 따른 어음인지능력평가

어음인지도 (%)	판정	일반적 어음인지 능력
90~100	정상	의사소통에 어려움이 없다.
78~88	약간 어려움	일반적인 의사소통 상황에서 마치 전화기를 통해서 대화를 하는 것 같이 느낀다.
64~76	보통 어려움	일반적인 의사소통 상황에서 어려움을 느끼는 경우가 종종 나타나며 주변 소음이 있거나 시각적 단서가 없으면 더욱 어렵게 느낀다.
52~62	현저히 어려움	대화에 현저한 어려움을 보이며 청각적 단서로만 의사소통이 매우 어려우며 청각 보조수단이 필요하다.
≤50	매우 어려움	일상적인 대화를 이해하기가 거의 불가능하며 청각 보조수단이 필요하다.

(2) 한국표준 일반용 단음절어표(KS-MWL-A)를 사용하여 측정한 단어 개수에 따른 단어 인지도(WRS)의 각 점수에 대한 재검사 점수의 95% 예측구간(PI)

WRS (%)	No. test words		
	50	25	10
0	0~10	0~8	0~10
2	0~12		
4	0~14	0~12	
6	0~16		
8	0~18	0~16	
10	0~20		0~20
12	2~22	4~24	
14	4~24		
16	4~28	4~32	
18	6~30		
20	8~32	4~36	0~40
22	10~34		
24	12~36	8~40	
26	12~40		
28	14~42	12~44	
30	16~44		10~50

32	18~46	16~48	
34	20~48		
36	20~52	20~52	
38	22~54		
40	24~56	24~56	20~60
42	26~58		
44	28~60	28~60	
46	30~62		
48	32~64	32~64	
50	34~66		20~80
52	36~68	36~68	
54	38~70		

WRS (%)	No. test words		
	50	25	10
56	40~72	40~72	
58	42~74		
60	44~76	44~76	40~80
62	46~78		
64	48~80	48~80	
66	52~80		
68	54~82	42~84	
70	56~84		50~90
72	58~86	56~88	
74	60~88		
76	64~88	60~92	
78	66~90		
80	68~92	64~96	60~100
82	70~94		
84	72~96	68~96	
86	76~96		
88	78~98	80~96	
90	80~100		80~100
92	82~100	84~100	
94	84~100		
96	86~100	88~100	
98	88~100		
100	90~100	92~100	90~100

(3) 한국표준 일반용 문장표(KS-SL-A)를 사용하여 측정한 문장인지도(SRS)의 각 점수에 대한 재검사 점수의 95% 예측구간(PI)

SRS (%)*	95% PI		SRS (%)*	95% PI	
	Lowerlimit	Upperlimit		Lowerlimit	Upperlimit
0	0	20	53	23	83
3	0	23	55	25	85
5	0	25	58	28	88
8	0	28	60	30	90
10	0	30	63	33	92
13	0	33	65	35	93
15	0	35	68	40	94
18	0	43	70	45	95
20	0	45	73	48	98
23	0	48	75	50	100
25	0	50			
28	3	53	78	53	100
30	4	55	80	55	100
33	4	55	80	55	100
35	6	65	85	60	100
38	8	68	88	68	100
40	10	70	90	70	100
43	13	73	93	73	100
45	15	75	95	75	100
48	18	78	98	78	100
50	20	80	100	80	100

* 소수점 이하 반올림
* 예) KS-SL-A로 SRS검사를 했을 때 68점이 나왔다면, 재검사 시 95% PI인 40~94점 범위를 벗어났을 때, 5% 오차범위에서 "의미 있는 변화"가 있다고 해석함.

부록 3

ISO 21388 보청기적합관리 인증제

1. ISO 21388 보청기적합관리 인증이란

보청기적합관리 국제표준(ISO 21388)을 기반으로 한국표준협회(KSA)와 한림국제대학원대학교(HUGS)가 공동으로 개발한 보청기적합관리 인증심사기준에 부합하는 보청기적합관리시스템을 갖춘 국내외 보청기센터에 대하여 공정하고 객관적인 심사를 거쳐 인증서를 발급해 주는 인증제도

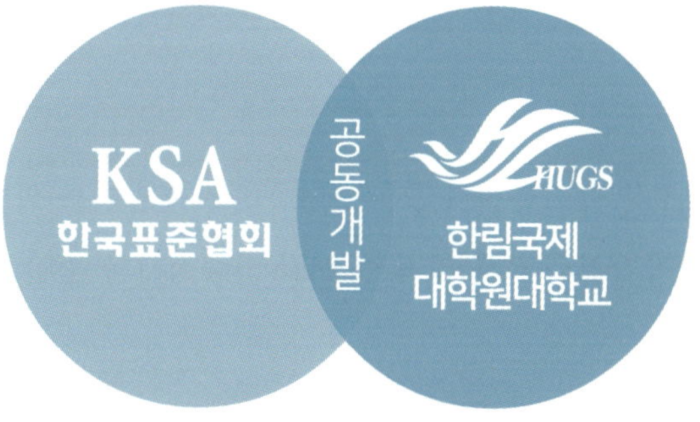

- 시행근거: ISO 21388 보청기적합관리인증운영규정

● 도입배경

보청기센터가 보청기 사용자의 만족도 향상을 목표로 ISO 21388 보청기적합관리(Hearing Aid Fitting Management) 국제표준의 요구사항에 부합하는 보청기적합관리시스템을 갖춘 국내외 보청기센터에 대해 심사를 거쳐 인증서를 발급해 주는 제도

2. 기대효과

① 공신력확보 → NCS(국가직무능력표준) 및 국제표준 기반 서비스 제공

② 만족도 제고 → 최적화된 보청기적합관리 서비스 제공으로 소비자 보호 및 만족도 제고

③ 품질경쟁력 강화 → 보청기적합관리절차의 표준화와 품질경영 도입

3. 운영절차

① 임의인증: 보청기센터 사업자의 필요에 따라 신청하는 임의인증제도

② 인증대상: 국내외 보청기센터

③ 인증절차

신청서 작성 및 제출	➡	신청서 접수 및 검토, 심사일정 통보	➡	사업장심사 (1인/1일)	➡	인증결정 (인증위원회), 계약, 인증서 발급*	➡	사후관리 정기심사 (3년 주기)
보청기 센터		KSA		KSA		KSA		KSA

* KSA와 한림국제대학원대학교 공동명의 인증서 발급

4. 사후관리

① 인증 유효기간 3년, 신규인증심사 후 매 3년마다 사후관리를 위한 정기심사 실시

② 사후관리를 위한 정기심사 절차 및 방법 신규 인증심사와 동일

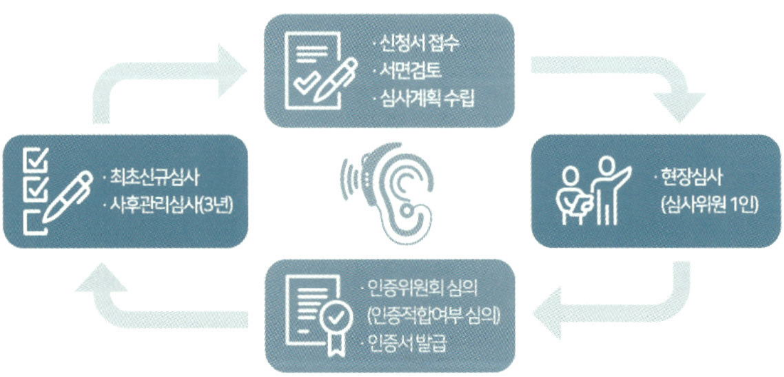

·신청서 접수
·서면검토
·심사계획 수립
·현장심사
(심사위원 1인)
·인증위원회 심의
(인증적합여부 심의)
·인증서 발급
·최초신규심사
·사후관리심사(3년)

5. 인증요건

① ISO 21388 보청기적합관리 국제표준 요구사항 준수

- 보청기적합관리(HAFM) 인증실무 교육
- 보청기적합관리를 위한 시설 및 장비 기준
- 보청기적합절차
- 사후관리법

② ISO 21388 보청기적합관리 인증운영규정에 따른 관리시스템구축 및 운영 필요

- 세부내용 홈페이지(www.ksa.or.kr) 참고

6. 인증비용

- 인증신청비
  - 2,500,000원/사업장 (VAT 포함)
    (인증신청 수수료 및 인증심사원(2인) 수당)
  - 출장비 별도
  - 공무원여비규정에 의한 5급 공무원 상당의 여비 적용
  - 최초 인증 이후 매 3년 1회 신청 & 2차 신청부터 사후관리심사(1MD)

찾아보기

ㅇ

H

I

J

K

L

M

N

O

P

R

저자 소개

이정학(Lee, Junghak)
연세대학교 문과대학 문학사
University of Georgia, M. Ed. & Ph.D. in Audiology
FAAA (Fellow of American Academy of Audiology)
BCA (Board Certification in Audiology, AAA)
CCC-A (Certificate of Clinical Competence in Audiology, ASHA)
ISO TC43 WG10 (Hearing Aid Fitting Management, HAFM) Convenor, Committee Member
국가기술표준원 전기음향 전문위원회 위원
한국청각언어재활학회 회장
청능사자격검정원 원장
한국청능사협회 회장
한림국제대학원대학교 청각언어치료학과 교수
현 한림국제대학원대학교 총장
한국표준협회 ISO 21388 보청기적합관리 인증심사원
ISO TC43 WG10 (Heairng Aid Fitting Management: HAFM) Committee Member

이경원(Lee, Kyoungwon)
단국대학교 공과대학 전자공학 공학사
한림대학교 사회복지대학원 문학석사(청각학 전공)
한림대학교 대학원 언어청각학과 이학박사(청각학 전공)
한림대학교 언어청각학부 교수
한림국제대학원대학교 청각언어치료학과 교수
국가기술표준원 전기음향 전문위원회 위원
청능사자격검정원 원장
한국청각언어재활학회 회장
한국청각학교수협의회 회장
한국청능사협회 회장
현 이경원청각언어연구소 대표/소장
청능사자격검정원 감사
한국청능사협회 감사
한국표준협회 ISO 21388 보청기적합관리 인증심사원

진인기(Jin, Inki)
한림대학교 언어청각학부 이학사
한림국제대학원대학교 청각학과 이학석사
University of Colorado, Ph.D. in Speech, Language, and Hearing Sciences (SLHS)
현 한림대학교 언어청각학부 교수
ISO TC43 WG10 (Heairng Aid Fitting Management: HAFM) Committee Member
한국청각언어재활학회 기획이사
대한청각학회 연구이사
한국장애인보건의료협의회 일반이사
국민건강보험공단 급여평가위원회 위원
한국표준협회 ISO 21388 보청기적합관리 인증심사원

보청기평가 및 적합(3판)

Hearing Aid Evaluation and Fitting

2005년 5월 25일 1판 1쇄 발행
2018년 3월 15일 1판 9쇄 발행
2019년 2월 15일 2판 1쇄 발행
2020년 2월 20일 2판 2쇄 발행
2025년 9월 20일 3판 1쇄 발행

지은이 • 이정학 · 이경원 · 진인기

펴낸이 • 김진환
펴낸곳 • (주) 학지사

04031 서울특별시 마포구 양화로 15길 20 마인드월드빌딩
대표전화 • 02)330-5114　　　팩스 • 02)324-2345
등록번호 • 제313-2006-000265호

홈페이지 • http://www.hakjisa.co.kr
인스타그램 • https://www.instagram.com/hakjisabook

ISBN 978-89-997-3392-5 93370

정가 29,000원